馬王堆漢墓出土醫書十六種

上册

葛金文 羅健 主編
湖南省中醫藥研究院 湖南博物院 編纂

國家出版基金項目
NATIONAL PUBLICATION FOUNDATION

人民衛生出版社
·北京·

圖書在版編目（CIP）數據

馬王堆漢墓出土醫書十六種 / 葛金文，羅健主編．北京 ： 人民衛生出版社，2025. 10. -- ISBN 978-7-117-37432-3

Ⅰ. R2-52

中國國家版本館 CIP 數據核字第 2025W0G108 號

人衛智網	www.ipmph.com	醫學教育、學術、考試、健康，購書智慧智能綜合服務平臺
人衛官網	www.pmph.com	人衛官方資訊發布平臺

策劃編輯：杜　賢　宋秀全　張　科　李劍光
責任編輯：孔　烈　李劍光　魏　群
書籍設計：惠亦凡

馬王堆漢墓出土醫書十六種

Mawangdui Hanmu Chutu Yishu Shiliu Zhong

（上、下册）

主　　編：葛金文　羅　健
出版發行：人民衛生出版社（中繼綫 010-59780011）
地　　址：北京市朝陽區潘家園南里 19 號
郵　　編：100021
E - mail：pmph @ pmph.com
購書熱綫：010-59787592　010-59787584　010-65264830
印　　刷：北京顶佳世纪印刷有限公司
經　　銷：新華書店
開　　本：889 × 1194　1/16　　總印張：50
總 字 數：1091 千字
版　　次：2025 年 10 月第 1 版
印　　次：2025 年 11 月第 1 次印刷
標準書號：ISBN 978-7-117-37432-3
定價（上、下册）：498.00 元
打擊盜版舉報電話：010-59787491　E-mail：WQ @ pmph.com
質量問題聯系電話：010-59787234　E-mail：zhiliang @ pmph.com
數字融合服務電話：4001118166　E-mail：zengzhi @ pmph.com

編委會名單

序

在20世紀70年代，長沙馬王堆漢墓出土文物，把塵封兩千多年的寶藏展現在世人面前，其中出土的十餘萬字竹簡帛書，是我國歷史長河中的璀璨明珠，為考古界的罕見發現。這些文字內容廣博，涵蓋歷史、人文、哲學、科技等諸多領域，其中古代醫藥學文獻，共計十六本，現存可辨識的文字達兩萬三千餘字，約占全部出土帛（簡）書的五分之一。這些珍貴的醫書，正是先秦兩漢時期醫學經驗累積的結晶，它們誕生於特定的歷史背景、地域文化、物質技術條件，以及哲學社會科學與道家學術思想的交融之中。醫書中的醫學理論與現存古醫書《黃帝內經》交相輝映，互為印證，其中記載的經脈、陰陽五行及方藥等內容，彰顯出這一時期我國中醫藥實踐的基本情況，填補了先秦兩漢時期中醫藥學史上的空白，對了解我國醫學的學術思想淵源及傳承中醫藥文化提供了豐富的文獻資料。

已整理出的十六種中醫帛書和竹簡中，展現了中醫診療『理、法、方、藥』從理論到實踐的思維方法和辨證論治理論體系，為中醫臨床醫學的形成發展奠定了堅實基礎，也為方藥學術研究和實踐活動提供了寶貴參考。其中，帛書《陰陽十一脈灸經》和《足臂十一脈灸經》是迄今為止最早的經絡學專著，前者詳述十一條脈的循行與灸法，後者在前者基礎上增加主病病候種類；《陰陽脈死候》主要論述三陰三陽脈疾病的死亡證候及其病機，是迄今最早的診斷專書；《脈法》是古代經脈學和診斷學醫書，該書根據經脈診斷、治療的基本原理，論述了砭法、灸法的操作理論，並確立了『寒頭暖足』『取有餘益不足』等治療原則。以上四書內容以十一經脈為中心，交融滲透，自成一體，就經脈的生理病理以及疾病的診斷、防治、預後展開了廣泛的論述，是先秦醫家解釋生理、病理和指導診斷、治療的理論依據。《五十二病方》是目前能見到的最古醫書，展示了先秦時代方劑學的成就。帛書載病名一百餘種，方劑二百八十多首，就書中方劑的組成、劑型及方劑運用來看，具有一定規律可循，體現了早期的辨證論治思想。書中有豐富的外治法內容，提到用酒消毒和治療傷口感染，治療方式的多樣化體現當時的醫療水準。《導引圖》是我國現存最早的氣功圖譜，不僅生動形象地反映了兩千多年前的古代醫療體育的真實情況，也為古代導引術提供了確鑿的實物證據，是不可多得的珍貴資料；《養生方》和《去穀食氣》為養生保健著作，是研究導引和氣功源流發展的重要文獻；《雜禁方》《十問》《合陰陽》《天下至道談》為竹簡本，載有藥方以及神仙、房中之術；《胎產書》則是現存最早的產科文獻。從馬王堆出土的十六種帛書和竹簡中，我們可以看到中醫經脈、針灸、陰陽五行學說、養生以及方劑學等多方面的內容，揭示了先秦至西漢時期醫學發展的歷史脈絡，對於研究早期中醫藥學的發展狀況與水準、探索醫藥學的淵源與發展具有深遠的意義。

馬王堆醫書被譽為『湖湘文化之瑰寶』，自20世紀70年代出土以來，經過馬王堆漢墓帛書專家團隊的深入研究，已取得了豐碩成果。值此2024年馬王堆漢墓出土醫書整整五十載之際，《馬王堆漢墓出土醫書十六種》即將問世，此書不僅將馬王堆漢墓中珍貴的古醫書修復整理成冊，更將帛書、竹簡及木簡的原圖一一呈現。全書分為若干章節，每章均包含導論、原圖、原文與注釋四大板塊，力求展現最新的研究進展，成為目前我國詳盡且全面的馬王堆漢墓出土醫書專著之一。

此次編纂工作彙聚了湖南省中醫藥研究院、湖南中醫藥大學以及湖南博物院的眾多專家教授，他們帶領各自的團隊，深入調查馬王堆醫書的學術成果與研究現狀。在推出《馬王堆漢墓出土醫書十六種》的同時，還通過數字技術將馬王堆醫書內容進行深度提取和『活化』，立體還原帛書、竹簡、木簡醫書原貌，並拍攝相關視頻製作導引圖動畫，將古醫書以最真實的形態重塑呈現。同時，還將拍攝一部馬王堆歷史文獻資料片《馬王堆裏的『活』醫學》。通過影像和圖書結合的方式，將古醫書結構化、體系化、影像化、數字化，將湖湘文化的瑰寶——馬王堆文化，打造成為湖南文化的亮麗名片。

《馬王堆漢墓出土醫書十六種》的出版是馬王堆醫學研究的重要組成部分，馬王堆醫學的學術價值、經濟價值、生態價值、文化價值及藝術價值尚存巨大的挖掘潛力。接下來應以馬王堆醫學文化為核心，全方位開發其內在價值，通過深度孵化藥膳、康養、運動等系列產品，推動中醫藥產業鏈的蓬勃發展，向世界展示其獨特的魅力和深厚的底蘊。

國醫大師　孫光榮

二〇二四年六月

前言

習近平總書記高度重視中醫藥事業的發展和古籍版本的收集、整理和保護工作，指出『中華民族的一些典籍在歲月侵蝕中已經失去了不少，留下來的這些瑰寶一定要千方百計呵護好、珍惜好，把我們這個世界上唯一沒有中斷的文明繼續傳承下去』。總書記的重要指示，為我們推進中醫藥事業的發展，做好歷史古籍版本的收集、整理和保護事業指明了方向。長沙馬王堆漢墓出土的醫學文獻是我國中醫史上最早、最重要的醫學經典古籍，早於《黄帝内經》，具有重要的醫學價值。自上世紀 70 年代出土以來，研究出了不少醫學成果，受到了海內外學者的高度關注和青睞。為了更好地貫徹落實黨的二十屆三中全會提出的『完善中醫藥傳承創新發展機制』要求，以及習近平總書記對古籍版本保護收集整理的重要指示精神，在馬王堆漢墓考古發掘 50 周年之際，我們依託湖南省中醫藥和中西醫結合學會馬王堆醫學專業委員會，整理出版《馬王堆漢墓出土醫書十六種》，擬將其打造成我國當代具有重要影響力的中醫古籍典範。

馬王堆漢墓的發掘，是中國考古史上的里程碑，這座位於長沙市芙蓉區的古墓，是西漢初期長沙國丞相、軑侯利蒼的家族墓地。20 世紀 70 年代起，考古學家們先後三次深入發掘這座墓葬，其結構之宏偉，設計之複雜，令人歎為觀止。馬王堆漢墓共有三座墓葬，墓葬中出土了精致的棺槨、華麗的絲織品、神秘的帛畫、精美的漆器、珍貴的中草藥及醫書等，共計三千餘件文物。這些珍貴的文物如一把鑰匙，打開了西漢初期社會風貌的大門，彰顯了西漢時期的文明成就，為研究古代喪葬制度、手工業、科技和醫學的發展，以及長沙國的歷史、文化和社會生活等方面提供了寶貴的資料。這座墓葬不僅具有極高的歷史研究價值，更因其豐富的文物和獨特的文化魅力，成為旅遊者們爭相探訪的勝地。2016 年馬王堆漢墓被評為世界十大古墓稀世珍寶之一，2021 年榮登全國『百年百大考古發現』的榜單，向世人展示着它不可估量的價值與魅力。

馬王堆三號漢墓出土了一批珍貴的醫書，共計十六種，約兩萬三千餘字。醫書包括《足臂十一脈灸經》、《陰陽十一脈灸經》（甲本、乙本）、《脈法》、《陰陽脈死候》、《五十二病方》、《養生方》、《房內記》、《療射工毒方》、《胎產書》、《去穀食氣》、《十問》、《合陰陽》、《天下至道談》、《雜禁方》、《導引圖》共十六本。內容廣泛，涵蓋了中醫基礎理論、診斷、婦產科、兒科、五官科、方藥、房中、藥膳等多個方面。其中，《足臂十一脈灸經》和《陰陽十一脈灸經》對經脈的生理、病理和治療方法進行簡要而完整的描述，可認為是中醫經絡學說的雛形；《五十二病方》是中國已知最早的一部醫方書，載有病名一百餘種，方劑二百八十多首，其中多為外科、皮膚科疾病，也涵蓋了內科、兒科、婦科疾病，反映了當時醫學實踐的豐富性和多樣性，真實地記載了先秦兩漢時期的醫療水準和疾病狀況；《導引圖》是現存最古老的氣功導引書，記錄了多種導引術式圖像，這些術式既有治病的作用，又有保健的功效，反映了當時人們對於運動和健康關係的理解；《養生方》和《去穀食氣》為養生保健著作，是研究導引和氣功的源流發展的重要文獻；《雜禁方》《十問》《合陰陽》《天下至道談》為竹簡本，載有藥方以及神仙、房中之術。馬王堆出土古醫書是已發現的最早的醫學文獻，體現了先秦兩漢時期的醫學發展狀況，具有相當高的歷史地位及學術價值。

馬王堆漢墓的發掘，改寫了先秦時期湖湘醫學史，填補了中國古代醫學史的空白。這些醫書對於研究古代醫學史和傳統中醫的源流具有重要的學術價值，為我們理解中醫理論體系的形成和發展提供了重要線索。在現存的醫書中，學者認為其成書時間早於《黃帝內經》，彌補了先秦時期僅有理論醫學，而無臨證文獻的空白，也證明了《黃帝內經》等醫學經典並不是憑空產生的，而是建立在長期醫療經驗與實踐基礎之上的，醫書中豐富的方藥和治療方法，對於研究古代藥物的來源、配製方法以及療效具有重要價值。馬王堆漢墓醫書的出土證明了中醫文化的源遠流長和博大精深，對於傳承和發揚中醫文化具有深遠的影響。

在馬王堆漢墓出土後，參與考古研究的單位有中國科學院考古研究所（現中國社會科學院考古研究所）和湖南博物院。這兩個單位合作發掘了馬王堆漢墓的二號、三號墓，共同推動了這一重要考古發現的研究工作。漢墓中出土了大量的帛書，引起了學術界的高度重視，帛書出土不到半年，國家文物局組織成立了馬王堆漢墓帛書整理小組，對帛書進行修復。整理小組緊鑼密鼓地開展研究，對文字的釋讀、篇名的擬定、文獻的寫定年代進行了深入的探討。研究者進行了大量富有成效的考釋工作，其中馬繼興、周一謀、蕭佐桃、裘錫圭等學者對出土醫書逐篇進行了考注，在修復殘文、訓釋通假、訂正訛誤和注釋疑難上取得了較多成果；同時，馬王堆醫書專題研究也取得了不少成績，主要集中在藥物、方劑、經絡、養生和巫醫等方面，其中以《五十二病方》和《導引圖》的研究成果尤為突出，這兩本帛書在方藥和養生上具有較高的研究和實用價值。

隨着時間的推移和研究的深入，更多的單位和研究機構參與到馬王堆漢墓的研究中。在籌備紀念馬王堆漢墓考古發掘五十周年國際學術研討會的過程中，湖南博物院（湖南省文物鑒定中心）、湖南省文物考古研究院等多個單位都發揮了積極的作用。同時，湖南博物院還計劃與中國數字圖書館連袂打造『生命藝術——馬王堆漢代文化沉浸式多媒體大展』，進一步推動馬王堆漢墓文化的傳播和研究。

2024年是馬王堆漢墓醫書出土50周年，此次籌備出版的《馬王堆漢墓出土醫書十六種》將馬王堆漢墓古醫書修復編纂成冊，將帛書、竹簡及木簡原圖呈現，每章分有導論、原圖、原文和注釋四節，整理最新的研究進展，將成為我國詳盡且全面的馬王堆漢墓出土醫書專著之一。除了紙質圖書形式外，本書還通過數字技術將馬王堆醫書內容進行深度提取和『活化』，將古醫書以最真實的形態重塑呈現。例如，運用3D技術還原竹簡醫書《十問》原貌，製作導引圖、足臂經脈的動態圖譜及相關視頻，配套馬王堆醫書知識庫，等等。這次編寫彙集了湖南省中醫藥研究院、湖南中醫藥大學、湖南博物院的專家教授，帶領各自的團隊對馬王堆醫書學術成果、研究現狀進行調查。

為了使體例一致，又保留各自特色，編寫過程中多次召開編寫會，大家各抒己見，互相借鑒，因此十六本醫書既具有整體性，又具有各篇章的風采。希望本套圖書的出版能引起中醫界對馬王堆醫學的重視，提高廣大中醫同行對馬王堆醫學的認知，吸取精華，服務於當代中醫的傳承與創新發展。

凡例

本書收錄了馬王堆漢墓出土醫書十六種，包括《足臂十一脈灸經》、《陰陽十一脈灸經》（甲本、乙本）、《脈法》、《陰陽脈死候》、《五十二病方》、《去穀食氣》、《導引圖》、《養生方》、《療射工毒方》、《房內記》、《胎產書》、《十問》、《合陰陽》、《雜禁方》、《天下至道談》。十六種書原來均無書名，經由馬王堆漢墓帛書整理小組根據其內容試加書名，現均已成通用名。

本書的全部注釋以2014年北京中華書局出版的裘錫圭主編，湖南省博物館、復旦大學出土文獻與古文字研究中心共同編纂的《長沙馬王堆漢墓簡帛集成》為底本進行校對、注釋。本書體例為繁體豎排。本書所用異體字、通假字等，隨文注出其通用字形，外加『（）』，括號內『-』之前為異體字、通假字等，『-』之後為正字或現在通用字形；錯字隨文注出正字，外加『〈〉』；衍文保留，外加『{}』；可以確定的脫文，隨文補出，外加『【】』；無法補出的殘缺文字，用『□』表示，缺字數目根據旁邊行的文字位置進行推定，不一定完全符合原貌，但亦嚴格按照古籍校勘準則確定缺字數量。殘缺嚴重、無法辨認識別且殘缺字數根據旁邊行文字無法推定的，用『☒』表示；後附殘片存在無法確認字形的情況用符號『？』表示；書寫錯誤塗去，或加鉤、圈、點等表示作廢之字，以及未寫全的廢字，直接略去，或用『○』表示，並在注釋中加以說明。句首的黑圓點『●』，以及重文符號、合文符號『=』予以保留。竹木簡及帛書中的折角符號『∟』，考慮到其在原文中應為斷句符號，今亦保留。本書遵循以上例則，力求保持原貌。

本書的體例分為導論、原圖、原文、注釋四個部分。

（1）導論：將馬王堆醫書的出土概況、整理研究工作等作了綜合性的介紹和述評。

（2）原圖：對馬王堆醫書出土帛書每張原圖的行數或竹、木簡原圖的簡數均用阿拉伯數字（1、2、3等）進行了編號，並在原文段中以1、2、3、4、5等順序符標記於每項內容所相對應的句末字左下角。

（3）原文：以《長沙馬王堆漢墓簡帛集成》為底本進行校對，繁體豎排，古體字、異體字、通假字等，則予以保留。

（4）注釋：根據原文順序，對古體字、異體字、通假字及僻難字、詞、句，逐條加注，用〔一〕〔二〕〔三〕〔四〕〔五〕等順序符號標記於每項注釋內容的句末字右下角，在每段原文後逐條加注作釋。注釋內容遵循字詞、章句之義，症狀、證候之義，治則、方藥之義三者相一致的原則，結合現存的醫經、歷代本草、方論闡述；凡有不同意見者，則擇其善者而從之，或並列眾說，表明各注家傾向性意見。

本書每章節後都附有參考文獻，其引用文獻較全面，且以馬王堆漢墓帛書整理小組的內容為多，其他引用文獻亦一一注明出處，力爭準確無誤。

目 録

陰陽脈死候

五十二病方

去穀食氣

導引圖

養生方

足臂十一脈灸經

導論

《足臂十一脈灸經》撰成於公元前168年以前，是迄今為止我國現存最早的一部經脈學著作。此書共記載了十一條經脈的名稱及循行路徑，因此馬王堆漢墓帛書整理小組將其命名為《足臂十一脈灸經》。

全書共三十四行，簡要而完整地論述人身十一條脈的名稱、循行路徑、生理病理和灸法治療。分為『足』和『臂』兩個篇目，『足（脈）』篇依次是足太陽脈、足少陽脈、足陽明脈、足少陰脈、足太陰脈、足帣（厥）陰脈六節；『臂（脈）』篇依次是臂太陰脈、臂少陰脈、臂太陽脈、臂少陽脈、臂陽明脈五節。其特點是十一脈循行方向全是向心的，治療全為灸法，無穴位名稱和針治記載。病候描述簡單，諸脈無理論和治法上的闡述，反映了早期經絡學說之面貌。

《靈樞·經脈》延續了《足臂十一脈灸經》的理論，兩者無論從內容到詞句，均有許多相同之處。但《靈樞·經脈》中所記載的十二經脈循行部位和主病與此不同，且經脈已與臟腑相關聯，在文字和內容方面有由簡到繁、由少到多、由不完備到逐漸周密完整的趨勢。

原圖

帛書一（1—15行）

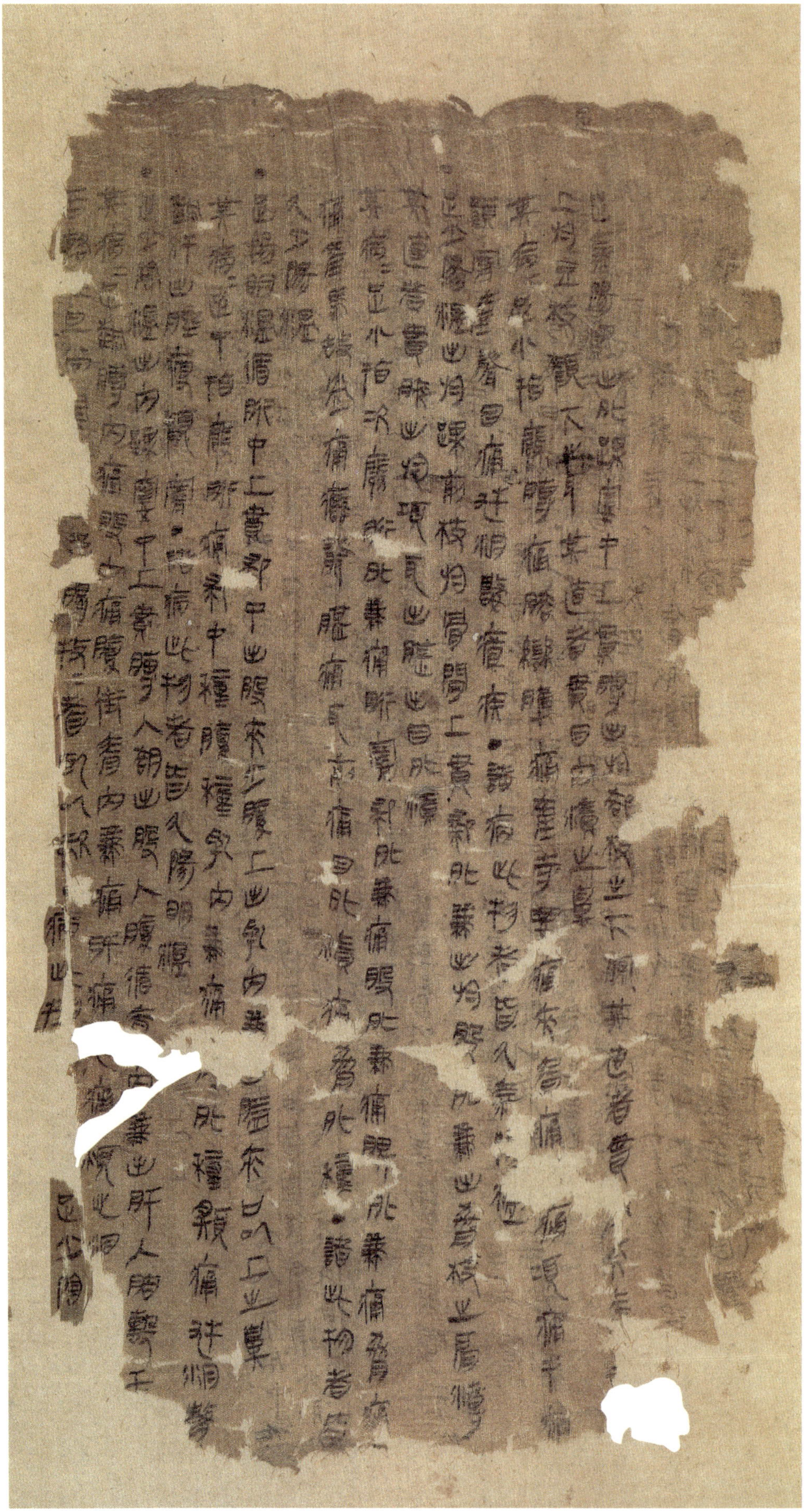

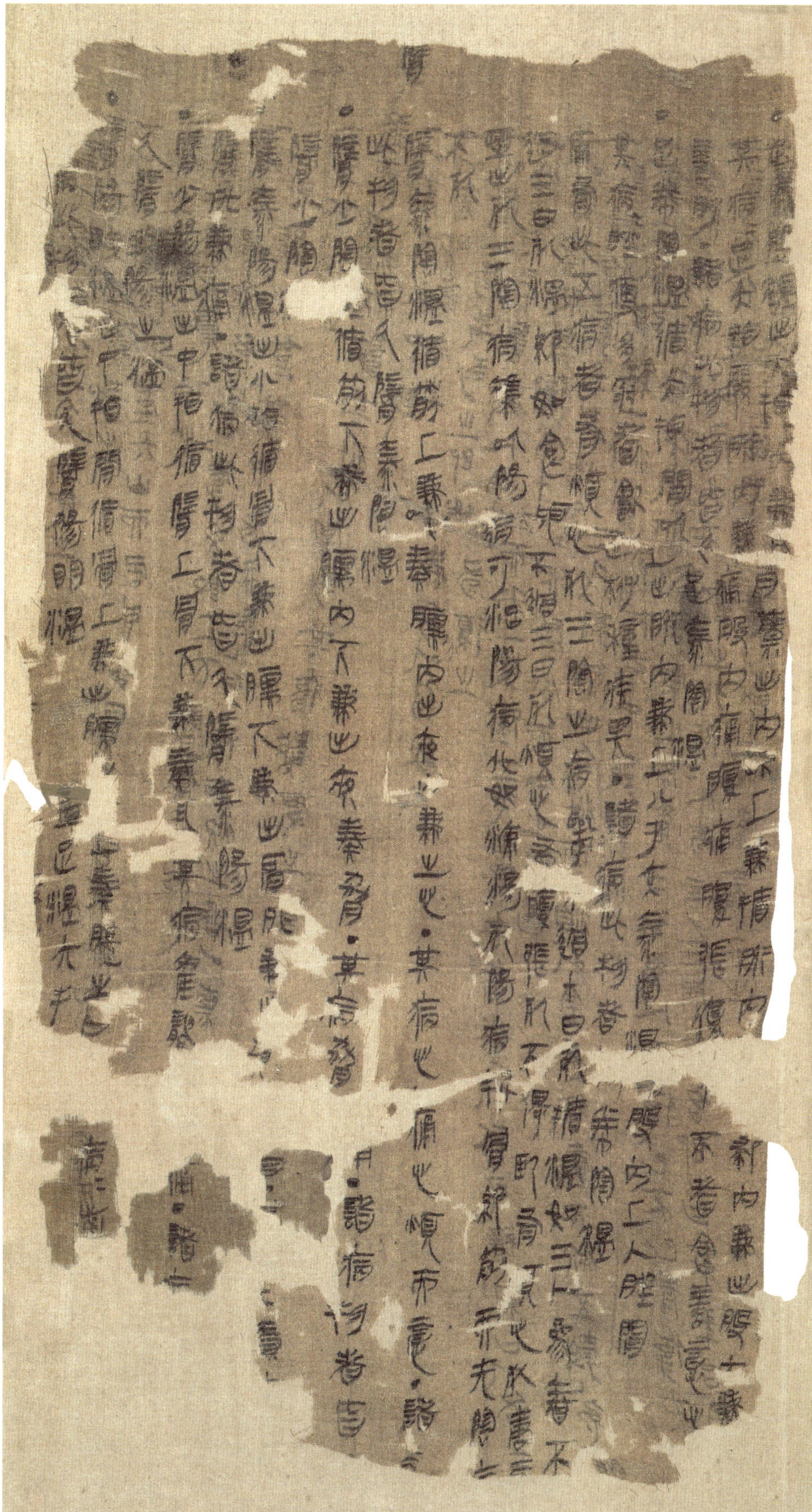

帛書二（16—34行）

原　文

一、足泰陽温

【原文】

足[一]泰（太）[二]陽温（脈）[三][四]：出外踝[五]窶（婁）[六]中，上[七]貫[八]膞（腨）[九]，出[一〇]於郄（郄）[一一]；枝[一二]之下脾[一三]；其直者[一四]貫【□】[一五]，夾（挾）[一六]脊[一七]，【□□】[1][一八]，上於豆（頭）[一九]；枝顔（顏）[二〇]下，之耳；其直者貫目內漬（眥）[二一]，之鼻[2]。其病＝（病：病）病足小指[二二]廢，膞（腨）痛[二三]，胳（胎-郄）繺（攣）[二四]，脽[二五]痛，產（產）[二六]寺（痔）[二七]，䙌（要-腰）[二八]痛，夾（挾）脊痛[二九]，【頭】[三〇]痛，項[三一]痛，手痛[3][三二]，顔（顏）寒[三三]，產聾[三四]，目痛，鼽（鼽）衄（衄）[三五]，數[三六]瘨（癲）[三七]疾。●諸病此物[三八]者，皆久（灸）[三九]泰（太）陽温（脈）[4]。

【注釋】

〔一〕足：馬王堆漢墓帛書整理小組：小標題。本篇共有足、臂兩個標題。馬繼興（1992：174）：此『足』字與以下『臂』字篇目原書均高出正文一格書寫。古醫書中『足』字統指下肢部。在《黄帝内經》等醫書中『足脈』均泛指下肢部的經脈。

〔二〕泰（太）：馬繼興（1992：174）：泰、太、大三字互通。《經典釋文·周易音義·泰》引馬注：『泰，大也。』《尚書·秦誓》孔穎達疏引顧氏：『泰者，大之極也。』孔穎達疏：『泰者。大也。』《廣雅·釋詁一》：『太，大也。』

〔三〕温（脈）：馬繼興（1992：174）：以『目』，從『𠂢（脈）』省，即『脈』字。而『脈』又與『脈』（脉）字互通。在馬王堆古醫書中『脈』字有多種寫法，現統一釋作『脈』。

〔四〕足泰（太）陽温（脈）：馬繼興（1992：175）：《陰陽十一脈灸經》作『足巨陽脈』，《靈樞·經脈》作『膀胱足太陽之脈』。

〔五〕踝：馬繼興（1992：175）：《釋名·釋形體》：『踝，確也。居足兩旁磽確然也。亦因其形確確然也。』《說文·足部》段注：『踝者，人足左右骨隆然圜然者也。在外者謂之外踝，在內者謂之內踝。』《類經圖翼》卷三：『（踝骨）足跗後兩旁圓骨，內曰內踝，外曰外踝，俗名孤拐骨，手腕兩旁圓骨亦名踝骨。』《醫宗金鑒》卷八十：『踝者，胻骨之下，足跗之上，兩旁突出之高骨。在外為外踝，在內為內踝也。』

〔六〕寠（婁）：馬王堆漢墓帛書整理小組：空穴。馬繼興（1992：175）：『寠』釋為從穴的『窶』，通假為『婁』，恐失之。《說文·女部》：『婁，空也。』『婁中』，即空中，陷凹部。本條『外踝婁中』據《靈樞·經脈》足太陽脈循行，當指外踝後方之凹陷部。

〔七〕上：馬繼興（1992：175）：向上，上升。《周易·需》：『雲上於天。』王注：『升也。』

〔八〕貫：馬繼興（1992：175）：小篆《蒼頡篇》：『以繩穿物曰貫。』《廣雅·釋言》：『貫，穿也。』古醫書中引申作穿通、貫穿解。

〔九〕膊（腨）：馬繼興（1992：175–176）：『膊』通假『腨』。《類經圖翼》卷三：『（腨），一名腓腸，下腿肚也。』又，『腓腸。……足肚也。』又，『踹，音煅，足跟也，本經與腨通用。』《醫宗金鑒》卷八十：『腨者下腿肚也……俗名，小腿肚。』

〔一〇〕出：馬繼興（1992：176）：『出』字在此處有進行、向上、達到之義。

〔一一〕郄（郄）：馬繼興（1992：176）：郄（或作卻，郤）通假為『腳』。《集韻·入·陌》：『郤，或作郄。』今傳世古書均通用『郄』字，故今從之。郄即膝膕窩部。

〔一二〕枝：馬繼興（1992：176）：『支』通假『枝』。《說文·木部》：『枝，木別生條也。』引申為分枝，支脉。

〔一三〕䏶：馬繼興（1992：177）：字書無，應是『胸』字形訛。『胸』通假為『胂』。據《說文·肉部》：『胂，夾脊肉也。』即胂系在脊部中行，椎骨棘突兩側的肌肉群。『下胂』，則指背部下方。又有人以『䏶』字字形從丌，如凳子狀，從而因形生義，疑其為『臀』字異體。

〔一四〕直者：馬繼興（1992：177）：指直行的主幹脈。下同。

〔一五〕貫【□】：『貫』下一字，原殘損。周一謀、蕭佐桃（1988：3）：缺文擬補『腗』字。貫腗即貫臀，《陰陽》作『穿䟢』，《靈樞·經脈》作『貫臀』。魏啓鵬、胡翔驊（1992：2）：據下文症狀，並據《靈樞·經脈》所載，缺字當補爲『腰』。馬繼興（1992：177）：本書此處『貫』字之前足太陽脈循行部位也是『出於郄』，與《陰陽十一脈灸經》之文全符，故在『貫』字後據補『臀』字。

〔一六〕夾（挾）：馬繼興（1992：177）：『挾』通假『夾』，挾即挾持。《釋名·釋姿容》：『挾，夾也，在旁也。』

〔一七〕脊：《玉篇·肉部》：『脊，背脊也。』馬繼興（1992：177）：《釋名·釋形體》：『脊，積也。積續骨節終上下也。』『挾脊』，指在脊部正中的左右兩側。

〔一八〕【□□】：此處殘缺二字，周一謀、蕭佐桃（1988：3）、馬繼興（1992：173）補作『出項』。今據《陰陽十一脈灸經》足太陽脈在『挾脊』二字後有『出於項』文補。

〔一九〕豆（頭）：馬王堆漢墓帛書整理小組：脰，《説文》：『項也。』即頸後部。周一謀、蕭佐桃（1988：3）、馬繼興（1992：173）：將『豆』讀爲『頭』。今按：帛書《陰陽十一脈灸經》乙本作『【□】頭角』（甲本此處殘缺），張家山簡本《脈書》簡一七作『上頭角』，《靈樞·經脈》、《針灸甲乙經》卷二作『上額交巔』，《靈樞·經筋》作『上頭』。『豆』讀爲『頭』，是。馬繼興（1992：177）謂『原作「豆」，乃「脰」字省文』，誤。

〔二〇〕顔（顏）：額部的中央部分。馬王堆漢墓帛書整理小組：帛書顏字，原均作顔。馬繼興（1992：177）：『顔』通假『顏』。《説文·頁部》：『顏，眉目之間也。』一作兩眉之間，即臉部、面部。

〔二一〕漬（眥）：馬繼興（1992：178）：『眥』通假『漬』。義為眼角，即上、下眼瞼的連結處。現稱『眥』。

〔二二〕指：馬繼興（1992：178）『指』通假為『趾』。『趾』字雖早見於前秦古籍及金文中，但其本義為足。如《詩經·周南·麟之趾》：『麟之趾。』毛傳：『趾，足也。』《爾雅·釋言》：『趾，足也。』《左傳·昭公七年》：『今君若步玉趾。』杜注：『趾，足也。』而『指』則專指手指，或兼指手足指而言。

〔二三〕腨（腨）痛：馬繼興（1992：180）：小腿肚痛。

〔二四〕脮（胳－郄）繇（攣）：郄，或作郄。馬繼興（1992：180）：按，王冰注謂郄為膝後兩旁大筋。即今稱腓腸肌者，據此可知郄攣即腓腸肌痙攣。

〔二五〕脽：馬王堆漢墓帛書整理小組：《説文》小徐本：『尻也。』《漢書・東方朔傳》注：『臀也。』馬繼興（1992：178）：脽為臀部。脽痛即臀部疼痛，相當今之坐骨神經痛之類。

〔二六〕産（産）：馬王堆漢墓帛書整理小組：産，生。帛書義爲産生、生育、生死、生熟的『生』字，一般均以『産』字代替。馬繼興（1992：180）：《説文・生部》：『産，生也。』『産』與『生』同義。

〔二七〕寺（痔）：『痔』通假『寺』。《説文・疒部》：『痔，後病也。』産痔即生痔病。

〔二八〕䙅（要－腰）：馬繼興（1992：180）：『腰』通假『要』。在傳世古籍中也多見『腰』『要』互通之例。《素問・痿論》王注：『腰者，身之大關節，所以司屈伸。』《素問・脈要精微論》：『腰者，腎之府，轉搖不能，腎將憊矣。』

〔二九〕夾（挾）脊痛：馬繼興（1992：181）：挾脊痛即脊椎骨兩側痛，義同背痛。

〔三〇〕【頭】：馬王堆漢墓帛書整理小組：『□』字原殘缺，據帛書《陰陽十一脈灸經》甲、乙本及張家山簡本《脈書》補『頭』。

〔三一〕項：《靈樞・經脈》馬蒔注：『腦後為項。』馬繼興（1992：181）：《類經》卷三：『頭頸之後為項。又，腦後曰項。』

〔三二〕手痛：『手』原作『首』。馬繼興（1992：181）：『首』通假『手』，首痛即手痛。《説文・頁部》：『頭，首也。』足太陽脈循行徑路與手無關，故此處並非『手』字。而此條在『手痛』二字之前有『項痛』症狀，這是和《陰陽十一脈灸經》的足太陽脈病候作『頭痛……項痛』，以及《靈樞・經脈》的足太陽病候作『頭、額、項痛』之説也完全吻合，可作為旁證。

〔三三〕顔（顔）寒：馬繼興（1992：181）：顔面部發涼。

〔三四〕聾：馬繼興（1992：181）：《釋名・釋疾病》：『聾，籠也，如在朦朧之內，聽不察也。』顔注：『耳不聞聲曰聾。』

〔三五〕⿰牛九（鼽）汭（衄）：馬王堆漢墓帛書整理小組：鼽，鼻流清涕；衄，鼻出血。裘錫圭（1992：529）：第四行釋文中從『手』『九』聲之字，從圖版看似本是從『牛』『九』聲之字。馬繼興（1992：181）：『⿰牛九汭』通假為『鼽衄』。鼽字義為鼻流清涕。《説文・鼻部》：『鼽，病鼻塞，鼻窒也。』衄字義為鼻中出血。《説文・血部》：『衄，鼻出血也。』

〔三六〕數：多數，多次。馬繼興（1992：182）：《漢書・汲黯傳》：『上常賜告者數。』顔注：『數者非也』。引申為經常，屢次，反復。

〔三七〕瘨（癲）：馬王堆漢墓帛書整理小組：即癲。《説文》：『狂也。』癲疾見《靈樞・邪氣藏府病形》等篇，《靈樞・經脈》稱狂癲疾。數癲疾，癲疾反覆發作。馬繼興（1992：182）：癲原作瘨。①癲病。《廣雅・釋詁四》：『癲，狂也。』②瘨病。

張介賓注：『䐜脹，胸膈滿也。』《説文・疒部》：『瘨，病也。……一曰腹脹。』③瘨眩病。即眩暈。《説文系傳・疒部》：『楊雄曰：「臣常有瘨眩之疾。」』

〔三八〕物：義為類。馬王堆漢墓帛書整理小組：物，《國語・晉語》注：『類也。』馬繼興（1992：182）：《説文・牛部》：『物，萬物也。』

〔三九〕久（灸）：馬繼興（1992：182）：『久』通假『灸』。據《説文・久部》：『久，以後灸之。』

二、足少陽温

【原文】

足少陽温（脈）〔一〕：出〔二〕於踝〔三〕前，枝於骨閒（間）〔四〕，上貫厀（膝）〔五〕外兼（廉）〔六〕，出於股〔七〕外兼（廉），出脅〔八〕；枝之肩薄（薄－髆）5〔九〕；其直者貫腋〔一〇〕，出於項、耳，出䐶（枕）〔一一〕，出目外漬（眥）6〔一二〕。其病＝（病：病）足小指次【指】〔一三〕廢〔一四〕，胻〔一五〕外兼（廉）痛，胻寒〔一六〕，厀（膝）外兼（廉）痛，股外兼（廉）痛，脾（髀）〔一七〕外兼（廉）痛，脅痛〔一八〕，【□】7痛〔一九〕，產馬〔二〇〕，缺盆〔二一〕痛〔二二〕，𤺺〈瘻〉〔二三〕，聾，䐶（枕）痛〔二四〕，耳前痛，目外漬（眥）痛，脅外穜（腫）〔二五〕〔二六〕。●諸【病】〔二七〕此物者，皆久（灸）8少陽温（脈）9。

【注釋】

〔一〕足少陽温（脈）：馬繼興（1992：184）：《陰陽十一脈灸經》作『少陽脈』。《靈樞・經脈》作『膽足少陽之脈』。

〔二〕出：馬繼興（1992：184）：「出」字在此處有產生、生成之義。

〔三〕踝：馬繼興（1992：184）：據上文足太陽脈及《陰陽十一脈灸經》足少陽脈，「踝」上原脫「外」字。

〔四〕骨閒（間）：馬繼興（1992：184）：間字義為中間、裏面。「骨間」是指踝骨（即脛骨下端的外踝）的內部而言。

〔五〕厀（膝）：馬王堆漢墓帛書整理小組：帛書「膝」字，原均作「厀」或「𨛡」。楊注：「膝，脛頭也。」《素問・脈要精微論》：「膝者，筋之府。」

〔六〕兼（廉）：馬繼興（1992：184）：「廉」通假「兼」，為邊緣、側的意思。

〔七〕股：大腿部。馬繼興（1992：184）：《靈樞・經脈》馬蒔注：「髀內為股」。張介賓注：「股，大腿也。」

〔八〕脅：側胸部。馬繼興（1992：185）：《經典釋文》卷十六「脅」條引《通俗（文）》「腋下謂之脅」。

〔九〕溥（薄－髆）：馬繼興（1992：185）：「髆」通假「薄」。《說文・骨部》：「髆，肩甲也。」即肩胛骨部，「髆」又通「膊」。

〔一〇〕腋：馬繼興（1992：185）：《增韻》：「左右脅之間曰腋。」《文選・答魏子悌詩》李注引《埤蒼》「腋在肘後」。

〔一一〕䐣（枕）：馬王堆漢墓帛書整理小組：《素問・骨空論》：「頭橫骨爲枕。」即枕骨部。馬繼興（1992：185）：「枕」通假「䐣」。《素問・骨空論》：「頭橫骨為枕」，即枕骨部。

〔一二〕目外漬（眥）：馬繼興（1992：185）：目外眥即外眼角。

〔一三〕【指】：馬王堆漢墓帛書整理小組：「指」字原脫。今按：「病足小指、次指廢」，《靈樞・經脈》作「小指次指不用」。馬繼興（1992：186）：後一指（趾）字原缺，今據《靈樞・經脈》足少陽脈「小指次指不用」補。張介賓注：「小指次指，謂小指之次指，即無名指也。」《類經圖翼》卷三：「小指次指，謂小指之次指，即無名指也。足同。」據此，這裏所記的「足小趾次趾」應指足部的第四趾。

〔一四〕廢：不能動。《靈樞・經脈》作「小指次指不用」，廢為不用之義。

〔一五〕胻：馬繼興（1992：187）：古書有三種解釋，一說相當於今之脛骨。如《說文・肉部》：「脛，胻也。」一說相當於今之腓骨。如宋慈《洗冤集錄》：「膝蓋下生者，脛骨；脛骨旁生者，胻骨。」許梿說：「小骨附脛而生者謂之胻。字書往往以脛訓胻，以胻訓脛，因此混同無別。今俗誤以腓名之。」另一說則統指小腿的脛、腓二骨而言。如《醫宗金鑒》卷八十：「胻骨者，俗名臁脛骨也。其骨兩根，在前者名成骨，又名骭骨，形粗，膝外突出之骨也。在後者名輔骨，形細，膝內側之小骨也。』本書中的胻字系泛指小腿部而言。同第三説。

〔一六〕胻寒：馬繼興（1992：187）：不見於《内經》以後諸書。顧其名義當指小腿惡寒之症。

〔一七〕脾（髀）：馬繼興（1992：187）：『髀』通假『脾』。

〔一八〕脅痛：馬繼興（1992：187）：側胸痛。

〔一九〕【□】痛：魏啓鵬（1992，4）：按經脈循行部位推論，此處為肩痛。馬繼興（1992：187）：此處缺兩字，『頭頸』二字原脱。今據《陰陽十一脈灸經》乙本足少陽脈病候：『頭頸痛，脅痛』文補。

〔二〇〕產馬：馬王堆漢墓帛書整理小組：『馬』應爲『馬刀俠癭』之省，即瘰癧。周一謀、蕭佐桃（1988：6）：馬，亦即後世之馬刀。馬繼興（1992：188）即生『馬』病。『馬』古為病名。按《靈樞·經脈》『足少陽脈』病候所記，有『馬刀挾癭』一病。馬蒔注：『馬刀俠癭，皆頸、項、腋、脅所生之瘡。』據此，則馬刀一病當即瘰癧，為今之淋巴腺結核之類。

〔二一〕缺盆：馬王堆漢墓帛書整理小組：缺盆，鎖骨上窩處。馬繼興（1992：188）：《針灸甲乙經》卷三，第十三：『缺盆，一名天蓋。在肩上横骨陷者中。』即肩部前方鎖骨上窩處。

〔二二〕缺盆痛：馬繼興（1992：188）：按《靈樞·經脈》十二經病候中有缺盆痛症狀者有二，即手太陰肺脈有『缺盆中痛』，而足少陽膽脈有『缺盆中腫痛』之文。此因少陽脈循經缺盆，故主病痛者。

〔二三〕瘻〈瘻〉：馬王堆漢墓帛書整理小組：瘻，《説文》：『頸腫也。』馬繼興（1992：188）：原作瘻，音形相近而譌。①指慢性瘡瘍。《急就篇》顔注：『瘺，久瘡也。』②頸腫之病。③指軀佝傴僂。《素問·生氣通天論》：『（陽氣者）開闔不得，寒氣從之，乃生大僂，陷脈為瘺。』本條的『瘻』字系①義。

〔二四〕脕（枕）痛：馬繼興（1992：188）：後頭部疼痛。

〔二五〕穜（腫）：馬繼興（1992：188）：『腫』通假『穜』。《説文·肉部》：『腫，癰也。』又：『癰，腫也。』

〔二六〕脅外穜（腫）：馬繼興（1992：188）：側胸部腫脹。

〔二七〕【病】：馬王堆漢墓帛書整理小組：病字原脱。馬繼興（1992：188）：帛書原脱，今據本書體例補。

三、足陽明温

【原文】

足陽明（明）温（脈）〔一〕：循〔二〕胻中，上貫膝中，出股，夾（挾）少腹〔三〕，上出乳內〔四〕兼（廉），出膉（嗌）〔五〕，夾（挾）口〔六〕，以上之鼻10。其病=（病：病）足中指〔七〕廢〔八〕，胻痛〔九〕，厀（膝）中穜（腫）〔一〇〕，腹穜（腫），乳內兼（廉）痛〔一一〕，【□】〔一二〕（外）穜（腫），頯〔一三〕痛，肍（鼽）洝（衄），數11熱汗出〔一四〕，脞〔一五〕瘦〔一六〕，顔（顏）寒。諸病此物者，皆久（灸）陽明（明）温（脈）12。

【注釋】

〔一〕足陽明（明）温（脈）：馬繼興（1992：189）：《陰陽十一脈灸經》作陽明脈。《靈樞・經脈》作胃足陽明之脈。

〔二〕循：馬繼興（1992：189）：沿着，依次。《說文・彳部》：「循，行順也。」《廣雅・釋言》：「循，隨也。」

〔三〕少腹：馬王堆漢墓帛書整理小組：即小腹。馬繼興（1992：190）：少腹即小腹。《釋名・釋形體》：「自臍以下曰水腹，水汋所聚也。又曰少腹，少，小也。比於臍上為小也。」

〔四〕內：馬繼興（1992：190）：《類經》卷七：「循臂內。」張注：「內，內側也。」

〔五〕膉（嗌）：馬王堆漢墓帛書整理小組：嗌，咽喉。馬繼興（1992：190）：「嗌」通假「膉」，即咽喉。《說文・口部》：「咽也。籀文：嗌上象口，下象頸脈理也。」《廣雅・釋親》：「喉，嗌，咽也。」

〔六〕夾（挾）口：馬繼興（1992：190）：在口部的兩旁。《靈樞・經脈》足陽明脈在面部位置循行也有「挾口」二字。

〔七〕指：馬繼興（1992：191）：原作「指」，也表「趾」。

〔八〕足中指廢：《靈樞・經脈》作「中指不用」，同此。帛書《陰陽十一脈灸經》甲、乙本及張家山簡本《脈書》「陽明脈」所載均無此病候。

〔九〕胻痛：馬繼興（1992：191）：小腿痛。

〔一〇〕厀（膝）中穜（腫）：馬繼興（1992：191）：膝中腫即膝關節部腫大。

〔一一〕乳内兼（廉）痛：馬繼興（1992：191）：相當胸前區疼痛。

〔一二〕【□】：馬繼興（1992：191）：此處一字，缺文不詳。有人擬補以『膉』字，但所據不足，有待進一步研究。

〔一三〕頯：馬王堆漢墓帛書整理小組：顴部。馬繼興（1992：191）：頯指顴部，眼的下方兩側。《説文·頁部》：『頯，權也。』

〔一四〕數熱汗出：馬繼興（1992：191）：發熱兼汗出。

〔一五〕脞：馬王堆漢墓帛書整理小組：應系『胜』字之誤。《醫心方》卷十七引《病源論》：『胸胜腨皆悉搔癢。』『胜』字日文訓釋爲股，即大腿上部與腰相連的部分。梁陶弘景《養性延命錄》卷下《導引按摩篇第五》：『以左手握右手，於左胜前卻盡勢按右胜三；又以右手握左手，於右胜上前卻按左胜，亦三次。』《聖濟總錄》卷一百一十九引《太上混元按摩法》：『直腳三遍，紐胜三遍。』又引《天竺按摩法》：『兩手相捉，共按胜。』均與股上接腰的部位相合。『脞』亦見於下文『足厥陰脈』，凡三見，未必『胜』字之誤。此説可疑，待考。

馬繼興（1992：191）：『胜』原作『脞』，股部上方的部位。《醫心方》卷十七《治漆瘡方第十二》引《諸病源候論》：『胸、臂、胜、腨皆悉瘙癢。』據其卷子本在原寫本的『胜』字處有日文旁注『モ、』，亦即中文的『股』字。又，梁陶弘景《養性延命錄》卷下《導引按摩篇第五》：『兩手托胜盡勢振動。』『以左手握右手於左胜前卻盡勢按右胜三；又以右手握左手於右胜上，卻前按左胜，亦三次。』《聖濟總錄》卷一九九引《太上混元按摩法》：『直腳三遍，紐胜三遍。』又引《天竺按摩法》：『兩手相捉，共按胜。』明高濂《遵生八箋·卻病延年箋·行氣訣第五》：『卻曆入下丹田，至三裏，遍經胜、膝、脛、踝，下達湧泉。』以上各書『胜』字也均指股部而言。

熊繼柏（1991）：『脞』為前陰，『脞瘦』即為前陰部位消瘦，也就是指陰萎或陽萎病證。今人遼寧趙有臣氏提出『脞是朘是音近通假字』，並引《説文》『朘，赤子陰也』為據，認定『脞瘦，即是陰萎』。

〔一六〕脞瘦：馬繼興（1992：192）：『瘦』通假為『搔』。『脞搔』即股部瘙癢，與上面所引《諸病源候論》文相合。又按，有人據《老子》五十五章『未知牝牡之合而朘作』，及《説文》『朘，赤子陰也』，以為『脞』即『朘』字之通假，而脞瘦即是陰痿。

四、足少陰温

【原文】

足少陰温（脈）〔一〕：出内踝窶（婁）〔二〕中，上貫膞（腨），入郄（胎-郄），出股，入腹〔三〕，循脊内□兼（廉）〔四〕，出肝〔五〕，入胠〔六〕，毄（繫）〔七〕舌【本】13〔八〕。其病=（病：病）足熱〔九〕，膞（腨）内痛〔一〇〕，股内痛〔一一〕，腹街〔一二〕、脊内兼（廉）〔一三〕痛，肝痛〔一四〕，心痛〔一五〕，煩心〔一六〕，洇（咽）□□□□〔一七〕14，舌輅（坼）〔一八〕，□旦（癉）〔一九〕，尚（上）【氣】〔二〇〕，【□□】，數腸（喝）〔二一〕，牧牧〔二二〕耆（嗜）〔二三〕臥〔二四〕以〔二五〕欬〔二六〕。【諸】〔二七〕病此物【者，皆灸】足少陰【脈】15。

【注釋】

〔一〕足少陰温（脈）：馬繼興（1992：193）：《陰陽十一脈灸經》作『少陰脈』，《靈樞·經脈》作『腎足少陰之脈』。

〔二〕窶（婁）：馬王堆漢墓帛書整理小組：『窶』，即『窶』字異構，通假為『婁』。

〔三〕腹：馬繼興（1992：193）：《靈樞·經脈》馬蒔注：『臍上為腹。』《素問·評熱病論》：『腹者，至陰之所居。』

〔四〕循脊内□兼（廉）：馬王堆漢墓帛書整理小組：『循脊内兼（廉）』句，原釋文錄作『循脊内□兼（廉）』。周一謀、蕭佐桃（1988：10）：『循脊内□兼（廉）』，缺文擬補『上』字。馬繼興（1992：193）：釋文亦補『上』字。補『上』字，不必。『脊内』二字因所在帛局部皺縮而變形，原整理本圖版『内』下部所疊壓存有殘字筆畫的碎片當屬誤裱，宜移去。『内』『兼』之間當無缺文。張家山簡本《脈書》簡三九作『上穿脊之内廉』。

〔五〕肝：馬繼興（1992：193）：指肝臟。按：《靈樞·經脈》足少陰脈屬腎，與肝無關。惟其循行徑路則經過肝臟。

〔六〕胠：馬王堆漢墓帛書整理小組：腋下脅上的部位。馬繼興：胠，指腋下部，側胸部上方。《素問·欬論》：『轉則兩胠下滿。』張介賓注：『胠，腋下脅也。』《靈樞·經脈》馬蒔注：『腋下為脅，脅又名胠。』《類經圖翼》卷三：『胠，腋之下，脅之上也。』《醫宗金鑒》卷八十：『統脅肋之總，又名曰胠。』

〔七〕毄（繫）：馬繼興（1992：193）：聯繫，聯接。《春秋經傳集解》杜預序：『記事者以事系日，以日系月，以月系時，以時系年。』孔穎達疏：『系者，以下綴上，以末連本之詞。』

〔八〕舌【本】：馬王堆漢墓帛書整理小組：『本』原殘缺，周一謀、蕭佐桃（1988：11）、魏啓鵬、胡翔驊（1992：8）、馬繼興（1992：193）等據《靈樞・經脈》補，其説可信。張家山簡本《脈書》簡三九作『毄（系）於腎，夾（挾）舌本』。馬繼興（1992：193）：『本』字原缺。今據《靈樞・經脈》足少陰脈循行終了時作『挾舌本』補。

〔九〕足熱：馬繼興（1992：194）：此『足』字，應概指下肢部而言。按《靈樞・經脈》足少陰腎脈有『足下熱而痛』病候，足少陽膽脈有『足下反熱』病候。在後代醫書中也有論述『足熱』之起因者。

〔一〇〕膞（腨）內痛：馬繼興（1992：194）：小腿肚內側痛。

〔一一〕股內痛：馬繼興（1992：194）：大腿部內側痛。

〔一二〕腹街：馬王堆漢墓帛書整理小組：《靈樞・衛氣》：『腹氣有街。』即腹股溝部。馬繼興（1992：194）：腹街是古醫書中所指人體部位名，系四種『氣街』的一種。《靈樞・衛氣》：『請言氣街，胸氣有街，腹氣有街，頭氣有街，脛氣有街……氣在腹者，止之背腧與沖脈，於臍左右之動脈者。』足陽明脈及足少陽脈氣行之道故曰氣街。

〔一三〕脊內兼（廉）：馬繼興（1992：195）：脊柱內側。相當鄰近背部正中行的左右兩側區域。

〔一四〕肝痛：馬繼興（1992：195）：按『肝痛』之稱不見《黃帝內經》以後中醫古籍中。此古病名之一，與現代醫學所稱之『肝痛』『肝區部疼痛』亦自有別。

〔一五〕心痛：馬繼興（1992：195）：指胸前及背後中央的心區部疼痛。《靈樞》足少陰腎脈也有心痛病候。

〔一六〕煩心：馬繼興（1992：195）：即心煩，煩躁。

〔一七〕洇（咽）□□□□：魏啓鵬、胡翔驊（1992：8）：『洇』通假『咽』。馬繼興（1992：195）：『洇』『咽』同音通假。『咽』字後有四字缺文，不詳。據《陰陽十一脈灸經》足少陰脈病候有『嗌中痛』三字。《説文・口部》：『嗌，咽也。』又，《靈樞・經脈》足少陰脈病候有『咽腫』及『嗌干及痛』。故『咽』後脫字疑為『中痛』或『腫』字。

〔一八〕舌輅（坼）：馬繼興（1992：195）：『輅』通假為『坼』。舌坼一病即舌面燥裂。與《陰陽十一脈灸經》足少陰脈的『舌坼』病候相符。

〔一九〕旦（癉）：馬繼興（1992：195）：『旦』通假爲『癉』。與《陰陽十一脈灸經》足少陰脈的『癉』病候相符。

〔二〇〕尚（上）【氣】：馬王堆漢墓帛書整理小組：『尚氣』之『氣』，原釋文缺如。馬繼興（1992：195－196）：據《陰陽十一脈灸經》《靈樞·經脈》補『氣』字，讀『尚氣』爲『上氣』。『上』通假『尚』，『氣』後仍有二字缺文，應為一獨立症狀，但已不詳。

〔二一〕腸（喝）：馬王堆漢墓帛書整理小組：喝，《文選·宋孝武宣貴妃誄》注引《廣雅》：『嘶也。』即嘶啞。張家山簡本《脈書》簡三九、四十作『悒=（悒悒）如亂』。『悒悒』讀作『喝喝』。馬繼興（1992：196）：數喝，喝字有三義。①指聲音嘶啞。《廣雅·釋言》：『喝，嘶也。』②指大聲鳴叫。《素問·生氣通天論》：『煩則喘喝。』王注：『喝，謂大呵出聲也。言病因於暑，則當汗泄。不為發表，邪熱內攻，中外俱熱，故煩躁、喘數、大呵而出其聲也。』③憤怒。《廣雅·釋詁二》：『喝（嗽），怒也。』此處『數喝』當屬①義，即頻繁地出現聲音嘶啞。

〔二二〕牧牧：馬王堆漢墓帛書整理小組：即默默、昧昧。魏啓鵬、胡翔驊（1992：8）：牧牧，即瞢瞢，昏昏沉沉，神志懵懂。馬繼興（1992：196）：『牧』通假『默』，默即靜默不語。

〔二三〕耆（嗜）：馬繼興（1992：196）：『嗜』通假『耆』。嗜，義為喜好。

〔二四〕牧牧耆（嗜）臥：周一謀、蕭佐桃（1988：11）：牧牧，即默默；牧牧耆（嗜）臥，指沉默不語，神氣萎頓之狀。馬繼興（1992：196）：《類經》張注：『嗜臥者，多陰少陽。精神匱也。《逆調論》曰：腎者水臟，主津液，主臥與喘也。』

〔二五〕以：馬繼興（1992：196）：義同『而』字。楊樹達《詞詮》：『以，承接連詞，與「而」同。』

〔二六〕欬：馬王堆漢墓帛書整理小組：即今咳字。馬繼興（1992：196）：欬指咳嗽。《急就篇》顏注：『欬，嗽也。』《説文·欠部》：『欬，逆氣也。』

〔二七〕【諸】：馬王堆漢墓帛書整理小組：諸字原脫。馬繼興（1992：197）：『諸』字及以下的『者皆灸』『脈』五字原缺，今據本書體例補。

五、足泰陰温

【原文】

足泰（太）陰温（脈）〔一〕：出大指〔二〕內兼（廉）骨蔡（際）〔三〕，出內踝上兼（廉）〔四〕，揗（循）〔五〕胻內【廉】〔六〕，【上】〔七〕厀（膝）內兼（廉）16，出股內兼（廉）。其病〓（病：病）足大指〔八〕廢，胻內兼（廉）痛，股內痛，腹痛，腹張（脹）〔九〕，複【□】〔一〇〕，不耆（嗜）食〔一一〕，善意（噫）〔一二〕〔一三〕，心【煩】〔一四〕17，善肘〔一五〕。諸病此物者，皆久（灸）足泰（太）陰温（脈）18。

【注釋】

〔一〕足泰（太）陰温（脈）：馬繼興（1992：198）：《陰陽十一脈灸經》作『大陰脈』，又作『巨陰脈』。《靈樞·經脈》作『脾足太陰之脈』。

〔二〕指：馬繼興（1992：198）：原作指，也作趾。

〔三〕蔡（際）：馬繼興（1992：198）：『際』通假『蔡』，義為會合、連接。

〔四〕內踝上兼（廉）：馬繼興（1992：198）：上廉即上方。《類經》卷七：『循指上廉』。張注：『上廉，上側也。』

〔五〕揗（循）：馬王堆漢墓帛書整理小組：『揗』原釋文作『循』。裘錫圭（1992：529）：據圖版當釋爲『揗』而讀爲『循』。

〔六〕【廉】：馬繼興（1992：198）：廉字原缺，今據《靈樞·經脈》足太陰脈『上腨內』文補。

〔七〕【上】：帛書殘缺，原釋文缺如。周一謀、蕭佐桃（1988：12）、馬繼興（1992：198）據《靈樞·經脈》『上膝股內前廉』補『上』字，當是。

〔八〕指：馬繼興（1992：199）：原作『指』，也作『趾』。

〔九〕張（脹）：馬繼興（1992：199）：『脹』通假『張』。杜注：『張，腹滿也。』《廣雅·釋詁》：『張，大也。』《素問·調經論》：「志有餘則腹脹飧泄。」

〔一〇〕複【□】：周一謀、蕭佐桃（1988：13）：考《陰陽》（引者按：即《陰陽十一脈灸經》）是動病有「食欲嘔」，《經脈》是動病有「食則嘔」，缺文擬補「嘔」字。魏啓鵬、胡翔驊（1992：12）：「複」借爲「腹」。疑此處爲「腹滿」，方與下文「善肘」對應。今按：周、蕭之説近是。《素問・診要經終論》：「太陰終者，腹脹閉不得息，善噫善嘔。」「腹滿」與「腹脹」意同，魏、胡之説失之。馬繼興（1992：199）：症狀名，不詳。

〔一一〕不耆（嗜）食：馬繼興（1992：199）：不欲飲食。

〔一二〕意（噫）：馬繼興（1992：199）：「噫」通假「意」，「噫」即噯氣。胃裏的積氣因阻鬱上升而有聲稱為噫，俗稱飽嗝。

〔一三〕善意（噫）：馬繼興（1992：199）：《太素》楊注：「寒氣客胃，厥逆從下上散，散已，複上出胃，故為噫也。」《類經》張注：「噫，愛歎聲。陰盛而上走於陽明，故氣滯而為噫。」

〔一四〕心【煩】：馬王堆漢墓帛書整理小組：「煩」字帛書殘缺，原釋文缺如。周一謀、蕭佐桃（1988：13）、魏啓鵬、胡翔驊（1992：10）、馬繼興（1992：199）等據帛書《陰陽十一脈灸經》《靈樞・經脈》補爲「煩」，是。馬繼興（1992：199）：今據《陰陽十一脈灸經》足太陰脈病候「心煩」文補。《靈樞・經脈》足太陰脈病候作「煩心」。

〔一五〕肘：馬王堆漢墓帛書整理小組：肘，疑讀爲疛。馬繼興（1992：199）：「疛」即心動過速、心悸之類的病。帛書《陰陽十一脈灸經》甲、乙本的「心痛」（張家山簡本《脈書》殘缺），《靈樞・經脈》的「心下急痛」，與此處「善疛」相當。

六、足帣陰温

【原文】

足帣（厥）〔一〕陰温（脈）〔二〕：循大指間〔三〕，以上出胻內兼（廉），上八寸〔四〕，交〔五〕泰（太）陰温（脈）〔六〕，【□】股內〔七〕，上入脞閒（間）〔八〕19。其病：病脞瘦〔九〕，多弱（溺）〔一〇〕，耆（嗜）飲〔一一〕，足柎（跗）〔一二〕穜（腫），疾畀（痹）〔一三〕。諸病此物者，【皆灸】〔一四〕帣（厥）陰温（脈）20。扁（偏）〔一五〕有此五病者〔一六〕，有（又）煩心，死。三陰〔一七〕之病亂〔一八〕，【不】〔一九〕過十日死。揗〔二〇〕温（脈）如三人參〔二一〕春〔二二〕〔二三〕，不21過三日死。温〈温（脈）〉絶〔二四〕如食頃〔二五〕，不過三日死。煩心，有（又）〔二六〕腹張（脹），死。不得臥〔二七〕，有（又）煩心，死。唐（溏）叚（瘕）〔二八〕22恒〔二九〕出，死。三陰病雜以陽病〔三〇〕，可治。陽病北（背）〔三一〕如流湯〔三二〕，死。陽病折骨〔三三〕絶筋（筋）〔三四〕而〔三五〕無陰病23，不死〔三六〕24。

【注釋】

〔一〕帣（厥）：馬王堆漢墓帛書整理小組：以音近讀爲『厥』。今按：『足帣陰脈』，帛書《陰陽十一脈灸經》甲、乙本作『厥陰脈』，張家山簡本《脈書》簡三六作『厥陰之脈』，《靈樞·經脈》作『肝足厥陰之脈』。馬繼興（1992：200）：『厥』通假『帣』。厥義有三。一為終止、盡。《素問·陰陽離合論》：『厥陰根起於大敦。』王注：『厥，盡也，陰氣至此而盡，故名曰陰之絶陰。』二為體內之氣由下向上逆行。所謂『厥逆』。《釋名·釋疾病》：『厥逆，氣從下厥起上行入心胸也。』三為逆冷。《素問·五臟生成論》：『凝於足者為厥』。王注：『謂足逆冷。』古醫書中作為脈名的『厥』字均指第一義。

〔二〕足帣（厥）陰温（脈）：馬繼興（1992：200）：《陰陽十一脈灸經》作『厥陰脈』。《靈樞·經脈》作『肝足厥陰之脈』。

〔三〕大指間：馬繼興（1992：200）：間，字義為中間、內側、裏面。大趾間指足趾外側與次趾內側之中間。

〔四〕上八寸：馬繼興（1992：201）：《陰陽十一脈灸經》足太陰脈作『去內踝一寸，上踝五寸。』與此說小異。

〔五〕交：馬繼興（1992：201）：交義，交通。

〔六〕交泰（太）陰温（脈）：馬繼興（1992：201）：和足太陰脈前後交義。據《靈樞·經脈》足厥陰脈在小腿部前行的內踝上八寸處與小腿部中行的足太陰脈相互交義，故稱之為『交出太陰之後』。但在本書雖僅記其交義，但未說明二脈的前後關係。

〔七〕【□】股內：『股』上一字原殘缺，周一謀、蕭佐桃（1988：15）、馬繼興（1992：201）據《靈樞・經脈》『循股陰入毛中』補『循』字。魏啓鵬、胡翔驊（1992：11）則謂『缺字當爲「出」。「內」下脫「兼（廉）」。當爲「出股內廉」。』今按：殘缺之字補『循』，近是。魏、胡之説，失之。

〔八〕胜閒（間）：馬繼興（1992：201）：作胜間。間指中間，內部。『胜間』指大腿（股）的內部。

〔九〕胜瘦：馬繼興（1992：202）：也表示為『胜搔』。

〔一〇〕弱（溺）：馬繼興（1992：202）：『溺』通假『弱』。溺即尿。多溺即小便頻數。

〔一一〕耆（嗜）飲：馬繼興（1992：202）：《玉篇・食部》：『飲，咽水也。』嗜飲即喜好飲水。

〔一二〕柎（跗）：馬王堆漢墓帛書整理小組：腳面。裘錫圭（1992：529）：『柎種』當讀爲『胕腫』。馬繼興（1992：202）：『跗』通假『柎』。跗為足背部。

〔一三〕疾畀（痹）：馬王堆漢墓帛書整理小組：張家山簡本《脈書》簡第3至4：『（病）在身，顡（顡顡）然，擾之不（智－知）人，爲踝〈痹〉。』馬繼興（1992：202）：疾，指所患之病。『痹』通假『畀』。《素問・痹論》：『風寒濕三氣雜至，合而為痹也。』《説文解字義箋》：『濕病，肌肉麻木曰痹。』

〔一四〕【皆灸】：馬王堆漢墓帛書整理小組：『者』『帣』之間，帛書殘缺二字。原釋文補『久（灸）』字，周一謀、蕭佐桃（1988：14）、魏啓鵬、胡翔驊（1992：11）從其説，失之。馬繼興（1992：202）據本篇體例補『皆灸』二字，是。馬繼興（1992：202）：『皆灸』二字原缺，今據本書體例補。

〔一五〕扁（偏）：馬王堆漢墓帛書整理小組：原釋文作『皆』，周一謀、蕭佐桃（1988：14）、魏啓鵬、胡翔驊（1992：13）、馬繼興（1992：203）等均從此釋。今按：原釋『皆』，誤。應為『扁』，『扁』讀爲『偏』。帛書《陰陽十一脈灸經》乙本、張家山簡本《脈書》厥陰脈所生病『偏疝』之『偏』均作『扁』，例同。

〔一六〕有此五病者：馬繼興（1992：203）：指胜搔（大腿部瘙癢）、多溺、嗜飲、足跗腫和疾痹五種病。

〔一七〕三陰：馬繼興（1992：203）：在此處系指以上三條陰脈即足三陰脈。

〔一八〕亂：馬繼興（1992：203）：《集韻・去・换》：『亂，紊也。』

〔一九〕【不】：馬繼興（1992：203）：不字原缺。今據下文『不過三日死』文例補。

〔二〇〕揗：馬王堆漢墓帛書整理小組：揗脈，即切脈。馬繼興（1992：204）：「揗」通假「循」，循即切按。《漢書・李陵傳》：「數數自循其刀環。」顏注：「循謂摩循也」。《素問・離合真邪論》：「其行於脈中，循循然。」「循脈」即切脈。

〔二一〕參：馬繼興（1992：204）：《增韻》：「參，錯也。」

〔二二〕舂：馬繼興（1992：204）：《說文・臼部》：「舂，擣粟也。……持杵臨臼上。」

〔二三〕三人參舂：馬王堆漢墓帛書整理小組：三人參舂，形容脈搏好像幾個人同時搗臼，有力而雜亂無章。魏啓鵬、胡翔驊（1992：13）謂馬王堆漢墓帛書整理小組引《素問・三部九候論》文「同於十九世紀歐洲醫學發現的「三聯音律的奔馬律」現象，乃危重病人心力衰竭的徵兆。」馬王堆漢墓帛書整理小組謂「三人參舂，形容脈搏好像幾個人同時搗臼，有力而雜亂無章。」恐不確。馬繼興（1992：204）：參舂，義為雜亂無章地搗臼。「三人參舂」形容多人亂搗臼之狀。

〔二四〕温〈温（脈）〉絕：馬王堆漢墓帛書整理小組：脈絕，指切脈時已無脈動手現象。馬繼興（1992：205）：絕，即斷絕。「脈絕」即切脈時已無脈搏。

〔二五〕食頃：馬繼興（1992：205）：吃一頓飯的時間。《史記・孟嘗君傳》：「至函穀關發傳出，出如食頃。」

〔二六〕有（又）：馬繼興（1992：205）：「又」通假「有」。

〔二七〕不得臥：馬繼興（1992：205）：失眠。

〔二八〕唐（溏）叚（瘕）：馬王堆漢墓帛書整理小組：「叚」，帛書尚殘存上半部分筆畫，可參看屬同人抄寫帛書《陰陽十一脈灸經》第三五/六九行用爲「瘕」的「叚」，指唐（溏）瘕泄，補做「叚（瘕）」。《靈樞・經脈》脾足太陰之脈所生之病有「溏瘕泄」。張家山簡本《脈書》簡8有「（病）在腸中，痛，左右不化，泄，爲唐（溏）叚（瘕）。」馬繼興（1992：205）：據《陰陽十一脈灸經》（足）太陰脈「溏泄死」文補。「溏」通假「唐」，補做「泄」，溏泄為大便稀薄。

〔二九〕恒：《說文・二部》：「恒，常也。」

〔三〇〕陽病：馬繼興（1992：206）：此系指足三陽經病。

〔三一〕北（背）：馬繼興（1992：206）：「北」通假為「背」。

〔三二〕北（背）如流湯：馬王堆漢墓帛書整理小組：背如流湯，形容汗出淋漓之狀。馬繼興（1992：206）：指大汗淋漓。

〔三三〕折骨：馬繼興（1992：207）：骨折。

〔三四〕絕筋（筋）：馬繼興（1992：207）：筋斷。

〔三五〕而：馬繼興（1992：207）：《戰國策·齊策》：『而此者三。』高注：『而，如也。』《經傳釋詞》：『而與如同義，故二字可以互用。』

〔三六〕不死：馬王堆漢墓帛書整理小組：帛書《陰陽脈死候》：『凡三陽，天氣殹，其病唯折骨列（裂）膚，不死。』（亦見於張家山簡本《脈書》簡四九）與此意近。

七、臂泰陰温

【原文】

臂〔一〕泰（太）陰温（脈）〔二〕：循筋（筋）上兼（廉）〔三〕，以奏〔四〕臑〔五〕內，出夜（腋）〔六〕內兼（廉）〔七〕，之心〔八〕。其病：心痛〔九〕，心煩而意（噫）〔一〇〕。諸病25此物者，皆久（灸）臂泰（太）陰温（脈）26。

【注釋】

〔一〕臂：馬繼興（1992：208）：臂泛指上肢部。

〔二〕臂泰（太）陰温（脈）：馬繼興（1992：208）：《陰陽十一脈灸經》作『肺手太陰之脈』。

〔三〕上兼（廉）：馬繼興（1992：208）：《類經》卷七：『上廉，骨上側。』部分在古醫書中義同『前廉』，即前臂的橈骨側（大指側）緣。

〔四〕奏：馬王堆漢墓帛書整理小組：『奏』，原釋文讀爲『湊』。馬王堆漢墓帛書整理小組：湊，指『至』。裘錫圭（1992：

529）：『奏』古可訓『向』。帛書《陰陽十一脈灸經》『上當走心』之『走』，亦用此義。馬繼興（1992：208）：『奏』通假『走』。

〔五〕臑：馬繼興（1992：208）：肱部。《靈樞·經脈》馬蒔注：『膊內肱處，謂之臑。肩肘之間也。』

〔六〕夜（腋）：馬繼興（1992：208）：『腋』通假『夜』。

〔七〕夜（腋）內兼（廉）：馬繼興（1992：208）：腋窩內側。

〔八〕之心：馬繼興（1992：208）：進入心臟。按：《陰陽十一脈灸經》手（臂）太陰脈病候作『入心中』。其說同此。但《靈樞·經脈》手少陰脈循行屬心，而手太陰脈與心無關。本書與《靈樞》異說。

〔九〕心痛：馬繼興（1992：209）：即胸部正中心區疼痛。

〔一〇〕意（噫）：馬繼興（1992：209）：『噫』『意』通假。

八、臂少陰温

【原文】

臂少陰【脈】[一]：循筋（筋）下兼（廉）[二]，出臑內[三]下兼（廉），出夜（腋），奏[四]脅。其病：脅痛[五]。諸病【此】[六]物者，皆【灸】27臂少陰【脈】28。

【注釋】

〔一〕臂少陰【脈】：馬繼興（1992：210）：《陰陽十一脈灸經》脈名相同，《靈樞·經脈》作『心少陰之脈』。脈字原缺，今據本書體例補。

〔二〕下兼（廉）：馬繼興（1992：210）：《類經》卷七：「下廉，骨下側也。」「下廉」，即後廉，相當尺骨一側（小指側緣）。

〔三〕臑內：馬繼興（1992：210）：即肱部屈側。

〔四〕奏：馬繼興（1992：210）：「湊」「奏」通假。

〔五〕脅痛：馬繼興（1992：211）：《靈樞・經脈》「脅痛」為足少陽病候。

〔六〕【此】：馬王堆漢墓帛書整理小組：此字原脫。馬繼興（1992：211）：「此」字及下句的「灸」「脈」均原缺，今依本書體例補。

九、臂泰陽温

【原文】

臂泰（太）陽温（脈）〔一〕：出小指，循骨下兼（廉），出臑下兼（廉），出肩（外）兼（廉），出項，【□】目●其【病】〔二〕：外漬（眥）〔三〕痛，【□】29臂外兼（廉）痛。諸病此物者，皆久（灸）臂泰（太）陽温（脈）30。

【注釋】

〔一〕臂泰（太）陽温（脈）：帛書《陰陽十一脈灸經》甲、乙本及張家山簡本《脈書》作「肩脈」，《靈樞・經脈》作「小腸手太陽之脈」。

〔二〕其【病】：馬王堆漢墓帛書整理小組：「其病」「痛」所從「疒」左下殘畫見於同一殘片，原整理本歸在《五十二病方》所附殘片（見於《馬〔肆〕》圖版三九頁四列五行）。「病」帛書尚存上半部分筆畫。馬繼興（1992：212）：二字原缺，今據本書體例補。

〔三〕外漬（眥）：馬繼興（1992：212）：外眼角。《靈樞·經脈》手（臂）太陽脈作：目銳眥，同此。

一〇、臂少陽温

【原文】

臂少陽温（脈）〔一〕：出中指，循臂上骨〔二〕下兼（廉），奏耳〔三〕。其病：産聾〔四〕，【頰】〔五〕痛。諸病【此物者，皆】〔六〕31久（灸）臂少陽之温（脈）32。

【注釋】

〔一〕臂少陽温（脈）：帛書《陰陽十一脈灸經》甲、乙本及張家山簡本《脈書》作「耳脈」，《靈樞·經脈》作「三焦手少陽之脈」。

〔二〕上骨：馬繼興（1992：213）：古醫書中凡在臂部的「上」字，均指橈側，故「上骨」指橈骨，而「下骨」即指尺骨。

〔三〕奏耳：馬繼興（1992：213）：即到達（抵達）耳部。

〔四〕産聾：馬繼興（1992：214）：患耳聾（産生耳聾病）。

〔五〕【頰】：馬王堆漢墓帛書整理小組：帛書殘缺，原釋文缺如，補「頰」字。周一謀、蕭佐桃（1988：20）、馬繼興（1992：214）據帛書《陰陽十一脈灸經》甲、乙本及《靈樞·經脈》補「頰」。馬繼興（1992：214）：頰字原缺。今據《陰陽十一脈灸經》耳脈（手少陽脈）病候「頰痛」、《靈樞·經脈》手少陽脈病候「頰痛」文補。

〔六〕【此物者，皆】：馬繼興（1992：214）：「此物者，皆」四字原缺，今據本書體例補。

二、臂陽明温

【原文】

臂陽明（明）温（脈）〔一〕：出中指間（間），循骨上兼（廉）〔二〕，出臑【□□】〔三〕上，奏（湊）膽（枕），之口。【其】病=（病：病）齒【痛】，□□□□〔四〕33。【諸】〔五〕病此物者，皆久（灸）臂陽明（明）温（脈）。

【注釋】

〔一〕臂陽明（明）温（脈）：馬王堆漢墓帛書整理小組：「臂陽明脈」，帛書《陰陽十一脈灸經》甲、乙本及張家山簡本《脈書》作「齒脈」，《靈樞·經脈》作「大腸手陽明之脈」。

〔二〕骨上兼（廉）：馬繼興（1992：214）：指前臂的拇指側。

〔三〕出臑【□□】：馬繼興（1992：214）：外廉二字原缺。今據《靈樞·經脈》手陽明脈「上臑外前廉」文補。

〔四〕齒【痛】，□□□□：馬王堆漢墓帛書整理小組：帛書《陰陽十一脈灸經》甲、乙本及張家山簡本《脈書》齒脈是動病有「齒痛，頔腫」兩種，所産病爲「齒痛，頔腫，目黄，口乾，臑痛」五病。馬繼興（1992：215）：今據《陰陽十一脈灸經》齒脈「齒痛」，《靈樞·經脈》手陽明脈「齒痛」文補。「痛」後有四字缺文，不詳。據《陰陽十一脈灸經》齒脈（臂陽明脈）病候除有齒痛一病外，尚有朏腫、目黄、口乾、臑痛四病。此處脱文應屬其中二病。

〔五〕【諸】：馬繼興（1992：216）：原缺，今據本書體例補。

【原文】

上足温（脈）六、手【脈五】〔一〕34。

【注釋】

〔一〕手【脈五】：馬王堆漢墓帛書整理小組：《內經》中上肢的脈多冠以手字，帛書本篇則多用臂，但《內經》一些地方也還保留有臂的字樣，如《靈樞·寒熱病》有『臂太陰』『臂陽明』等名。今按：『上足脈六、手【脈五】』是對上文所列舉足脈、手脈（臂脈）二類經脈數的總結。馬繼興（1992：216）：『脈五』二字原缺，今據本書手（臂）脈數補。

參考文獻：

〔一〕馬王堆漢墓帛書整理小組.馬王堆漢墓帛書（肆）［M］.北京：文物出版社，1985.
〔二〕周一謀，蕭佐桃.馬王堆醫書考注［M］.天津：天津科學技術出版社，1988.
〔三〕馬繼興.馬王堆古醫書考釋［M］.長沙：湖南科學技術出版社，1992.
〔四〕魏啓鵬，胡翔驊.馬王堆漢墓醫書校釋（伍）［M］.成都：成都出版社，1992.
〔五〕裘錫圭.古文字論集［M］.北京：中華書局，1992.
〔六〕張家山二四七號漢墓竹簡整理小組.張家山漢墓竹簡（二四七號墓）［M］.北京：文物出版社，2001.
〔七〕裘錫圭.長沙馬王堆漢墓簡帛集成（伍）［M］.北京：中華書局，2014.
〔八〕熊繼柏.試析《足臂十一脈灸經》中幾個病候［J］.湖南中醫學院學報，1991（3）：55-57.
〔九〕金道鵬，王倩蕾，陳曉.《足臂十一脈灸經》之『參春脈』淺析［J］.中醫藥文化，2014，9（5）：29-32.
〔一〇〕李麗，王育林.《足臂十一脈灸經》『牧牧』考［J］.吉林中醫藥，2016，36（4）：421-425.

陰陽十一脈灸經（甲本）

導論

《陰陽十一脈灸經》是出土於長沙馬王堆三號漢墓的醫學帛書之一，有甲、乙兩種版本，文字大略相同。甲本共37行，原無篇名，亦無章目，馬王堆漢墓帛書整理小組根據其內容特點命名為《陰陽十一脈灸經》甲本。

本書以『先六陽脈，後五陰脈』的原則，來確定各脈的排列次序，其內容依次是足巨陽脈、足少陽脈、足陽明脈、肩脈、耳脈、齒脈、足巨陰脈、足厥陰脈、足少陰脈、臂巨陰脈、臂少陰脈等十一脈循行路線，及各脈之是動病、所生病。《陰陽十一脈灸經》在《足臂十一脈灸經》的基礎上，對人體十一條經脈的循行路徑、生理、病理做了補充，在脈的循行路徑、病理徵候和灸法的描述上比後者更豐富。

書中有關『是動病』和『所生病』等病候的記述，是中國現存醫學古籍中最早的版本。書中記載了經脈循行，但未有人體解剖的論述或對穴位的記錄，治療方法也僅有灸法。由此可見，針法、穴位等要較灸法、經脈出現得晚。本帛書與《靈樞·經脈》篇在內容和語言方面有較多相似之處，說明《靈樞·經脈》篇是《陰陽十一脈灸經》理論的進一步發展。

原 圖

帛書一（1—22行）

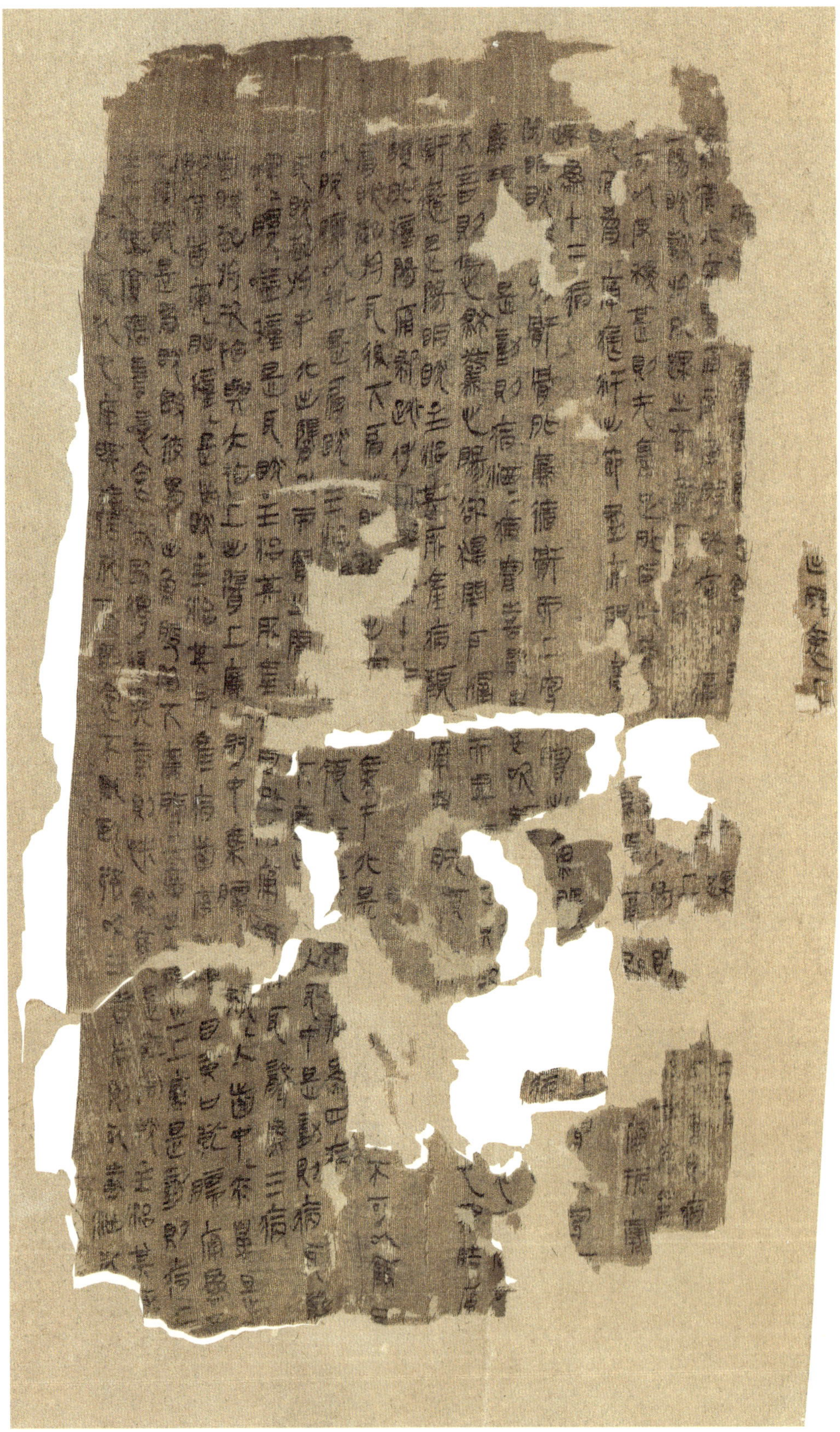

帛書二（23—37行，含《脈法》1—6行）

原　文

一、鉅陽脈

【原文】

【鉅〔一〕陽脈（脈）〔二〕〔三〕：潼（踵）〔四〕外踝〔五〕婁中〔六〕，出郄中〔七〕，上穿〔八〕蹍（臀）〔九〕，出猒（厭）中〔一〇〕，夾（挾）〔一一〕脊，出於項〔一二〕，上頭角〔一三〕，下顔（顏）〔一四〕，夾（挾）[1]髃（䯚）〔一五〕，毄（繫）目內廉〔一六〕。是勫（動）則病〔一七〕：衝（衝）頭〔一八〕，目以（似）脫，项以（似）伐，胷（胸）痛，腰以（似）折〔一九〕，脾（髀）〔二〇〕不可以運〔二一〕，膝（胎–𨚗）〔二二〕[2]如結】，腨如【裂〔二三〕，此】為蹱（踵）蹷（蹷–厥）〔二四〕，是鉅陽脈（脈）【主治。其所產病〔二五〕：頭痛，耳聾，項痛，耳】[3]強〔二六〕，瘧〔二七〕，北（背）痛（痛）〔二八〕，㙮（要–腰）痛（痛），尻痛〔二九〕，肘（痔）〔三〇〕，膝（胎–𨚗）痛（痛）〔三一〕，腨痛〔三二〕，【足小】指踝〈踝–痹〉〔三三〕，【為十】二病[4]。

【注釋】

〔一〕【鉅】：馬王堆漢墓帛書整理小組：《禮記·三年問》注：『大也。』鉅陽脈，即足太陽脈，下少陽脈、陽明脈同。帛書在本篇開首處缺損，據帛書《導引圖》前《陰陽十一脈灸經》乙本補。張家山簡本《脈書》本作『钜』，『巨』通假『钜』。

〔二〕【脈（脈）】：馬繼興（1992：219）：『脈』字在甲本均作『脈』，乙本均作『𦙶』。

〔三〕【鉅陽脈（脈）】：《足臂十一脈灸經》作『足泰陽脈』。《靈樞·經脈》作『膀胱足太陽之脈』。甲、乙本及張家山簡本《脈書》本均缺『足』字。

〔四〕【潼（踵）】：馬王堆漢墓帛書整理小組：疑讀爲『踵』，接。周一謀、蕭佐桃（1988：23）：踵，指腳後跟。張家山簡本《脈書》簡17作『毄（系）於踵（踵）外踝【婁】中』，『潼』前有『毄（系）於』二字，今據補。原釋文未補出『毄（系）於』二字，注釋『踵』爲『接』，失之。馬繼興（1992：219）：乙本作『潼』。『踵』通假『潼』。

〔五〕【踝】：馬繼興（1992：219）：乙本作『腂』，腂字從肉，果聲。『果』與『踝』均上古歌部韻，故腂假為踝。

〔六〕【婁中】：馬繼興（1992：219）：張家山簡本《脈書》本無『婁』字。據乙本補。婁中即空隙中。

〔七〕【郄中】：馬王堆漢墓帛書整理小組：『出郄中』，原釋文據帛書乙本補。張家山簡本《脈書》簡一七作『出（郄）衷（中）』。馬繼興（1992：219）：郄中即膝膕窩部的委中穴部位。

〔八〕【穿】：穿通，貫通。

〔九〕【踬（臀）】：原釋文據乙本補作『振（踬）』。馬王堆漢墓帛書整理小組：踬，應即臀。馬繼興（1992：219）：乙本作『踬』，張家山簡本《脈書》本作『臀』，『踬』通假為『臀』，臀即尻部。

〔一〇〕【猒（厭）中】：馬王堆漢墓帛書整理小組：見《靈樞·經脈》。《素問·氣穴論》：『兩髀厭分中二穴。』王冰注：『謂環銚穴也，在髀樞後，足少陽、太陽二脈之會。』今按：『出猒（厭）中』，張家山簡本《脈書》簡一七作『出厴（厭）中』。馬繼興（1992：219）：『厭中』即髀厭，系相當股骨之大轉子部。

〔一一〕【夾（挾）】：乙本及張家山簡本《脈書》本『挾』均作『夾』。

〔一二〕【項】：頸後部。

〔一三〕【上頭角】：馬王堆漢墓帛書整理小組：頭角，即額角，額前發際向左右下方曲折的部位。張家山簡本《脈書》簡17作『上頭角』，帛書《足臂十一脈灸經》作『上於頭』。

〔一四〕【顔（顏）】：馬王堆漢墓帛書整理小組：額部。《素問·刺熱篇》：『心熱病者，顏先赤。』王注：『顏，額也。』

〔一五〕【𩩲（齃）】：馬王堆漢墓帛書整理小組：即頞字。《說文》：『鼻莖也。』今按：『齃』，帛書乙本作『𩩲』，張家山簡本《脈書》簡一七作『〈頞〉』。馬繼興（1992：220）：『齃』通假『𩩲』，義為鼻樑。

〔一六〕【目內廉】：目內側。即內眥部。

〔一七〕【是勭（動）則病】：『是勭（動）則病』與『其所產病』常混淆，其區別大致如下。馬王堆漢墓帛書整理小組：即《內經》及《難經》中的是動病和所生病。歷代對這兩類病的區别有多種解釋，如《難經·二十二難》以是動爲氣病，所生爲血病；張志聰《黄帝内經靈樞集注》卷二以是動爲『病因於外』，所生爲『病因於内』；徐大椿《難經經釋》以是動爲『本經之病』，所生爲『旁及他經』之病。本篇『動』字，帛書均作『勭』。馬繼興（1992：221）：『是動則病』和下面的『其所産病』是兩類疾病。在《内經》和《難經》均稱為『是動病』和『所生病』。對於這兩類病的區别有多種解釋，即：①《難經·二十二難》以『是動』為氣病，『所生』為血病。②張志聰《黄帝内經靈樞集注》卷二第十以『是動』為『病因於外』，『所生』為『病因於内』。③徐大椿《難經經釋·二十二難》注以『是動』為『本經之病』，『所生』為旁及他經的病。④馬蒔《黄帝内經素問注發微》認為『是動』是『驗該經經穴之動而知其病者』。其説云：『今詳本篇前後辭義分明，不以所動屬氣，所生屬血明矣。又按《至真要大論》云：「所謂動者。知其病也。」，蓋言凡知太沖、沖陽、尺澤等穴氣絶，為死不治、正以其動可以驗病，不動則氣絶。此篇「是動」之義正言各經之穴動則知其病耳』。⑤張介賓《類經》注認為『是動病』即：『動言變也，變則變常而為病也。如《陰陽大象論》曰：在變動為握，為噦之類，即此之謂。』除以上五説外，近人有將『是動病』列為『原發性的病狀』，而將『所生病』列為『繼發性的症狀』者，但與原文文義不合。趙京生（1992）指出《陰陽十一脈灸經》與《足臂十一脈灸經》存在内在聯繫。《陰陽》的『是動』部分有三條經脈手少陰、足厥陰、足陽明的病候完全不同於《足臂》，其餘各脈同於《足臂》病候的也為數很少。《陰陽》的『所産』部分手脈除太陰外，均全部包括了《足臂》病候，其中的手少陰脈甚至未增加一個病候，而保留《足臂》的原貌。吴永貴（1999）指出《靈樞·經脈》是對《陰陽十一灸脈》的繼承和發展，在經脈循行、相互流注、臟腑絡屬、病侯特點與治療方法各方面均有了較為深入和全面的認識。兩書之『是動則病』均是患者受病後感到痛苦被困擾的突出症候。《陰陽十一灸脈》『所産生病』的症候内容作為診斷依據，在臨床上更具指導意義。

〔一八〕【衝（衝）頭】：據張家山簡本《脈書》補。原釋文補作『潼（腫），頭痛』，誤。周一謀、蕭佐桃（1988：24）謂：『潼當作沖字。』馬繼興（1992：222）謂：『沖頭痛即逆氣上沖而致之頭痛。』『沖』，張家山簡本《脈書》本作『衝』，乙本作『潼』。《馬王堆漢墓帛書》肆函釋為腫字，又，乙本、張家山簡本《脈書》本均缺『痛』字，據《靈樞·經脈》足太陽脈病候『沖頭痛』文補。沖頭痛即逆氣上沖而致之頭痛。

〔一九〕【目以（似）脱，项以（似）伐，胷（胸）痛，腰以（似）折】：《靈樞·經脈》作『目似脱，項如拔』，原釋文補作

「□□□□脊痛」，不確。馬繼興（1992：222）：「目似脫」，此三字乙本缺。張家山簡本《脈書》本「似」作「以」。馬王堆漢墓帛書整理小組：張家山簡本《脈書》本「拔」作「伐」。目前該處補充內容，尚未有統一定論。

〔二〇〕【脾（髀）】：馬王堆漢墓帛書整理小組：《儀禮》書中「髀」字，古文皆作「脾」。馬繼興（1992：222）：「脾」通假為「髀」。此處的「髀」字系「髀樞」之略，指股部上方的髖關節部。

〔二一〕【運】：運字乙本及張家山簡本《脈書》本均同。運字義為活動，「髀不可以運」的「運」字較之傳世《內經》諸本的「回」「曲」諸字更能符合髀樞生理功能的涵義，故應以此字為正。

〔二二〕【膝（胳－郄）】：馬繼興（1992：225）：甲本、乙本均作「膝」，張家山簡本《脈書》本作「胘」，形近而訛。

〔二三〕腨如【裂】：乙本全缺。甲本缺「裂」字。馬繼興（1992：223）：腨字義為小腿肚。裂字義為破裂、劈裂。

〔二四〕蹱（踵）[illegible]（歷－厥）：原殘存左半部分筆畫，帛書乙本全殘，今據張家山簡本《脈書》補。《靈樞·經脈》、《針灸甲乙經》卷二、《脈經》卷六作「踝厥」，原釋文據以補，未必。馬繼興（1992：223）：此為踝厥——甲本缺「此」字，厥作「蹷」。乙本缺「此為踝」。「厥」字義為逆氣上沖。《釋名·釋疾病》：「厥，逆氣從下厥起上行入心脈也。」

〔二五〕【其所產病】：甲本自「其所」以下至「項痛耳」均缺。張家山簡本《脈書》本「產」訛「之」字。「所產病」，《靈樞·經脈》稱為「所生病」。按，「產」與「生」古字音義相同，可通假。

〔二六〕【耳】強：馬王堆漢墓帛書整理小組：耳強，病名，未詳。周一謀、蕭佐桃（1988：24）：耳彊：即指耳部強硬腫脹，待考。馬繼興（1992：224）：甲本缺。乙本作「耳彊」，張家山簡本《脈書》本作「瀼彊」。「耳」與「瀼」不可通假，「瀼」應假為「枕」。「彊」可假為「強」。枕強，即後頭頸部肌肉痙攣而引起的強直感覺，與「項強」「項似拔」和《傷寒論》痓濕暍篇的「頸項強急」，太陽病篇的「項背強直」症狀基本相同。

〔二七〕瘧：馬繼興（1992：224）：指瘧疾。

〔二八〕北（背）庯（痛）：馬繼興（1992：225）：甲、乙、張家山簡本《脈書》各本「背」均作「北」，通假。

〔二九〕尻痛：馬繼興（1992：225）：《說文·尸部》：「尻，脾也。」《聲類》：「尻，臀也。」指臀部疼痛。

〔三〇〕時（痔）：馬繼興（1992：225）：甲本、乙本均作「時」。「痔」通假「時」。

〔三一〕膝（胳－郄）庯（痛）：馬繼興（1992：225）：郄，膕窩部。郄痛，膕窩部痛。

〔三二〕腨痛：馬繼興（1992：225）：腓腸（小腿肚）部痛。

〔三三〕【足小】指踝〈𨁽-痹〉：馬繼興（1992：225）：甲本全缺。乙本缺『痹』字。『痹』通假『廢』。

二、少陽脈

【原文】

少陽脈（脈）〔一〕：毄（繫）〔二〕於外踝之前廉，上出魚股之【外〔三〕，出脅】上〔四〕，【出耳前】〔五〕。是勭（動）則病：【心與脅痛】5，不可以反稷（側）〔六〕，甚則无（無）膏〔七〕，足外反〔八〕，此為陽【厥】〔九〕，是少陽脈（脈）【主】治〔一〇〕。其所產【病〔一一〕：口痛，项痛〔一二〕，頭】6頸庯（痛）〔一三〕，脅庯（痛）〔一四〕，瘧，汗出〔一五〕，節盡庯（痛）〔一六〕，脾（髀）【外】廉【痛】〔一七〕，魚股庯（痛），厀（膝）【外廉】庯（痛），振寒〔一八〕，【足中指】7踝〈𨁽-痹〉〔一九〕，為十二病〔二〇〕8。

【注釋】

〔一〕少陽脈（脈）：『少』字下所從筆畫『丿』，帛書尚存，原釋文作爲殘缺字處理。馬繼興（1992：226）：《足臂十一脈灸經》作『足少陽脈』，《靈樞·經脈》作『膽足少陽之脈』。

〔二〕毄（繫）：馬繼興（1992：227）：甲、乙、張家山簡本《脈書》各本『毄』均作『繫』。此處可解釋為脈之起始。

〔三〕上出魚股之【外】：馬繼興（1992：227）：甲本缺『外』字，乙本缺『上』及『魚股之』四字。魚股，即大腿前面的肌肉，狀如魚形，故稱。

〔四〕【出脅】上：馬繼興（1992：227）：張家山簡本《脈書》本作「出脅上」。甲本缺「出脅」二字，乙本缺「脅」字。

〔五〕【出耳前】：原殘缺，帛書乙本、張家山簡本《脈書》簡二十均作「出耳前」，今據補。帛書《足臂十一脈灸經》足少陽脈下作「出於項、耳」，《靈樞・經脈》膽足少陽之脈下作「其支者，從耳後入耳中，出走耳前」，可參看。原釋文補爲「出目前」，失之。耳前指耳的前方。

〔六〕不可以反稷（側）：馬王堆漢墓帛書整理小組：「不」，帛書尚存下半部分筆畫，原釋文作爲殘缺字處理。「反稷」，帛書乙本作「反則」。馬繼興（1992：228）：甲本作「稷」，乙本作「則」，張家山簡本《脈書》本作「痠」。

〔七〕甚則无（無）膏：馬王堆漢墓帛書整理小組：《靈樞・經脈》作「體無膏澤」，指全身皮膚失去潤澤。馬繼興（1992：228）：《靈樞》作「甚則面有微塵，體無膏澤」。

〔八〕足外反：外反，即外翻。張家山簡本《脈書》簡二十亦作「足外反」。馬繼興（1992：228）：乙本缺「反」字。《甲乙經》《靈樞》均作「足外反熱」。足外反，應即足肌痙攣而致足向外方翻轉。

〔九〕此為陽【厥】：馬繼興（1992：228）甲本缺「厥」字。

〔一〇〕是少陽眽（脈）【主】治：「眽」與「絜」見於原整理本未發表殘片（「七一九六帛書殘字」之二），原釋文作爲缺文處理。馬繼興（1992：229）：甲本缺「脈主」二字。乙本缺「是」字。張家山簡本《脈書》本缺「是」及「主治」三字。

〔一一〕【病】：帛書已經殘缺，原釋文有此字。

〔一二〕【口痛，项痛】：帛書乙本亦殘缺，張家山簡本《脈書》作「口痛，項痛」。

〔一三〕【頭】頸庯（痛）：馬王堆漢墓帛書整理小組：「頸」，帛書尚存下半部分筆畫，原釋文作爲殘缺字處理。馬繼興（1992：229）：甲本缺「頭頸」二字。張家山簡本《脈書》本作「項痛」。項為後頸部，而足少陽脈循行於側頸部。

〔一四〕脅庯（痛）：馬繼興（1992：229）：乙本缺「痛」字。

〔一五〕瘧，汗出：馬繼興（1992：229）「瘧」通假「虐」，指疟疾。楊注：「汗出振寒，瘧等皆寒熱痛，是骨之血氣所生病也。」

〔一六〕節盡庯（痛）：即全身關節疼痛。

〔一七〕脾（髀）【外】廉【痛】：馬王堆漢墓帛書整理小組：外字原脫，據《靈樞・經脈》補。今按：帛書乙本此處殘缺，張家山簡本《脈書》簡二一作「脾（髀）廉痛」，亦無「外」字。馬繼興（1992：230）：甲本、張家山簡本《脈書》本「髀」均作『脾』。甲本缺『外』『痛』二字。乙本缺『髀外』二字。張家山簡本《脈書》本缺『外』字。

〔一八〕振寒：馬王堆漢墓帛書整理小組：惡寒戰栗。馬繼興（1992：230）：振寒為形容惡寒顫栗之狀。

〔一九〕踝〈踝-痹〉：馬王堆漢墓帛書整理小組：形誤爲『踝』。馬繼興（1992：230）：乙本作『湃』，張家山簡本《脈書》本作『踝』，甲本訛作『踝』。

〔二〇〕為十二病：張家山簡本《脈書》『爲十二病』下有『及温』二字。馬繼興（1992：230）：按，甲、乙、張家山簡本《脈書》各本現均存有以上十種病名。其餘尚有二病均存『痛』字，但其部位待考。

三、陽明脈

【原文】

陽明（明）脈（脈）〔一〕：毄【繫】於骭骨外廉〔二〕，循〔三〕骭而上，穿臏（臏-髕）〔四〕，出魚股【之外廉】〔五〕，【上】穿〔六〕【乳】，穿頰〔七〕，【出目外】9廉〔八〕，環【顏】〔九〕。是動（動）則病〔一〇〕：洒=（洒洒）病寒〔一一〕，喜龍〔一二〕，婁（數）吹（欠）〔一三〕，顏（顏）【黑〔一四〕，病穜（腫）〔一五〕】，病【至則惡人與火〔一六〕，聞】10木音則傷〈惕〉然驚〔一七〕，心腸（惕）〔一八〕，欲獨閉戶牖而處〔一九〕，病甚則欲【登高而歌〔二〇〕，棄】衣【而走〔二一〕，此為】11骭蹷（蹷-厥）〔二二〕，是陽明（明）脈（脈）主治〔二三〕。其所產病：顏（顏）〔二四〕痛（痛），鼻肍（鼽）〔二五〕，領（頷）【頸痛〔二六〕，乳痛】，心與胠痛（痛）〔二七〕12，腹外穜（腫）〔二八〕，陽（腸）痛（痛）〔二九〕，郄（膝）跳〔三〇〕，付（跗）【上踝〈踝〉】〔三一〕，為十病〔三二〕13。

【注釋】

〔一〕陽明（明）脈（脈）：馬繼興（1992：231）：《足臂十一脈灸經》作「足陽明脈」。《靈樞·經脈》作「胃足陽明之脈」。

〔二〕觳【繫】於骭骨外廉：馬繼興（1992：231）：甲本缺「觳（系）」字。帛書尚殘存從「殳」旁右上部分筆畫，今補之。骭即脛骨。

〔三〕循：馬繼興（1992：231）：乙本作「揗」，「循」通假「揗」，義為沿著。

〔四〕臏（臏-髕）：臏，即髕，膝蓋。

〔五〕出魚股【之外廉】：馬繼興（1992：231）：該處缺文，甲本缺「之外廉」，見於原整理本未發表殘片。

〔六〕穿：馬繼興（1992：231）：穿義為穿通，通過。

〔七〕穿頰：馬王堆漢墓帛書整理小組：「頰」字據對印文補。今按：帛書尚存「頰」右半「頁」上端一橫畫。馬繼興（1992：232）：穿頰，頰為臉的兩側，從眼到下頷部。

〔八〕【出目外】廉：馬繼興（1992：232）：甲本缺「出目外」三字。目外廉即眼外側外眥部。

〔九〕環【顏】：帛書已經變形，參照左右行文字，「環」「是」之間所殘實僅一字，原釋文「顏」下之「□」當刪。張家山簡本《脈書》簡一三作「環（顏）」。環字義為圍繞，四周。

〔一〇〕是動（動）則病：馬繼興（1992：232）：乙本全缺。

〔一一〕洒=（洒洒）病寒：《素問·診要經終論》：「令人洒洒時寒。」王冰注：「洒洒，寒貌。」今按：「寒」，張家山簡本《脈書》簡24誤作「塞」。馬繼興（1992：232）：乙本缺「洒洒」二字。丙本「寒」作「塞」，形近致訛。

〔一二〕喜龍：馬王堆漢墓帛書整理小組：乙本作「喜信（伸）」。此處疑原作「喜申」，「申」字形誤爲「曳」，又假借爲「龍」字。《靈樞·經脈》作「善呻」，「呻」乃「伸」之音近誤字。馬繼興（1992：233）：「喜」字義為歡樂，「伸」通假「呻」，「伸」字義為舒、展。此處指舒展身軀。此與下句的「數欠」均系外感風寒引起身體倦怠的症候。

〔一三〕婁（數）吹（欠）：馬繼興（1992：233）：「數」通假「婁」，「欠」與「吹」形近致訛。《說文·欠部》：「欠，張口氣悟也。」

〔一四〕顔（顏）【黑】：馬繼興（1992：234）：甲本缺「黑」字。《太素》楊注：「顏額，陽也。黑，陰也。陰氣見額，陽病也。」

〔一五〕【病穜（腫）】：馬繼興（1992：234）：甲本缺。張家山簡本《脈書》本「腫」作「種」，「腫」「種」同音通假。

〔一六〕病【至則惡人與火】：馬繼興（1992：234）：病至即疾病發作。《素問·脈解》：「陽明主肉，其脈血氣盛，邪客之則熱，熱甚則惡火。」又：「陽明厥則喘而悗，悗則惡人。」

〔一七〕【聞】木音則傷〈惕〉然驚：馬王堆漢墓帛書整理小組：指病人聽到木器的聲音即驚恐不安。裘錫圭（1992：530）：《靈樞》此處上下文與上引帛書大體相同，「心欲動」下尚有「獨閉戶塞牖而處，甚則欲上高而歌，棄衣而走」等語。據帛書可知《靈樞》之文本當作「聞木音則惕然而驚，心動，欲獨閉戶塞牖而處」，今本「動」「欲」二字有誤。馬繼興（1992：234）：甲本缺「聞」字，「惕」作「傷」。張家山簡本《脈書》作「狄」，通假為「惕」。木音原義為敲擊木器的聲音。

〔一八〕心腸（惕）：然「腸」與「惕」為同源字。惕字義為恐懼。

〔一九〕獨閉戶牖而處：馬繼興（1992：235）：牖即窗。《素問·脈解》：「所謂欲獨閉戶牖而處者，陰陽相薄也。陽盡而陰盛，故欲獨閉戶牖而居。」

〔二〇〕病甚則欲【登高而歌】：「甚」，原釋文作爲殘缺字處理。馬繼興（1992：235）：乙本缺「則欲登高」四字。

〔二一〕【棄】衣【而走】：馬繼興（1992：236）：《素問·脈解》：「所謂病至則欲登高而歌，棄衣而走者，陰陽複爭而外並於陽，故使之棄衣而走也。」

〔二二〕【此為】骭蹷（蹷-厥）：馬繼興（1992：236）：甲本缺「此為」二字。乙本及張家山簡本《脈書》本作「蹷」，「厥」通假「蹷」。

〔二三〕是陽明（明）眽（脈）主治：馬繼興（1992：236）：乙本缺「陽明脈」三字。

〔二四〕顔（顏）：顏即額部正中。

〔二五〕鼻肍（鼽）：馬繼興（1992：236）：甲、乙、張家山簡本《脈書》各本均作「肍」，「鼽」通假「肍」。

〔二六〕领（領）【頸痛】：「领」，原左旁磨滅，右半清晰。帛書乙本亦作「頜」。原釋文作「領〈頜〉」，釋「頜」為「領」，失之。馬繼興（1992：236）：頜即頤部。

〔二七〕心與胠痛（痛）：馬繼興（1992：237）：『胠』通假『脅』。脅字古義為小腿後部，即腨，或稱腓腸。《說文·肉部》：『脅，腓腸也。』『心與胠痛』，亦即心痛、胠痛，共二病。

〔二八〕腹外穜（腫）：馬繼興（1992：237）：甲本、張家山簡本《脈書》本作『種』，『腫』通假『種』。《靈樞》及《甲乙經》均作『大腹水腫』。《史記·扁鵲倉公列傳》：『病見寒氣則遺溺，使人腹腫。』

〔二九〕陽（腸）痡（痛）：馬繼興（1992：237）：甲本作『陽』，『腸』通假『陽』。腸痛不見《內經》以後醫籍，應與腹痛同義。

〔三〇〕剝（膝）跳：馬王堆漢墓帛書整理小組：跳，《說文》『蹶也。』即僵直。帛書乙本『剝、足（痿）淠（痹）』實與『剝跳，付（跗）【上踝】』對應，馬王堆漢墓帛書整理小組以爲僅與『剝跳』對應，不確。馬繼興（1992：238）：『跳』字義為僵厥，僵直。

〔三一〕付（跗）【上踝〈踝〉】：馬繼興（1992：238）：甲本作『付□□』，乙本作『膝足箐淠』，張家山簡本《脈書》本作『柎（跗）上踝〈踝〉』。『付』『柎』通假為『跗』，『箐』通假為『痿』字。『淠』通假為『痹』，『踝』為『痹』之訛字。乙本此句應是『膝足痿痹』。『付（跗）上痹』即在足背以上患痹，與乙本『膝足痿痹』之說相同。

〔三二〕為十病：馬繼興（1992：238）：張家山簡本《脈書》本在『十』字後衍『二』字。足陽明脈所生病的實際病數只有十種（包括心痛與胠痛二病在內）。

四、肩脈

【原文】

肩脈（脈）〔一〕：起於耳後，下肩〔二〕，出臑外【廉】〔三〕，出【臂外】□官（腕）〔四〕【上】，乘手北（背）〔五〕。是【動則病〔六〕：领（頷）穜（腫）痛】〔七〕，不可以顧〔八〕，肩14以（似）脫〔九〕，臑以（似）折〔一〇〕，是肩脈（脈）主治〔一一〕。【其所產病】〔一二〕：领（頷）痛〔一三〕，【喉踝（踝-痹）〔一四〕，臂痛〔一五〕，肘外】痡

（痛）〔一六〕，為四病15。

【注釋】

〔一〕肩脈（脈）：帛書《足臂十一脈灸經》作「臂太陽脈」，《靈樞·經脈》作「小腸手太陽之脈」。馬繼興（1992：239）：《足臂十一脈灸經》作「臂大（泰）陽脈」。《靈樞·經脈》作「小腸手太陽之脈」。

〔二〕起於耳後，下肩：乙本全缺。

〔三〕出臑外【廉】：馬繼興（1992：239）：甲本缺「廉」字。

〔四〕⿰月官（腕）：張家山簡本《脈書》「腕」作「館」。馬繼興（1992：239）：上古音「腕」與「館」均元部韻。「腕」為影母，「館」為見母，故「館」假為「腕」。

〔五〕乘手北（背）：指脈循行手背之上。

〔六〕是【動則病】：乙本全缺。甲本缺「動則病」三字。

〔七〕【领（頷）穜（腫）痛】：原釋文據《靈樞·經脈》補作「嗌痛頷腫」四字，未必。馬繼興（1992：240）：甲本全缺。乙本缺「頷」字。

〔八〕不可以顧：馬繼興（1992：240）：「顧」字義為向後看。「不可以顧」，指頸肌強直，使頭部無法回旋。

〔九〕肩以（似）脫：馬繼興（1992：240）：「似」通假「以」。按「脫」字原義為肉離骨，引申為脫離、去掉。

〔一〇〕臑以（似）折：馬繼興（1992：240）：「折」字義為折斷。

〔一一〕是肩脈（脈）主治：乙本脫「脈」字。

〔一二〕【其所產病】：乙本、張家山簡本《脈書》本同。甲本全缺。

〔一三〕领（頷）痛：「頷」，原釋文作「領」，失之。「痛」，帛書尚存上半部分筆畫，原釋文作殘缺字處理。馬繼興（1992：241）：甲、乙、張家山簡本《脈書》各本「頷」均作「领」，形近致誤。頷痛即頤部疼痛。

〔一四〕【喉踝〈⿰𧾷畀-痹〉】：帛書乙本作「侯（喉）淠（痹）」，張家山簡本《脈書》簡28作「⿰月侯（喉）踝〈⿰𧾷畀〉」，馬繼興（1992：

241）：甲本全缺。《素問·陰陽別論》：『一陰一陽結，謂之喉痹。』

〔一五〕【臂痛】：甲本缺。乙本作『臂痛』。

〔一六〕【肘外】痛（痛）：帛書乙本無『外』字，原釋文據以補缺亦未補『外』。張家山簡本《脈書》簡28作『肘外痛』。馬繼興（1992：241）：甲本缺『肘外』二字，乙本缺『外』字。

五、耳脈

【原文】

耳脈（脈）〔一〕：起於手北（背）〔二〕，出臂外兩骨之閒（間），【上骨】下廉〔三〕，【出肘中】，入耳中。是勭（動）則病：耳聾16煇=朜=（煇煇朜朜）〔四〕，嗌穜（腫）〔五〕，是耳脈（脈）主治。其所產病：目外漬（眥）痛（痛）〔六〕，頰痛〔七〕，耳聾，為三病17。

【注釋】

〔一〕耳脈（脈）：帛書《足臂十一脈灸經》作『臂少陽脈』，《靈樞·經脈》作『三焦手少陽之脈』。

〔二〕起於手北（背）：馬繼興（1992：242）：乙本缺『於手』二字。張家山簡本《脈書》本缺『於』字。甲、乙、張家山簡本《脈書》各本『背』均作『北』。

〔三〕出臂外兩骨之閒（間），【上骨】下廉：乙本缺『出臂外廉兩骨』六字。臂外，指上肢伸側。兩骨，指前臂部的橈骨與尺骨。甲本缺『上骨』二字。馬繼興（1992：242）：上指橈側。『上骨』即橈骨。下指尺側，『下廉』即尺側緣。

〔四〕煇=朜=（煇煇朜朜）：馬王堆漢墓帛書整理小組、馬繼興（1992：243）：乙本作『煇煇諄諄』，《靈樞·經脈》作『渾渾焞焞』，形容聽覺混沌不清。

〔五〕嗌穜（腫）：甲本、張家山簡本《脈書》同。馬繼興（1992：243）：乙本『嗌』作『益』，『嗌』與『益』上古音均影母，錫部韻，同音通假。嗌腫，即咽喉部腫。

〔六〕目外漬（眥）痛（痛）：『漬』通假『眥』，『目外眥』指目外眶。

〔七〕頰痛：帛書尚存部分筆畫，原釋文作缺字處理。

六、齒脈

【原文】

齒脈（脈）〔一〕：起於次指與大指上，出臂上廉，入肘中，乘臑〔二〕，【穿】頰，入齒中，夾（挾）鼻。是【動】18則病：齒痛（痛）〔三〕，朏（䪼）穜（腫）〔四〕，是齒脈（脈）主治。其所產病：齒痛，朏（䪼）穜（腫），目黃〔五〕，口乾〔六〕，臑痛（痛），為五【病】〔七〕19。

【注釋】

〔一〕齒脈（脈）：帛書《足臂十一脈灸經》作『臂陽明脈』，《靈樞·經脈》作『大腸手陽明之脈』。

〔二〕乘臑：馬繼興（1992：244）：『乘』字義為登、升。臑即上臂（或肱）部。『乘臑』即上行至肱部。

〔三〕齒痛（痛）：馬繼興（1992：245）：《太素》卷八楊注：『齒痛，謂下齒痛也。』

〔四〕朏（䪼）穜（腫）：馬王堆漢墓帛書整理小組：朏字從肉從出，即䪼字，眼眶下部。馬繼興（1992：245）：甲、乙、張家山簡本《脈書》各本『䪼』均作『朏』，形近而訛。甲本、張家山簡本《脈書》本作『種』，『腫』通假『種』。䪼即眼眶下部。

〔五〕目黄：馬繼興（1992：245）：《靈樞·經脈》馬蒔注：『為目黄，大腸内熱也。』

〔六〕口乾：馬繼興（1992：245）：《靈樞·經脈》馬蒔注：『為口乾，脈挾口也。』

〔七〕為五【病】：張家山簡本《脈書》『爲五病』下有『及口喎』諸字。《靈樞·經脈》胃足陽明之脈『所生病』有『口喎』。

七、鉅陰脈

【原文】

鉅陰脈（脈）〔一〕：是胃脈（脈）殹〔二〕〔三〕。彼（被）胃〔四〕，下出魚股陰下廉〔五〕，腨上廉，出内〔六〕踝之上廉。是勭（動）則病：上【當】20走心〔七〕，使複（腹）張（脹）〔八〕，善噫〔九〕，食【則】欲歐（嘔）〔一〇〕，得後與氣則怢然衰〔一一〕，是鉅陰脈（脈）主治〔一二〕。其所【産病】〔一三〕21：獨心煩〔一四〕，死；心痛（痛）與複（腹）張（脹），死；不能食〔一五〕，不〇臥〔一六〕，強吹（欠）〔一七〕，三者同則死；唐（溏）泄〔一八〕，死；【水與】22閉同則死〔一九〕，為十病〔二〇〕23。

【注釋】

〔一〕鉅陰脈（脈）：馬王堆漢墓帛書整理小組：太陰脈，指足太陰脈，下厥陰脈、少陰脈同。帛書乙本作『巨』，通『鉅』。馬繼興（1992：246）：《足臂十一脈灸經》作『足太陰脈』。《靈樞·經脈》作『脾足太陰之脈』。

〔二〕殹：馬繼興（1992：246）：甲本、張家山簡本《脈書》本均作『殹』，系『也』字古寫。

〔三〕是胃眽（脈）殹：馬繼興（1992：246）：《內經》足太陰為脾脈，而此書記為胃脈，其說不同。

〔四〕彼（被）胃：馬繼興（1992：246）：甲本「被」通假「彼」。《釋名·釋衣服》：「被，被也，所以複人也。」本條的「被」字有脈的起始之義。

〔五〕下出魚股陰下廉：前一個「下」，帛書殘存下半，由於原拼接時與上字「胃」疊壓，原釋文漏錄此字。馬繼興（1992：247）：「魚股」即股部。「陰」指內側，即大腿的內上部。足太陰脈循行在下肢內側，此句所說的「下廉」系指下肢後側，「魚股陰下廉」即股部內側的後緣。

〔六〕內：帛書尚殘存上半部分筆畫，原釋文作爲殘缺字處理。

〔七〕上【當】走心：馬王堆漢墓帛書整理小組：上【當】走心，疑指逆氣沖心。馬王堆漢墓帛書整理小組指出「走」當作「沖」。馬繼興（1992：247）：厥氣沖心之病，古亦稱沖疝，或奔豚氣。

〔八〕使複（腹）張（脹）：馬繼興（1992：248）：「腹」通假「複」。「脹」通假「張」。《素問·脈解》足太陰脈病候作「病脹」。其古注原文云：「太陰所謂疲脹者，太陰子也。十一月萬物皆藏於中，故曰病脹。」

〔九〕善噫：馬繼興（1992：248）：乙本作「意」，「噫」通假「意」，即噫氣，系人因胸膈氣悶壅塞而忽然疏通所出之氣，是由於橫膈膜痙攣所致的一種非自主動作。

〔一〇〕食【則】欲歐（嘔）：「則」字原脫。帛書乙本作「食則欲歐（嘔）」，《靈樞·經脈》作「食則嘔」，今據補。馬繼興（1992：248）：「嘔」通假「歐」。《素問·脈解》「所謂食則嘔者，物盛滿而上溢，故嘔也。」

〔一一〕得後與氣則怢然衰：馬王堆漢墓帛書整理小組：後與氣，大便和虛恭。怢然，《靈樞·經脈》作「快然」，疑「怢」爲誤字。魏啓鵬、胡翔驊（1992：29）：怢，通「佚」「逸」，安逸、舒服。「逢」與「怢」寫法迥異，「怢」字，從其構形看，應該是一個從「心」、「失」聲之字；戰國楚文字中通常用爲「失」的字即逃逸之「逸」字。而「逸」與「失」或從「失」聲之字往往通假，從「豊」訛變作「羊」形。可知帛書乙本的「逢」應該就是「怢」字之形訛。馬王堆漢墓帛書整理小組以「怢」爲「快」之誤字，非是。馬繼興（1992：248）：甲本「快」作「怢」，形近致訛。乙本「快」作「逢」。

〔一二〕是钜陰眽（脈）主治：馬繼興（1992：249）：《足臂十一脈灸經》作「足泰陰脈」，《靈樞·經脈》作「脾足太陰之脈」。

〔一三〕其所【產病】：甲本缺『產病』，乙本全缺。

〔一四〕獨心煩：馬繼興（1992：250）：『獨』帛書尚存右半『蜀』旁，原釋文因將『病』補在上一行末尾，而在『心煩』上補二缺文□□。據張家山簡本《脈書》簡34作『獨心煩，死』，意為死癥。《靈樞·經脈》、《太素》卷八均作『煩心』。楊注：『脾脈注心中，故脾生病煩心。』張介賓注：『太陰脈支者上膈，注心中，故為煩心。』

〔一五〕不能食：馬繼興（1992：250）：乙本缺『能』字。《靈樞·經脈》足太陰脈病候作『食不下』。

〔一六〕不〇臥：帛書『不』下一字已塗去，原釋文錄作『不能臥』，失之。乙本作『不卧』，同此。馬繼興（1992：250）：乙本缺『能』字。張家山簡本《脈書》本『不能』訛作『者』字。《太素》楊注：『脾胃中熱，故不得臥。』

〔一七〕強吹（欠）：馬王堆漢墓帛書整理小組：強欠，當指呃逆。《靈樞·經脈》作強立。帛書乙本、張家山簡本《脈書》簡35均同此。『強立』乃『強欠』之訛。

〔一八〕唐（溏）泄：馬繼興（1992：250）：甲、乙、張家山簡本《脈書》各本均作『唐』，『溏』通假『唐』。『張介賓注：『脾寒則為溏泄，脾則為癲瘕。』

〔一九〕【水與】閉同則死：馬繼興（1992：250）：甲本缺『水與』二字。『水』指水病，即全身性浮腫。

〔二〇〕為十病：馬繼興（1992：251）：指上記的獨，心煩，心痛，腹脹，不能食，不能臥，強欠，溏泄，水，閉十病。

八、厥陰脈

【原文】

蹷（蹷-厥）陰眽（脈）〔一〕：毄（繫）於足大指菆（叢）毛之上〔二〕，乘足【跗上廉】〔三〕，去內腂（踝）一寸〔四〕，上腂（踝）五寸〔五〕而【出太陰之後】〔六〕24，上出魚股內廉，觸少腹〔七〕，大漬（眥）〔八〕旁。是勭（動）則【病〔九〕：丈】夫則【隤（癩）山（疝）〔一〇〕，婦人則少腹腫〔一一〕，腰痛25】不可以印

〈卬-仰〉〔一二〕，甚則嗌乾〔一三〕，面疵〔一四〕，是蹷（蹷-厥）陰眽（脈）主治。【其】所產病：熱中〔一五〕，【癃〔一六〕，㿗〔一七〕，偏山（疝）〔一八〕，為五〓病〓〔一九〕（五病。五病）】26有而心煩〔二〇〕，死，勿治殹（殹）〔二一〕。有陽眽（脈）與之俱〔二二〕病，可治殹（殹）27。

【注釋】

〔一〕蹷（蹷-厥）陰眽（脈）：《足臂十一脈灸經》作『足帣（厥）陰脈』。《靈樞·經脈》作『肝足厥陰之脈』。

〔二〕毄（繫）於足大指菆（叢）毛之上：馬王堆漢墓帛書整理小組：叢毛，指大趾第一節背部汗毛較多的部位。馬繼興（1992：251）：『毄』為『系』字古寫。『叢』與『菆』同義。

〔三〕乘足【跗上廉】：馬繼興（1992：252）：甲本缺『跗上廉』三字，乙本『跗』作『付』，張家山簡本《脈書》本作『柎』。乘字義為上行。

〔四〕去內腂（踝）一寸：馬繼興（1992：252）：甲本、乙本均作『腂』，『踝』通假為『腂』。

〔五〕上腂（踝）五寸：『腂』，帛書尚存右下所從部分筆畫。原釋文作爲殘缺字處理補『腂』。

〔六〕而【出太陰之後】：馬繼興（1992：252）：甲本缺『交出於太陰之後』七字。乙本缺『之』字。今據《靈樞·經脈》足厥陰脈：『交出太陰之後』文補。

〔七〕觸少腹：周一謀、蕭佐桃（1988：35）：《說文》：『牴，觸也。』抵達少腹也。

〔八〕大漬（眥）：馬王堆漢墓帛書整理小組：大眥，內眼角。

〔九〕是勭（動）則【病】：『則』，帛書殘存左半部分筆畫，原釋文漏錄。帛書乙本、張家山簡本《經脈》簡三七均有『則』字。『馬繼興（1992：253）：甲本缺『病』字。

〔一〇〕【丈】夫則【隤（㿗）山（疝）】：馬繼興（1992：253）：甲本缺『丈』、『隤』及『山』字。『㿗』通假『隤』。『山』通假『疝』。『丈夫』，泛指成年男子，『疝』指疝氣病。

〔一一〕【婦人則少腹腫】：馬繼興（1992：254）：甲本全缺。《素問・脈解》：「厥陰所謂癩疝，婦人少腹腫者，厥陰辰也，三月陽中之陰，邪在中，故曰癩疝少腹腫也。」

〔一二〕【腰痛】不可以印〈印－仰〉：「印」，帛書誤作「印」，不妥。馬繼興（1992：254）：甲本缺「腰痛」二字，「仰」通假「印」。

〔一三〕甚則嗌乾：馬繼興（1992：254）：甲本、乙本同。「嗌」即咽部。《素問・脈解》：「所謂甚則嗌乾熱中者，陰陽相薄而熱，故嗌乾也。」

〔一四〕面疵：馬王堆漢墓帛書整理小組：疵，瑕疵。馬繼興（1992：254）：甲本、乙本均作「面疵」。「疵」字義為毛病，形容病面之色。

〔一五〕熱中：即中熱。

〔一六〕【癃】：馬繼興（1992：255）：甲本缺。乙本作「降」，「降」通假「癃」。《正字通》：「痒，癃字之訛。」《甲乙經》作「癃閉」之義。

〔一七〕【癩】：甲本缺。乙本作「隤」。張家山簡本《脈書》本作「穨」。「癩」即癩疝。馬繼興（1992：257）：《素問・脈解篇》及《甲乙經》卷二，第一足厥陰脈是動病候則均作「癩疝」。「㿉」「頽」和「癩」亦均形近義通。惟諸字古醫籍中「癩」字最為慣用。故今從之。《素問・脈解》：「厥陰所謂癩疝，婦人少腹腫者。厥陰者，辰也。三月陽中之陰，邪在中，故曰癩疝，少腹腫也。」

〔一八〕【偏山（疝）】：馬繼興（1992：257）：甲本缺，乙本、張家山簡本《脈書》本均作「扁山」。「偏」通假「扁」，「疝」通假「山」。

〔一九〕【為五病】：馬繼興（1992：258）：甲本缺。乙本缺「為五」二字，據張家山簡本《脈書》本補。各本均記四病，尚缺一病。據《素問・脈解》足厥陰病候：「厥陰……所謂「癩，癃，疝，膚脹」者」，則所缺之病似為「膚脹」二字，今錄以待續考。

〔二〇〕【五病】有而心煩：馬繼興（1992：258）：據張家山簡本《脈書》本補。甲本缺「五病」二字；乙本缺「五」「而」二字，「心煩」作「煩心」。

〔二一〕勿治歐（毆）：甲本、張家山簡本《脈書》本作『歐』，通『毆』，古寫。

〔二二〕俱：帛書尚存上半部分筆畫，原釋文作為缺字處理。

九、少陰脈

【原文】

少陰眽（脈）〔一〕：毄（繫）於內腂（踝）外廉〔二〕，穿腨，出郄（䏿-郄）【中】央〔三〕，上穿脊之【內】廉〔四〕，毄（繫）於腎（腎）〔五〕，夾（挾）舌【本】〔六〕。【是動則病】〔七〕28悒〓（悒悒-喝喝）如喘〔八〕，坐而起則目瞙如毋見〔九〕，心如縣（懸）〔一〇〕，病飢〔一一〕，氣【不】足，善怒〔一二〕，心腸〈惕〉，恐【人將捕之】〔一三〕29，不欲食，面黭若𪐝（𪐝-灺）色〔一四〕，欬則有血〔一五〕，此為骨蹷（蹷-厥）〔一六〕，是少陰眽（脈）主【治】〔一七〕。其所產【病】〔一八〕：口熱〔一九〕】30，舌㯓（柝-坼）〔二〇〕，嗌乾，上氣〔二一〕，饐（噎）〔二二〕，嗌中痛（痛）〔二三〕，癉〔二四〕，耆（嗜）臥〔二五〕，欬，音（瘖）〔二六〕，為十病。【少】陰之眽（脈）〔二七〕，【灸則強食，產肉〔二八〕，緩帶】〔二九〕31，被鈸（髮）〔三〇〕，大丈（杖）〔三一〕，重履而步〔三二〕，久（灸）幾息則病巳（已）矣〔三三〕32。

【注釋】

〔一〕少陰眽（脈）：《足臂十一脈灸經》作『足少陰脈』。《靈樞·經脈》作『腎足少陰之脈』。

〔二〕毄（繫）於內腂（踝）外廉：馬繼興（1992：258）：甲、乙、張家山簡本《脈書》各本「系」均作「毄」。甲本、乙本「腂」通假「踝」。

〔三〕出膝（胳－郄）【中】央：乙本全缺。甲本、張家山簡本《脈書》本「郄」作「胳」。甲本又缺「中」字。

〔四〕上穿脊之【內】廉：「內」，帛書筆畫莫辨，乙本亦殘，此據張家山簡本《脈書》補釋。張家山簡本《脈書》本「脊」作「責」，形近致訛。

〔五〕毄（繫）於腎（腎）：馬繼興（1992：259）：乙本全缺。甲本、張家山簡本《脈書》本「繫」均作「毄」。張家山簡本《脈書》本「腎」作「臀」。按，「腎」與「臀」為同源字。音形均近而致訛。

〔六〕夾（挾）舌【本】：乙本全缺。張家山簡本《脈書》本作「夾舌本」。

〔七〕【是動則病】：甲本、乙本均全缺。張家山簡本《脈書》本「則」作「即」，形近致訛。

〔八〕悒〓（悒悒－喝喝）如喘：「悒」，原釋文錄作「怐」，將「怐〓」讀爲「喝喝」。「如」，此處用法與「而」字同。《靈樞·經脈》作「喝喝而喘」，《太素》卷八與帛書同。張家山簡本《脈書》簡三九作「悒〓（悒悒）如亂」。「悒悒」當讀爲「喝喝」。馬繼興（1992：259）：甲本作「怐怐如喘」。張家山簡本《脈書》本作「悒悒如亂」。乙本全缺。《靈樞·經脈》足少陰脈病候作「喝喝而喘」。「怐」不見字書，當為「愒」字之訛，「愒」通假為「喝」，「喝喝而喘」即喘息而帶嘶啞之聲。

〔九〕目瞙如毋見：瞙，原釋文讀為「盳」，不必。《玉篇》目部：「瞙，《字統》云：目不明也。」馬繼興（1992：260）：甲本「瞙如毋見」，乙本作「芒然無見」，張家山簡本《脈書》本作「䀮如无見」。瞙、芒、䀮各字均為視力模糊之義。

〔一〇〕心如縣（懸）：馬繼興（1992：261）：甲本、張家山簡本《脈書》本「懸」均作「縣」。乙本作「心如絕」。「心如懸」或「心如絕」均指胸中有提心吊膽的空虛感。

〔一一〕病飢：馬繼興（1992：261）：甲、乙、張家山簡本《脈書》各本同。《靈樞·經脈》及《甲乙經》均作「若饑狀」。《靈樞》《甲乙》《太素》又有：「病饑不欲食。」

〔一二〕氣【不】足，善怒：「足」，帛書尚殘存下半部分筆畫，原釋文作爲殘缺字處理。馬繼興（1992：262）：《素問·脈解》：「所謂少氣善怒者，陽氣不治。陽氣不治，則陽氣不得出。肝氣當治而未得，故善怒。善怒者名曰煎厥。」

〔一三〕心腸〈惕〉，恐【人將捕之】：馬王堆漢墓帛書整理小組：「心腸〈惕〉」，帛書乙本作「心易」，張家山簡本《脈書》簡四十作『心狄〓』,《靈樞・經脈》作『心惕惕』。『易』『狄』爲『惕』之借字,『腸』爲『惕』之誤字。馬繼興(1992:262):『狄』通假『惕』。韋注:『惕惕,懼也。』

〔一四〕面黭若⿸虍⿰火匕(⿸虍灺-炧)色:馬王堆漢墓帛書整理小組:黭,《文選・四子講德論》注『不明也。』⿸虍⿰火匕,乙本作『炧』,《說文》『燭燼也』。面黭如炧色,形容面色暗黑如燭滅後的焦炭。《說文》黑部:『黭,果實黭黯黑也。從黑、弇聲。』馬王堆漢墓帛書整理小組以『不明』釋『黭』,不確。馬繼興(1992:262):張家山簡本《脈書》作『面黯如炧色』。系形容面色暗黑如燭滅後的焦炭狀。

〔一五〕欬則有血:馬繼興(1992:263):乙本缺『則』字。《太素》作『欬唾則有血』。楊注:『唾為腎液,少陰入肺,故少陰病熱,欬而唾血。』《類經》張注:『真陰損及其母也。』又,《素問・脈解》:『所謂欬則有血者,陽脈傷也。陽氣未盛於上而脈滿,滿則欬,故血見於鼻也。』

〔一六〕此為骨蹷(蹷-厥):乙本缺『骨厥』二字。

〔一七〕是少陰眽(脈)主【治】:『陰』,帛書尚存右下部分筆畫,原釋文作為殘缺字處理。馬繼興(1992:263):甲本缺『陰』及『治』三字。乙本缺『是少』二字。

〔一八〕所産【病】:『所産』,帛書尚存部分筆畫,原釋文作爲殘缺字處理。馬繼興(1992:263):甲本缺『所産病』三字。乙本缺『産病』二字。

〔一九〕【口熱】:據張家山簡本《脈書》、《靈樞・經脈》補。原釋文在此處補六缺文,失之。馬繼興(1992:263):張家山簡本《脈書》本同。甲本、乙本均缺。

〔二〇〕舌榜(柝-坼):馬繼興(1992:263):乙本缺。甲本、張家山簡本《脈書》本作『柝』,『柝』通假『坼』,『坼』字義為裂開。《淮南子・本經訓》:『天旱地坼』。高注:『坼,燥裂也。』

〔二一〕嗌乾,上氣:乙本缺。

〔二二〕饐(噎):馬繼興(1992:264):乙本缺。甲本、張家山簡本《脈書》本均作『饐』,『噎』通假『饐』。『噎』即噎膈。

〔二三〕嗌中⿸广甬(痛):馬繼興(1992:264):乙本『痛』作『甬』。

〔二四〕癉:《靈樞・經脈》作『黃疸』。張家山簡本《脈書》簡一三:『內癉,身痛,艮(眼)、蚤(爪)黃,弱(溺)赤,爲黃癉。』馬繼興（1992：264）：甲本、丙本均作『癉』，乙本作『单』，均作黃疸。

〔二五〕耆（嗜）臥：馬繼興（1992：264）：甲本、乙本作『耆』，『嗜』通假『耆』。

〔二六〕音（瘖）：馬繼興（1992：265）：甲、乙、張家山簡本《脈書》各本均作『音』。『瘖』通假『音』即啞病。

〔二七〕【少】陰之脈（脈）：『【少】陰之脈（脈）』以下，原與上文接抄，無分段標識。『少陰之脈』前，帛書乙本原空二字以示分段，張家山簡本《脈書》亦有分段標識，今據以分段。

〔二八〕【產肉】：馬王堆漢墓帛書整理小組：產肉，即生肉。周一謀、蕭佐桃（1988：38）：生肉，是產生肌肉。今按：周、蕭說是。

〔二九〕【緩帶】：馬繼興（1992：265）：據張家山簡本《脈書》本補。甲本，乙本均缺。『緩帶』，使衣著輕便，腰束弛緩之義。

〔三〇〕被跋（髮）：『被』通假『皮』，失之。馬繼興（1992：266）：甲本披作『皮』，乙、張家山簡本《脈書》本作『被』。《太素》楊注：『足太陽脈，從頂下腰至腳。今灸腎病，須開頂被髮，陽氣上通，火氣宣流。』

〔三一〕大丈（杖）：馬繼興（1992：266）：甲本、張家山簡本《脈書》本『杖』均作『丈』。『杖』通假『丈』。乙本此二字在『被髮』前。

〔三二〕重履而步：馬繼興（1992：266）：《太素》楊注：『然磁石療腎氣。重履引腰腳。故為履重者可用磁石分著履中，上弛其帶令重，履之而行。以為輕者，可漸加之令重，用助火氣。若得病愈，宜漸去之。此為古之療腎要法。』

〔三三〕久（灸）幾息則病已（已）矣：馬王堆漢墓帛書整理小組：幾息，應即既息。《周易·歸妹六五》釋文：『幾，荀作既。』可為旁證。乙本作『希息』。馬繼興（1992：266）：『灸幾熄則病已矣』是指對於上述各病經過多次（或若干次）灸治後即可痊癒。

一〇、臂鉅陰脈

【原文】

臂鉅陰脈（脈）〔一〕：在於手掌中〔二〕，出内陰兩骨之閒（間）〔三〕，上骨下廉〔四〕，筋（筋）之上〔五〕，出臂【内陰〔六〕，入心中】〔七〕。33是動（動）則病：心滂〓（滂滂）如痛（痛）〔八〕，缺盆痛（痛）〔九〕，甚【則】交兩手而戰〔一〇〕，此為臂蹷（蹷－厥）〔一一〕，【是臂鉅陰脈主】34治〔一二〕。其所産病：胸（胸）痛（痛），脊（肩）痛（痛）〔一三〕，【心痛】，四末痛〔一四〕，叚（瘕）〔一五〕，為五病35。

【注釋】

〔一〕臂鉅陰脈（脈）：《足臂十一脈灸經》作『臂太陰脈』，《靈樞·經脈》作『肺手太陰之脈』。

〔二〕在於手掌中：魏啓鵬、胡翔驊（1992：33）：『在』當爲『起』。馬繼興（1992：268）：甲、乙、丙各本均作『在』。『在』通假『起』。『起』字義為開始。

〔三〕出内陰兩骨之閒（間）：馬繼興（1992：268）：張家山簡本《脈書》本作『出臂内陰兩骨之間』。乙本又缺『之間』二字。『内陰』指上肢屈側面，下同。『兩骨』指前臂部的尺骨與橈骨。

〔四〕上骨下廉：馬繼興（1992：268）：乙本缺『上骨』二字，張家山簡本《脈書》本缺『下廉』二字。『上骨』指橈骨。『下廉』指尺側。

〔五〕筋（筋）之上：馬繼興（1992：268）：『筋』字在此處指前臂部的屈肌群。

〔六〕出臂【内陰】：馬繼興（1992：268）：甲本缺『内陰』二字，今據乙本。『臂』統指上肢部，『臂内陰』指上肢屈側。

〔七〕【入心中】：甲本、張家山簡本《脈書》本全缺。

〔八〕心滂〓（滂滂）如痛（痛）：馬王堆漢墓帛書整理小組：滂滂，流蕩狀。『如』，此處用法與『而』字同。馬繼興（1992：

269）：張家山簡本《脈書》作『彭彭』。乙本缺『如』字。『滂』通假『彭』，乃形容心跳劇烈而伴有跳動之聲。

〔九〕缺盆痛（痛）：馬繼興（1992：269）：乙本作『缺汾甬』。『缺盆』即胸部上方的大鎖骨上窩部。

〔一〇〕甚【則】交兩手而戰：馬王堆漢墓帛書整理小組：『戰』，《靈樞・經脈》、《針灸甲乙經》卷二、《脈經》卷六作『瞀』。馬繼興（1992：269）：甲本缺『則』字。乙本『戰』作『單』，均系形容由於痛苦、恐懼或寒冷而引起的全身發抖（即戰栗，寒栗）症狀。如《爾雅・釋詁》：『戰、慄，懼也。』

〔一一〕此為臂蹷（蹷－厥）：馬繼興（1992：270）：本條屬臂巨陰脈病，後者屬臂少陰脈病。因其病均與臂脈有關，故稱為臂厥。

〔一二〕【是臂鉅陰脈主】治：馬繼興（1992：270）：乙本同，甲本缺『是臂巨陰之脈主』七字。張家山簡本《脈書》本缺『是臂鉅』及『治』四字。

〔一三〕䏿（肩）痛（痛）：施謝捷（2011：832）帛書『䏿』字右下部分有殘損，從『𢼄』所清晰可辨，此據張家山簡本《脈書》簡45釋。此處『䏿』即見於楚系文字中的『肩』字。《說文》肉部新附『肥腸也。從肉、啓省聲』的『䏿』屬同形字。《靈樞・經脈》肺手太陰之脈『所生病』有『氣盛有餘則肩背痛』『氣虛則肩背痛寒』，可證。

〔一四〕四末痛：馬王堆漢墓帛書整理小組：四末，四肢。

〔一五〕叚（瘕）：馬繼興（1992：271）：甲本、丙本作『叚』，『瘕』通假『叚』，乙本作『假』。『瘕』為腹內的癥瘕積塊。

一一、臂少陰脈

【原文】

臂少陰脈（脈）〔一〕：起於臂兩骨之閒（間）〈之閒（間）〉〔二〕，〈之〉下骨上廉〔三〕，筋（筋）之下，出臑內陰〔四〕，【入心中】〔五〕。【是動則病：心】36痛〔六〕，益（嗌）【乾】〔七〕，渴欲歓（飲）〔八〕，此為臂蹷（蹷－厥），是臂少陰脈（脈）主治。其所產【病】：脋痛（痛）〔九〕，為【一病】37。

【注釋】

〔一〕臂少陰脈（脈）：《足臂十一脈灸經》作『臂少陰脈』，《靈樞・經脈》作『心手少陰之脈』。

〔二〕起於臂兩骨之閒（間）{之閒（間）}：馬繼興（1992：271）：甲本在『間』字後衍『之間之』三字，乙本第一個『之』訛作『上』字。

〔三〕{之}下骨上廉：馬王堆漢墓帛書整理小組：帛書乙本、張家山簡本《脈書》均無『之』字。馬繼興（1992：271）謂此『之』字亦是衍文，說可從。馬繼興（1992：272）：乙本『廉』作『痛』，形近致訛。『下骨』指尺骨，『上廉』指橈骨側緣。

〔四〕出臑內陰：『出』，帛書尚殘存上半筆畫。馬繼興（1992：272）：甲本缺『出』字。『臑內陰』即肱部屈側。

〔五〕【入心中】：三字原脫，據帛書乙本及張家山簡本《脈書》補。

〔六〕【心】痛：甲本缺『心』字。乙本『痛』作『甬』，下同。

〔七〕益（嗌）【乾】：馬王堆漢墓帛書整理小組：『乾』字原脫，張家山簡本《脈書》同；帛書乙本作『嗌乾欲歙（飲）』。馬繼興（1992：272）：甲本『嗌』通假『益』。

〔八〕渴欲歙（飲）：馬繼興（1992：272）：乙本缺『渴』字。《類經》張注：『本經支者從心系上挾咽，故為嗌乾，心痛，心火炎則心液耗，故渴而欲飲。』

〔九〕脅痛（痛）：『脅』殘存上端『力』旁，原釋文作爲殘缺字處理，補『脅』。馬繼興（1992：273）引《類經》張注：『少陰之脈，……出腋下，故脅痛。』

參考文獻：

〔一〕馬王堆漢墓帛書整理小組. 馬王堆漢墓帛書（肆）[M]. 北京：文物出版社，1985.

〔二〕周一謀，蕭佐桃. 馬王堆醫書考注[M]. 天津：天津科學技術出版社，1988.

［三］高亨．古字通假會典［M］．濟南：齊魯書社，1989．
［四］裘錫圭．古文字論集［M］．北京：中華書局，1992．
［五］馬繼興．馬王堆古醫書考釋［M］．長沙：湖南科學技術出版社，1992．
［六］裘錫圭．古代文史研究新探［M］．南京：江蘇古籍出版社，1992．
［七］魏啓鵬，胡翔驊．馬王堆漢墓醫書校釋（壹）［M］．成都：成都出版社，1992．
［八］湖北省文物考古研究所，北京大學中文系．望山楚簡［M］．北京：中華書局，1995．
［九］安徽大學古文字研究室．古文字研究（第二十二輯）［M］．北京：中華書局，2000．
［一〇］張家山二四七號漢墓竹簡整理小組．張家山漢墓竹簡（二四七號墓）［M］．北京：文物出版社，2001．
［一一］高大倫．張家山漢簡《脈書》校釋［M］．成都：成都出版社，1992．
［一二］裘錫圭．長沙馬王堆漢墓簡帛集成（伍）［M］．北京：中華書局，2014．
［一三］趙京生．從《陰陽十一脈灸經》論『是動、所生』的實質［J］．中醫雜誌，1992（12）：8-10．

陰陽十一脈灸經（乙本）

導論

《陰陽十一脈灸經》乙本與《去穀食氣》和《導引圖》抄在一幅高約50釐米、長約140釐米的帛上，現裝裱成一幅卷軸保存。本書原缺書名，馬王堆漢墓帛書整理小組根據其内容特點命名為《陰陽十一脈灸經》乙本。

《陰陽十一脈灸經》乙本僅存18行，中間殘缺較多，但首尾較完整。敘述十一脈的順序亦為先陽脈，後陰脈，即足巨（太）陽脈、足少陽脈、足陽明脈、肩脈、耳脈、齒脈、足巨（太）陰脈、足少陰脈、足厥陰脈、臂巨（太）陰脈、臂少陰脈。脈名可作分段的標識，此外别無篇名。

乙本内容與《陰陽十一脈灸經》甲本基本一致，缺文可以相互對照，有助於還原《陰陽十一脈灸經》的原貌和原義。後世學者研究主要圍繞《陰陽十一脈灸經》甲本開展，乙本的相關研究也主要參照甲本。

原圖

帛書一（1—18行，前為《去穀食氣》1—8行）

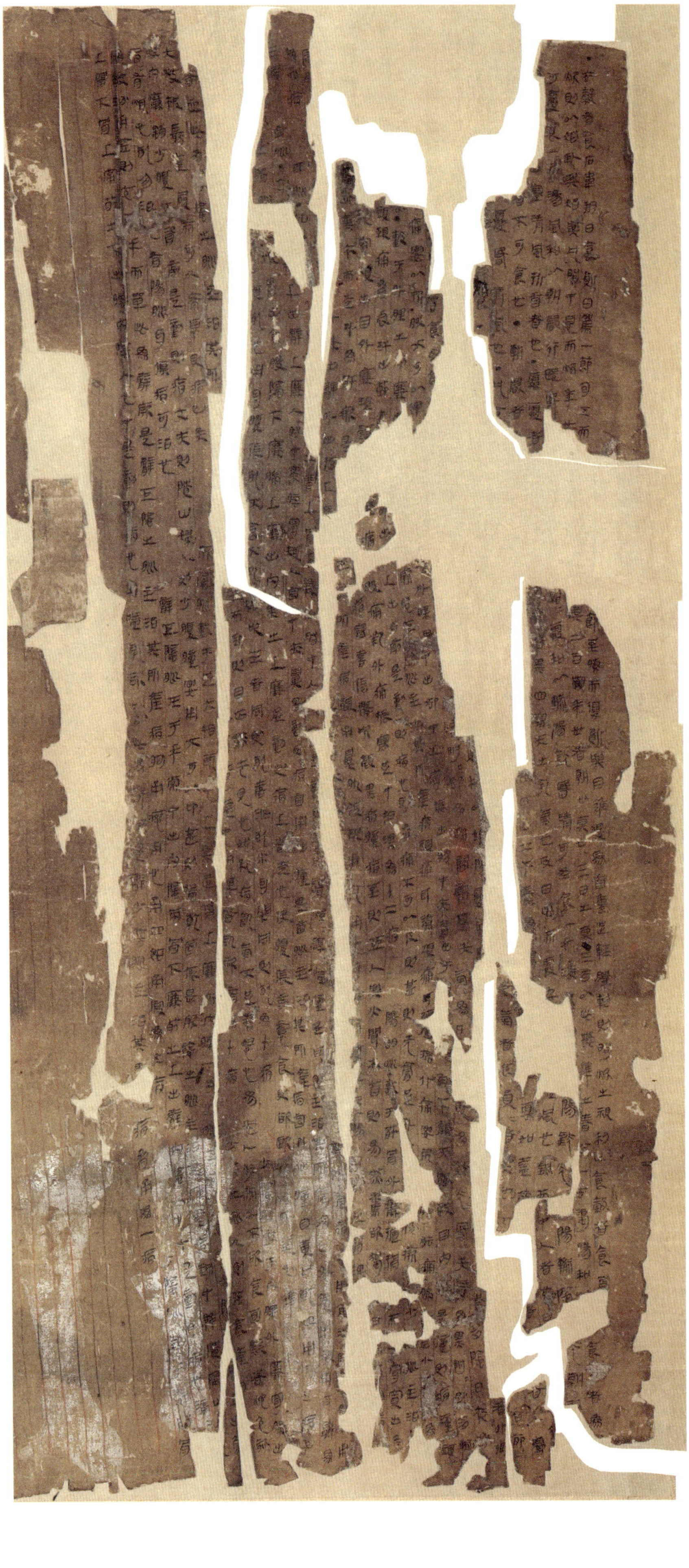

原　文

一、巨（鉅）陽脈

【原文】

【巨（鉅）陽脈〔一〕，毄（繫）于】潼（踵）〔二〕外腂（踝）〔三〕婁中，出郄中，上穿脤（臀）〔四〕，出猒（厭）中〔五〕，夾（挾）脊，出于項，【上】〔六〕頭角，下顔（顏），夾（挾）䯧（齃），毄（繫）目內廉。是僮（動）〔七〕則病：潼（衝－衝），頭₁【痛】，【目以（似）脫，項以（似）伐，胷（胸）】痛，嬰（要－腰）以（似）折，脾（髀）不可以運，【䏿（郄）如結，腨如裂，此爲踵（踵）】厥〔八〕，是巨（鉅）陽𦙶（脈）主治。其所産病：頭痛，耳聾，項痛，耳彊〔九〕，瘧（瘧），北（背）痛，嬰（要－腰），尻【痛】，時（痔），䏿（郄）痛，腨痛，足小指【痹】，爲【十₂二病】。

【注釋】

〔一〕【巨（鉅）陽脈】：本書開端缺損，此據後文「是巨陽𦙶主治」補入。「巨」，同「太」或「泰」，又如「臂巨陰脈」即「臂太陰脈」。甲本作「鉅」，音義皆通「巨」。《禮記·三年問》：「創巨者其日久，病甚者其愈遲。」又脈，甲本作「眽」，今通作「脈」。

〔二〕潼（踵）：周一謀、蕭佐桃（1988：23）：踵，指腳後跟。馬繼興（1992：219）：「踵」通假為「潼」。

〔三〕腂（踝）：甲本作踝。馬繼興（1992：219）：「腂」通假為「踝」。

〔四〕脤（臀）：張家山簡本《脈書》本作「臀」。馬王堆漢墓帛書整理小組：脤，應即臀。

〔五〕猒（厭）中：馬繼興（1992：220）：『厭中』即是指髀厭，系相當股骨之大轉子部。

〔六〕【上】：原釋文缺如。張家山簡本《脈書》本作『上頭角』。

〔七〕僮（動）：甲本作『動』，『是動則病』和『其所産病』是兩類疾病，其解釋有多種，可參考《陰陽十一脈灸經》（甲本）。

〔八〕【䐁（郄）如結，腨如裂，此爲踵（踵）】厥：裘錫圭（2014：237）《靈樞·經脈》作：『膕如結，踹如裂，是爲踝厥。』甲本補闕後爲：『膕如結，腨如裂，此爲踝厥。』故疑乙本『膕如結』後當補入『腨（踹）如裂』三字。

〔九〕耳彊：甲本缺。耳彊，病名，未詳。周一謀、蕭佐桃（1988：24）：『耳彊』二字未知何義，或即指耳部強硬腫脹。馬繼興（1992：224）：甲本缺。乙本作『耳彊』，張家山簡本《脈書》本作『瀧彊』。『耳』與『瀧』不能互通，『瀧』應假為『枕』。『彊』可假為『強』。枕強，即後頭頸部痙攣而引起的強直感覺。可參考《陰陽十一脈灸經》甲本。

二、少陽脈

【原文】

【少陽】𦙶（脈）：毄（繫）於外腂（踝）〔一〕之前廉，【上】出【魚股之】外〔二〕，出【脅】上〔三〕，出耳前〔四〕。是勭（動）則病：心牙（與）脅痛，不可以反則（側）〔五〕，甚則无（無）膏，足外【反，此〔六〕】爲陽瘚（厥），是少陽𦙶（脈）主治。其$_{3}$【所産病：口痛，項痛】〔七〕，頭頸痛，脅【痛】，虐（瘧），汗出，節盡【痛〔八〕，髀外】廉痛，股痛〔九〕，厀（膝）外【廉】〔一〇〕痛，振寒，足中指淠（痹），爲十二病。

【注釋】

〔一〕腂（踝）：查帛書圖版，原字從「肉」，原釋文作「踝（腂）」，系抄寫或排印之誤。

〔二〕出【魚股之】外：甲本缺「外」，乙本缺「魚股之」。馬繼興（1992：227）：魚股即大腿前面的肌肉，狀如魚形。

〔三〕出【脅】上：馬繼興（1992：227）：張家山簡本《脈書》本為「出脅上」，甲本缺「出脅」，乙本缺「脅」。

〔四〕出耳前：帛書乙本、張家山簡本《脈書》簡二十均作「出耳前」。耳前，指耳的前方。又據《足臂十一脈灸經》足少陽脈止於目外眥，《靈樞·經脈》足少陽脈起於目銳（外）眥，馬繼興（1992：227）：此三字甲本全缺，乙本為「出目前」。目前，指眼的下方。其說不同，錄以備考。

〔五〕心牙（與）脅痛，不可以反則（側）：「心與脅痛」甲本全缺。指胸脅部疼痛。「則」甲本作「稷」，均通「側」。關於「則」的多種解讀，可參考《陰陽十一脈灸經》（甲本）。

〔六〕【此】：原殘缺，據帛書甲本、張家山簡本《脈書》補。原釋文補作「是」，失之。

〔七〕【項痛】：帛書甲本亦殘缺，據張家山簡本《脈書》補。

〔八〕節盡【痛】：馬繼興（1992：229）：指全身關節疼痛。

〔九〕股痛：甲本作「魚股痛」，查乙本帛書圖版，疑「股」字前有缺損。

〔一〇〕廉：「廉」字原脫。此字原帛書所無，帛書整理小組補入。甲本此處缺損，《靈樞·經脈》相應處作：「胸脇肋髀膝外至脛絶骨外踝前及諸節皆痛。」故疑此「廉」字或無須補。

三、陽明脈

【原文】

陽明（明）𦙶（脈）：●轂（繫）於骭骨外瘷（廉），揗〈循〉〔一〕骭骨而上，穿賓（賓-髕），出魚

【股之廉，上穿】乳4，穿頰，出目外廉〔二〕，環顔（顏）。【是動則病：洒洒】病寒，喜信（伸）〔三〕，數吹（欠），顔（顏）黑，病膧（腫），病至則亞（惡）人與火〔四〕，聞木音則易（惕）然驚〔五〕，欲獨閉戶牖而處，病甚【則欲乘高】而歌〔六〕，棄衣而走，此爲5骭蹶（厥）〔七〕，是【陽明（明）脈】主治。其所産病：顔（顏）顔甬（痛），鼻肍（鼽），領〈頷〉頸甬（痛），乳甬（痛），心牙（與）胠痛，腹外膧（腫）〔八〕，腸〔九〕甬（痛），厀（膝）足箵（痿）淠（痹）〔一〇〕，爲十病6。

【注釋】

〔一〕揗〈循〉：甲本做『循』，乙本『循』作『揗』。『循』與『揗』上古音均文部韻。『循』為邪母，『揗』為船母，故『揗』假『循』。

〔二〕出目外廉：甲本缺『出目外』三字。馬繼興（1992：232）：即指眼外側外眥部。

〔三〕信（伸）：一說爲伸腰的意思。一說通『呻』，謂因病呻吟，參《導引圖》題記第十六注。

〔四〕病至則亞（惡）人與火：甲本全缺，乙本『惡』作『亞』。馬繼興（1992：234）：病至，指疾病發作。《素問・脈解》：『陽明主肉，其脈血氣盛，邪客之則熱，熱甚則惡火。』

〔五〕驚：裘錫圭（2014：237）甲本此字後尚有『心腸（惕）』二字。

〔六〕病甚【則欲乘高】而歌：甲本缺『病甚』及『則欲乘高』六字，乙本缺『則欲乘高』四字。據張家山簡本《脈書》，原釋文補做『登』。

〔七〕蹶（厥）：甲本『厥』均作『蹶』，通『厥』。

〔八〕膧（腫）：甲本作『穜』，通『腫』。

〔九〕腸：甲本作『陽』，通『腸』。

〔一〇〕厀（膝）足箵（痿）淠（痹）：甲本作：『厀（膝）跳，付（跗）【上踝〈痹〉】』。

四、肩脈

【原文】

肩胍（脈）：【●起於耳後，下肩，出臑】外廉，出臂外，出指上廉[一]。【是動則病：领（頷）】臚（腫）甬（痛）[二]，不可以顧，肩以（似）脫，臑以（似）折，是肩【脈】主治。其所産病：領〈頷〉甬（痛），侯（喉）淠（痹），臂甬（痛），肘甬（痛）7，爲四病。

【注釋】

［一］出臂外，出指上廉：甲本作「出□□□，乘手北（背）」。裘錫圭（2014：237）：「乘」指上升，向上。可參考《陰陽十一脈灸經》（甲本）。

［二］【领（頷）】臚（腫）甬（痛）：「頷」字據《靈樞·經脈》補，甲本此三字全佚。

五、耳脈

【原文】

耳胍（脈）：●起【於手】北（背），【出臂外兩骨】之閒（間），上骨下兼（廉），出肘中，入耳中。是勭（動）則病：耳聾煇=諄=（煇煇諄諄），嗌臚（腫）[一]，是耳胍（脈）主治。其所産病：目[二]外瞔（眥）[三]甬（痛），頰甬（痛）[四]，耳聾，爲8三病。

【注釋】

〔一〕嗌膧（腫）：乙本『嗌』同『益』。馬繼興（1992：242）：即指咽喉部腫痛。

〔二〕目：查帛書圖版，此字不清晰或有缺失，當釋（或補）爲『目』字，疑系抄寫或排印錯誤。

〔三〕膭（背）：膭，甲本作『潰』，通『背』。

〔四〕頰甬（痛）：甲本缺『痛』字。

六、齒脈

【原文】

齒𦙶（脈）〔一〕：●起【於次指與大】□指上〔二〕，出臂上廉，入肘中，乘臑，穿頰〔三〕，入齒中，夾（挾）鼻。是勭（動）則病：齒甬（痛）〔四〕，朏（頔）膧（腫），是齒𦙶（脈）主治。其所産病：齒甬（痛），朏（頔）膧（腫），目黄，口乾，臑甬（痛），爲五病〔五〕。

【注釋】

〔一〕齒𦙶（脈）：《足臂十一脈灸經》作『臂陽明脈』，《靈樞·經脈》作『大腸手陽明之脈』，經脈循行可參考《陰陽十一脈灸經》（甲本）。

〔二〕起【於次指與大】□指上：甲本作『起於次指與大指上』。

〔三〕穿頰：甲本缺『穿』字。

〔四〕齒甬（痛）：馬繼興（1992：244）：指下齒痛。

〔五〕爲五病：甲本缺「病」字。

七、巨陰脈

【原文】

【巨（鉅）陰】𦙶（脈）〔一〕：是胃（胃）𦙶（脈）也。被〔二〕胃，【下】出魚股陰下廉，腨上廉，出内果（踝）之上廉〔三〕。是勭（動）則病：上當走心，使腹張（脹），善意（噫）〔四〕，食則欲歐（嘔）〔五〕，【得後】牙（與）氣則逢（遳-怢）然衰〔六〕，是巨（鉅）陰10【𦙶（脈）主治。其所產病】：獨心煩，死；心甬（痛）牙（與）腹張（脹），死；不【能】食，不臥〔七〕，強吹（欠），三者同則死；唐（溏）泄，死；水牙（與）閉同則死，爲十病〔八〕。

【注釋】

〔一〕【巨（鉅）陰】𦙶（脈）：據後文「是巨陰」等補，甲本作「太陰」。

〔二〕被：甲本「被」作「彼」，「彼」通假為「被」。

〔三〕出内果（踝）之上廉：甲本缺「内」字。乙本「踝」作「果」。

〔四〕善意（噫）：「噫」與「意」通假。「噫」即噫氣，系人因胸膈氣悶壅塞而忽然疏通所出之氣。

〔五〕食則欲歐（嘔）：甲本作「食欲歐（嘔）」。

〔六〕逢（遳-怢）然衰：怢然，《靈樞·經脈》作「快然」，疑「怢」爲誤字。乙本作「逢然」。魏啓鵬、胡翔驊（1992：

29）：怢，通『佚』『逸』，安逸、舒服。帛書乙本的『逢』應該就是『怢』字之形訛。《靈樞・經脈》等醫籍中與甲本『怢』相當的『快』則顯然是『怢』字的形訛。馬繼興（1992：248）：甲本『快』作『怢』，形近致訛。乙本『快』作『逢』。《靈樞》作『得後與氣則快然如衰』。《甲乙經》『如』作『而』字。《太素》作『得後出餘氣則快然如衰』。『後』字義為排便。『氣』字義為出虛恭。『逢』字義為相遇、相迎。

〔七〕不【能】食，不臥：甲本作『不能食，不能臥』。

〔八〕爲十病：□□，心煩，心痛，腹脹，不能食，不能臥，強欠，溏瀉，水及閉為十病。

八、少陰脈

【原文】

少陰𦙶（脈）：毄（繫）於內腂（踝）外廉，穿腨，出11【胎（郄）中央〔一〕，上穿脊之內廉〔二〕，繫於腎，挾舌本，是勭（動）則病：悒=（悒悒）〔三〕如喘】，坐而起則目芒然无（無）見，心如絕，病飢，氣不足，善怒，心易（惕），恐人將捕之，不欲食，面黭如炛（灺）色〔四〕，欬12【則】有血，此爲【骨厥，是少】陰之𦙶（脈）主治。其所【產病：口熱〔五〕，舌坼〔六〕，嗌乾，上氣】，噎，嗌中甬（痛）〔七〕，單（癉），耆（嗜）臥，欬，音（瘖），爲十病。

少陰之脈〔八〕，久（灸）則強食產肉；【緩帶】13，大杖，被鼓（髮）〔九〕，重履而步，久（灸）希息〔一〇〕則病已（已）矣。

【注釋】

〔一〕出【胎（郄）中央】：甲本出字後有『胎（郄）』字，此處或當補入。

〔二〕【上穿脊之內廉】：乙本全缺。甲本缺『內』字。據張家山簡本《脈書》補。

〔三〕【悒″（悒悒）】：甲本作『怕怕』，此據《靈樞·經脈》補。

〔四〕炨（炧）：『炧』字義為蠟燭燃成灰燼。《說文·火部》：『炧，燭燼也。』馬繼興（1992：262）：甲本『如炧』作『若⿰黑也』二字。面黯如炧色，系形容面色暗黑如燭滅後的焦炭狀。

〔五〕【口熱】：據張家山簡本《脈書》《靈樞·經脈》補。原釋文在此處補六缺文，失之。

〔六〕【舌坼】：乙本缺，甲本、張家山簡本《脈書》本作『柝』，通『坼』，即指舌燥裂的意思。

〔七〕噎，嗌中甬（痛）：甲本『噎』『嗌』間無闕文位置。馬王堆漢墓帛書整理小組：自『其所産病』以下，較甲本多二字，『嗌』上二字並非『氣』『噎』。今據張家山簡本《脈書》補。

〔八〕少陰之脈：原書此句上空二字，張家山簡本《脈書》亦有分段，今據此分段。

〔九〕大杖，被⿰壴犮（髮）：甲本作『被⿰壴犮（髮），大丈（杖）』。

〔一〇〕希息：甲本作『幾息』。

九、厥陰脈

【原文】

厥陰胻（脈）：毄（繫）於足大指菆（叢）毛上，乘足胕（跗）上廉，去內腂（踝）一寸，上腂（踝）五寸【而】出於大（太）陰【之】後，上出魚14股內廉，觸（觸）少腹，大資（眥）旁。是勭（動）則病：丈夫則隤（癩）山（疝），婦人則少腹朣（腫），嬰（要-腰）甬（痛）不可以卬（仰），甚則嗌乾，面疵，是厥陰之眽（脈）〔一〕主治。其所産病：熱中，降（癃），隤（癩），扁（偏）山（疝），【為五】〓 15 病〓（五病。五病）有【而】煩心〔二〕，死，勿治也；有陽眽（脈）牙（與）【之】俱病，可治也。

【注釋】

〔一〕厥陰之眽（脈）：甲本作『厥陰眽（脈）』。

〔二〕【為五】〓病〓（五病。五病）有【而】煩心：甲本缺『為五〓病〓』。

一〇、臂巨（鉅）陰脈

【原文】

臂巨（鉅）陰眽（脈）：在於手常（掌）中，出內陰兩骨【之閒（間），上骨】下廉〔一〕，筋（筋）之上，出臂內陰〔二〕，入心中。是勭（動）則病：心滂〓（滂滂）【如】16 甬（痛），缺汾（盆）甬（痛），甚則交兩手而單（戰）〔三〕，此爲臂厥，是臂巨（鉅）陰之（脈）主治。其所産病：胸甬（痛）〔四〕，瘛（肩）甬（痛），心甬（痛），四俈（肢）甬（痛）〔五〕，假（瘕），爲五病。

【注釋】

〔一〕【之閒（間），上骨】下廉：此四字原帛書抄脱，據甲本補。馬繼興（1992：268）：乙本缺「上骨」二字。上骨指橈骨，下廉指尺側。

〔二〕出臂內陰：甲本缺「內陰」二字。馬繼興（1992：268）：「內陰」指上肢屈側。

〔三〕甚則交兩手而單（戰）：甲本缺「則」字，乙本「戰」作「單」。

〔四〕胸甬（痛）：甲本「胸」作「脳」，乙本「痛」作「甬」。

〔五〕四姡（肢）甬（痛）：周一謀（1988：240）：甲本作「四末痛」，即四肢痛。馬王堆漢墓帛書整理小組：姡字是否因「脂」「佳」兩韻逐漸淆混而可讀爲「肢」，尚待研究。可參考《陰陽十一脈灸經》（甲本）。

二一、臂少陰脈

【原文】

臂少陰胻（脈）：起於臂兩骨17上〈之〉閒（間），下骨上庯〈廉〉，筋（筋）之下，出臑內陰，入心中〔一〕。是勤（動）則病：心甬（痛），嗌【乾，渴欲】歙（飲）〔二〕，此爲臂厥，是臂少陰胻（脈）主治。其所産病：脅甬（痛），爲一病18。

【注釋】

〔一〕入心中：甲本无此三字，張家山簡本《脈書》本與此同。

〔二〕嗌【乾，渴欲】歙（飲）：乙本「乾」「欲」二字僅存殘筆。甲本作「嗌渴欲飲」。《靈樞·經脈》作「嗌乾心痛，渴而欲飲」。

參考文獻：

〔一〕馬王堆漢墓帛書整理小組．馬王堆漢墓帛書（肆）［M］．北京：文物出版社，1985．

〔二〕周一謀，蕭佐桃．馬王堆醫書考注［M］．天津：天津科學技術出版社，1988．

〔三〕馬繼興．馬王堆古醫書考釋［M］．長沙：湖南科學技術出版社，1992．

〔四〕裘錫圭．長沙馬王堆漢墓簡帛集成（陸）［M］．北京：中華書局，2014．

脉法

導論

《脈法》帛書共13行，約300余字，成書年代大致為秦漢之際，因年代久遠，殘損嚴重，只存188字（未包括補入的7字），今稱甲本。張家山漢簡《脈書》中的第五部分即《脈法》的古寫本，今稱乙本，保存了312字，兩本互補，全貌基本復原。《脈法》是古代經脈學和診斷學的醫書，接《陰陽十一脈灸經》甲本之後，與《足臂十一脈灸經》、《陰陽十一脈灸經》（甲本）、《陰陽脈死候》、《五十二病方》共五種古醫書合抄在一張帛上，字體為秦代小篆體。該帛書原無篇題，馬王堆漢墓帛書整理小組根據帛書首尾句『以脈法明教下』『脈之玄，書而熟學之』文意及內容命名為《脈法》。

該書主要論述了導脈、啓脈、相脈的重要法則，包含三方面內容：一是根據氣的傳導路徑和運行特點採取導氣治療的原則；二是刺破血脈治療癰腫的原則和禁忌；三是採取雙手觸按踝部的方式診脈，對比判斷該經脈是否患病。此外，該書論述了砭法、灸法的操作理論，並確立了『寒頭暖足』『取有餘益不足』等治療原則，成為構建《黃帝內經》理論體系的重要來源。

《脈法》為研究經脈學說和脈診的源流與演變提供了寶貴的文獻資料。不同學者對『脈』的含義提出不同看法，馬繼興認為《脈法》與一般古籍中的診脈法不同，書中的『脈』既指『經脈』又指『血脈』；彭堅認為脈的本義是『血管』，含有氣和血兩種物質，本書用灸法和砭法產生脈的感傳現象來提高治療效果。《脈法》的診脈方法對於十一脈疾病的診斷和治療有總體指導作用，是最早提出人體氣與脈的關係和確立治病『取有餘益不足』的虛實補瀉以及『寒頭暖足』陰陽調養的古醫籍。

原圖

帛書一（1—6行，前為《陰陽十一脈灸經》甲本23—37行）

原　文

一、脈法

【原文】

以〔一〕脈（脈）法〔二〕明（明）〔三〕教〔四〕下〔五〕，脈（脈）亦聽（聖）人〔六〕之所貴殹〔七〕。

【注釋】

〔一〕以：馬繼興（1992：274）：以，義同「用」。《素問・經脈別論》：「揆度以為常也。」王注：「以，用也。」

〔二〕脈（脈）法：魏啓鵬、胡翔驊（1992：37）：古醫籍中有《脈法》，已佚。《素問・五運行大論》引有片語：「《脈法》曰：天地之變，無以脈診。」

〔三〕明（明）：馬繼興（1992：275）：明，明白，明確。

〔四〕教：馬繼興（1992：275）：教，教育。

〔五〕下：馬繼興（1992：275）：下，舊稱在下位的人，包括臣、民、幼小、後輩而言。裘錫圭（2014：205）：「以脈（脈）法明（明）教下」，張家山簡本《脈書》無。

〔六〕聽（聖）人：馬繼興（1992：275）：此本作「聽」，張家山簡本《脈書》同。「聽」通「聖」，下同。古代指學識道德很高的人。

〔七〕脈（脈）亦聽（聖）人之所貴殹：馬繼興（1992：276）：貴，重視，尊重。殹，「也」的古寫，參見《陰陽十一脈灸經》注，下同。裘錫圭（2014：205）張家山簡本《脈書》簡56作「夫脈者，甄〈聖〉人之所貴殹」。

二、寒頭而暖足

【原文】

氣敃者〔一〕，到〈利〉〔二〕下而【害】上〔三〕，【從煖（暖）〔四〕而去〔五〕清〔六〕】。故〔七〕聽（聖）人寒〔八〕頭而煖（暖）足〔九〕。

【注釋】

〔一〕氣敃者：裘錫圭（2014：205）：張家山簡本《脈書》簡57作『氣者』，無『敃』字。

〔二〕到〈利〉：馬繼興（1992：277）：甲本『利』訛作『到』，又缺『害』字。『利』字在此處有二義：其一為便利，利益；其二為養育。魏啓鵬、胡翔驊（1992：38）：帛書本『到』字訛，當從張家山簡本《脈書》作『利下而害上。』馬繼興（1992：277）、魏啓鵬、胡翔驊（1992：38）均指出『到』為『利』字之訛，是。裘錫圭（2014：205）：張家山簡本《脈書》簡57作『利下而害上，從煖而去清』。

〔三〕到〈利〉下而【害】上：馬繼興（1992：277）：下，此處統指人體下半身；上，此處統指以頭部為主的人體高位而言。

〔四〕【煖（暖）】：馬繼興（1992：277）：『暖』為『煖』的古異體字。高大倫（1992：100）：『煖』，同『暖』，温。

〔五〕【去】：馬繼興（1992：278）：去，排除。

〔六〕【清】：馬繼興（1992：278）：清，寒冷，涼。裘錫圭（2014：205）：今按：張家山簡本《脈書》簡57作『利下而害上，從煖而去清』。魏啓鵬、胡翔驊（1992：38）：『從煖而去清』，這句是說三陽之氣的秉性，逐暖而棄寒。參看帛書《陰陽脈死候》：『凡三陽，天氣也。』

〔七〕故：裘錫圭（2014：205）：原釋文作『焉』，屬上讀。今按：原釋文誤。張家山簡本《脈書》簡57作『故』，與帛書同。

〔八〕寒：馬繼興（1992：280）：寒，本義為寒冷。此處的『寒』字為其引申義，即『使之受凍』。

〔九〕煖（暖）足：魏啓鵬、胡翔驊（1992：38）：參看陶弘景《養性延命録》：「冬日温足凍腦，春秋腦足俱凍，此乃聖人之常法也。」馬繼興（1992：280）：暖足，甲本、張家山簡本《脈書》「暖」均作「煖」。其本義為温暖，此處用其引申義，即「使之加温（增加温度）」。「足」字泛指下肢部而言，又與上文「利下」的「下」字相互對應。

三、取有餘而益不足

【原文】

治病者取有餘〔一〕而益不足〔二〕殹。【故氣】上而不下〔三〕，【則視有】2過之脈（脈）〔四〕，當環而久（灸）之〔五〕。病甚〔六〕，陽上於環二寸而益為一久（灸）〔七〕。

【注釋】

〔一〕取有餘：周一謀、蕭佐桃（1988：43）：「取有餘」是對上文「寒頭」而言，「益不足」是對上文「暖足」而言。馬繼興（1992：280）：取，本義為獲取，其引申義為損減。本書此處用「取」字對「有餘」疾病（即實證），採用損減或驅除的原則進行治療。

〔二〕益不足：馬繼興（1992：280）：益，增加、補充。此處的「益」字，即《內經》等醫書中所說的補法。不足，即有所虧損，相當《內經》等醫書所說的虛症。

〔三〕【故氣】上而不下：周一謀、蕭佐桃（1988：43）：「氣上而不下」，故上為有餘，下為不足。馬繼興（1992：282）：「上」「下」之義參見前文注釋。裘錫圭（2014：205）：「故氣」二字帛書殘缺，今據張家山簡本《脈書》補。

〔四〕【則視有】過之脈（脈）：馬繼興（1992：282）：「過」字義為過失、錯誤。魏啓鵬、胡翔驊（1992：38）：「有過之脈」，指脈搏超過正常位置。高大倫（1992：100）：脈搏超過正常的位置。此處從馬繼興，『有過之脈』指患病的經脈。裘錫圭（2014：205）：『則視有』三字帛書殘缺，今據張家山簡本《脈書》補。

〔五〕當環而久（灸）之：馬繼興（1992：282）：『環』與『還』音義相通，字義為返回或相反。『久』，甲本、張家山簡本《脈書》本均作『久』，通『灸』，下同。高大倫（1992：100）：環，環繞，圍繞。此處釋文從馬繼興（1992）說，應當返回到所生疾病的經脈，施用灸法治療。裘錫圭（2014：205）：『當』，原釋文作『會』。今按：原釋文誤。張家山簡本《脈書》簡58亦作『當』。

〔六〕甚：馬繼興（1992：283）：甚，劇烈，沉重。

〔七〕陽上於環二寸而益為一久（灸）：高大倫（1992：100）：益，增加。裘錫圭（2014：205）：張家山簡本《脈書》簡58『陽』作『而』，『益』上無『而』字。

【原文】

氣出胠（䏿－郄）〔一〕與肘之脈（脈）而【砭〔二〕之】〔三〕。 3

【注釋】

〔一〕胠（䏿－郄）：周一謀、蕭佐桃（1988：44）：膝膕。馬繼興（1992：284）：『䏿』假借為『郤』，與『郄』通，即膝部。劉慶宇（2007）：據此處『氣出胠與肘之脈』以及張家山漢墓竹簡『氣出䏿及肘，□一久（灸）而□』，認為原文中『胠』與『肘』對言，『胠』顯然是指與『肘』相對的身體某一氣血深集部位，推測當是『膕』字的異寫。此處從周一謀、劉慶宇說，指膝膕窩。

〔二〕【砭】：馬王堆漢墓帛書整理小組（1985：17）：『䂭』，即砭字。帛書《五十二病方》和《玉篇》的砭字都作『祀』，《太素》等醫書則誤作『祀』。周一謀、蕭佐桃（1988：44）：『祀』即古『䂭』字之簡寫。高大倫（1992：100）：『祀』，同砭。古代治病用的石針。馬繼興（1992：284）：『砭之』甲本缺此二字。張家山簡本《脈書》本『砭』作『祀』，古寫。裘錫圭（2014：206）：今按：張家山簡本《脈書》亦作『⿰石巴』。因此，推論砭、⿰石巳、⿰石巴三字全同，此處指用砭石治療。

〔三〕氣出膝（胳－郄）與肘之眽（脈）而【砭之】：馬繼興（1992：284）：『肘』字張家山簡本《脈書》本訛作『胕』，形误。裘錫圭（2014：206）：原釋文作『氣出胳（郄）與肘，□一久（灸）而□』。今按：張家山簡本《脈書》簡58作『氣壹上壹下，當膝（胳－郄）與胕之脈而⿰石巳（砭）之』，茲據補正。氣繞膝膕窩的足太陽脈病，以及氣繞肘上的臂陽明脈病，要用砭石治療。

四、用砭啓脈

【原文】

用⿱罒石（砭）啓眽（脈）〔一〕者必如〔二〕式〔三〕。壅（癰）穜（腫）有⿰月盥（膿）〔四〕，則稱其小大而【為】之【砭=（砭砭）】。〔五〕

【注釋】

〔一〕啓眽（脈）：彭堅（1990）：所謂『啓脈』，即以砭石切破血脈，血脈相當於現代醫學的血管與淋巴管。馬繼興（1992：285）：啓，義為開啓。本書此處的『啓』義為切開，割破；脈，此處指血管；『啓脈』即刺破血管。魏啓鵬、胡翔驊（1992：39）：啓脈，開其脈之穴孔而瀉之。

〔二〕如：馬繼興（1992：285）：如，遵從，依照。

〔三〕式：馬繼興（1992：286）：式，法則，規則。

〔四〕壅（癰）穜（腫）有⿰月盥（膿）：馬繼興（1992：286）：甲本『膿』作『⿰月盥』，古寫。張家山簡本《脈書》本『膿』作『農』，同音通假。下同。裘錫圭（2014：206）：張家山簡本《脈書》簡58作『癰穜（腫）有⿱林農（農－膿）』。下文『膃（膿）』，同。

〔五〕稱其小大而【為】之【砭＝（砭砭）】：高大倫（1992：101）：稱，衡量，揣度。魏啓鵬、胡翔驊（1992：39）：按照癰腫的大小、膿的深淺，選擇小大與之適合的砭石。裘錫圭（2014：206）：張家山簡本《脈書》簡59無『則』字。

五、【砭】有四害

【原文】

【砭】有四害〔一〕：膃（膿）深【而】4⿱吕石（砭）輚（淺），謂上〈之〉不還〔二〕，一害〔三〕；膃（膿）輚（淺）而⿱吕石（砭）深，胃（謂）之過〔四〕，二害〔五〕；膃（膿）大【而砭小，謂之砭〈瀲〉□〔六〕，砭〈瀲〉□者，惡〔七〕】5【不】畢，三【害〔八〕；膿】小而⿱吕石（砭）大，胃（謂）之⿱吕石〈泛〉〔九〕＝【□】＝（⿱吕石【□】－砭【□】，⿱吕石【□】－砭【□】）者，傷良肉殹〔一〇〕，四害〔一一〕。

【注釋】

〔一〕害：馬繼興（1992：287）：害，義為禁忌。今按：害，顧忌、忌憚之意。高大倫（1992：100）：本節是談砭石大小與癰膿不相稱，會造成四種害處。此從馬繼興（1992）說，砭石刺破血脈的四種禁忌。裘錫圭（2014：206）：『害』，帛書本尚存，原釋文作爲殘缺字處理。

〔二〕不還：馬王堆漢墓帛書整理小組（1985：17）：不及。

〔三〕『一害』句：裘錫圭（2014：206）：張家山簡本《脈書》簡59作『一曰⿱林農（農－膿）深而砨（砭）淺，胃（謂）之不還』。

〔四〕過：馬繼興（1992：288）：過，超過，逾越，太過。

〔五〕『二害』句：裘錫圭（2014：206）：張家山簡本《脈書》簡59作『二曰䢉（農-膿）淺而砭（砭）深，胃（謂）之泰（太）過』。

〔六〕膿（膿）大【而砭小，謂之砭〈湌〉□】：馬繼興（1992：288）：『湌』義為浸漬，沾染。但與此條病機相違。據李學勤氏意見改為『斂』。『斂』與『湌』，疊韻通假。『斂』字義為收斂，約束，緊縮。正與本書下一條的『泛』字相互對應。魏啓鵬、胡翔驊（1992：39）：『湌』讀為『儉』，指不足。周祖亮（2014：63）：『湌』讀為『斂』，收斂，指灸刺時膿腫大而砭石小的一種失誤。

〔七〕惡：馬繼興（1992：289）：惡，污穢。

〔八〕『三害』句：裘錫圭（2014：206）：張家山簡本《脈書》簡59－60作『三曰䢉（農-膿）大而砭（砭）小，胃（謂）之湌（斂），湌（斂）者惡不畢』。

〔九〕𣳇〈泛〉：馬繼興（1992：289）：『泛』字義為氾濫，為水漲溢之貌。高大倫（1992：101）：泛，普遍，廣泛。此處從馬繼興（1992）注。

〔一〇〕傷良肉毆：裘錫圭（2014：206）：原釋文作『石食（蝕）肉毆』，指砭石傷損了癰腫周圍的好肉。今按：原釋文誤。《針灸甲乙經》卷五：『疾淺針深，內傷良肉，皮膚爲癰。』

〔一一〕『四害』句：裘錫圭（2014：206）：張家山簡本《脈書》簡60作『四曰䢉（農-膿）小而砭（砭）大，謂之泛，泛者，傷良肉也』。

六、膿【多而深】

【原文】

朧（膿）【多而深者，上[一]黑】而大；【膿少6而深者，上黑而小；膿多而淺者，上白而大】；朧（膿）少【而】輚（淺）【者，上白而小】，此不【可不】察毆[二]。

【注釋】

［一］【上】：馬繼興（1992：290）：上，此處系指身體表面而言。

［二］此不【可不】察毆：馬繼興（1992：290）：察，辨別。裘錫圭（2014：206）：「此不」與下文「撣之」「病脈」屬同一殘片，原整理本歸在《五十二病方》所附殘片。

七、【有】膿者不【可灸】

【原文】

【有】7朧（膿）者不【可久（灸）】毆[一]。

【注釋】

［一］【有】朧（膿）者不【可久（灸）】毆：裘錫圭（2014：206）：此節及其以後文字，帛書殘損嚴重，加之原整理者拼接不當，

致原釋文多誤且無法卒讀。張家山簡本《脈書》簡61－62相關部分作：『㶻（農-膿）多而深者，上黑而大；㶻（農-膿）少而深者，上黑而小；㶻（農-膿）多而淺者，上白而大，㶻（農-膿）少而淺者，上白而小，此不可不察殹。有㶻（農-膿）者不可久（灸）殹。』茲據補正。

八、相脈【之道】

【原文】

相〔一〕脈（脈）【之道，左手上踝五寸】案（按）之，右【手直〔二〕踝〔三〕而】撣（彈）〔四〕之。【它〔五〕脈（脈）】盈，此獨虛〔六〕，則主病。它脈（脈）汩（滑）〔七〕，此獨【□】〔八〕，則主【病】。它脈（脈）【靜，此獨勤（動），則主】病。

【注釋】

〔一〕相：馬繼興（1992：292）：『相』字義為『視』，省視，選擇。『相』與『省』為同源字，或疑此處『相』之本字為『省』，而假為『相』者，其說也可供參考。此處引申為診察、診斷。高大倫（1992：105）：相，省視，察看。相脈，即診脈，亦稱切脈。

〔二〕【直】：馬繼興（1992：293）：『直』，與『當』字義相同。

〔三〕【踝】：馬繼興（1992：293）：踝，踝骨。指在上、下肢的手、足腕關節部上方的左、右高骨而言。有足腕部的足踝和手腕部的手踝。按：字書中的踝字一般指足踝，古醫籍中『踝』字兼指手腕、足踝。《醫宗金鑒·刺灸心法要訣》：『（手腕）外側之骨，名曰高骨。……亦名踝骨。』即是其例。本書據敦煌出土殘卷（P.3287）中《素問·三部九候論》佚文作『足內踝』，從其說釋義為足內踝。

〔四〕撣（彈）：魏啓鵬、胡翔驊（1992：39）：從原整理者誤釋『簞』，認為『簞』讀為『彈』，兩者為一聲之轉。高大倫（1992：105）：『簞』和『彈』聯結起來解釋，義為用手叩彈。馬繼興（1992：294）：探，『探』字原作『簞』。假為『撣』。古代學者也多以此二字有同源關係。廣瀨注（2011：813）：『撣』是『用手叩彈』的『彈』的本字，與《說文》訓為『提持』的『彈』字是同形字。裘錫圭（2014：206）：張家山漢簡《脈書》簡63作『相脈之道，左【手】上踝五寸案（按）之，右手直踝而簞之』。『簞』，原整理者釋為『簞』，茲從廣瀨薰雄（2011）說改正。廣瀨薰雄（2019：506）：根據《馬王堆漢墓帛書（肆）》圖版第38頁殘片，推論殘片上寫的就是『撣』字，讀為『彈』字。此從馬繼興、廣瀨薰雄說，將『撣』讀為『叩彈』之『彈』是正確的，釋義為『深入探求』。『直踝而撣之』就是當踝以指觸脈，是古代早期流行的一種踝部觸按診脈法。

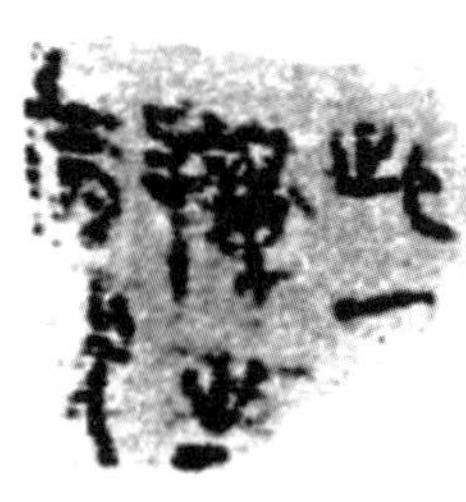

（圖版）

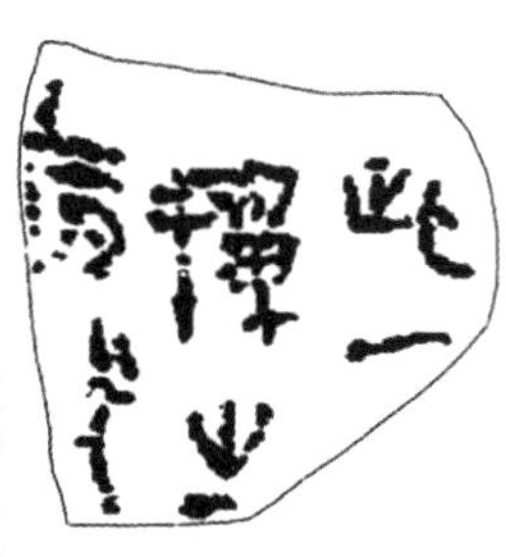

（摹本）

〔五〕【它】：馬繼興（1992：295）：甲本缺。張家山簡本《脈書》本作『它』。『它』字古義為蟲。按，『它』為『他』之假字。『他』與『它』同音通假，在古籍中也多借用。此處的『它脈』，承接上文，指右手在『直踝』部診察的脈象。

〔六〕此獨虛：魏啓鵬、胡翔驊（1992：39）：此脈當指足（骭）少陰腎脈。前注引『右手直踝而彈之』。全元起注：『內踝之上，陰交之出，通於膀胱，繫於腎，腎為命門，是以取之，以明吉凶。』

〔七〕汩（滑）：魏啓鵬、胡翔驊（1992：39）：汩，義為迅疾。馬繼興（1992：296）：按，在古籍中『滑』字也有書作『汩』之例。裘錫圭（2014：207）：『汩』『滑』通假，《素問・脈要精微論》論述滑脈，『滑者，陰氣有餘也』。

〔八〕此獨【□】：高大倫（1992：105）：讀為『澀』。馬繼興（1992：296）：讀為『濇』，『滑』的反義詞，義為滯濇。《素問・脈要精微論》論述作為脈象的濇脈時說：『濇者，陽氣有餘也。』魏啓鵬、胡翔驊（1992：39）：『獨』下一缺字，可補為『遲』，或『徐』『緩』。裘錫圭（2014：207）：張家山簡本《脈書》簡63作『它脈滑，此獨㴼（澀），則主病』。『獨』下一字，帛書筆畫模糊莫辨，簡本寫作『㴼』，不見於諸字書。

九、【有過之脈】

【原文】

脈（脈）【固有動（動）者〔一〕，骭〔二〕】9之少陰，臂之大（太）陰、少陰，氏（是）主〔三〕【動，疾】則【病】〔四〕。此【所以論有過之脈〔五〕也，其餘謹〔六〕視〔七〕當脈之過】。10

【注釋】

〔一〕「脈（脈）【固有動（動）者】」：裘錫圭（2014：207）：張家山簡本《脈書》簡64－65作「夫脈固有動（動）者，骭之少陰，臂之鉅陰、少陰，是主動（動），疾則病。此所以論有過之脈殹，其餘〈餘〉謹視當脈之過。」「鉅陰」「大（太）陰」同。又此段文字之後，張家山簡本《脈書》簡66尚有如下一段文字：「治病之法，視先發者而治之。數脈俱發病，則擇其甚者而先治之。」

〔二〕【骭】：馬繼興（1992：298）：「骭」，字義同「脛」，指小腿或小腿骨而言。「骭」在本書中用代「足」字，系泛指下肢諸脈而言，與《足臂十一脈灸經》及《內經》等書中用「臂」或「手」字泛統上肢諸脈之義相當。

〔三〕主：高大倫（1992：105）：主，守。

〔四〕【疾】則【病】：高大倫（1992：105）：疾，急速。魏啓鵬、胡翔驊（1992：39）：這裏是說骭（足）少陰（腎）脈、臂太陰（肺）脈、臂少陰（心）脈宜動，即陰中有陽之義，但脈氣太過，變為迅疾，則會生病。周一謀（1994：46）：疾，又可解釋為患也，病也，過也，即失常的意思。「是主動，疾則病」，意思是此脈可診切到搏動，搏動失常則脈有病。

〔五〕【有過之脈】：馬繼興（1992：299）：過，本義為過失、錯誤，此處引申義指病患、疾病。《素問·脈要精微論》：「故乃可診有過之脈。」高大倫（1992：106）：有過之脈，超過正常範圍的脈搏。《素問·脈要精微論》：「診法常以平旦，陰氣未動，陽氣未散，飲食未進，經脈未盛，絡脈調勻，氣血未亂，故乃可診有過之脈。」

〔六〕【謹】：馬繼興（1992：299）：謹，副詞敬語。

〔七〕【視】：馬繼興（1992：299）：視，看，觀察。

一〇、脈之玄

【原文】

脈（脈）之縣（玄）〔一〕，書而孰（熟）〔二〕學之。季子〔三〕忠謹〔四〕，學□□□□見於為人〔五〕□□□□□11言不可不察殹。12

【注釋】

〔一〕縣（玄）：馬繼興（1992：303）：『玄』與『縣』同音通假。『玄』字義為深奧。魏啓鵬、胡翔驊（1992：39）：脈之玄，脈法運用的玄妙之處。

〔二〕孰（熟）：馬繼興（1992：303）：熟，熟練，精審。裘錫圭（2014：207）：原釋文徑作『熟』。

〔三〕季子：馬王堆漢墓帛書整理小組（1985：17）：次子。周一謀、蕭佐桃（1988：44）：季，幼小之辭。季子，和小子、孺子差不多。魏啓鵬、胡翔驊（1992：39）：季子，少子。兄弟長幼之序中，排行最小者。馬繼興（1992：303）：季，幼小，幼子，少小。

〔四〕季子忠謹：周一謀、蕭佐桃（1988：44）：季子忠謹，是勉勵年輕人忠敬謹慎、勤奮學習之詞。馬繼興（1992：303）：謹，謹慎。

〔五〕見於為人：馬繼興（1992：303）：見於為人，該四字前後缺文間斷殘脫，讀不成文。

參考文獻：

〔一〕馬王堆漢墓帛書整理小組．馬王堆漢墓帛書（肆）［M］．北京：文物出版社，1985．
〔二〕周一謀，蕭佐桃．馬王堆醫書考注［M］．天津：天津科學技術出版社，1988．
〔三〕馬繼興．馬王堆古醫書考釋［M］．長沙：湖南科學技術出版社，1992．
〔四〕魏啓鵬，胡翔驊．馬王堆漢墓醫書校釋（壹）［M］．成都：成都出版社，1992．
〔五〕高大倫．張家山漢簡《脈書》校釋［M］．成都：成都出版社，1992．
〔六〕周一謀，等．馬王堆醫學文化［M］．上海：文匯出版社，1994．
〔七〕山田慶兒．中國古代醫學的形成［M］．廖育群，李建民，編譯．台北：東大圖書股份有限公司，2003．
〔八〕李建民．死生之域：周秦漢脈學之源流［M］．上海：華東師範大學出版社，2007．
〔九〕裘錫圭．長沙馬王堆漢墓簡帛集成（伍）［M］．北京：中華書局，2014．
〔一〇〕周祖亮，方懿林．簡帛醫藥文獻校釋［M］．北京：學苑出版社，2014．
〔一一〕廣瀨薰雄．簡帛研究論集［M］．上海：上海古籍出版社，2019．
〔一二〕彭堅．馬王堆醫書學術研究一瞥——上篇：帛書經脈四種［J］．湖南中醫學院學報，1990（3）：171-173．
〔一三〕劉慶宇．『(月谷)』字考證［J］．中醫藥文化，2007（6）：47．
〔一四〕林伯欣，李建民，林昭庚．從馬王堆醫書看先秦中醫生理觀［J］．中華醫史雜誌，2008，38（1）：19-23．
〔一五〕李海峰．簡帛踝部診脈法發微［J］．中國中醫基礎醫學雜誌，2022，28（1）：33-35+43．

陰陽脈死候

導論

馬王堆脈書包括了《陰陽脈死候》《脈法》《陰陽十一脈灸經》和《足臂十一脈灸經》。其中，《陰陽脈死候》和《脈法》作為兩種論述脈法的診斷學著作，都是抄在《陰陽十一脈灸經》甲本的尾部，成書年代應早於《黃帝内經》。帛書全文約100字，缺如10餘字。原書原缺書名，馬王堆漢墓帛書整理小組根據其中心内容，命名為《陰陽脈死候》。

在《陰陽十一脈灸經》《足臂十一脈灸經》《脈法》三種醫帛書對脈的分佈、主病、診斷、治療等進行全面論述之後，《陰陽脈死候》主要論述在三陰脈和三陽脈疾病中所呈現的死亡證候和相關理論，從中可窺測當時的診斷水準，特别是對危重病證的診察水準。該書認為三陽脈屬天氣，主外，主生，三陽脈病一般不至於死，只有折骨裂膚才有死亡的可能性，稱為『一死』；三陰脈屬地氣，主内，主殺，其病多為腐髒爛腸，常易引起死亡，故三陰脈死候有五種，稱為『五死』。此外，書中還根據患者瀕死前的種種表現，用氣、血、骨、肉、筋的理論進行了初步的歸納。

經過前期學者的研究，出現了一系列《陰陽脈死候》釋文專著，如1981年馬繼興的《〈陰陽脈死候〉考釋》《馬王堆漢墓出土醫書釋文（一）》及裘錫圭主編的《長沙馬王堆漢墓醫書（伍）》等。在關於《陰陽脈死候》的研究成果中，大多是與《脈法》一併討論，鮮有專門的研究報告。值得一提的是，周一謀（1993）在其專著《馬王堆醫學文化》中對於《陰陽脈死候》的病理概括有不少新穎的見解，高度肯定了『五死』的理論價值；張新俊將張家山漢簡《脈書》與馬王堆帛書《陰陽脈死候》合證，對其中的三處文字重新進行了考釋並做出新解。

原圖

圖一（1—4行，前為《脈法》7—12行）

原　文

一、凡三陽

【原文】

凡三陽〔一〕，天氣〔二〕毆，其病唯〔三〕折骨〔四〕列（裂）〔五〕膚〔六〕〔七〕，不死。

【注釋】

〔一〕三陽：馬繼興（1992：304）：三陽，指太陽脈、少陽脈及陽明脈。魏啓鵬、胡翔驊（1992：41）：三陽指太陽、少陽、陽明之脈。《素問・太陰陽明論》：『陽者，天氣也，主外；陰者，地氣也，主內。』

〔二〕天氣：馬繼興（1992：304）：天氣，泛指陽氣。《素問・生氣通天論》：『陽氣者，若天與日，失其所則折壽而不彰。』

〔三〕唯：馬繼興（1992：305）：唯，只有，獨。

〔四〕折骨：馬繼興（1992：305）：折，斷裂。折骨，即骨折。

〔五〕列（裂）：黃長捷（1981：33）：『裂』與『列』同音通假，字義為分離，分裂。

〔六〕膚：馬繼興（1992：305）：『膚』字有皮、肉及剝離諸義。據此可知此處的『裂膚』死候，實指全身重大創傷所致肌肉斷碎撕裂症狀而言，絕非因寒冷而四肢手足出現的皮膚皸裂。

〔七〕折骨列（裂）膚：周一謀、蕭佐桃（1988：47）：泛指軀體的嚴重外傷。骨骼、皮膚屬軀殼，為三陽所主。金仕榮（2005：305）：不能以今之骨折、膚裂來解釋，當是六陽爆絕後，皮膚腠理如『折骨裂膚』一般嚴重失固，絕汗致死。此處從金仕榮說。

二、凡三陰

【原文】

凡三陰〔一〕，地氣〔二〕殹，死脈（脈）〔三〕殹。陰病而亂，則【不】過十日而死〔四〕。三陰，貣（腐）臧（臟）煉（爛）腸而主殺〔五〕。

【注釋】

〔一〕三陰：周一謀、蕭佐桃（1988：47）：古人認為地在天中、天包地外，人體三陽主外象天、三陰主內象地，故曰『三陽，天氣也』『三陰，地氣也』。馬繼興（1992：306）：三陰，指太陰脈、少陰脈、厥陰脈。

〔二〕地氣：馬繼興（1992：306）：地氣，泛指陰氣。《素問・陰陽應象大論》：『濁陰為地。』魏啓鵬、胡翔驊（1992：41）：地氣主生長，馬王堆漢墓帛書《十六經・觀》：『待地氣之發也，乃萌者萌而孳者孳。』故三陰脈同病，地氣絕斷，則為死脈。高大倫（1992：90）：地氣主生長，亦認為三陰脈同病為死脈。

〔三〕死脈（脈）：馬繼興（1992：306）：死脈，古醫書中一般多釋為表現死亡徵兆的脈搏現象，如『死肝脈』『死肺脈』等死脈名稱。但在本書中所說的『死脈』非指脈搏，而是和脈病有關的死亡病候。高大倫（1992：90）：死脈，指三陰脈受邪，是無法醫治、危及生命的重病。

〔四〕陰病而亂，則【不】過十日而死：馬繼興（1992：306）：張家山簡本《脈書》本此十一字在下一句『腐髒爛腸而主殺』之後。魏啓鵬、胡翔驊（1992：42）：按《足臂十一脈灸經》『三陰之病亂，不過十日死』，與此文義相同，指三陰脈病同時錯雜出現。高大倫（1992：91）：亂，混雜。陰病而亂，指三陰之病混雜出現。

〔五〕三陰，貣（腐）臧（臟）煉（爛）腸而主殺：馬繼興（1992：306）：張家山簡本《脈書》本缺『三陰』二字。『貣』即『腐』，古異寫，義為腐爛、腐敗。臧，假為『藏』。而『藏』字在後世醫書中多書作『臟』，今簡化為『脏』。高大倫（1992：90）：比喻三陰患病，都是會令五臟腐爛、危及生命的重病。

三、【□□】五死

【原文】

【□□】五死〔一〕：唇反（翻）〔二〕人盈〔三〕，則肉【先死〔四〕。齦齊（瘠）〔五〕齒長〔六〕，則】2骨先死。面黑〔七〕目環（睘）〔八〕視袤（衺）〔九〕，則氣先死〔一〇〕。汗出如絑（珠）〔一一〕，傅而不流〔一二〕，則血先死〔一三〕。舌捆（卷）〔一四〕橐（橐—睾）〔一五〕卷（拳）〔一六〕，【則筋（筋）】3先死〔一七〕。五者扁（偏）〔一八〕有，則不沽〈活〉〔一九〕矣。4

【注釋】

〔一〕五死：五類死候。高大倫（1992：92）：張家山簡本《脈書》作『凡視死徵。』

〔二〕唇反（翻）：周一謀、蕭佐桃（1988：47）：唇反是指因人中滿而嘴唇變形。馬繼興（1992：307）：『反』字應假為『翻』。唇翻即口唇肌肉弛緩，向外方翻轉之狀。魏啓鵬、胡翔驊（1992：42）：《靈樞·經脈》描述足太陰氣絕者，『人中滿則唇反，唇反者肉先死』。高大倫（1992：93）：反，即翻。唇反，唇緣外翻。

〔三〕人盈：馬繼興（1992：308）：人盈即人中盈，『盈』與『滿』字同義。人中，指鼻和口部之間的部位。

〔四〕則肉【先死】：黃長捷（1981：33）：《甲乙經·十二經脈絡脈支別第一上》：『肌肉濡，則人中滿，人中滿，則唇反。唇反者，肉先死。』馬繼興（1992：306）：人中滿而導致唇部異常（如翻卷）在中醫理論中意味著嚴重的氣血虚弱。裘錫圭（2014：210）：《靈樞·經脈》：『足太陰氣絕者，則脈不榮肌肉。唇舌者，肌肉之本也。脈不榮則肌肉軟，肌肉軟則舌萎，（枯蔫）人中滿，人中滿則唇反，唇反者肉先死。』

〔五〕【齦齊（瘠）】：馬繼興（1992：308）：『齊』假為『瘠』，引申義為萎縮。『齦齊』即牙齦萎縮的退行性病變。裘錫圭（2014：210）：『先死齦齊齒長則』七字帛書殘缺，據張家山簡本《脈書》簡51補。

〔六〕【齒長】：魏啓鵬、胡翔驊（1992：42）：按：據張家山漢簡《脈書》，缺字當補為『齦齊齒長』。《靈樞·經脈》『垢發無澤』之前，已云『肉軟卻故齒長』，與之義同。黃長捷（1981：33）：《甲乙經·十二經脈絡脈支別第一上》：『齒長而垢，發無潤澤。無潤澤者，骨先死。』馬繼興（1992：308）：按，齒長之義歷代醫家詮釋《內經》注文均未作解。考『長』字古義之一為『老』，或衰老。故『齒長』應指牙齒老化衰退之現象。日本人澁江抽齋注云：『腎氣既絕，不能榮骨髓，故肉濡而卻。卻，結縮也，謂齒齦之肉結縮，故齒漸長而枯燥也。謂齒乾燥，色不澤也。』（《靈樞講義·經脈第十》）高大倫（1992：93）：指因牙齦肌肉軟縮，齒根外露，致使牙齒外露部分增多變長。此從高大倫（1992）說，牙齦萎縮，看似牙齒變長了。

〔七〕面黑：馬繼興（1992：309）：張家山簡本《脈書》本『黑』作『墨』。『黑』與『墨』同音通假。魏啓鵬、胡翔驊（1992：42）：此節當為手少陰氣絕之象，《靈樞·診要經終論》：『少陰終者，面黑齒長而垢，腹脹閉，上下不通而閉矣。』與本文所謂『氣先死』接近。

〔八〕目環（睘）：周一謀、蕭佐桃（1988：47）：《素問·脈要精微論》：『頭傾視深。』吳昆、張志聰皆訓『視深』為『目陷』。馬繼興（1992：310）：目睘，甲本同（甲本原釋文假為『環』，非是）。張家山簡本《脈書》本『睘』作『圜』，形近致訛。《說文·目部》：『睘，目驚視也。』

〔九〕視褻（衺）：黃長捷（1981：33）：眼珠轉動，視線旁斜。周一謀、蕭佐桃（1988：47）：兩目直視或斜視，皆為危重證候。馬繼興（1992：310）：甲本作『衺』，張家山簡本《脈書》本作『雕』。按，『褻』即古『衺』字，而『衺』又『邪』之異寫。『衺』與『邪』又均可假為『斜』。

〔一〇〕則氣先死：馬繼興（1992：310）：張家山簡本《脈書》本『氣』訛作『血』，與下一條『血』訛作『氣』互易。魏啓鵬、胡翔驊（1992：42）：《經脈》《難經》『面黑』云云，都定為『血先死』。《經脈》又將『目系轉，轉則目運』作為『五陰氣俱絕』之兆。又按：張家山漢簡此條亦作『血先死』，下條為『氣先死』。當是。裘錫圭（2014：210）：『氣』，張家山簡本《脈書》簡51作『血』。本篇『氣先死』或當據張家山簡本《脈書》改作『血先死』。

〔一一〕汗出如絑（珠）：周一謀、蕭佐桃（1988：47）：如絲，形容汗出細而稠膩。此從原注，指汗出如珠。馬繼興（1992：311）：絲，指蠶絲。此處從原整理者釋為『珠』。裘錫圭（2014：210）：『絑』，原釋文作『絲』，諸家均承襲此釋。今按：原釋「絲」之字，實作從「糸」從「朱」之形，即「絑」字，讀為「珠」。張家山簡本《脈書》簡51此字左半偏旁漫漶，右半從「朱」清晰可辨，原整理者徑釋為「珠」，近是。「汗出如珠」語，醫籍習見。

〔一二〕傅而不流：周一謀、蕭佐桃（1988：47）：傅，附著。指汗出粘稠，用手指拈之成絲，故附著在皮膚而不流，即後世所謂油汗。《傷寒論·辨脈法》：「身汗如油，此為命絕也。」馬繼興（1992：311）：傅而不流，張家山簡本《脈書》本「傅」作「榑」，「榑」假為「傅」，字義為附、附著。裘錫圭（2014：210）：「傅」，張家山簡本《脈書》簡51作「榑」。

〔一三〕則血先死：馬繼興（1992：311）：張家山簡本《脈書》本「血」訛「氣」字。魏啓鵬、胡翔驊（1992：42）：前三條，肉、骨、氣之先死，分別對應脾、腎、心脈死候，下文筋先死，為肝脈死候，那麼，血先死當為手太陰脈氣絕，即肺脈死候，正與五臟相應。裘錫圭（2014：210）：「血」，張家山簡本《脈書》簡51作「氣」。《素問·診要經終論》：「太陽之脈，其終也戴眼反折瘛瘲，其色白，絕汗乃出，出則死矣。」王冰注：「絕汗，謂汗暴出如珠而不流，旋復乾也。」本篇「血先死」或當據張家山簡本《脈書》改作「氣先死」。

〔一四〕舌捆（卷）：裘錫圭（2014：210）：「舌捆」即《靈樞·經脈》的「舌卷」。馬繼興（1992：311）：張家山簡本《脈書》本作「捆」。「捆」通「陷」，字義為下沉、陷落。舌陷，即舌肌萎縮下陷之症，也稱「舌卷」。

〔一五〕棗（橐－睾）：裘錫圭（1992：536）：「橐」，應為睾丸之「睾」的本字，指陰囊而言。睾丸的意思本應是陰囊中之丸。「橐」，後世或寫作「睾」，乃「睪」之分別字，醫籍中往往指男子陰囊或睾丸而言。馬繼興（1992：312）：此本作「棗」，張家山簡本《脈書》本作「橐」。「棗」字從卵，從橐，當為古之合文。「棗」字義為囊，在古醫籍中二字均指男子陰囊（睾丸）而言。而卵字在古醫籍也指陰囊。施謝捷（2002）分析：「棗」字，原作□形，從橐省，從九聲，乃「橐」之異構。裘錫圭（2014：210）：棗，從卵從橐省，應為人體之卵的專字。」今按：張家山簡本《脈書》簡52作「舌捆橐拳」。赤堀昭、山田慶兒（1985：221）引作「舌掐橐卷」，謂「橐」當讀為「睾」。戰國楚系文字中「橐韔」之「橐」或作「卣」等形，以「㕣」或「㫃」為聲符，與以「九」為聲符同。其中作「卣」者，實際上也是「從橐省」，與「棗」亦同。

〔一六〕卷（拳）：馬繼興（1992：312）：卷，義為卷曲。或書作「捲」。甲本作「卷」，張家山簡本《脈書》本作「拳」。「卷」通「拳」。卵卷，義同卵縮，均指睾丸攣縮而上升縮小。高大倫（1992：93）：「舌捆棗拳」，義同《靈樞·經脈》之「舌卷卵縮」，指舌體捲曲不伸，睾丸上縮。皆為足厥陰肝經氣絕症候。肝主筋，肝脈經外陰，上循咽喉，當火熱燔灼肝經，病情發展到危重時，則其筋脈攣縮，故舌捲曲不伸、睾丸上縮，常見於急性熱病的衰竭期或嚴重腦血管病變。裘錫圭（2014：210）：『卷（拳）』為『卷縮』『拳縮』之意，『橐卷』『橐拳』即《靈樞・經脈》的『卵縮』。裘錫圭（2014：211）：《難經・二十四難》：『足厥陰氣絕，即筋縮引卵與舌。厥陰者，肝脈也。肝者，筋之合也。筋者，聚於陰器，而絡於舌本。故脈不營，則筋縮急；筋縮急，即引卵與舌。故舌卷卵縮，此筋先死。庚日篤，辛日死。』

〔一七〕【則筋（筋）】先死：魏啓鵬、胡翔驊（1992：42）：《難經》作『筋縮急，即引卵與舌；故舌卷卵縮，此筋先死。』

〔一八〕扁（偏）：馬繼興（1992：313）：『扁』通『偏』，『偏』同『遍』字。裘錫圭（2014：211）：『扁』，原釋文讀為『偏』。諸家多從此說。今按：『五者扁有，則不沽〈活〉矣』一句，張家山簡本《脈書》簡52作『凡徵五，一徵見（現），先〈無〉活人』。知『扁』實當讀為『偏』。諸家從原釋文讀為『偏』或『遍』，失之。

〔一九〕沽〈活〉：馬繼興（1992：313）：活，生存，活命。

參考文獻：

〔一〕馬王堆漢墓帛書整理小組.馬王堆漢墓帛書（肆）[M].北京：文物出版社，1985.

〔二〕赤堀昭，山田慶兒.五十二病方[M]//山田慶兒.新發現中國科學史資料の研究●譯注篇.京都：京都大學人文科學研究所，1985.

〔三〕周一謀，蕭佐桃.馬王堆醫書考注[M].天津：天津科學技術出版社，1988.

〔四〕魏啓鵬，胡翔驊.馬王堆漢墓醫書校釋（壹）[M].成都：成都出版社，1992.

〔五〕高大倫.張家山漢簡《脈書》校釋[M].成都：成都出版社，1992.

〔六〕馬繼興.馬王堆古醫書考釋[M].長沙：湖南科技出版社，1992.

〔七〕周一謀，等.馬王堆醫學文化[M].上海：文匯出版社，1994.

〔八〕裘錫圭.長沙馬王堆漢墓簡帛集成（伍）[M].北京：中華書局，2014.

〔九〕黃長捷.『陰陽脈死候』釋譯〔J〕.陝西中醫，1981（6）：33-34.

〔一〇〕姚純發，金仕榮.馬王堆帛書《陰陽脈死候》的初步研究〔C〕//全國首屆馬王堆醫書研究學術會議，長沙，1990.

〔一一〕劉澄中.三陰經泛經趨病現象與募穴考探〔C〕//全國首屆馬王堆醫書研究學術會議，長沙，1990.

〔一二〕裘錫圭.談談地下材料在先秦秦漢古籍整理工作中的作用〔C〕//古代文史研究新探.南京：江蘇古籍出版社，1992.

〔一三〕施謝捷.楚簡文字中的『橐』字〔J〕.語文研究，2002（4）：29-33.

〔一四〕金仕榮，姚純發.馬王堆帛書《脈法》《陰陽脈死候》考疑〔J〕.中醫藥學刊，2005（2）：305-313.

〔一五〕張新俊.張家山漢簡《脈書》與馬王堆帛書《陰陽脈死候》合證三則〔J〕.中國文字學報，2019（1）：99-113.

五十二病方

導論

《五十二病方》是迄今所發現最早、最完整的古醫方專著，全書達一萬字，抄錄於高約24釐米、長450釐米的長卷之後。帛書揭裱後分為24頁，黃褐色，多有殘破，現存459行，每行約32字，是馬王堆三號墓出土醫書中內容最豐富的一種。該書出土時本無書名，因卷前目錄列有52種病名，且目錄之末有『凡五十二』的記載，故命名為《五十二病方》。書中詳細記載了醫方283個，藥名254種，涉及約100種疾病的治療醫方。在各科疾病的記載中，最多的是外科疾病，所記的醫方中，均以用藥為主，包括外用法和內服法，還有灸、砭、熨、熏等多種外治法及祝由方，真實地反映了西漢初期以前的醫學和方藥學的發展水準。

在疾病認識方面，帛書所載大多為外傷、動物咬傷、皮膚病和肛腸病等外科疾病，其次為瘻病、癲癇、食病、癃病、痓病、淋病及寄生蟲病等內科疾病，還有少量兒科如嬰兒病癇、嬰兒瘛等。此外，書中對某些病症的認識已經達到了相當的水準，如『傷痓，痓者，傷，風入傷，身信（伸）而不能詘（屈）』『傷而頸（痓）者，其病弗能飲者，強啓其口，為灌之』。詳細描述了痓病（破傷風）的兩個主要症狀——角弓反張和牙關緊閉。書中不少病名後世醫書已不見，或為民間所傳，或在後世醫書中另改他名。

在方藥運用上，初步統計帛書出現了250餘種藥物，近一半是《神農本草經》中所未見的，還有一些藥物至今不清，如『啻牢』。文中以合、參、升、斗、尺、寸、撮、把、束、挺、枚等劑量單位記載藥物的劑量，有些藥方呈比例，甚則劑量大，並以炊具錫、鼎、金銚、甕、甗等作為煎煮器具，配以特殊的煎煮方法與服藥時辰。酒、醋、蜜、人乳汁、淘米水、犬膽汁等液體輔料的出現，亦可窺見早期藥物炮製學的端倪。書中還有豐富的外治法內容，有手術、敷貼、薰蒸、藥浴、砭法、灸法、熨法、按摩、角法（火罐療法）等，還提到了用酒來消毒和治療傷口感染。

在治則及治法上，書中並無明確的理論探討，但記載的治則分類和多樣的治療方法已經初步具備中醫早期治則學的框架，為先秦以前的中醫治則思想研究提供了線索與依據，在一定程度上體現了中醫『辨證論治』和『立法遣方』意識的萌芽，奠定了臨床治療學的基石。在治疽病篇中，雖同為疽病，但醫者根據其不同症狀表現，在白蘞、黄芪、芍藥、肉桂、乾薑、蜀椒、茱萸組方上進行加減，體現了『同病異治』的治則。雖然書中大多數處方以治標為主，但在治諸傷篇中調血脈、補肝腎、續筋骨之續斷，獨活、黄芩、甘草、秋烏喙的出現，可見古人正在逐步探索發病的本質。《五十二病方》雖未形成系統的治則學，但在諸藥方中可見治分緩急、三因制宜、隨症治之等法的應用。

《五十二病方》為揭示先秦兩漢時期中醫藥學的特點提供了寶貴的醫學資料。書中在選方用藥上具有獨特的理法內涵和鮮明的特色，反映了先秦時期方劑學的辨證論治理論體系和方藥學體系的初步建立。研究和探索其方劑的配伍、功效、用藥法度，不僅能為我們理解古代醫學的思想和方法提供參考，也能豐富現代方劑學的學科內涵，指導現代醫療實踐。《五十二病方》不僅包含豐富的方劑，體現中醫『理、法、方、藥』的診療思想從理論到實踐的轉化，同時也涉及天文地理、民風民俗、宗教祭祀、農業工業等領域。通過解讀本書能更好地理解和運用古老的醫學知識，為現代醫學的發展貢獻力量。

原圖

帛書一（目錄）

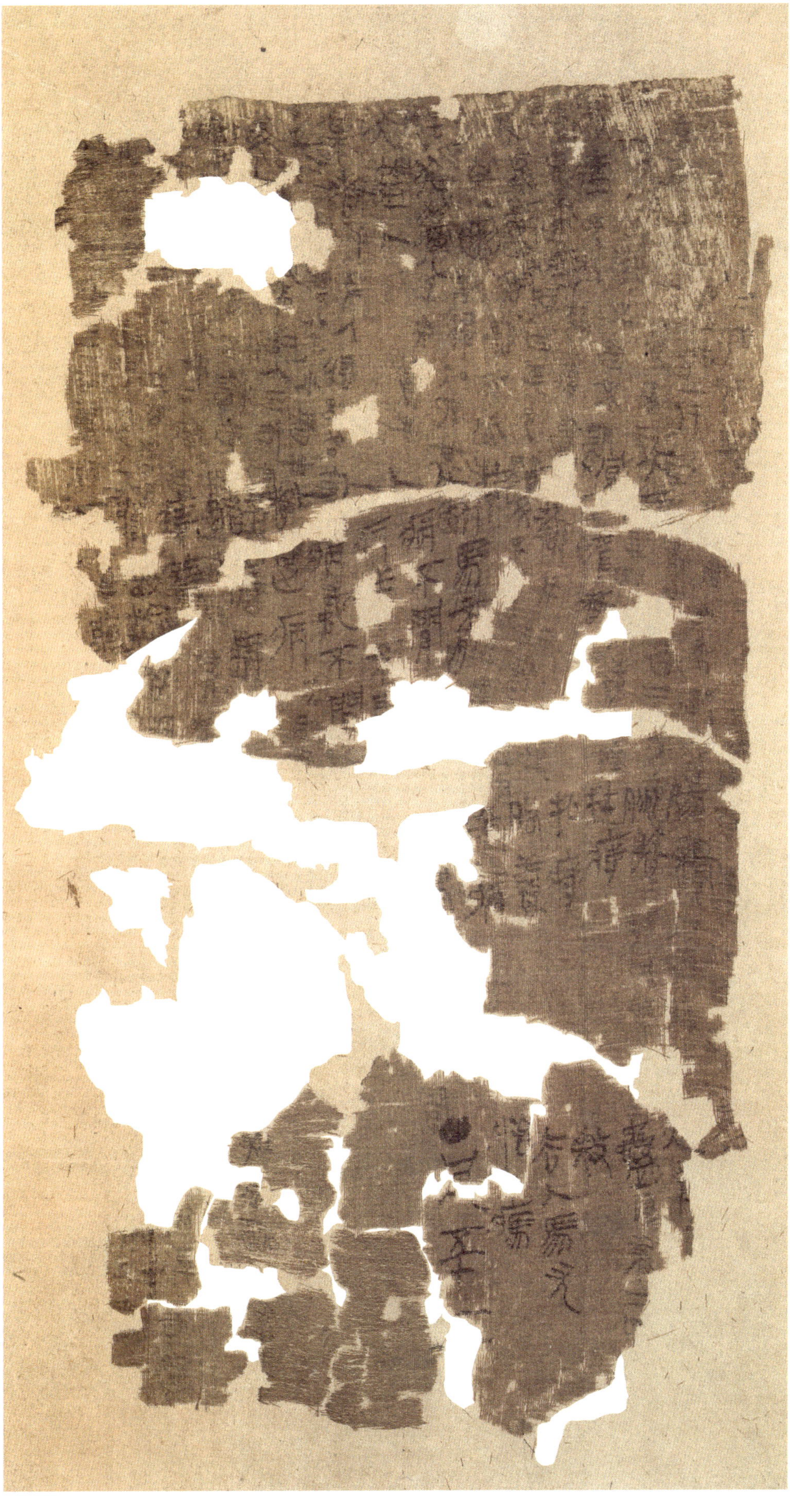

帛書二（1—19行）

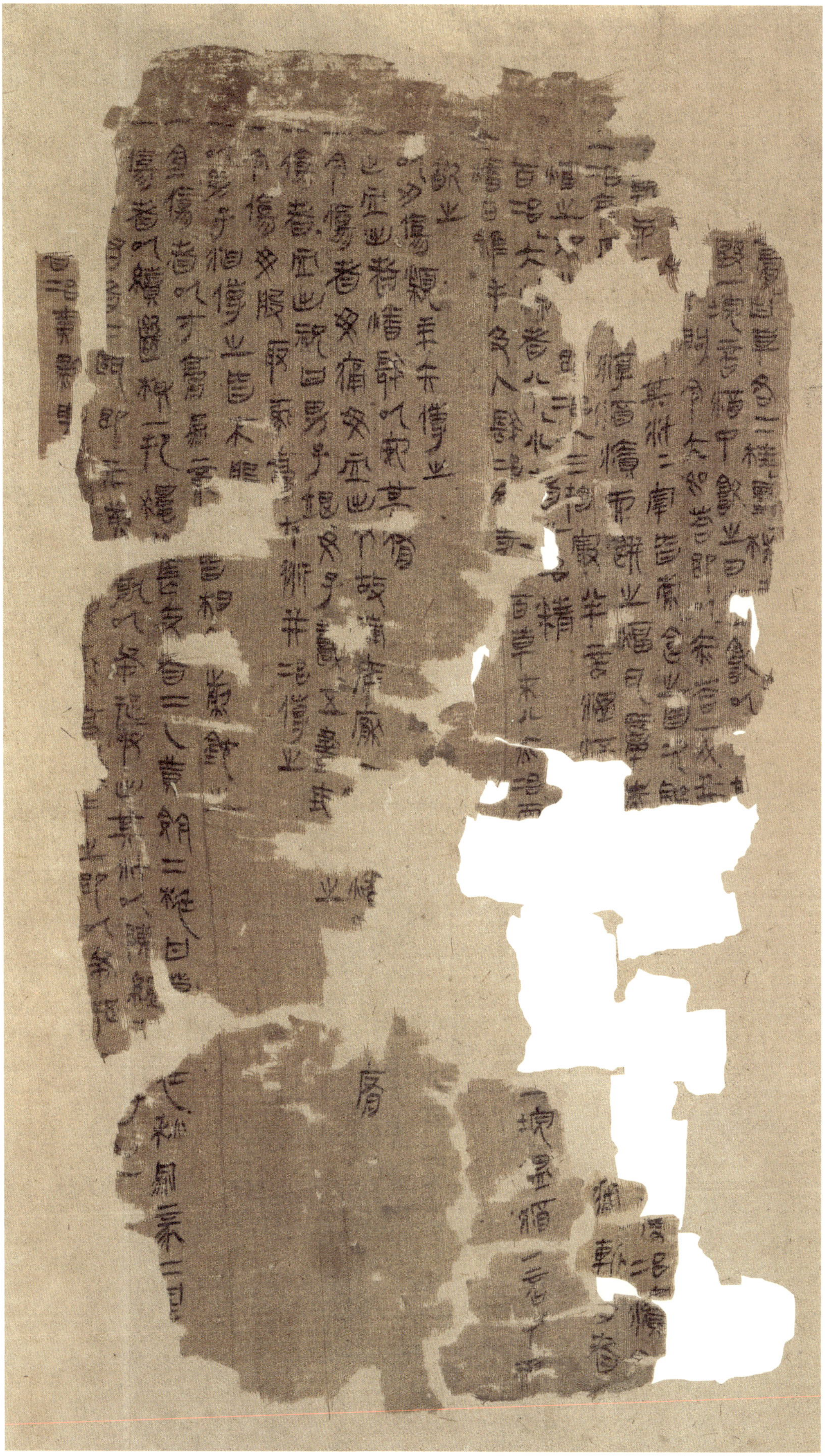

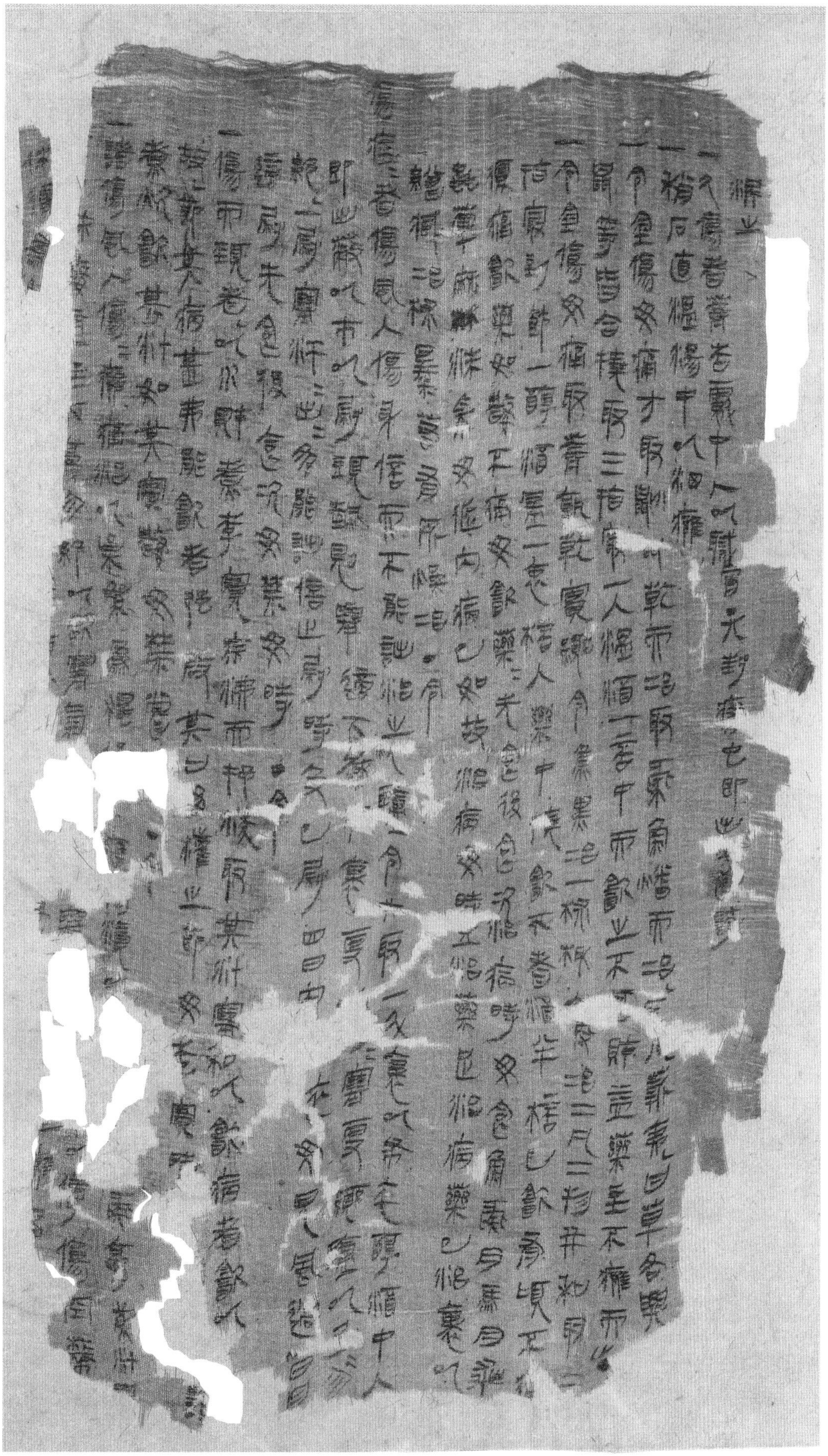

帛書三（20—39行）

帛書四（40—59行）

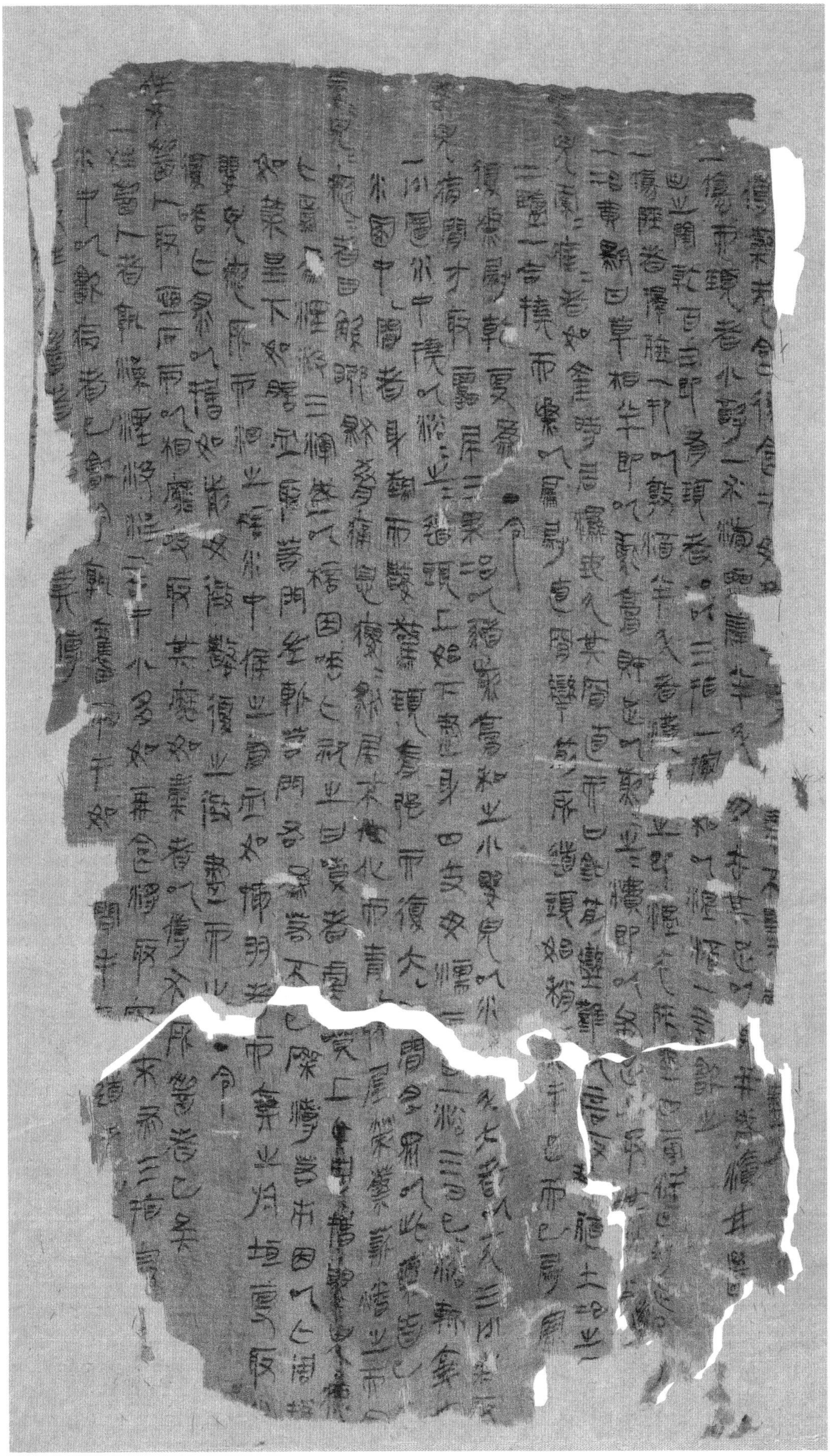

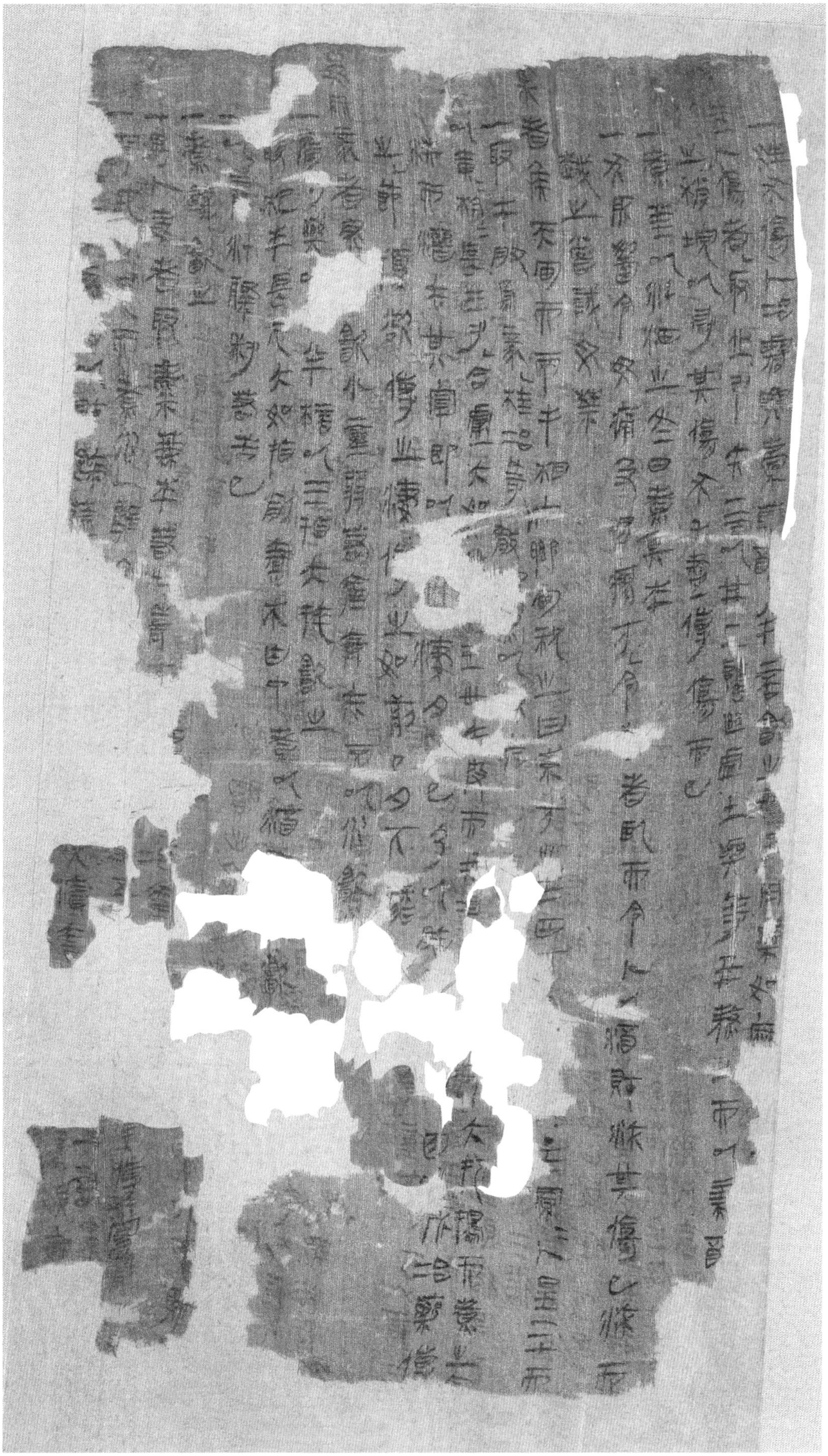

帛書五（60—78行）

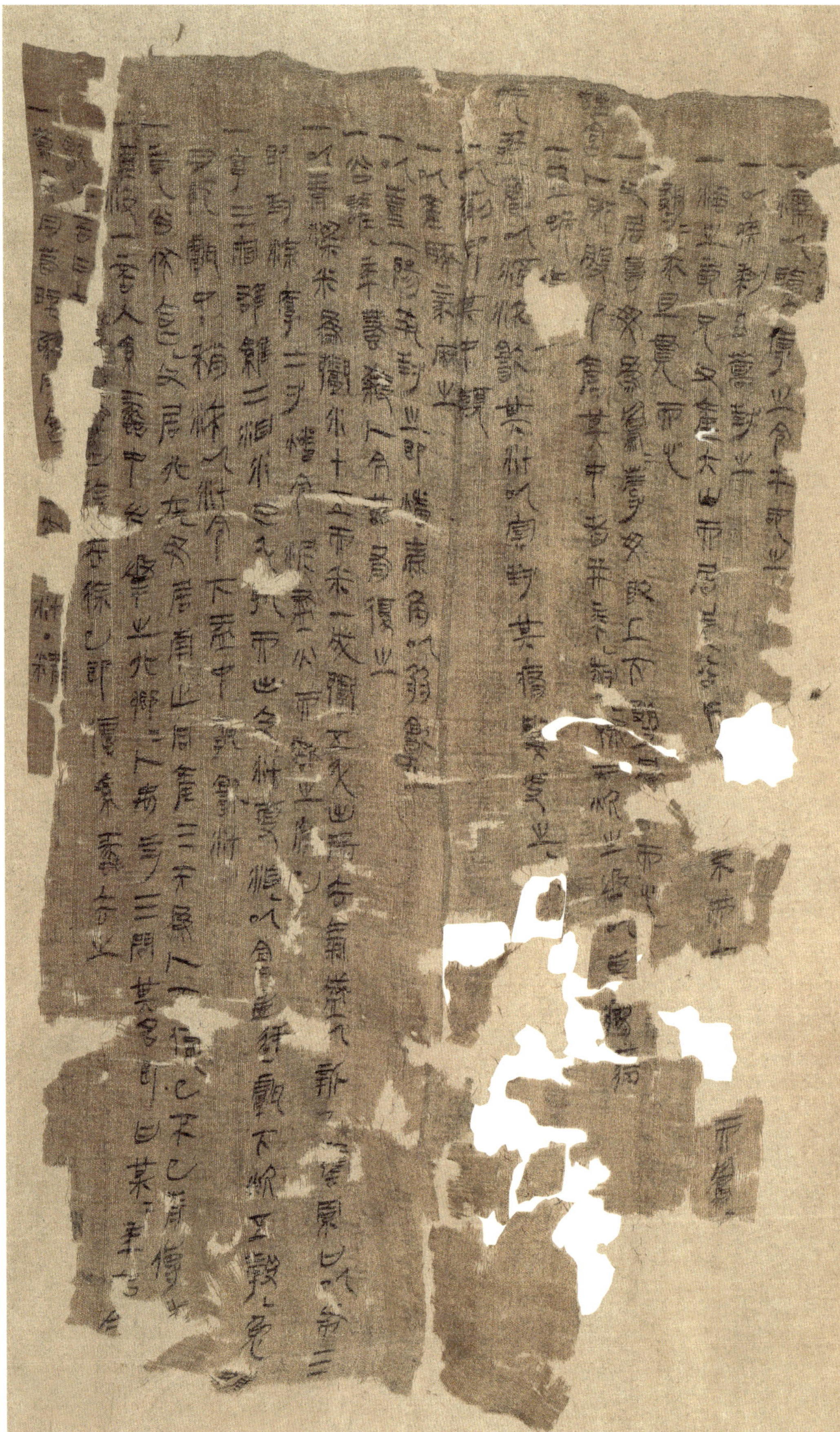

帛書六（79—99行）

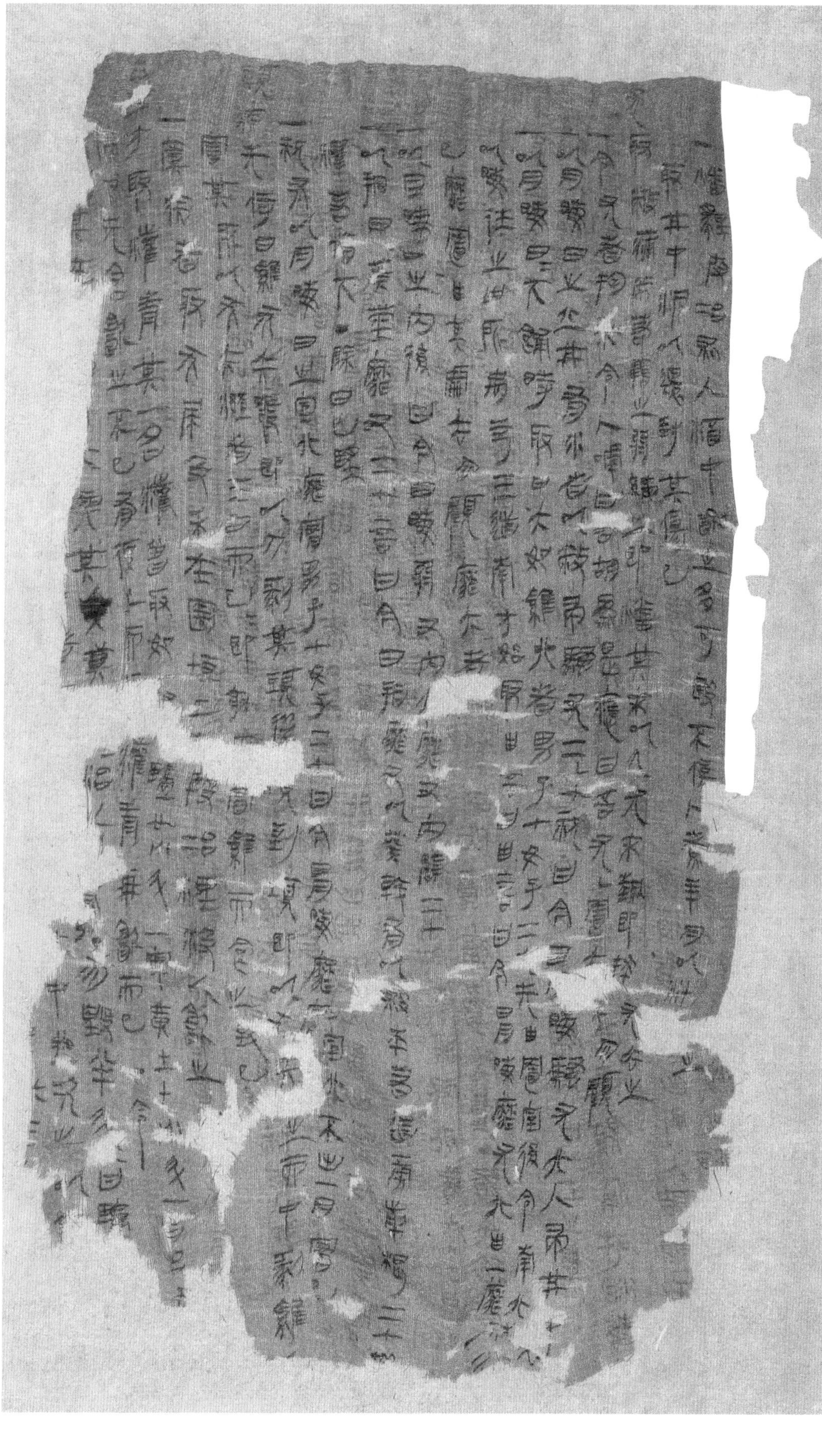

帛書七（100—118行）

帛書八（119—137行）

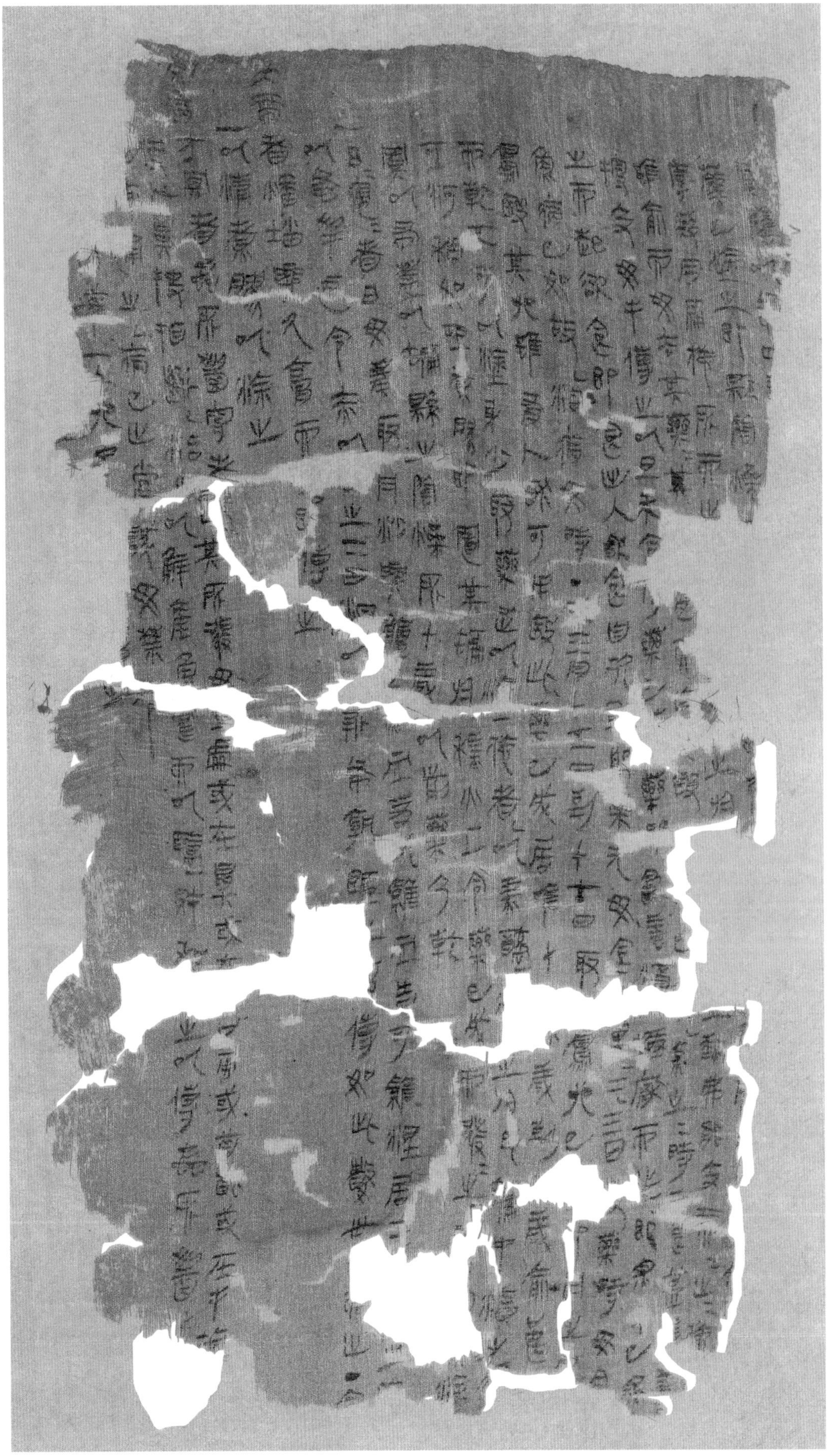

帛書九（138—153行）

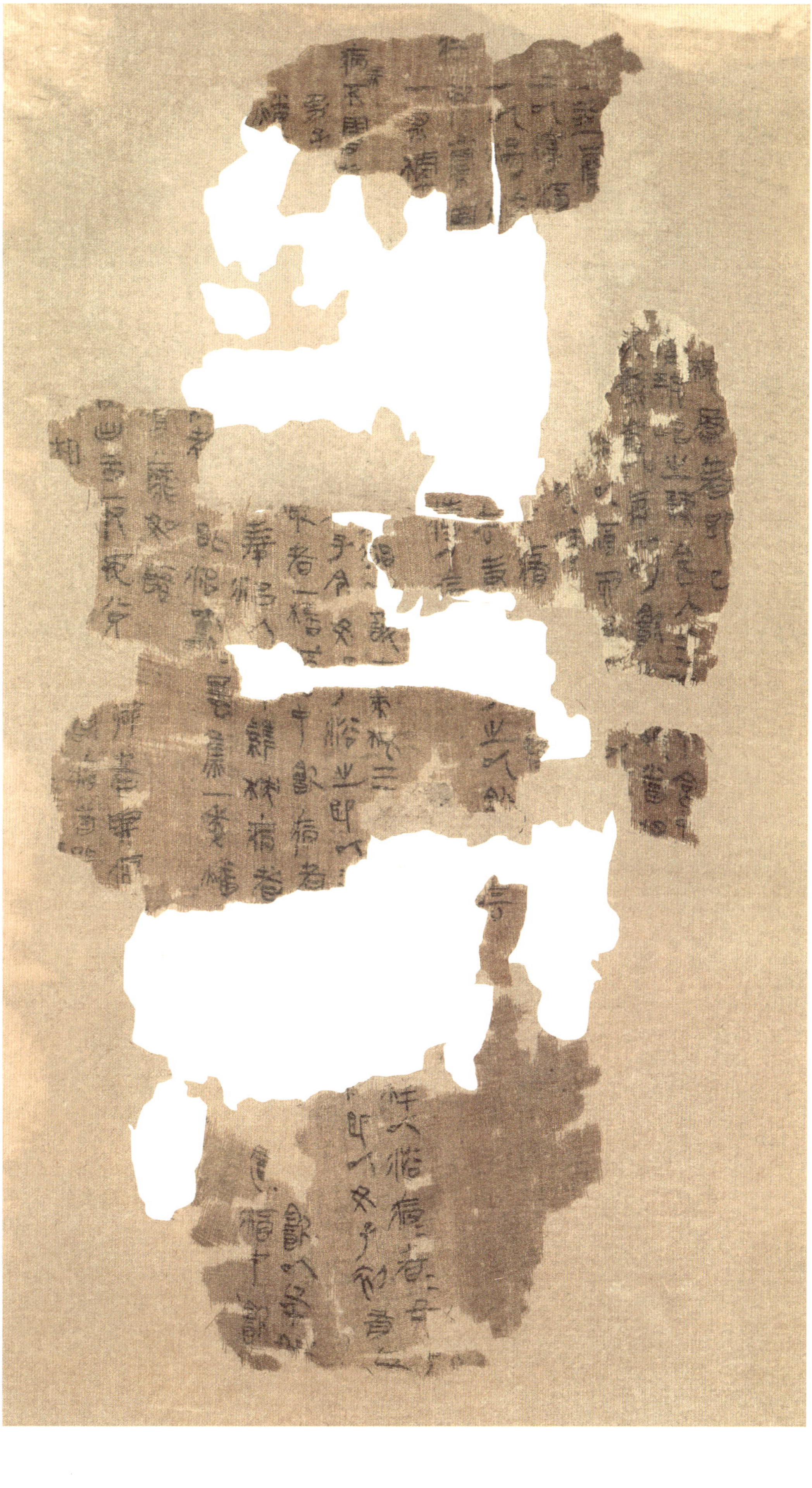

帛書一〇（154—162行）

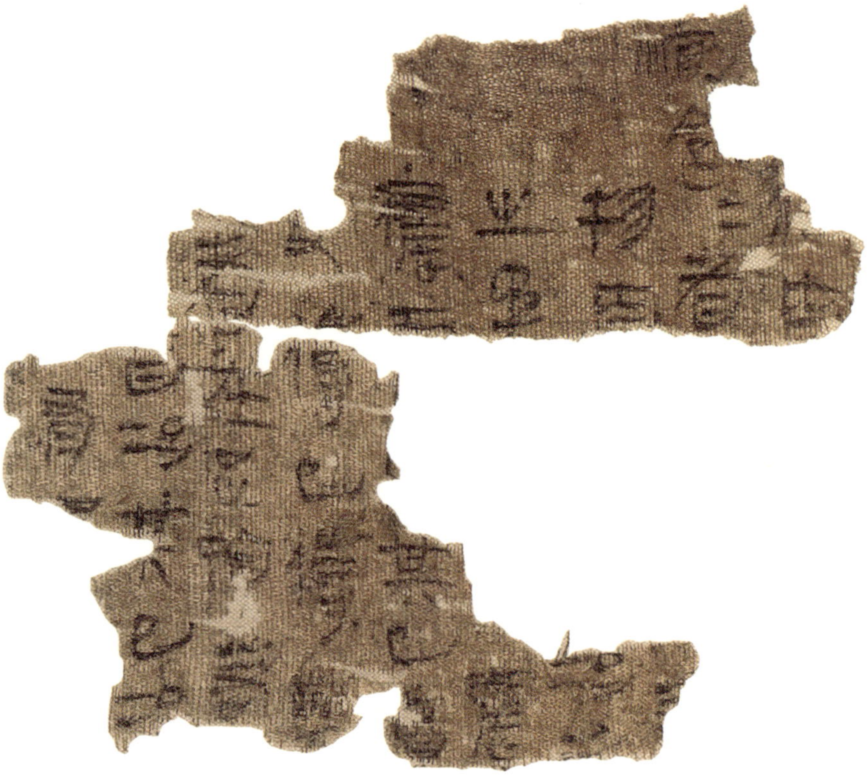

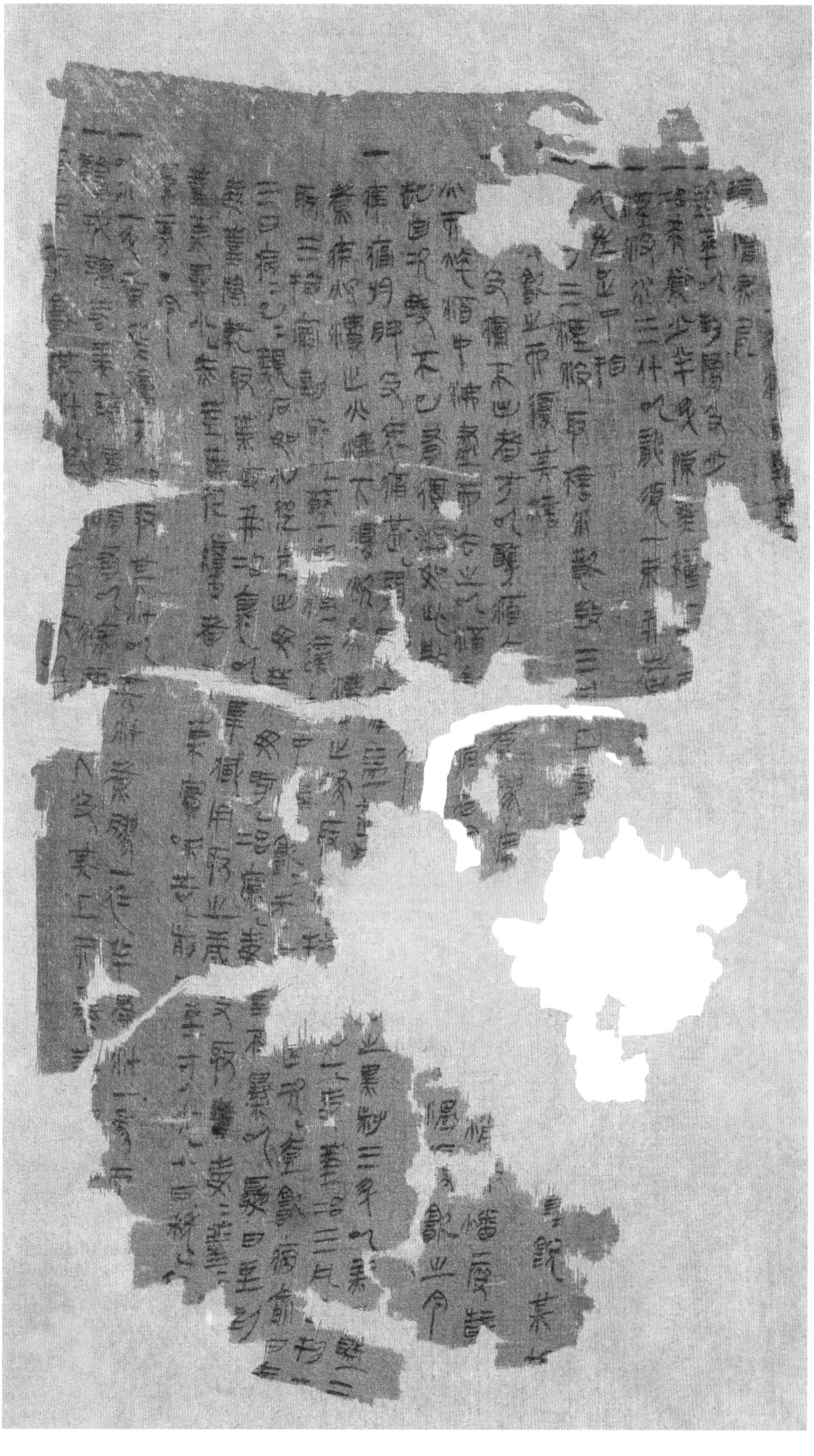

帛書一一（163—183行）

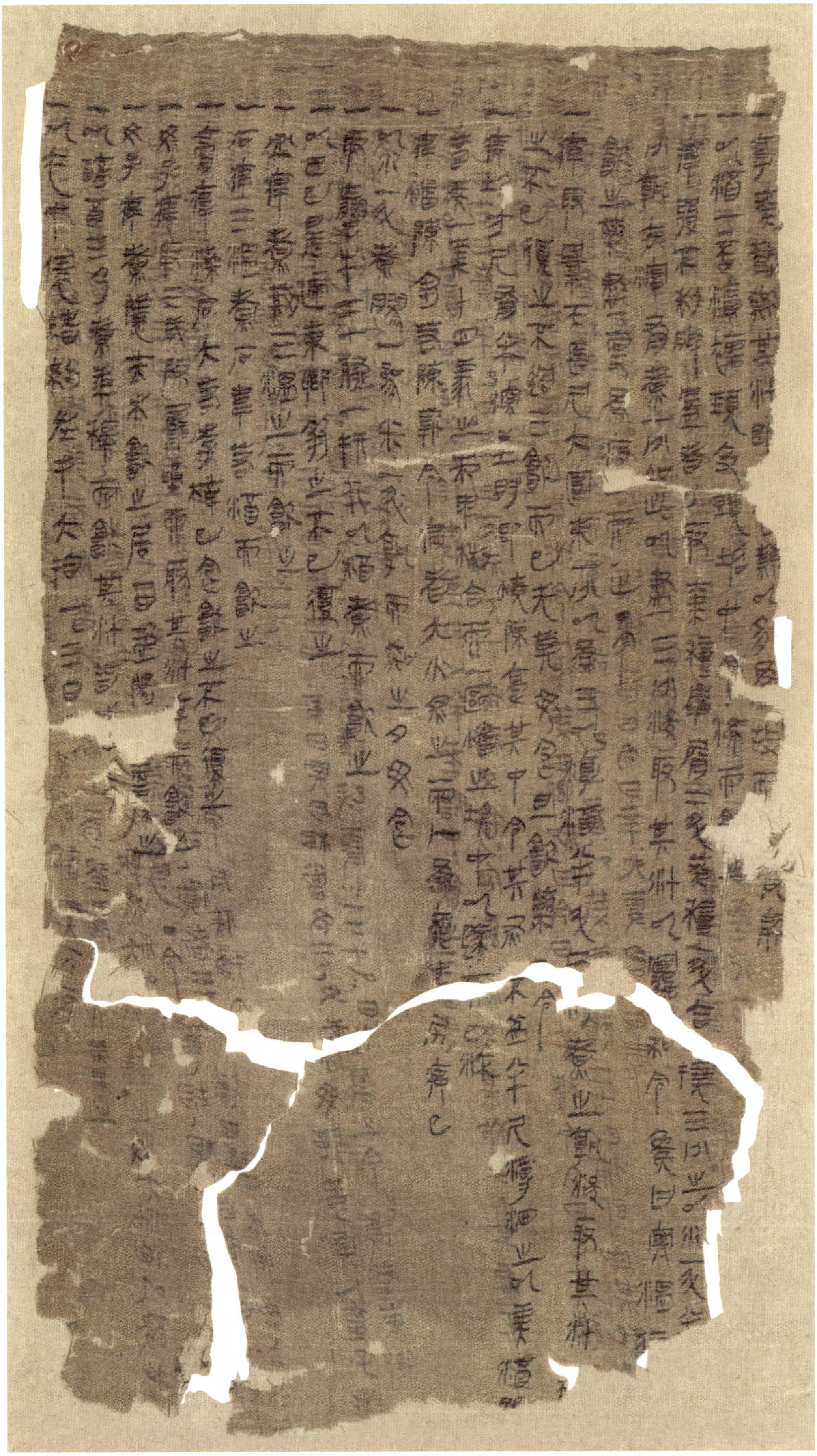

帛書一二（184—203行）

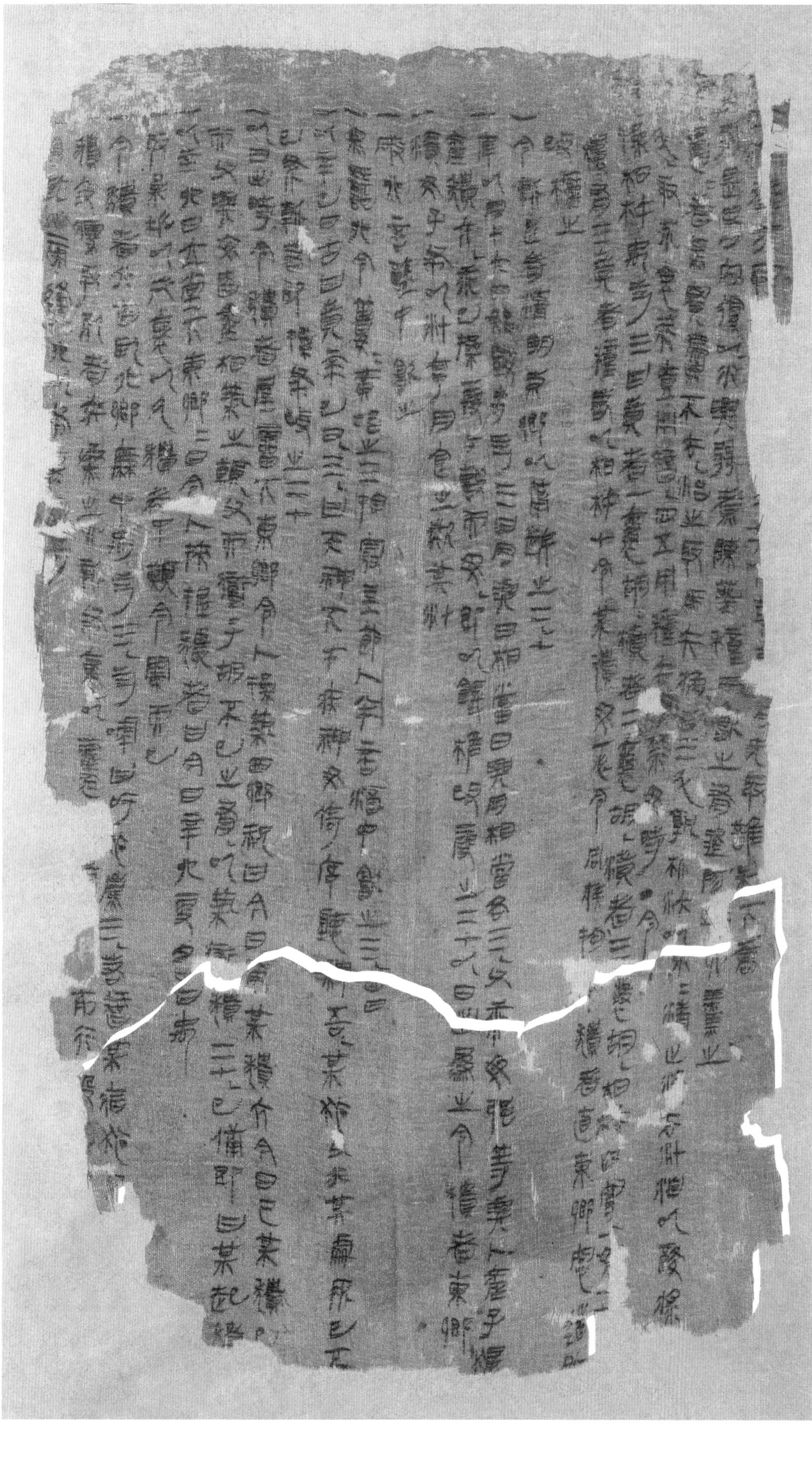

帛書一三（204—225行）

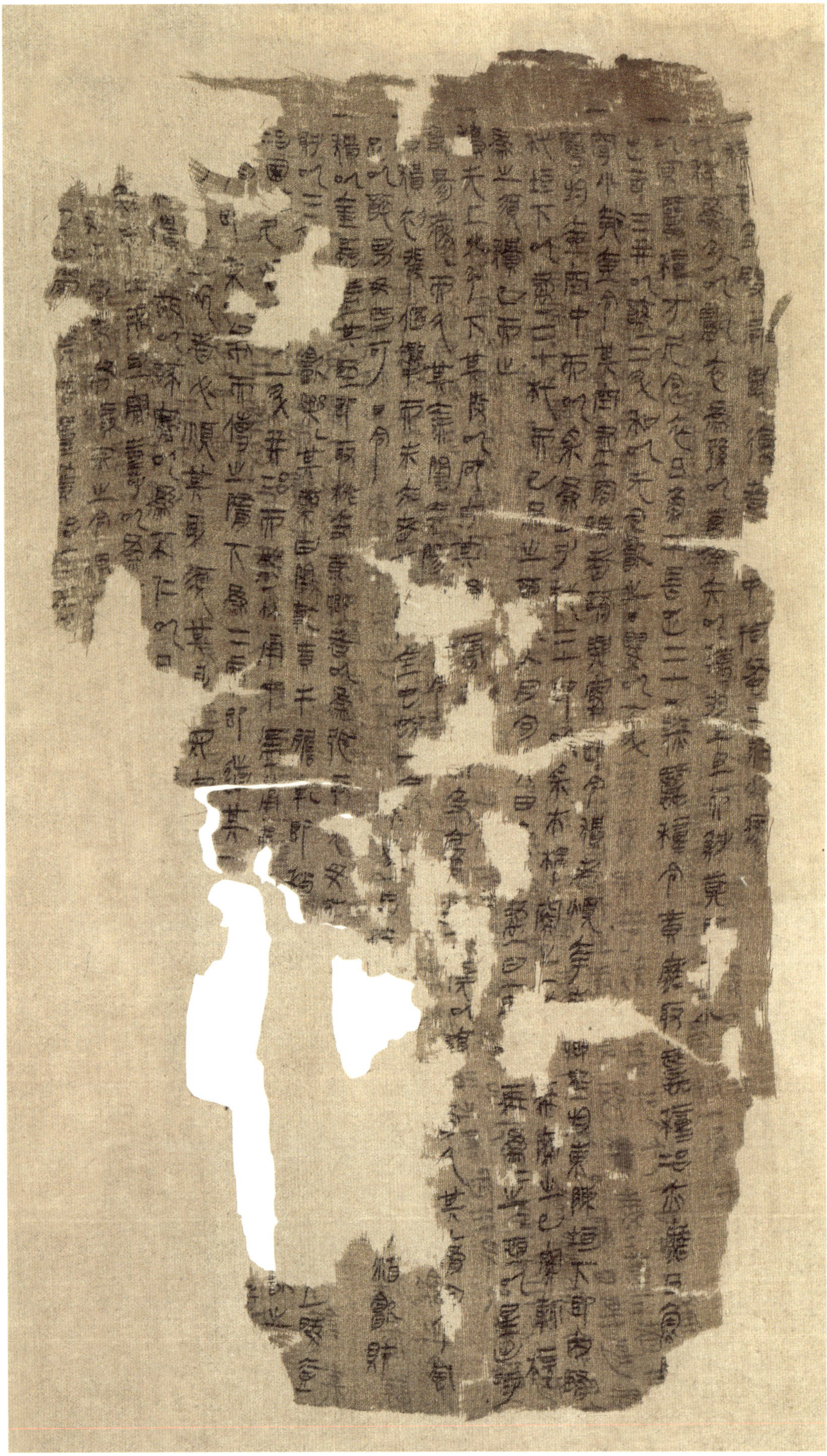

帛書一四（226—246行）

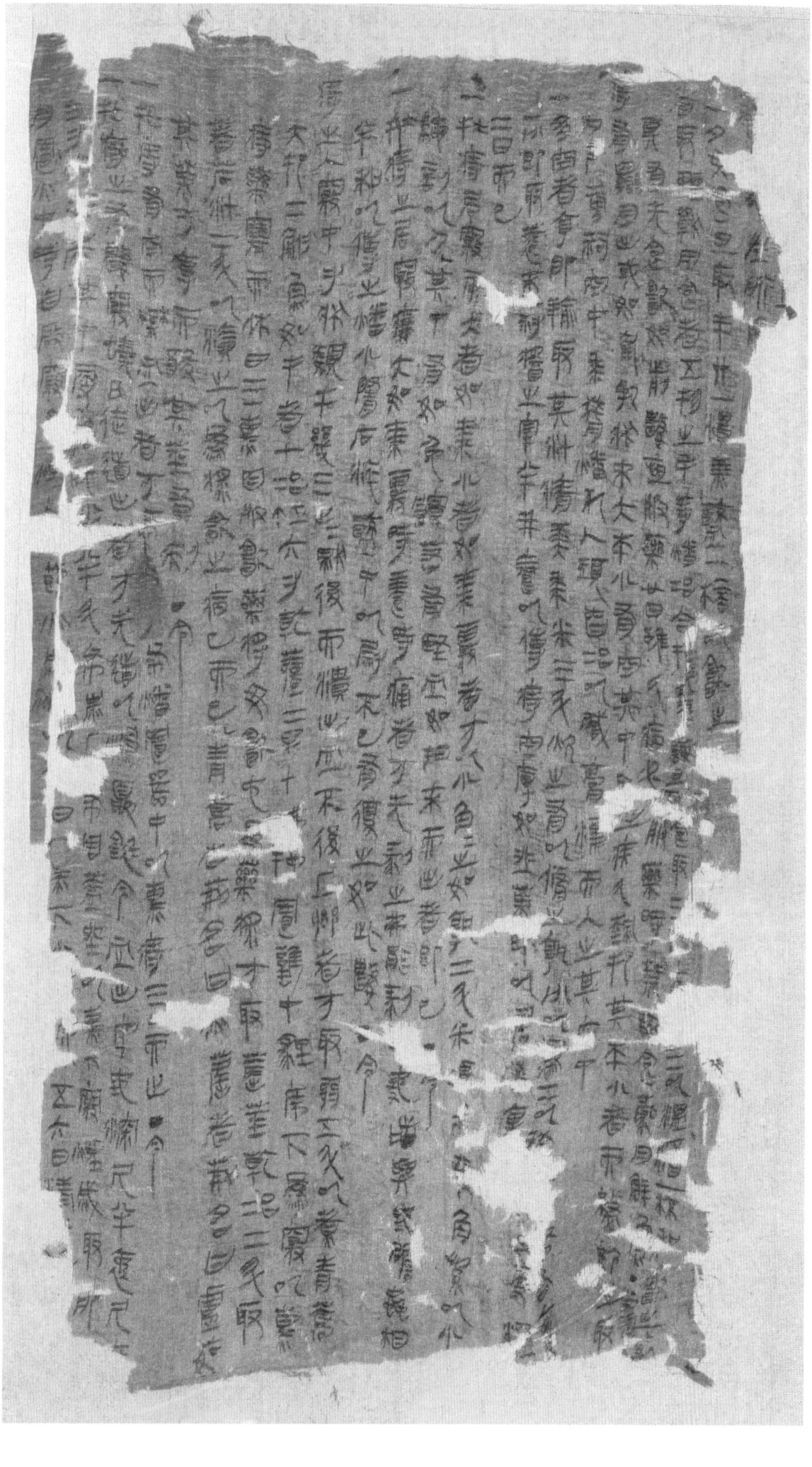

帛書一五（247—269行）

帛書一六（270—291行）

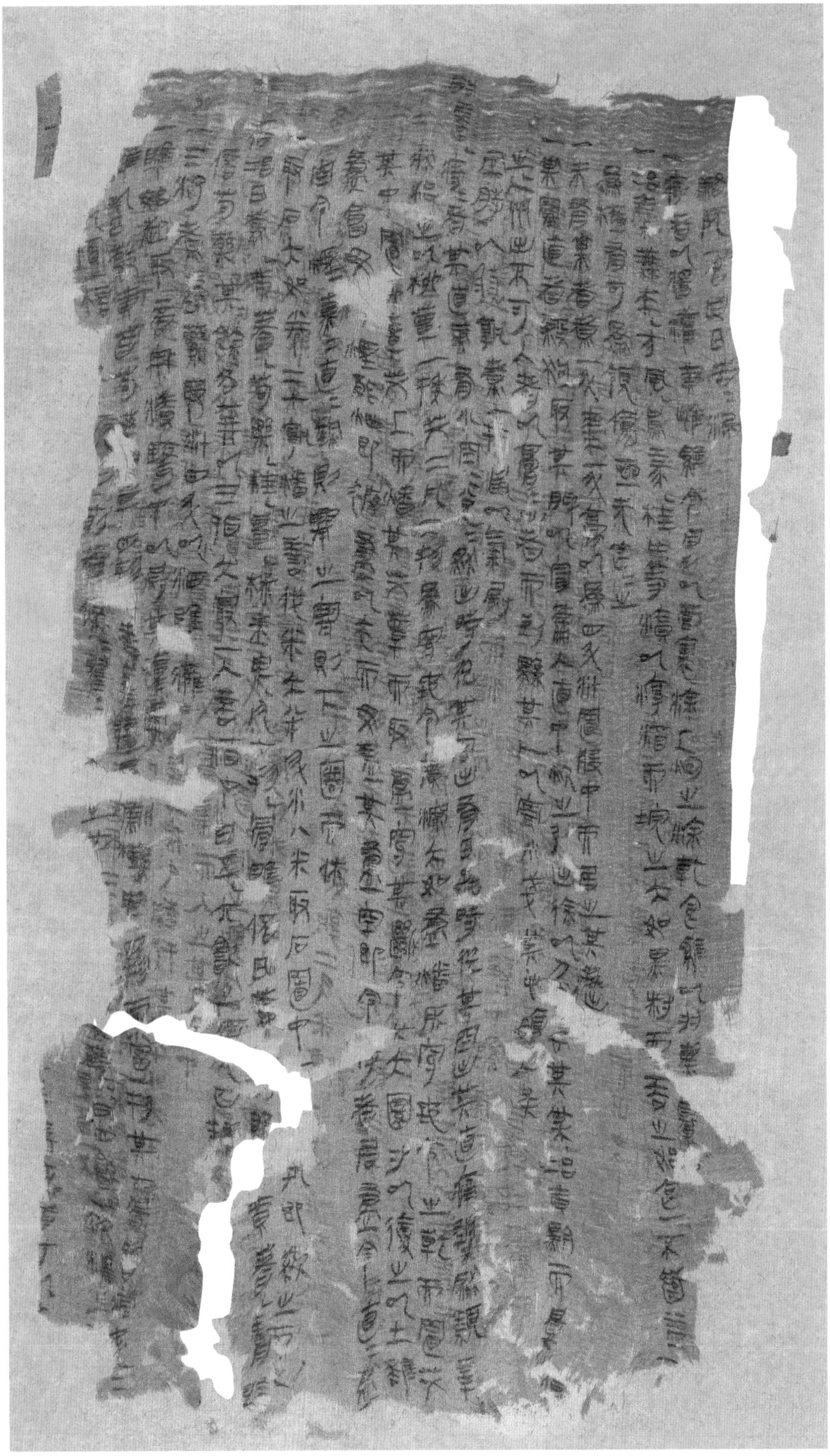

帛書一七（292—312行）

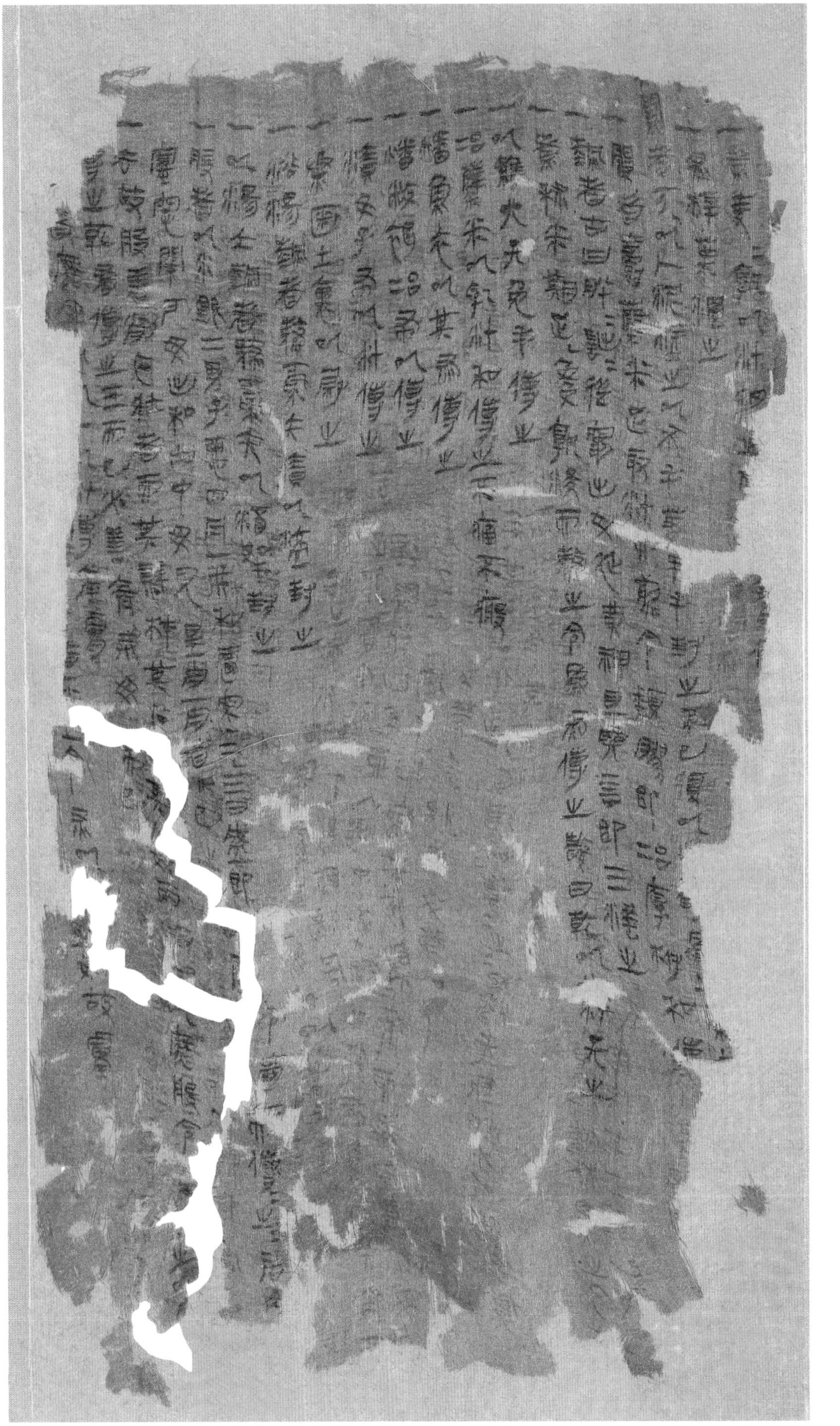

帛書一八（313—332行）

帛書一九（333—354行）

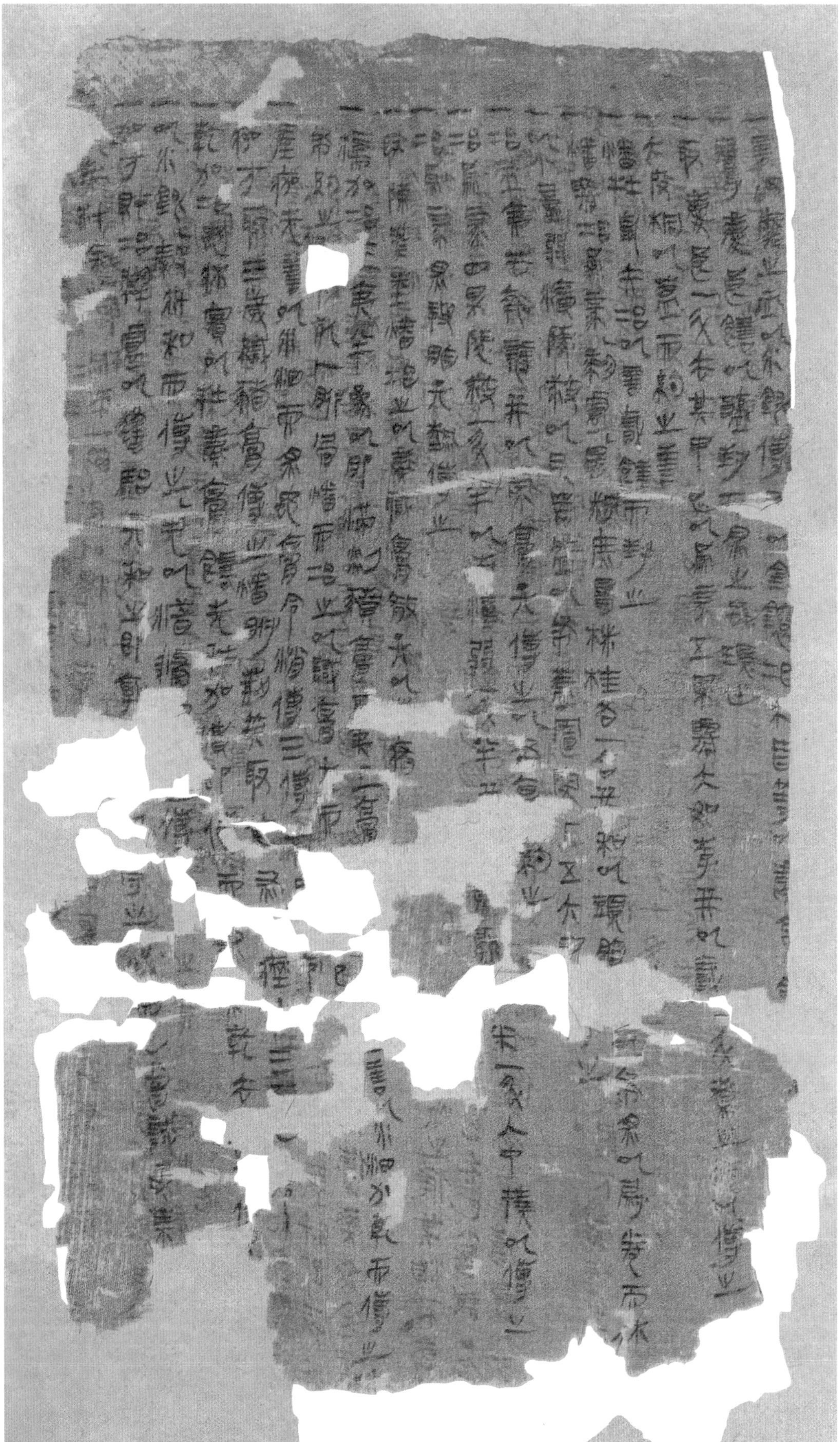

帛書二〇（355—373行）

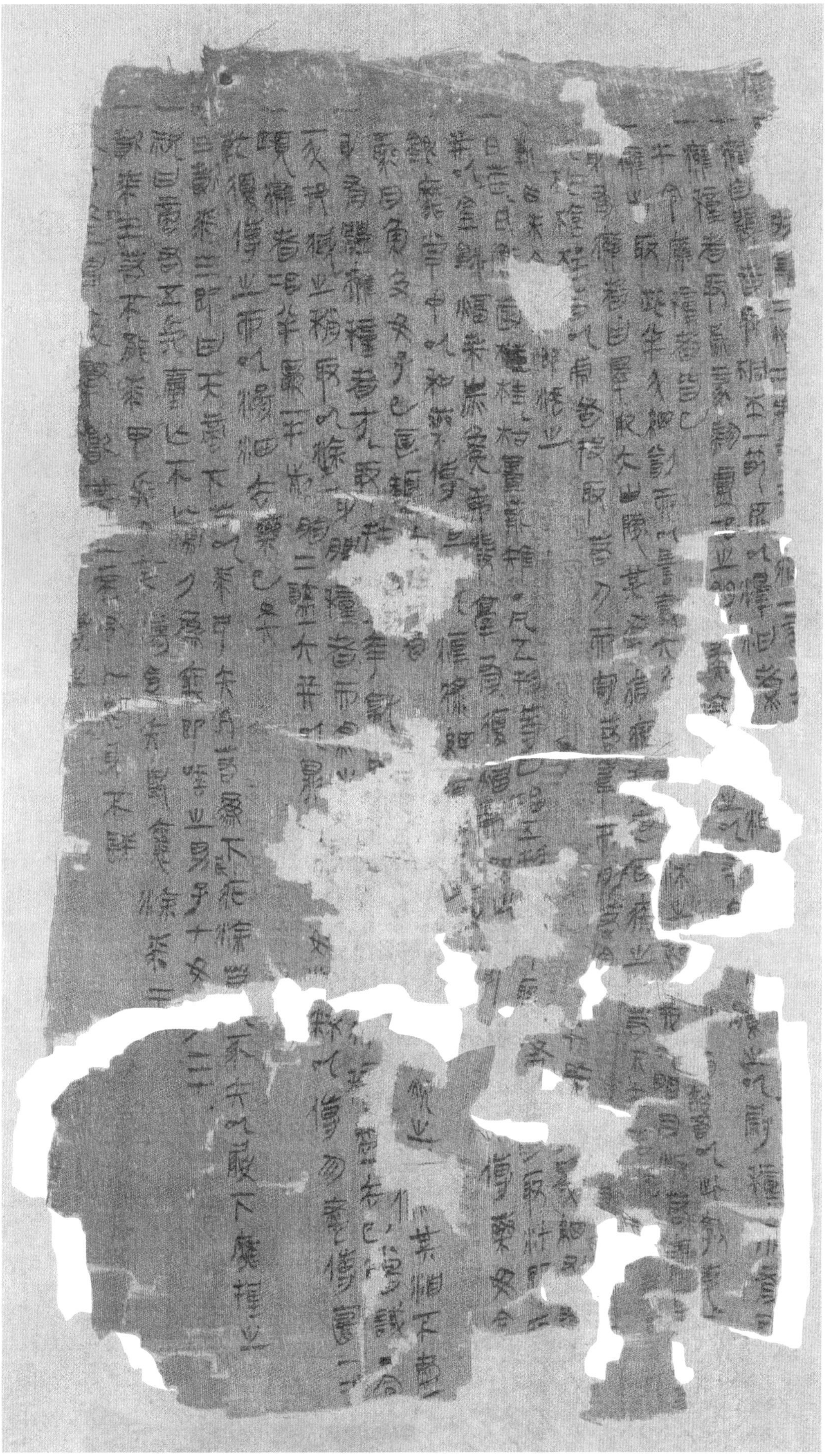

帛書二二（374—394行）

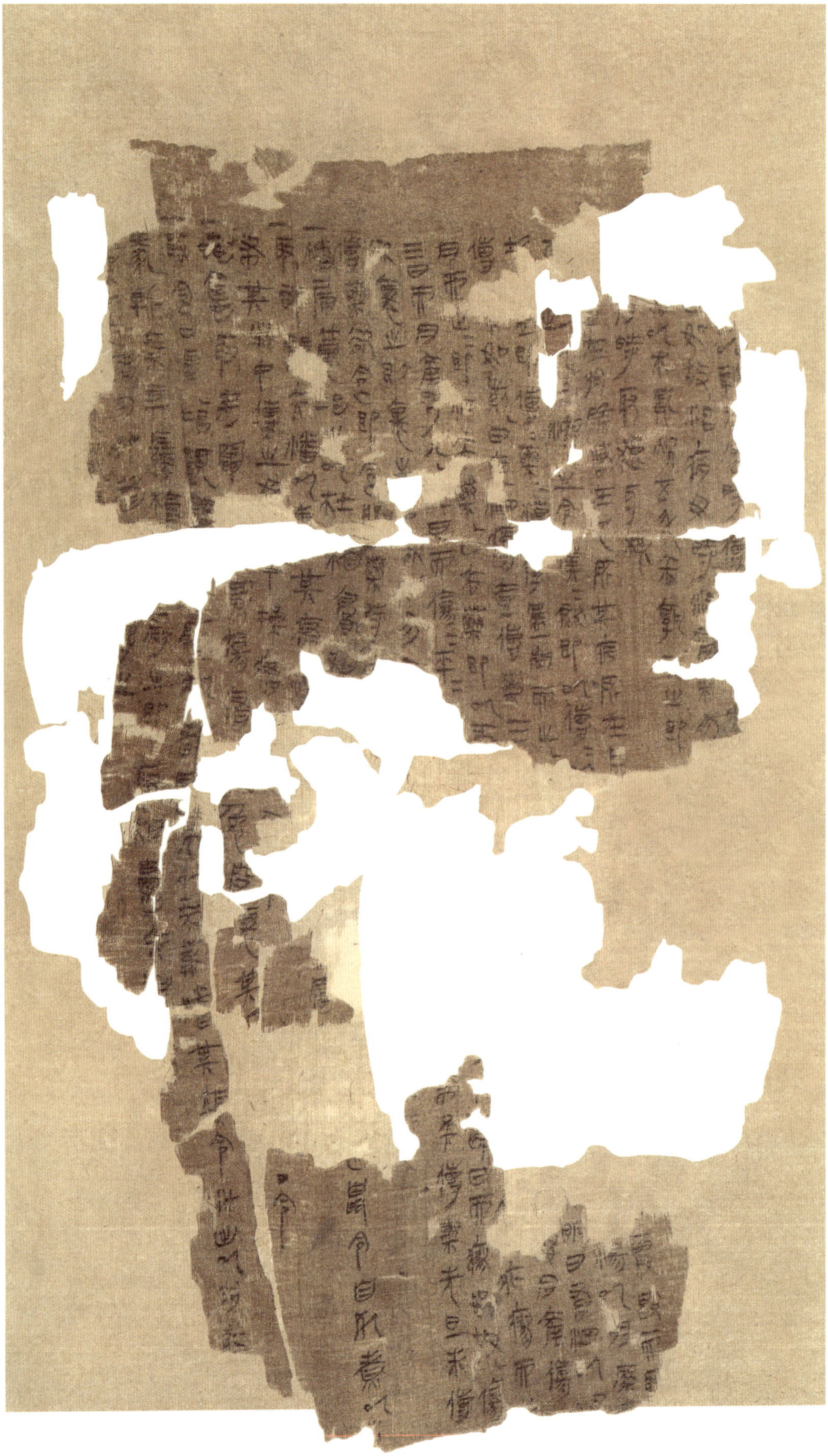

帛書二三（395—415行）

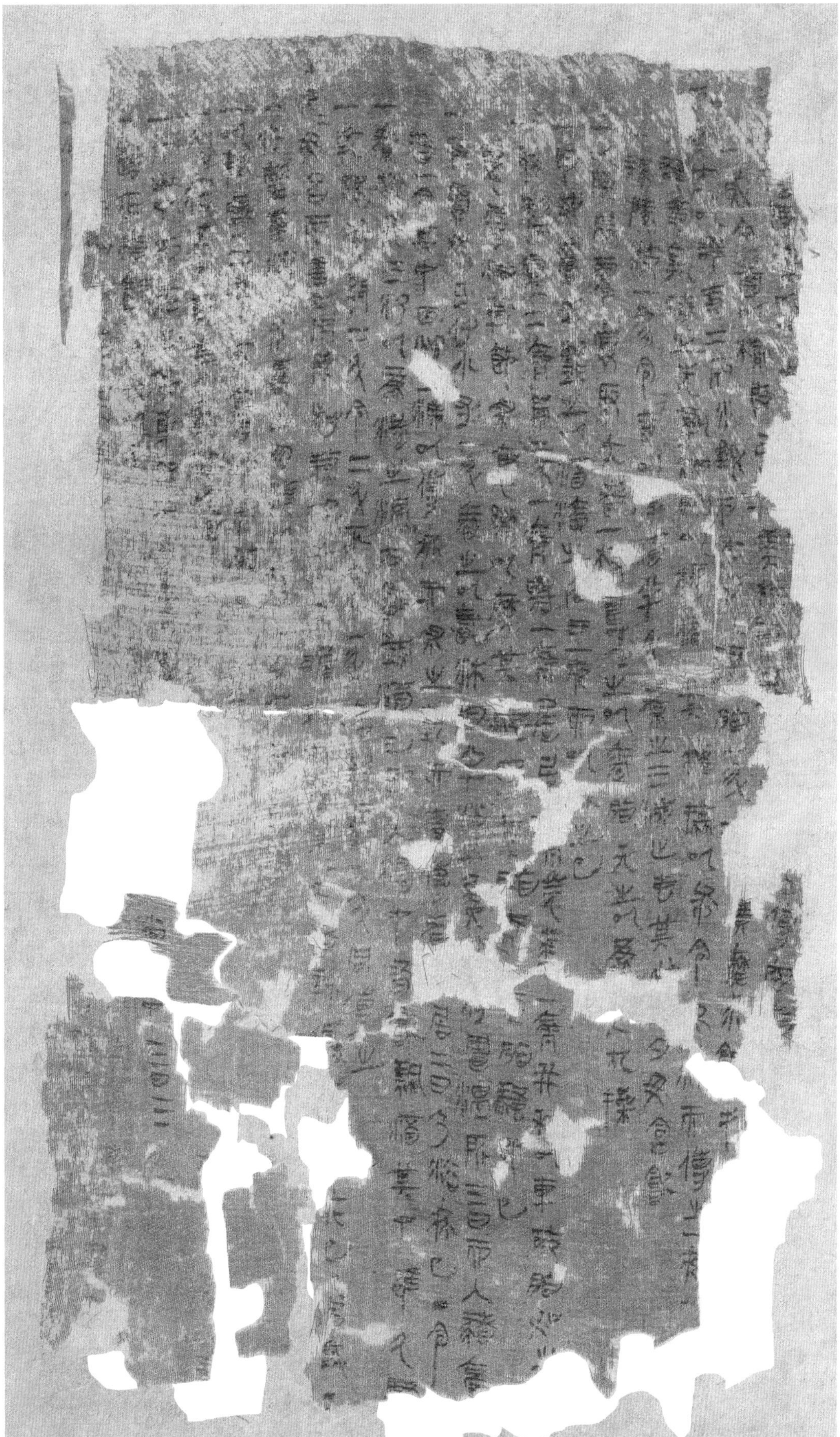

帛書二三（416—435行）

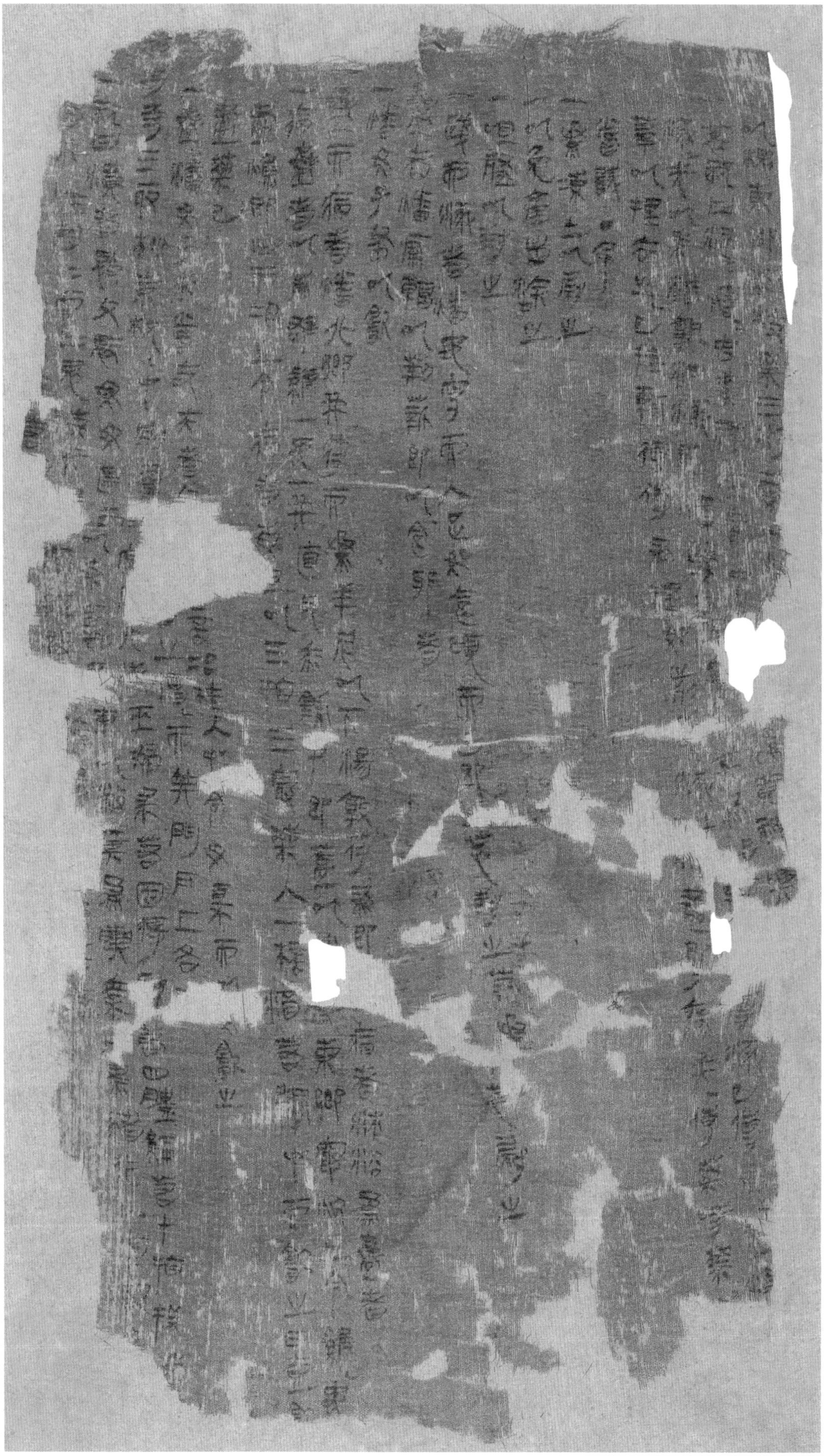

帛書二四（436—455行）

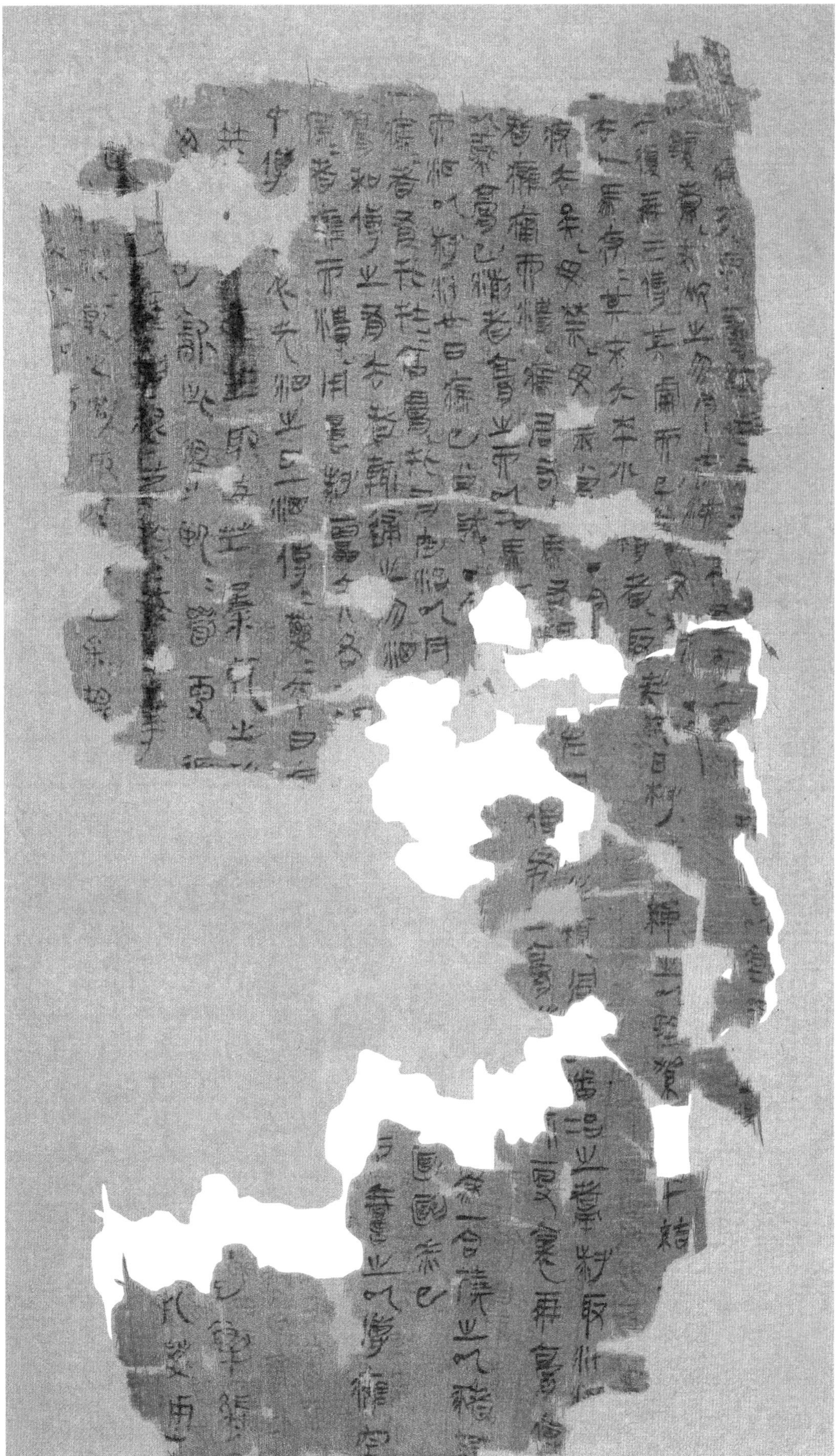

帛書二五（456—472行）

帛書二六（473—488行）

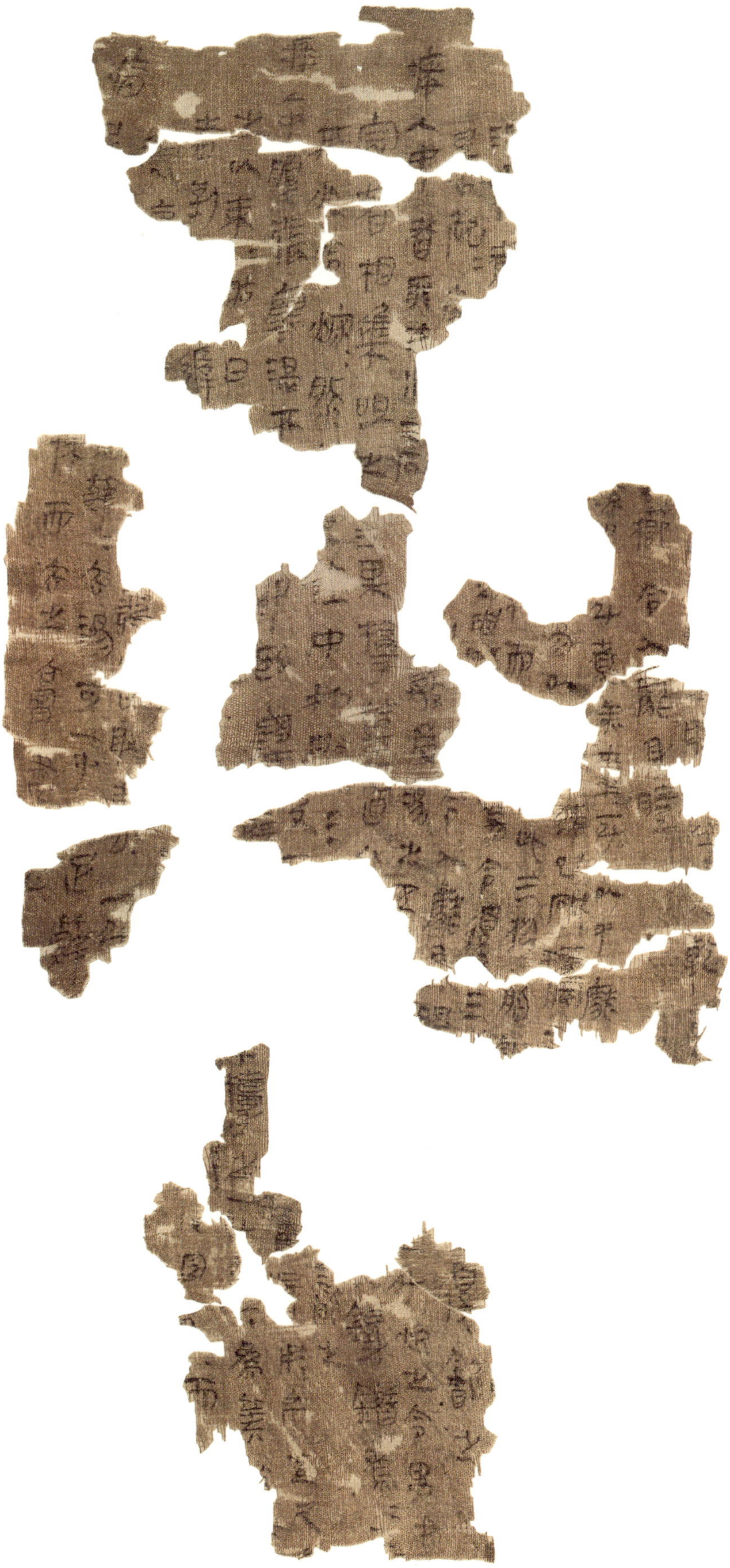

原文

目錄

【注釋】

〔一〕諸傷：裘錫圭（2014：214）：「●諸傷」至「嬰兒瘛」的五行，新圖版漫漶不清，此根據原圖版釋，參看附圖。

〔二〕蟲蝕：裘錫圭（2014：214）：補「蟲蝕」二字不一定準確。

〔三〕二：馬王堆漢墓帛書整理小組（1985：26）：二字殘缺，但細察帛書，上面一横下沒有叉筆，不能是五字；中間沒有與上下等長的横筆，也不能是三字。

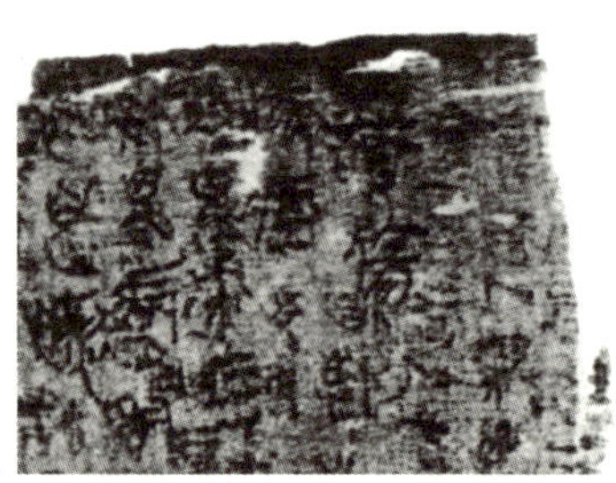

原圖版

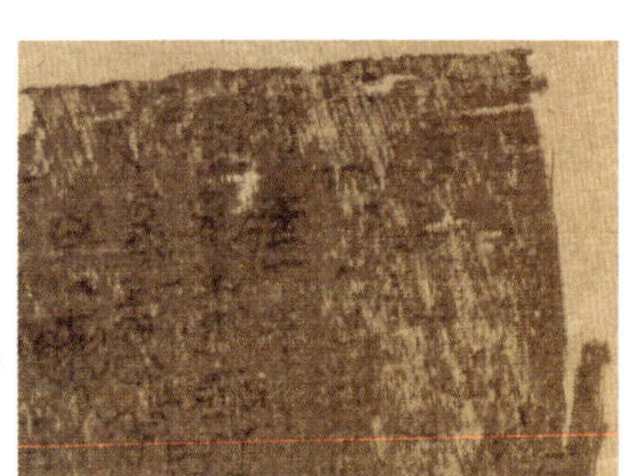

新圖版

一、諸傷

【原文】

【諸傷〔一〕：□□】膏〔二〕、甘草〔三〕各二〔四〕，桂、畺（薑）、椒、朱（茱）【萸□□□□□□□□□□□□□□】〔五〕1【□□】毀一垸（丸）音（杯）酒中〔六〕，歆（飲）〔七〕之，日壹歆（飲），以□其⊠2

【注釋】

〔一〕【諸傷】：馬王堆漢墓帛書整理小組（1985：26）：諸傷，指人體受金刃、竹木、跌打等破傷。周一謀、蕭佐桃（1988：51）：「傷」，《集韻》作「痛」解，此指創傷、損傷。從本書內容來看，諸傷是指因金刃、竹木等創傷和跌打損傷一類病證。魏啓鵬、胡翔驊（1992：46）：從後面各方來看，是指因金刃、跌打所引起的出血、感染、瘀血阻滯等創傷。馬繼興（1992：323）：二字原脫，據目錄補。『諸』字義為多種、各種。據此可知本文所謂『諸傷』，系指由於金、石、鋒刃之物所致之外傷而言。

〔二〕膏：馬繼興（1992：323）：『膏』字義為油脂。孔疏：『凝者為脂，釋者為膏。』根據本書中應用最多的動物性油脂則為『豕膏』（即豬油）。嚴健民（2005：1）：動物的脂肪。裘錫圭（2014：215）：取自牛、羊等有角動物的脂肪稱為『脂』，如羖脂、牛脂等；取自無角動物如豬屬、豹類等的脂肪皆稱為『膏』，如豬膏、豕膏、豹膏等均是。

〔三〕甘草：馬繼興（1992：323）：為豆科植物甘草的根。張雷（2017：12）：甘草，又名蜜甘、蜜草、美草、蕗草、靈通、國老。

〔四〕各二：馬王堆漢墓帛書整理小組（1985：26）：各二，指□膏、甘草兩藥與桂、薑、椒等配合時的比例。嚴健民（2005：1）：『各二』與後三味藥用藥數量相呼應，後三味藥當用『各一』。因此，在《五十二病方》中，凡在藥名後只記數字，不出劑量單位者，指藥物比例數量。

〔五〕【莫□□□□□□□□□□□□□□□□□□□□□】：裘錫圭（2014：215）：缺字數為估算，與實際情況可能有出入。本釋文中的缺字基本上都是估算補的。以下不加注。

〔六〕毀一垸（丸）音（杯）酒中：周一謀、蕭佐桃（1988：51）：《說文》：『毀，缺也。』段注：『缺者，器破也。因為凡破之稱。』故『毀』作破碎解。『垸』通『丸』。『毀一丸杯酒中』，意即將一丸藥破碎後置於一杯酒中。魏啓鵬、胡翔驊（1992：46）：戴震認為垸即『鍰』的假借字。每鍰為十一銖又五十二黍。如從戴說，則一垸（鍰）相當於4.5個三指撮。馬繼興（1992：326）：『音』，為『棓』字之省。而『棓』為『杯』之古寫。嚴健民（2005：2）：垸，《五十二病方》釋『丸』，各家從之。此解做丸的方法。《五十二病方》中用『垸』均代表『丸』。毀，破壞，將做成收藏的丸藥揉碎一丸放於一杯酒中，喝下去。音，《五十二病方》釋『杯』，各家從之。古『音』同『杯』，古代盛羹及注酒器。張雷（2017：13）：毀，從本文看，當釋為破碎。垸，當依《考注》《考釋》《注補譯》所釋為是，『垸』通『丸』。我們推論一垸大約相當於10克。

〔七〕歓（飲）：張雷（2017：14）：《說文·歓部》：『歓，歠也。』《玉篇》：『歠，古文飲。』下同。

【原文】

【一】，□□□胸〔一〕，令大如荅〔二〕，即以赤荅〔三〕一斗〔四〕並【□，□□□□□□□□□□□□□□】〔五〕3

孰（熟）而〔六〕□【□飲】其汁=（汁，汁）宰（滓）皆索〔七〕，食之自次（恣）殹〔八〕。☐4

【注釋】

〔一〕【一】，□□□胸：馬王堆漢墓帛書整理小組（1985：26）：釋文認為『【一】，□□□□胸』。馬繼興（1992：328）：胸，古代食品，乾肉的一種。嚴健民（2005：3）：胸，即肛門。張雷（2017：15）：帛書於每一方前往往加『一』以示標注。與後世醫書『又方』同義，下同。賴雷成認為胸可釋為『胸忍蟲』，即蚯蚓。

〔二〕令大如荅：周一謀、蕭佐桃（1988：52）：《說文》：『荅，小尗也。』即小豆。嚴健民（2005：3）：令大如荅，強調將某動物的肛周組織切成小塊。裘錫圭（2014：215）：荅，小豆。陶弘景《本草經集注·序例》云，凡丸藥『如小豆者，今赤小豆也』。

〔三〕赤荅：魏啓鵬、胡翔驊（1992：47）：赤小豆。裘錫圭（2014：215）：赤荅，即赤小豆。《神農本草經》載赤小豆『下水腫，排癰腫膿血』。

〔四〕斗：馬繼興（1992：328）：斗，容量單位元，十升為一斗，十斗為一斛。

〔五〕【□，□□□□□□□□□□□□□□】：裘錫圭（2014：216）：原圖版此處有寫『復治/痛斬』的殘片，現在移到5—6行。此處缺字據文義補為『【□，□□□□□□□□□□□□□□】』。

〔六〕而：裘錫圭（2014：216）：『而』，根據新拼合的殘片釋。

〔七〕汁宰（滓）皆索：馬王堆漢墓帛書整理小組（1985：26）：索，盡。汁滓皆索，將藥汁、藥渣一同服下。周一謀、蕭佐桃（1988：52）與魏啓鵬、胡翔驊（1992：47）：所見同上。馬繼興（1992：330）：『滓』字義為渣滓，水底沉澱物。嚴健民（2005：3）：汁滓皆索，說明將藥物吃完飲盡。

〔八〕食之自次（恣）毆：周一謀、蕭佐桃（1988：52）：意即患者隨意飲食，不必講宜忌。魏啓鵬、胡翔驊（1992：47）：自次，自恣，自己隨意。馬繼興（1992：330）：本條「食之自恣」，指服用的藥量不拘。裘錫圭（2014：216）：毆，馬王堆漢墓帛書整理小組（1985：26）釋文作「解」。自恣，隨意。張雷（2017：18）：考本文前已有「飲」，說明服藥的動作，則此處的「食」應釋為「飲食」，「之」起到調節音節的作用。

【原文】

一，治齊【實】〔一〕，【□，以】淳酒漬而餅之〔二〕，煏瓦鬵炭〔三〕【□□□□□□□□□□】複治〔四〕，漬、【餅】5、煏之如【前】，即治，入三指㝡（撮）〔五〕半音（杯）温酒〔六〕【□□□□□□□□□□□□□□□】痛斬多者6百治，大深者八十，小者卌〔七〕（四十），治精〔八〕7。

【注釋】

〔一〕齊【實】：周一謀、蕭佐桃（1988：52）：齊，當為「薺」。「齊□」應是「薺實」。馬繼興（1992：331）：薺實，「實」字原脫，據「令金傷毋痛，取薺熟乾實，熬令焦黑」文補。按，薺實均用以主治外傷，乃古之遺法。考薺實乃薺菜之種子。嚴健民（2005：4）：齊，即薺，諸傷第十七治方「取薺熟乾實」，《馬王堆醫書考注》注曰「薺熟乾實即成熟乾燥的薺菜子」可參。故薺後缺字補「實」。張雷（2017：19）：薺，《名醫別錄》：「味甘，温，無毒。主利肝氣，和中。其實，主明目，目痛。」

〔二〕淳酒漬而餅之：馬王堆漢墓帛書整理小組（1985：26）：漬，浸泡。周一謀、蕭佐桃（1988：52）：全句意即將藥物浸酒後做成餅狀。魏啓鵬、胡翔驊（1992：48）：用醇酒浸泡後做成餅。馬繼興（1992：331）：醇酒，古代指不摻水分的純酒。餅是用面製成扁圓形的食品。張雷（2017：19）：《說文》段注：「淳，……純、醇二字之假借也，假借行而本義廢矣。」

〔三〕煏瓦鬵炭：馬王堆漢墓帛書整理小組（1985：26）：煏，焙烤。瓦鬵，一種陶制烹器。《說文》：「鼎大上小下若甑，曰鬵。」周一謀、蕭佐桃（1988：53）：煏，用火焙乾。瓦鬵，鬵，釜類烹器。魏啓鵬、胡翔驊（1992：48）：瓦鬵炭，指瓦灶中的木炭火。馬繼興（1992：332）：鬵，大釜（鍋）。煏瓦鬵炭，指用陶制的烹器焙烤成炭。嚴健民（2005：4）：煏，焙烤。煏瓦鬵炭，指將某物在鬵內烤成炭。張雷（2017：20）：煏，「稫」，古作「[illegible]」（《說文》籀文）。瓦，用土燒製成的器物，瓦質的。

〔四〕冶：馬王堆漢墓帛書整理小組（1985：26）：釋文作「冶」。冶，《醫心方》卷二十二引《集驗方》「已冶艾葉一筥」，「冶」字日文訓釋爲「碎」。帛書醫方中「冶」字都是「碎」的意思。同樣意義的「冶」字，也見於《流沙墜簡》和《武威漢代醫簡》。周一謀、蕭佐桃（1988：52）：尚志鈞氏亦認為「冶，即研碎」。魏啓鵬、胡翔驊（1992：47）：讀為「擣」。馬王堆漢墓醫書中，絕大多數「冶」字之義，皆為「擣」，擣碎。嚴健民（2005：3）：冶，《說文》「冶，銷也。」段玉裁注：「銷也，鑠金也」。《說文》「鑠，銷金也」，即熔化。在《五十二病方》中，凡「冶」均轉釋為「粉碎」。裘錫圭（2014：216）：赤堀、山田（1985：140）：《醫心方》卷十四引《僧深方》「冶下篩」，「冶」字日文訓釋爲「擣」。張雷（2017：16）：《外臺秘要方》避唐高宗諱，改「冶」為「擣」。錢超塵先生認為：「冶」字訓為「磨碎」「粉碎」等，是醫籍特有的。

〔五〕三指宬（撮）：馬王堆漢墓帛書整理小組（1985：26）：三指撮，也見於《金匱要略》卷上風引湯條。原系以三個手指撮取藥物的一種估量單位。漢代以四圭為一撮，《一切經音義》五十三引《說文》「撮，四圭也，三指撮也。」周一謀、蕭佐桃（1988：53）：系以三個指頭（拇指、示指、中指）撮取藥物的一種估量單位。魏啓鵬、胡翔驊（1992：48）：用三個手指撮取東西的一種估量單位。一撮為四圭。馬繼興（1992：332）：撮，原作「最」。三指撮，用拇、示、中三指指頭合併，撮取藥物粉末劑的一種方法，這是一種較古的藥用估量單位。嚴健民（2005：4）：最，《五十二病方》中均釋「撮」，古計量單位，但不規範。《說文》：「撮，四圭也；一曰兩指撮也。」《玉篇》：「撮，三指取也。」《五十二病方》反映秦漢時期粉碎後的粉狀藥物，多用「三指撮」計量，即用大拇指、示指和中指對攝藥粉。裘錫圭（2014：216）：宬，馬王堆漢墓帛書整理小組（1985：26）釋文逕釋作「最」，以下同。

〔六〕温酒：馬繼興（1992：333）：温，加温，加熱。嚴健民（2005：4）：温酒，即將酒加熱。「酒」後缺字，可順補「中飲之」。

〔七〕卌：馬王堆漢墓帛書整理小組（1985：27）：卌，四十。此字據對頁反印文補。

〔八〕冶精：周一謀、蕭佐桃（1988：53）：即「精冶」，精工細研。魏啓鵬、胡翔驊（1992：48）：精，與「令」同義，善、好之意。這裏指很見效。馬繼興（1992：333）：精，細微。

【原文】

一，燔白雞毛及人𨲡（髮）〔一〕，治各等〔二〕。百草末八亦〔三〕冶而【□□□□□毀】一垸（丸）溫酒一音（杯）中而[8]歓（飲）之[9]。

【注釋】

〔一〕燔白雞毛及人𨲡（髮）：馬王堆漢墓帛書整理小組（1985：27）：燔，燒。雞毛，《神農本草經》作『雞翮羽』，《名醫別錄》作『雞翅毛』，但均無治療創傷的記載。人髮灰，後代名血餘炭。《名醫別錄》云：『亂髮，……止血，燒灰吹之，立已。』魏啓鵬、胡翔驊（1992：48）：燔，燒，這裏指燒存性，使藥物一部分炭化，仍能嘗出原有氣味。故下文又要求『治』之。燔人髮，即血餘炭，性味苦平，入肝、胃二經，有止血散瘀的作用。嚴健民（2005：5）：燔，加火上曰燔，段玉裁《小箋》『燔與火相著』。本句指將白雞毛放在火上燒。張雷（2017：23）：𨲡（髮），又名血餘、人退。氣味『苦，微溫，無毒』。

〔二〕各等：馬王堆漢墓帛書整理小組（1985：27）：各等，指配合時白雞毛灰、人髮灰用量相等。『各』字據對頁反印文補。魏啓鵬、胡翔驊（1992：48）：兩藥各等分。嚴健民（2005：5）：即白雞毛、人髮燒成的炭末等量。

〔三〕百草末八亦：馬王堆漢墓帛書整理小組（1985：27）：釋文作『百草末八灰』。百草末，未詳。《本草綱目》以『百草灰』為『竈突墨』的別稱，與此不知是否為一物。『百草末八灰』，指百草末的用量為上述毛髮灰的八倍。周一謀、蕭佐桃（1988：53）：百草末，藥名，疑是後世的百草霜，雜草燃燒後附於煙囱內的煙灰，具有止血、解瘡毒作用，此藥出自《本草圖經》。八灰，即八倍灰，指百草末的用量是雞毛灰、人髮灰的八倍。魏啓鵬、胡翔驊（1992：48）：百草末八灰，『八』讀為『煖』。指百草末經火氣化後所餘下的灰，即百草霜，為雜草燃燒後附於灶突或煙囱內的煙灰，其味辛，入肺、胃、大腸經，《本草綱目》稱其有『止上下諸血』之功。馬繼興（1992：334）：百草末在後代醫書中又名『百草灰』或『百草霜』。這是採用多種草藥製成的炭末劑，局部外用在止血、生肌方面都有一定效果。裘錫圭（2014：216）：亦，馬王堆漢墓帛書整理小組（1985：27）釋文作『灰』。小曾戶等（2007：8）：《漢書・禮樂志》所載《郊祀歌》第十九章《天門十一》有『百末旨酒布蘭生』一句。顔師古注云：『百末，百草華之末也。旨，美也。以百草華末雜酒，故香且美也。』此百末是將各種草花搗碎而作的。本方『百草末』或許是這種東西。張雷（2017：23）：百草霜，別名月下灰、灶突墨、釜下墨、灶突中塵、釜臍黑、釜月中墨、鐺墨、灶額上墨、釜底墨、鍋底墨、鐺底煤、灶額墨、釜煤、釜炲、鍋底灰、灶煙煤、灶煤、鍋煙子，藥材基源為稻草、麥稭、雜草燃燒後附於鍋底或煙囱內的黑色煙灰。和《研究》所釋的百草灰不同，但都有止血功能。此處釋為『百草灰』更妥。

【原文】

一，以刃傷〔一〕，熕（燔）羊矢〔二〕，傅〔三〕之10。

【注釋】

〔一〕以刃傷：馬繼興（1992：335）：以，作為。刃，金屬兵器之總稱。嚴健民（2005：6）：本方指金刃致傷的治療。

〔二〕熕（燔）羊矢：馬王堆漢墓帛書整理小組（1985：27）：熕，從煩從犬，讀為燔。羊矢，見《名醫別録》，但無治療創傷的主治。周一謀、蕭佐桃（1988：54）：《備急千金要方》卷二十五則有用羊屎燒灰治竹木創傷的記述，如：『治竹木刺在皮中不出方：羊屎燥者燒作灰，和豬脂塗刺上。若不出，重塗。乃言不覺刺出時。一云用乾羊屎末。』魏啓鵬、胡翔驊（1992：49）：《千金方》卷二十五有羊屎燒作灰，和豬油塗抹，治竹木刺在皮中不出的記載。《日華子本草》亦用此方治箭鏃不出。《本草綱目》稱羊屎性味苦、平，無毒。馬繼興（1992：335）：《別録》有羊屎燔炭內服，『主小兒泄痢』等病，但無治刃傷記載。嚴健民（2005：6）：羊矢，即羊屎。在《五十二病方》中，『矢』均指『屎』。《左傳・文公十八年》『……殺而埋之於馬矢之中。』《莊子・人間世》『以筐盛矢。』陸德明釋文：『矢或作屎。』張雷（2017：25）：《武威漢代醫簡》亦和帛書字形相同，如第18簡：『大如羊矢，温酒飲之，日三四。與宰搗之，丸大如赤豆。心寒氣脅下恿，吞五丸，日三吞。』

〔三〕傅：馬王堆漢墓帛書整理小組（1985：27）：傅，外敷。嚴健民（2005：6）：『傅』，古通『敷』。顏師古注：『傅讀為敷，敷布也。』《五十二病方》中，『傅』均指將藥敷布於傷口之上。馬繼興（1992：335）：『傅』，假為『敷』。『敷』字義為塗抹藥物。按，本書中『敷』字全作『傅』，故今仍依原文，下同。張雷（2017：26）：此方為外敷方。

【原文】

一，止血出〔一〕者，燔鈸（髮），以安（按）其痏〔二〕。 11

【注釋】

〔一〕血出：馬繼興（1992：336）：血出，即出血。這裏指外傷性出血。

〔二〕以安（按）其痏：馬王堆漢墓帛書整理小組（1985：27）：痏，外傷。周一謀、蕭佐桃（1988：54）：按，按壓；痏，傷口。以按其痏，意即將髮灰放在傷口上，並用手按壓傷口，以便達到止血的治療目的。這與現行的炭藥和壓迫止血相符。魏啓鵬、胡翔驊（1992：49）：痏，毆傷。這裏指出血不止的外傷。馬繼興（1992：336）：『安』，用手或手指向下壓迫。嚴健民（2005：6）：痏，漢史遊《急就篇》『毆傷曰痏』。《五十二病方》中凡『痏』，皆指傷口。張雷（2017：26）：『安』『按』相通例有《戰國策·趙策一》『秦禍安移於梁矣』。《荀子·勸學》楊注引『安』作『按』。睡虎地秦簡《為吏之道》：『與民有期，安騶而布，毋使民懼。』整理小組讀『安』為『按』。痏，整理者隸定有誤，當隸定為『侑』。『以安其痏』，本方採用在出血之際，新病即為標，病勢急驟，當先止其血，後再求其出血病因，故急用血餘炭，速即按在瘡傷處。體現治求標本的思維。

【原文】

一，令傷者毋（無）痛，毋（無）血出〔一〕，取故蒲席〔二〕厭（厭）〔三〕□□【□】燔【□□□□】痏（痏）〔四〕。 12

【注釋】

〔一〕毋（無）痛，毋（無）血出：周一謀、蕭佐桃（1988：55）：毋，不。毋痛，不發生疼痛。嚴健民（2005：7）：毋：不。本方點明是傷而不痛、不出血方。張雷（2017：27）：古文借字為『母』字表示否定詞『毋』，戰國時代秦詛楚文有『毋』，大概是目前所能看到的最古的『毋』。本帛書亦多用『母』字代『毋』字。

〔二〕故蒲席：周一謀、蕭佐桃（1988：55）：故，舊，敗也。蒲席，一指船上的蒲帆，一指人臥用的蒲席，在此指後者。魏啓鵬、胡翔驊（1992：49）：故，破敗陳舊。《名醫別錄》：『敗蒲席，平，主治筋溢、惡瘡。』嚴健民（2005：7）：故，舊。《說文》『故，使為之也』。段玉裁注：『凡為之必有使之者，使之而為之則成故事矣。引申之為故舊。』故蒲席，《名醫別錄》作『敗蒲席』，即用舊了的蒲草席。張雷（2017：27）：《肘後方》載『敗蒲席』治跌傷。其《治卒墜損腕折被打瘀血方第七十七》載：『治從高墜下，若為重物所頓捽得瘀血方：去敗蒲席燒灰，以酒服方寸匕。』本方運用燒蒲席止血固澀的應急之法，是防止出血多而耗血散氣的，是收斂攝血之治。

〔三〕厭（厭）：馬王堆漢墓帛書整理小組（1985：27）：厭，釋文逕釋作『厭』。周一謀、蕭佐桃（1988：55）：通『壓』。馬繼興（1992：336）：充分，飽滿，極度，滿足。嚴健民（2005：7）：厭：滿足。『取故蒲席厭』即取足量。張雷（2010）：『厭』在此處宜作『足量』講，只有『燔』後將藥物進行加工才能按壓在傷口處，因此釋作『壓』字不妥，考帛書用法，常用『按』字，不用『壓』。

〔四〕燔【□□□□】痏（痏）：馬王堆漢墓帛書整理小組（1985：27）：痏，釋文逕釋作『痏』。周一謀、蕭佐桃（1988：55）：『燔』『痏』二字之間缺四字，今據111行，可補為『燔之，以按其痏』。嚴健民（2005：7）：『其痏』二字告訴我們《五十二病方》中的一個常用語法，如11行『以按其痏』。用什麼『按其痏』呢？在本方中是將『故蒲席』燔燒和炭。本方在『燔』和『其痏』之間缺四字，可補作：燔『席治按其』痏。

【原文】

一，傷者血出，祝〔一〕曰：『男子竭，女子蠚（滅）〔二〕。』五畫地【□】之〔三〕。 13

【注釋】

〔一〕祝：馬王堆漢墓帛書整理小組（1985：27）：祝，即呪、咒。本條是祝由方法，屬於應加批判的糟粕。本書雜有一些祝由術，系古代唯物主義與唯心主義在醫學領域中激烈鬥爭的反映。周一謀、蕭佐桃（1988：55-56）：即呪，咒，念咒文。這是古代巫術治病的『祝由』法，又稱『禁』法。這些都是古代唯心主義在醫學領域中的直接反映。魏啓鵬、胡翔驊（1992：49）：祝，咒，祝禱。原始醫學與原始宗教的遺習，用祝禱和符咒治病。後世稱用符咒禳病為祝由科。

〔二〕男子竭，女子蔑（滅）：赤堀、山田（1985：144）：蔑，疑『截』通『裁』，斷也。周一謀、蕭佐桃（1988：56）：竭，盡也；蔑，指酢漿，醋也。按：蔑在此解為醋，顯然不通，疑為『截』字之誤寫，即截斷、阻斷之意。『男子竭，女子蔑』，意即男子、女子的出血停止。魏啓鵬、胡翔驊（1992：49）：竭，乾涸，指血凝結而停止。蔑，截，本義是醋漿。醋為酸，酸主收斂。這裏指女子出血也逐漸收斂停止。馬繼興（1992：337）：竭，義為盡、結束。蔑，疑假為裁。

〔三〕五畫地【□】之：馬王堆漢墓帛書整理小組（1985：27）：五畫地，在地上畫五下。周一謀、蕭佐桃（1988：56）：五畫地，在地上畫五下，巫在祝病時的一種動作。根據禁祝時常有『唾』這一動作，『之』字前的缺字，擬補『唾』字，全句是『五畫地唾之』。嚴健民（2005：8）：『五畫地』後缺一字，可補『傅』字。『五畫地』是在祝詞念完後，在地上畫五條痕，取畫出的浮土傅於小形傷口上，可起止血作用。但那時的人，不知破傷風的感染。呂亞虎（2008：204）：『五』可通『午』，故『五畫地』可讀為『午畫地』，指在地上畫出一縱一橫的兩條交叉的直線。周家臺三十號秦墓發掘出土的一批簡牘醫方中，有一條是治『馬心』疾的巫方，原文曰：『……即午畫地，而最（撮）其土，以靡（摩）其鼻中。』後世方書中屢見『畫地作十字』或『畫地作五字』之文，『五』古文作『×』，『午』意指縱橫交錯，故『五畫地』『午畫地』或『畫地作十字』均指在地上畫一縱一橫兩條交叉的圖形。

【原文】

一，令傷毋（無）般（瘢）〔一〕，取彘（彘）膏〔二〕、□衍並治，傅之14。

【注釋】

〔一〕令傷毋（無）般（瘢）：馬王堆漢墓帛書整理小組（1985：28）：毋瘢，沒有瘢痕，這是防止創傷癒合後造成瘢痕的方法。周一謀、蕭佐桃（1988：56）：使傷口愈後不發生瘢痕。魏啓鵬、胡翔驊（1992：50）：使外傷癒合後不留下瘢痕。嚴健民（2005：8）：毋瘢，即傷好後不留疤痕方。張雷（2017：31）：『般』通『瘢』。

〔二〕彘（彘）膏：馬王堆漢墓帛書整理小組（1985：28）：彘，釋文作『彘』。彘膏，豬脂油。周一謀、蕭佐桃（1988：56）：『彘』，通『豕』，豬也。彘膏，即豬脂油。《靈樞・癰疽》有豕膏治猛疽、米疽的記載。魏啓鵬、胡翔驊（1992：50）：彘膏，經煉製後冷凝的豬油。古代常用於煎膏藥。嚴健民（2005：8）：彘，《說文》：『彘，豕也』。彘膏即豬膏（豬的脂肪）。膏，膏脂類，古膏、脂有別。《說文》『脂，戴角者脂，無角者膏』。張雷（2017：31）：『彘』和『豕』不是通假關係。按照楊雄說法二者是同物異名。

【原文】

一，以男子洎〔一〕傅之，皆不般（瘢）。

【注釋】

〔一〕洎：馬王堆漢墓帛書整理小組（1985：28）：洎，本義為肉汁。男子洎，與後三一八行的『男子惡』，俱指『人精』。周一謀、蕭佐桃（1988：57）：洎，本義是鍋中添水，引申為肉汁。帛書整理小組認為，『男子洎』指人精。趙有臣氏則認為『男子洎』應是鼻液，如說：『解男子洎為人精，不確。今按『洎』字當指鼻液而言。以上兩說並存待考。魏啓鵬、胡翔驊（1992：50）：洎，湯汁。這裏指男子的精液，即『人精』。馬繼興（1992：339）：『男子洎』，應指男子排出的體汁，即精液。

【原文】

一，金傷者，以方（肪）膏〔一〕、烏家（喙）〔二〕【□□】，皆相□煎，鉈（施）〔三〕之16。

【注釋】

〔一〕方（肪）膏：馬王堆漢墓帛書整理小組（1985：28）：肪膏，動物油脂。周一謀、蕭佐桃（1988：57）：肪膏，指動物的脂肪。《考工記》鄭注：『脂者牛羊屬，膏豕屬。』說明取自有角動物的脂肪稱為『脂』，而取自無角動物的脂肪稱為『膏』。這裏的肪膏當是豬油脂。魏啓鵬、胡翔驊（1992：50）：肪，『脂在腰曰肪』，即肥膘。這裏指用動物肥膘肉煉製的油脂。嚴健民（2005：10）：方（肪）膏，方後續膏，即用『方（肪）』形容『膏』，指豬膏（指豬的板油，或豬的皮下脂肪）。張雷（2017：34）：『方』『肪』同韻，故二字通假。膏，《校釋》釋為煉製的豬油，較為貼切具體。

〔二〕烏家（喙）：馬王堆漢墓帛書整理小組（1985：28）：烏頭別名，帛書『烏喙』的『喙』都寫作『家』，系當時的俗別字。魏啓鵬、胡翔驊（1992：50）：烏喙，烏頭別名，此當為草烏頭。現代藥理亦證明有較強的鎮痛作用。嚴健民（2005：10）：烏喙，《五十二病方》注：烏頭的別名，烏喙用的『喙』字均作『家』。烏喙，多年生草本，母根紡錘形，或倒卵形，形如烏鴉頭故名。烏頭含烏喙鹹，有表面麻醉作用。

〔三〕鉈（施）：馬繼興（1992：341）：本條中『鉈（施）』字有用藥外敷，塗藥之意。嚴健民（2005：10）：鉈，《五十二病方》釋『施』。《馬王堆古醫書考釋》指出：『鉈即施。』《字彙補》『鉈，同施。』在本方中鉈（施）作動詞，泛指局部用藥，多指傳塗或包紮。裘錫圭（2014：218）：鉈，馬王堆漢墓帛書整理小組（1985：28）釋文作『鉇』。

【原文】

一，傷者，以續𢇍（斷）根〔一〕一把〔二〕，獨【活】〔三〕長支（枝）者二廷（梃）〔四〕，黃鈐（芩）〔五〕二梃，甘草【□】廷（梃），秋烏家（喙）二【□〔六〕□】17【□□】□寸者二甌〔七〕，即並煎【□】孰（熟），以布捉〔八〕，取出其汁，以陳縕〔九〕□【□】傅之18。

【注釋】

〔一〕續𢇍（斷）根：馬王堆漢墓帛書整理小組（1985：28）：續斷，見《神農本草經》，云主治『金瘡、癰傷、折跌，續筋骨』。魏啓鵬、胡翔驊（1992：51）：續斷，傷科中疏通氣血筋骨的要藥。馬繼興（1992：342）：『斷』原作『𢇍』，省文。續斷為川續斷科植物川續斷的根。本品能通利血脈，有接骨療傷作用。裘錫圭（2014：218）：𢇍，在楚簡中讀為『絕』。『絕』與『斷』同義，『𢇍』讀為『斷』當是同義換讀的現象。

〔二〕把：馬王堆漢墓帛書整理小組（1985：28）：把，計量草類藥物的一種估量單位，後代醫書對其重量作了規定。陶弘景《本草經集注·序例》：『云某草一束者，以重三兩為正；云一把者，重二兩為正。』魏啓鵬、胡翔驊（1992：51）：把，草藥施用時的估量單位，用一手能握住者為一把。嚴健民（2005：10）：把，古量詞。《說文》：『把，握也』。段注：『把以一手把之也。』《急就篇》：『一把曰把』。指用手之虎口合圍握之，即把。

〔三〕獨【活】：周一謀、蕭佐桃（1988：58）：考《神農本草經》有獨活、獨椹（黃芪的別名）之名稱，而載獨活有『金瘡止痛』的功效。故獨字後的缺字當是『活』字，即獨活。魏啓鵬、胡翔驊（1992：51）：獨□，疑為獨活。馬繼興（1992：342）：獨□長支（枝）者，『□』字缺文，當是『活』字。嚴健民（2005：11）：獨後缺一字，《五十二病方》37、227行均見，巧在獨後均缺一字，以補『活』字為適。且獨活為草本，其劑量可用『梃』。張雷（2017：38）：各家補『活』字可取。獨活又名羌活、羌青、獨搖草、護羌使者、胡王使者、長生草。氣味『苦、甘、平，無毒』。

〔四〕廷（梃）：馬王堆漢墓帛書整理小組（1985：28）：梃，《說文》：『一枚也。』魏啓鵬、胡翔驊（1992：51）：《醫心方》卷三引《極要方》：『生葛根一挺，長一尺，徑三寸。』則以長一尺，橫切面直徑三寸為一挺，亦未成通例。嚴健民（2005：11）：廷，《五十二病方》釋『梃』，古量詞。《說文》『梃，一枚也』。段注：『凡條直者曰梃，梃之言挺也。一枚，疑當作木枚。』《五十二病方》169行『煮膠一廷（梃）半。』《養生方》85行『桂尺者五廷（梃）』。後文講：取長一尺的桂枝條五條。換言之，物長一尺叫一廷（梃）。

〔五〕黃矜（芩）：周一謀、蕭佐桃（1988：59）：黃芩，見《神農本草經》中品：『主諸熱黃疸、腸澼、泄利，逐水、下血閉、惡創恒蝕、火瘍。』魏啓鵬、胡翔驊（1992：51）：黃芩，有清熱燥濕、止血涼血、消腫排膿的功用。現代藥理亦證明，黃芩能清熱、鎮靜、抑菌。

〔六〕秋烏豙（喙）二【□】：魏啓鵬、胡翔驊（1992：51）：秋烏喙，八月間採集的烏喙。嚴健民（2005：11）：『秋烏豙（喙）二顆』，因烏喙的劑量是『顆』，故補。張雷（2017：39）：《注補譯》補『顆』，其義可取，但以帛書原文補『果』更妥當。

〔七〕【□□】㕵者二甌：馬王堆漢墓帛書整理小組（1985：28）：甌，小盆。嚴健民（2005：11）：甌，《急就篇》『甌』，顔師古注：『甌，瓦杅也，其形口大而庳，一曰甌，小盆也』。根據後文『並煎熟』，甌指可加熱的小瓦盆，『二甌』即兩個小瓦盆。『二甌』前缺4字，依《五十二病方》常用語法及前後文意順補：『皆冶，撓之』。裘錫圭（2014：218）：甌，小盆。

〔八〕以布捉：馬王堆漢墓帛書整理小組（1985：28）：『以布捉取』，用布包盛藥物，加壓濾汁。魏啓鵬、胡翔驊（1992：51）：用布包著，壓取濾汁。馬繼興（1992：343）：捉，引申為榨取、絞取。

〔九〕陳縕：馬王堆漢墓帛書整理小組（1985：28）：陳縕，舊絮。魏啓鵬、胡翔驊（1992：51）：陳縕，舊絲綿。嚴健民（2005：11）：縕，即絮。陳縕，即舊絮。以下缺二字順補『浸漬』。

【原文】

【一，□□】者[一]，冶黃黔（芩）[二]與【□□□】煎彘（彘）膏【以】□之[三]，即以布捉，【取□□□□□□□□】19泥[四]之20。

【注釋】

〔一〕【一，□□】者：周一謀、蕭佐桃（1988：59）：據一七行『傷者』句，此處者字前的缺字當是『傷』字。張雷（2017：41）：整理小組根據其他治方【原文】在開頭補『一』字。

〔二〕黔（芩）：馬繼興（1992：345）：『黔』假為『芩』。

〔三〕□之：劉建民（2016：287）：『之』上之殘字，據其殘劃，此字應釋為『挐』，有摻合、混雜、調和等義。

〔四〕泥：馬王堆漢墓帛書整理小組（1985：28）：泥，《廣韻》：『水流也。』此處疑指用藥液沖洗傷處。魏啓鵬、胡翔驊（1992：51）：泥，水流的樣子。殆指用煎制的藥水沖洗患處。

【原文】

一，久傷〔一〕者，薺（齏）杏⿱雨魁〈覈（核）〉中人（仁）〔二〕，以職（膱）膏弁〔三〕，封痏〔四〕，蟲〔五〕即出。【●嘗】試〔六〕21。

【注釋】

〔一〕久傷：馬繼興（1992：345）：久，長久，留滯。『久傷』指受金傷後因遷延不愈而成慢性的潰瘍。張雷（2017：42）：久亦可通灸……灸傷亦可解為火灸造成的傷口。

〔二〕薺（齏）杏⿱雨魁〈覈（核）〉中人（仁）：馬王堆漢墓帛書整理小組（1985：29）：齏，古書或寫作『韲』，粉碎。杏核中人，《神農本草經》作『杏核人』，即杏仁，云主治『金瘡』。魏啓鵬、胡翔驊（1992：52）：齏，粉碎。這裏指把藥物研成粉末。杏核中仁，即杏仁。馬繼興（1992：345）：齏，原作『薺』。本義是一種切成細末的菜，引申為細碎、粉碎。核，原作『⿱雨魁』，從前後文義考察應為『覈』字之形訛。按，『覈』字古義為果實，或與『核』同義。嚴健民（2005：12）：薺：諸傷第三治方用『薺實』。本方薺、杏仁之後沒有說明二藥的劑量，因此『薺』疑為『齏』，故《五十二病方》釋『齏』，作動詞。《周禮·天官·醢人》：『凡醢漿所和細切為齏。』『細切』引申為粉碎。本方『薺杏核』，當指對杏仁進行粉碎。

〔三〕職（膱）膏弁：馬王堆漢墓帛書整理小組（1985：29）：膱，古書或寫作『⿰月直』。《考工記·弓人》注：『亦黏也。』膱膏，即黏的油脂。弁，在帛書醫書中義為調和，疑即後世的『拌』字。魏啓鵬、胡翔驊（1992：52）：膱膏，同『⿰月直膏』，黏稠的油脂。嚴健民（2005：12）：職膏，《五十二病方》釋『⿰月直膏』，即黏的油脂。各家從之。但都未講明『黏的油脂』是什麼油脂。依《五十二病方》考之，284行『以彘膏未煎者炙消以和……』，講的是將生豬油在火上烤炙滴油。356行『……以肥滿剡豶膏』，用此句考釋職膏也是有意義的。將閹割後的公豬的肥肉或板油放在微火上烤炙時向下滴的油，即本方所書職膏。張雷（2017：44）：『職』『膱』均為照母職韻，同音，故通假。膱膏，即豬油。

〔四〕封痏：馬王堆漢墓帛書整理小組（1985：29）：封，《廣雅·釋室》：『塗也。』魏啓鵬、胡翔驊（1992：52）：封痏，塗抹傷口。

〔五〕蟲：周一謀、蕭佐桃（1988：60）：此為創傷已久，瘡口不愈，感染生蟲、生蛆。

〔六〕【●嘗】試：馬王堆漢墓帛書整理小組（1985：29）：嘗試，曾經試用。馬繼興（1992：347）：『嘗試』之義即曾經試用（有效）。嚴健民（2005：13）：即曾經試用而有效驗者。

【原文】

一，稍（消）石〔一〕直（置）温湯中，以洒（洗）癰〔二〕。22

【注釋】

〔一〕稍（消）石：馬王堆漢墓帛書整理小組（1985：29）：消石，見《神農本草經》，與『朴消』為二物。《名醫別錄》則說消石一名芒消，朴消一名消石朴。近代所用硝石，又名火硝，其成分為硝酸鉀；芒硝則為經過加工的朴硝，成分為硫酸鈉。周一謀、蕭佐桃（1988：60）：見《神農本草經》上品，《名醫別錄》說消石一名芒硝。《金匱要略》治黃疸有硝石礬石散，其中硝石是火硝。尚志鈞氏認為：古代硝石有同名異物現象，《神農本草經》所說硝石，是含硫酸鈉為主的芒硝，而真正的硝石是含硝酸鉀的火硝。魏啓鵬、胡翔驊（1992：52）：消石，李時珍說『《神農本經》止有朴消、消石，《名醫別錄》複出芒消，宋《嘉祐本草》又出馬牙消。蓋不知消石即是火消，朴消即是芒消、馬牙消，一物有精粗之異爾。諸說不識此，遂致紛紜也。』今所用消石為天然硝酸鉀加工而成的結晶體，芒消則為天然產的硫酸鈉精製而成，兩者水溶液外用，均有清熱消腫、破結軟堅之功效。李說待考。嚴健民（2005：13）：稍，《五十二病方》釋『消』。張雷（2017：45）：本方為防止傷口感染的外洗方，周一謀等認為本方消石是芒硝，芒硝有殺菌和防止感染的作用。

〔二〕洒（洗）癰：馬王堆漢墓帛書整理小組（1985：29）：釋文作『灑』。灑，洗滌。癰，膿瘡，此處當指創傷感染化膿。魏啓鵬、胡翔驊（1992：52）：癰，指發於體表部位的『外癰』，表現為紅腫突起，發熱疼痛，周圍界限清楚，未成膿之前無瘡頭可以軟堅消腫之法為治，已成膿者易潰破，膿液稠粘，瘡口易斂。此乃氣血受熱毒而壅塞所致。嚴健民（2005：13）：釋文為『灑』，《說文》『灑，滌也』。灑癰，即用消石沖温水洗傷口，癰在此指潰瘍面，參332行『久傷者癰』注。裘錫圭（2014：219）：劉釗（2010）認為『洒』字在帛書中應該讀爲『洗』。『洒』字也有可能本來就是『洗』字的異體或初文，後來用爲水名只是假借，如此『洒』用爲『洗』就不存在假借的問題了。此從劉釗（2010）釋，本篇中『洒』，馬王堆漢墓帛書整理小組（1985：29）釋文都釋作『灑』。以下逕改，不加注。

【原文】

一，令金傷毋（無）痛方〔一〕：取鼢鼠〔二〕，乾而治；取𢑚（彘）魚，燔而治〔三〕；長石〔四〕、薪（辛）夷、甘草各與【鼢】23鼠等，皆合撓〔五〕，取三指㝡（撮）一，入温酒一音（杯）中而歆（飲）之。不可，財益藥〔六〕，至不癰（痛）而止〔七〕。●【令】〔八〕24。

【注釋】

〔一〕令金傷毋（無）痛方：嚴健民（2005：14）：本方為止痛方。

〔二〕鼢鼠：馬王堆漢墓帛書整理小組（1985：29）：鼢鼠，系鼴鼠別稱。《名醫別錄》云其『味鹹，無毒，主癰疽、諸瘺蝕惡瘡、陰蜃、爛瘡。在土中行，五月取，令乾，燔之。』與本方主治相符。魏啓鵬、胡翔驊（1992：53）：鼢鼠，即鼴鼠。今《東北動物藥》亦仍以此法治病，燒焦研面，調香油外敷治疔腫惡瘡，沖酒內服還可治胃癌，療效範圍已擴大。嚴健民（2005：14）：將鼢鼠剖殺，涼乾後粉碎，備用。鼢鼠，別名田鼠、鼴鼠等。

〔三〕㒪（㒪）魚，燔而治：馬王堆漢墓帛書整理小組（1985：29）：㒪魚，疑即《名醫別録》鮧魚。魏啓鵬、胡翔驊（1992：53）：㒪魚，即鯷魚，今稱為鯰魚。嚴健民（2005：14）：「燔而治」即將鮧魚在火焰上烤乾後再粉碎。

〔四〕長石：裘錫圭（2014：219）：長石，見《神農本草經》。《武威漢代醫簡》13：「治金創止痛，令創中温方：曾青一分、長石二分，凡二物皆治合，和温酒飲一刀，日三，創立不痛。」

〔五〕皆合撓：馬王堆漢墓帛書整理小組（1985：29）：撓，攪和。馬繼興（1981）：將兩種以上的藥物（包括粉末、顆粒、液、脂）充分加以攪拌稱為「撓」。魏啓鵬、胡翔驊（1992：53）：合撓，混和攪拌。嚴健民（2005：14）：「皆合撓」，古藥物配伍術語，表示都應攪勻，在《五十二病方》中具有代表性。撓，攪和之意。

〔六〕不可，財益藥：馬王堆漢墓帛書整理小組（1985：29）：財，《荀子·王制》注：「與裁通。」在此義為適當。財益藥，適當增加藥量。周一謀、蕭佐桃（1988：61）：今考「財」亦同「才」。如《漢書·李廣利傳》：「士財有數千。」注：「財與才同。」聯繫上句，意即：若用三指撮藥量而不能解痛的話，才增加藥量。語氣、語意更加通暢明白。魏啓鵬、胡翔驊（1992：53）：財，同「才」，時間副詞。指療效不明顯時，才增加服藥用量。馬繼興（1992：350）：不可，此處指服藥後尚未見效。

〔七〕至不癰（痛）而止：周一謀、蕭佐桃（1988：61）：意即用藥一直到傷口不發生癰腫時為止。說明本方不僅有止痛作用，而且有預防傷口感染化膿的作用。馬繼興（1992：350）：「癰」假為「痛」。「不癰」即不痛。嚴健民（2005：15）：「至不癰而止」，與方前講「令金傷毋痛方」相矛盾，疑「癰」為「痛」抄誤。由此推之，應改作「至不痛而止」。馬氏考釋：「痛與癰，上古音均東部韻，……故癰（癰）假為痛，不癰，即不痛。」指將上藥量加至不痛而止，此解與原文本意相合。

〔八〕●【令】：馬王堆漢墓帛書整理小組（1985：29）：令，良、善。《武威漢代醫簡》方末多注有「良」「甚良」「良甚」「大良」等，與此同義。魏啓鵬、胡翔驊（1992：53）：令。善，良好。古方書「令」於方末，表示對該方良好評價。馬繼興（1992：351）：「令」字在每則古醫方之最末，系指該方有良好的效果。嚴健民（2005：15）：「令」，《說文》「令，發號也」。段玉裁注：「發號者，發其呼以使人也」。在《五十二病方》中常於方尾書「令」，意即「就這樣治療」，或「就這麼辦」。張雷（2017：57）：本方為消腫解痛的內服方。方末有「●」號。考帛書全文，「●」並不是每方方末都有，根據各家對「令」字的解釋，「●」有強調療效的意思，可能是作者著重強調本方是驗方。

【原文】

一，令金傷毋（無）痛，取薺孰（熟）乾實〔一〕，燔（熬）令焦黑〔二〕，治一；林（术）〔三〕根去皮，治二；凡二物並和，取三25指冣（撮）到節一〔四〕，醇酒盈一衷（中）棓（杯）〔五〕，入藥中，撓歙（飲）〔六〕。不耆（嗜）酒〔七〕，半棓（杯）。巳（已）歙（飲），有頃不痛26。復痛，歙（飲）藥如數〔八〕。不痛，毋歙（飲）藥＝（藥。藥）先食後食次（恣）〔九〕。治病時，毋食魚、彘肉、馬肉、飛27蟲〔一〇〕、葷〔一一〕、麻洙采（菜）〔一二〕，毋近內〔一三〕，病巳（已）如故。治病毋（無）時〔一四〕。壹治藥〔一五〕，足治病。藥巳（已）治，裹以28繒臧（藏）〔一六〕。治林（术），暴（曝）若有所燥，治〔一七〕。●令29。

【注釋】

〔一〕薺孰（熟）乾實：魏啓鵬、胡翔驊（1992：54）：成熟乾燥的薺菜子。馬王堆漢墓帛書整理小組（1985：30）：《爾雅·釋草》：『蓁，薺實。』《說文》：『蘬，薺實。』均指薺菜子。薺熟乾實，成熟乾燥的薺菜子。

〔二〕燔（熬）令焦黑：馬王堆漢墓帛書整理小組（1985：30）：熬，《說文》：『乾煎也。』魏啓鵬、胡翔驊（1992：54）：熬令焦黑，即『燒存性』。用焙燥的方法使植物藥部分炭化。嚴健民（2005：16）：燔，《五十二病方》釋『熬』，未證，各家從之。筆者考慮，古人用字，必有其由。『燔』，從火從囂，表意與火有關。『囂』，意含喧嘩。燔令焦黑，指將某物放在鍋中炒。『燔鹽令黃』，古多用海鹽，即結晶大粒鹽，結晶鹽粒在高温鍋中炒時常有爆裂聲。因此用『燔』形容炒鹽。本文將薺菜子放在鍋中炒（燔）至焦黑。

〔三〕林（术）：周一謀、蕭佐桃（1988：62）：考《傷寒雜病論》方中凡用术者，都是白术，而無蒼术之名。白术、蒼术之分是後世之事。魏啓鵬、胡翔驊（1992：54）：《本草綱目》稱『古方二术通用，後人始有蒼、白之分。』蒼、白术採集後皆取其根部入藥。

〔四〕三指寂（撮）到節一：馬王堆漢墓帛書整理小組（1985：30）：三指撮到節，其義當同於三指大撮。魏啓鵬、胡翔驊（1992：54）：節，手指第一節。這裏即三指撮中的一大撮。嚴健民（2005：16）：「到節一」，即用三個指頭對捏取藥到第一個指關節。

〔五〕醇酒盈一衷（中）棓（杯）：周一謀、蕭佐桃（1989：63）：「衷」，通「中」，即中等大小的一杯。馬繼興（1992：353）：中杯，即中等大的杯。嚴健民（2005：16）：醇酒即好酒。衷，「中」之代稱。《左傳・閔公二年》：「服其身，則衣之純；用其衷，則佩之度。」杜注：「衷，中也」。「衷杯」，中等大小的杯子。

〔六〕撓歙（飲）：魏啓鵬、胡翔驊（1992：54）：用酒調服。

〔七〕不耆（嗜）酒：馬王堆漢墓帛書整理小組（1985：30）：當指不能飲酒的人。

〔八〕如數：馬繼興（1992：353）：如數，按照相同的數量。

〔九〕藥先食後食次（恣）：魏啓鵬、胡翔驊（1992：54）：先食後食恣，藥可隨意在飯前或飯後服用。馬繼興（1992：353）：「先食」即飯前服藥。「後食」即飯後服藥。「恣」「次」通假。義為任意。本條文義即服藥的時間在飯前或飯後均可。嚴健民（2005：16）：釋文為「藥先食後食諮」。《說文》「謀事曰諮」，即商議。《五十二病方》中多用此語，本句指飯前飯後服藥均可。張雷（2017：53）：次，《注補譯》釋次為「諮」，欠妥，當釋為「恣」為宜。

〔一〇〕飛蟲：馬王堆漢墓帛書整理小組（1985：30）：飛，釋文作「龜」。帛書「蟲」「虫」兩字已經淆混，此處「蟲」應為「虫」，即蛇類。裘錫圭（2014：220）：劉釗（1997）：從圖版來看「龜」當為「桑」字，「桑蟲」本是一劑藥名，見於《本草圖經》一書。陳劍（2010）：古書中「飛蟲」多指飛鳥。

〔一一〕葷：馬王堆漢墓帛書整理小組（1985：30）：葷，《儀禮・士相見禮》注：「辛物，蔥薤之屬。」《禮記・玉藻》注：「葷薑及辛菜也。」

〔一二〕麻洙采（菜）：馬王堆漢墓帛書整理小組（1985：30）：麻洙菜，古食品名。《武威漢代醫簡》32：「常作赤豆麻洙服之。」

〔一三〕毋近內：馬王堆漢墓帛書整理小組（1985：30）：近內，房事。周一謀、蕭佐桃（1988：63）：近內，指近女色，即房事。嚴健民（2005：16）：內室。此句指不要行房事。

〔一四〕治病毋（無）時：馬王堆漢墓帛書整理小組（1985：30）：時，季節。毋時，不受季節限制。魏啓鵬、胡翔驊（1992：

54）：服藥不拘四季節令。嚴健民（2005：17）：這次病好了，以後不管哪個季節受傷都要及時治療。

〔一五〕壹治藥：裘錫圭（2014：220）：此句意為一次炮製此藥，應足夠治病的需要。

〔一六〕藥巳（已）治，裹以繒臧（藏）：周一謀、蕭佐桃（1988：63）：繒，指絲織品。魏啓鵬、胡翔驊（1992：54）：將所需用的藥物數量，一次性炮製完畢，然後用絲織物包裹收藏。馬繼興（1992：354）：已，病癒。繒，絲織品的總稱。嚴健民（2005：17）：繒，《說文》：『繒，帛也』。『繒藏』，即用帛將藥粉包好藏之。

〔一七〕暴（曝）若有所燥，治：馬王堆漢墓帛書整理小組（1985：30）：若，或。魏啓鵬、胡翔驊（1992：54）：曝若有所燥，這裏講制术的方法，或者用曝曬也可以達到乾燥的效果。馬繼興（1992：354）：『曝』字義為日曬。岳海燕（2021：104）：『若』可解釋為『至，到』。『曝若有所燥，治』意為『加工白术時，曝曬至一定程度，就可以研磨了』。

二、傷痓

【原文】

傷痓=〔一〕（痓：痓）者，傷，風入傷〔二〕，身倍〈信（伸）〉〔三〕而不能詘（屈）。治之：燭（熬）鹽令黃〔四〕，取一斗，裹以布，卒（淬）醇酒中〔五〕，入30即出，蔽〔六〕以市〔七〕，以尉（熨）〔八〕頭。熱則舉〔九〕，適下。為□裹，更以尉=（熨，熨）寒，更燭（熬）鹽以尉=（熨，熨）勿31絕。一尉（熨）寒汗=出=（汗出，汗出）多能詘（屈）倍〈信（伸）〉，止。尉（熨）時及巳（已）尉（熨）四日內，【毋更】衣〔一〇〕，毋見風。過【四】日自32適。尉（熨）先食後食次（恣）〔一一〕，毋（無）禁〔一二〕，毋（無）時〔一三〕。●令33。

【注釋】

〔一〕傷痙：馬王堆漢墓帛書整理小組（1985：30）：痙，古醫書或作『痓』。《素問・厥論》：『手陽明少陽厥逆，發喉痹，嗌腫，痓。』林億注云：『按全元起本痓作痙。』張介賓注：『謂手臂肩項強直也。』《金匱要略方論・痓濕暍病脈證》：『病者身熱足寒，頸項強急，惡寒，時頭熱面赤，獨頭動搖，卒口噤，背反張者，痓病也。』即破傷風一類病症。魏啓鵬、胡翔驊（1992：55）：即破傷風，又名金瘡痙。多因外傷而中風邪，傷或愈或未愈即發寒發熱，顏面肌肉痙攣，呈苦面笑容，牙關緊閉，舌強口噤，流涎；繼則角弓反張，頻頻發作，吞咽、呼吸俱感困難，甚至窒息。馬繼興（1992：356）：痙病主要是以肌肉強直為主的症候群，包括小兒驚風、破傷風、高熱所引起的全身肌肉痙攣症狀以及癇病等。裘錫圭（2014：221）：管俊捷（2011）：帛書整理小組、《馬王堆醫書考注》《馬王堆漢墓醫書校釋》《馬王堆古醫書考釋》四家認為『傷痙』篇中都是破傷風病。《五十二病方注補釋》認為不應是破傷風，根據症狀，『痙』應作『筋』，指似指落枕或肩頸綜合症。認為應逕釋作為《金匱要略》所說的『剛痙』。『剛痙』病發時惡寒而無汗，故以熨頭法使之汗出，治療後汗出作為可能痊癒的徵兆。

〔二〕傷，風入傷：周一謀、蕭佐桃（1988：66）：指傷痙病是因為破傷後，風邪從傷口而入。嚴健民（2005：19）：風，指風寒，致病的因素，六淫之一。『痙者，傷，風入傷』，指本治方中痙病是因為風寒邪氣侵入人體導致筋的攣縮，表現為持續的『身信而不能詘』。『風人傷』前的『傷』，並非指外傷、傷口的『傷』。

〔三〕倍〈信（伸）〉：裘錫圭（2014：221）：倍，馬王堆漢墓帛書整理小組（1985：30）釋文逕釋作『信』，下『倍』字同。張雷（2017：60）：釋文為『信』，從帛書看，此字當隸作『倍』，讀為『背』，即背部、背脊之意。此處應如此斷句：『傷痙，痙者傷風，入傷身，倍（背）而不能詘（屈）』。

〔四〕⿰火囂（熬）鹽令黄：周一謀、蕭佐桃（1988：66）：即把鹽炒黄。馬繼興（1992：357）：按：古人所用的鹽和現代的純粹海鹽不同，且含有多種雜質，故經加熱焙炙後呈現黄色，作為温度增加到一定程度的指標。

〔五〕卒（淬）醇酒中：魏啓鵬、胡翔驊（1992：55）：淬醇酒中，指將炒燙發黄的鹽，趁熱立即放入酒中。馬繼興（1992：357）：『卒』假為『淬』。『淬』字義為淬火，醮火。嚴健民（2005：19）：將高熱鐵器，投入冷水中，使之急速冷卻，叫淬火。裘錫圭（2014：221）：赤堀、山田（1985：153）：《文選》卷四十七《王子淵聖主得賢臣頌》：『清水淬其鋒。』劉良注：『淬，謂燒刃令熱，清於水中。』

〔六〕蔽：馬繼興（1992：357）：蔽，覆蓋，掩避。

〔七〕市：馬王堆漢墓帛書整理小組（1985：30）：『市』，即『韍』字，用熟皮製成的蔽膝。魏啓鵬、胡翔驊（1992：55）：『市』通『綬』『紱』，本義是系印章或佩玉的絲帶。這裏指用絲織物將炒熱淬酒後的鹽包起來，對病人實行藥熨療法。馬繼興（1992：357）：市，古代的一種衣著，相當於後世所稱的圍裙。嚴健民（2005：19）：當為『韍』，熟皮制的圍裙，亦名蔽前、蔽膝。

〔八〕尉（熨）：裘錫圭（2014：221）：尉，馬王堆漢墓帛書整理小組（1985：30）釋文逕釋作『熨』。今按：本篇中釋作『尉』『尉』的字，馬王堆漢墓帛書整理小組（1985：30）釋文一律釋作『熨』。以下不加注。

〔九〕熱則舉：馬王堆漢墓整理小殂（1979：37）：熱，釋文作『熬』。馬繼興（1992：358）：熱，原作『熬』。形訛。『舉』字義為抬起，擎起。嚴健民（2005：20）：熬，《五十二病方》1979年版作『熬』，《馬王堆醫書考注》1988年版作『熱』，但從1979年版為宜。《周禮・地官・舍人》：『喪紀，共飯米，熬穀』。即將加有水（液體）的穀物熬煎，亦作煎熬。本文引申為灼痛，代表在熨療時難以接受的灼痛程度。

〔一〇〕【毋更】衣：周一謀、蕭佐桃（1988：66）：缺文據下文『毋見風，過四日自適』。疑補為『毋更』，即毋更衣。馬繼興（1992：358）：缺文，依上下文應是『毋更』二字。此處應指不使病人更換衣服，以免重複感冒之意。

〔一一〕尉（熨）先食後食次（恣）：馬王堆漢墓帛書整理小組（1985：30）：先食，飯前。後食，飯後。熨先食後食恣，這種熨法在飯前飯後施用均可。

〔一二〕毋（無）禁：馬王堆漢墓帛書整理小組（1985：30）：毋禁，沒有禁忌。

〔一三〕毋（無）時：魏啓鵬、胡翔驊（1992：55）：毋時，不分季節時令。

【原文】

一，傷而頸（痙）者[一]，以水財煮李實[二]，疾沸而抒[三]，浚取其汁[四]，寒和，以歙（飲）病者[五]，歙（飲）以【多為】34故[六]。節（即）[七]其病甚，弗能歙（飲）者，強啓其口，多[八]灌之。節（即）毋（無）李實時，【□□□□□】35煮炊[九]，歙（飲）其汁，如其實數[一〇]。毋（無）禁。嘗【試】。●令36。

【注釋】

〔一〕傷而頸（痙）者：周一謀、蕭佐桃（1988：67）：全句意為受傷而後發痙病者。嚴健民（2005：21）：傷而痙者，指的是因受風寒引起的痙症的治療，病重者可達到牙關緊閉，服藥時要『強啓其口』。僅依此文，難定病名。因痙症中出現『牙關緊閉』的疾病較多。

〔二〕財煮李實：馬王堆漢墓帛書整理小組（1985：31）：財煮李實，煮適當數量的李子。《名醫別錄》有『李核人』，但無用以療傷痙的主治。周一謀、蕭佐桃（1988：67）：『財』，通『裁』，裁定之意。

〔三〕疾沸而抒：馬王堆漢墓帛書整理小組（1985：30）：抒，將水汲出。周一謀、蕭佐桃（1988：67）：抒，挹也，即酌取之意。全句意為煮藥至沸時將藥汁取出。魏啓鵬、胡翔驊（1992：56）：疾沸而抒，迅速沸騰後就將水排掉。嚴健民（2005：21）：疾，速也。疾沸即大沸，滾開的水。抒，汲出。《說文》『抒，挹也。』

〔四〕浚取其汁：周一謀、蕭佐桃（1988：67）：浚，《說文》：抒也。段注：抒者，挹也，取諸水中也。此處作『取』講。全句謂濾取藥汁。馬王堆漢墓帛書整理小組（1985：30）：濾取藥汁。

〔五〕寒和，以歙（飲）病者：馬王堆漢墓帛書整理小組（1985：31）：寒和，温度和宜。周一謀、蕭佐桃（1988：67）：等候湯藥涼到温度適合服飲的程度。魏啓鵬、胡翔驊（1992：56）：寒和，指汁液温度下降到合宜時。嚴健民（2005：21）：寒和，是對『疾沸而抒』的回應，即等藥涼一點了再喝。『以飲病者』，屬倒裝句。張雷（2010）：寒和，此處指適中，恰到好處。

〔六〕歙（飲）以【多爲】故：周一謀、蕭佐桃（1988：67）：缺文據一七一行例，擬補為『多』。嚴健民（2005：21）：參171行『以多為故』句補『多為』。故，度也。

〔七〕節（即）：馬王堆漢墓帛書整理小組（1985：31）：即，若，如。周一謀、蕭佐桃（1988：67）：節，作『若』或『如』字解，亦可釋為『即使』。魏啓鵬、胡翔驊（1992：56）：即：如果，假如。

〔八〕多：馬王堆漢墓帛書整理小組（1985：31）：多，釋文作『為』。

〔九〕節（即）毋（無）李實時，【□□□□□】煮炊：馬王堆漢墓帛書整理小組（1985：31）、周一謀、蕭佐桃（1988：67）、馬繼興（1992：360）：釋文認為『時』下，『煮炊』前殘缺六字，缺文據上下文義，及170行文義補。今同裘錫圭（2014：224）：缺五字。全句意為『如無李實時，可用李根代替』。

〔一〇〕如其實數：周一謀、蕭佐桃（1989：67）：如其實數，指服用量與李實同。

【原文】

一，諸傷，風入傷=（傷，傷）癰痛，治：以枲絮為獨（韣）〔一〕，□□癰傷，漬以【□□□□】彘膏煎汁，置37【□□】沃〔二〕，數□注，下膏勿絶，以歙（翕）寒氣〔三〕。【□□□□】礜〔四〕【□□□□】，以傅傷空（孔），蔽上〔五〕38，休〔六〕，複為〔七〕【□□□□□】□□□【□□□□】□【□□□】□癰□【□□□□】39。傅藥先食後食次（恣），毋（無）禁，毋（無）時。【□】礜不暴□【□】盡入40。

【注釋】

〔一〕以枲絮為獨（韣）：馬王堆漢墓帛書整理小組（1985：30）：枲絮，粗麻絮。『獨』，疑讀為『韣』，包套。周一謀、蕭佐桃（1988：68）：依《說文》『韣』的本義為弓衣，當是指包裹弓的皮套或布套子。《廣韻·釋詁》：韣，束也。此處當是用麻布裹藥包束傷口。陶惠寧（1991：51）：獨，疑讀為『頂』，包套，此外以包套包紮。嚴健民（2005：22）：此處當是用麻布裹藥包束傷口。

〔二〕漬以【□□□□】堯膏煎汁，置【□□】沃：馬王堆漢墓帛書整理小組（1985：30）：漬，浸泡。沃，澆灌。周一謀、蕭佐桃（1988：68）：沃，《說文》『灌溉也』，此處作『澆灌』講。魏啓鵬、胡翔驊（1992：56）：漬，浸漬。沃，澆淋。觀上下文意，這裏所載為中醫外治的熟罨法，即用麻絮浸藥汁掩覆癰痛處，麻絮上不斷添漬藥汁，並不斷加熱。實為溻漬法之一種。裘錫圭（2014：222）：『漬以』後缺四字，『置』後缺兩字。

〔三〕以欲（翕）寒氣：周一謀、蕭佐桃（1988：68）：用這種治法來驅散傷口中的寒氣。馬繼興（1992：362）：欲，應為『驅』字，驅逐。裘錫圭（2014：222）：欲，馬王堆漢墓帛書整理小組（1985：30）釋文作『歐』。陳劍（2010）：『欲』疑當讀為『翕』。『翕』常訓為『斂』『合』，字亦常作『歙』。帛書『以欲（翕）寒氣』即以使寒氣收斂。

〔四〕礜：馬王堆漢墓帛書整理小組（1985：31）：礜，即礜石，《神農本草經》云主治『蝕瘡，死肌』。周一謀、蕭佐桃（1988：68）：礜，即礜石，一種劇毒礦石藥，具有腐蝕作用，見《神農本草經》。

〔五〕以傅傷空（孔），蔽上：馬繼興（1992：362）：傅，塗抹、塗擦、外敷。『空』，即『孔』，病灶局部。蔽，原作『幣』。裘錫圭（2014：222）：蔽上，即覆蓋傷口上面。

〔六〕休：裘錫圭（2014：222）：休，休息。張雷（2017：69）：此處『休』當釋為『複』字，義為『再』。此句應該『休』後斷句。

〔七〕複為：馬繼興（1992：363）：即不得為。此處指治療後的禁忌事項。裘錫圭（2014：222）：複，馬王堆漢墓帛書整理小組（1985：31）釋文作『得』。

【原文】

一，傷而頸（痙）者，小剸一犬〔一〕，湍與薛（糱）〔二〕半斗，毋去其足，以【□】並盛〔三〕，漬井㡭（斷）【□□□】41出之〔四〕，陰乾百日，即有頸（痙）者，冶，以三指一撖（撮），和以温酒一音（杯），歙（飲）之42。

【注釋】

〔一〕小剸一犬：馬王堆漢墓帛書整理小組（1985：31）：剸，《廣雅・釋詁》：「斷也。」小剸，切為小段。魏啓鵬、胡翔驊（1992：57）：小剸一犬，把一隻狗剁成小塊。馬繼興（1992：364）：犬，狗肉，味鹹酸，温。主安五臟，補絕傷。裘錫圭（2014：223）：剸，當是「刌」的繁體。《說文》：「刌，切也。」本篇425/415行有「小刌」，382/372行有「細刌」。此外378/368行有「細⿰酎刂」，「⿰酎刂」也是「剸」「刌」的異體字。

〔二〕漰與薛（糵）：馬王堆漢墓帛書整理小組（1985：31）：薛，釋文作「薛」。漰，疑讀為「弸」，滿。糵，米曲。周一謀、蕭佐桃（1988：69）：一說當為「漰舉糵」，即蝗蟲一類的昆蟲。從下文有「毋去其足」看，應以後說為准。魏啓鵬、胡翔驊（1992：57）：漰，通「倗」，輔助。糵，蘖米、穀芽。這裏指用半斗穀芽作為配料。馬繼興（1992：364）：漰，假為「弸」。蘖，原作「薛」。蘖為以穀類（包括稻、麥、粟等）種子發芽後用於釀酒的曲。嚴健民（2005：24）：漰，不知何意。薛，《馬王堆醫書考注》疑為「蠥」。

〔三〕以【□】並盛：周一謀、蕭佐桃（1988：69）：缺文擬補為「甕」或「盇」。魏啓鵬、胡翔驊（1992：57）：「並」當為「缾」或「瓶」。用瓶裝著。嚴健民（2005：24）：參127行「以美醯□之於瓦甗中」缺字補「甗」。張雷（2017：71）：本行缺字應補「甕」。

〔四〕潰井⿱𢇍皿（斷）【□□□】出之：馬王堆漢墓帛書整理小組（1985：31）：井⿱𢇍皿，指井底。周一謀、蕭佐桃（1988：69）：缺文當為潰於井底的時間。

【原文】

一，傷脛（痙）者，擇鑒（薤）〔一〕一把，以敦（淳）酒半斗者（煮）潰（沸）〔二〕，歙（飲）之，即温衣陝（夾）〔三〕坐四旁，汗出到足，乃【□】〔四〕43。

【注釋】

〔一〕擇釜（薤）：馬王堆漢墓帛書整理小組（1985：31）：釜，釋文逕釋作『薤』。擇，取。薤見《神農本草經》，云『主金瘡，瘡敗』。魏啓鵬、胡翔驊（1992：57）：薤，薤白。《神農本草經》稱其『主金瘡瘡敗。』馬繼興（1992：364）：擇，取用，選擇。裘錫圭（2014：223）：『釜』『薤』，『韰』的俗體。《說文・韭部》：『韰，菜也，葉似韭。從韭，㕡聲。』

〔二〕以敦（淳）酒半斗者（煮）潰（沸）：馬繼興（1992：364）：『敦』假為『醇』。醇酒是古代一種味道濃厚的酒。煮，原作『者』。煮為把東西放水中加熱使熟。沸，原作『潰』，古異寫。張雷（2017：73）：此處指沸水湧出貌。

〔三〕温衣陜（夾）：魏啓鵬、胡翔驊（1992：57）：温衣，烘熱衣服。馬繼興（1992：366）：『温』義為暖。温衣，保持一定温度的衣服，如衣中著有棉絮之類。夾，原作『陜』，形近致訛。《說文・大部》：『夾，持也。』又引申為『靠近』之義。

〔四〕汗出到足，乃【□】：周一謀、蕭佐桃（1988：69）：缺文擬補作『止』。或補作『已』。馬繼興（1992：366）：汗出到足，指通身大汗之義。嚴健民（2005：25）：薤能『温中散結』，又經醇酒煮沸熱飲，再『温衣夾坐四旁』，目的在於發汗。當『汗出到足』時，小腿的寒氣也被祛除了，病也好了，到這個時候『乃止』，即停止治療。

【原文】

一，治黄黔（芩）〔一〕、甘草相半〔二〕，即以彘（彘）膏財足〔三〕以煎=之=（煎之。煎之）潰（沸），即以布足（捉）之，取其汁〔四〕，□肖傅【□】〔五〕44。

【注釋】

〔一〕黄黔（芩）：魏啓鵬、胡翔驊（1992：57）：黄芩，《神農本草經》稱其治『惡瘡、疽實、火瘡。』《本草匯言》：『清肌退熱，無黄芩不能涼肌達表。瘡瘍科以之解毒生肌。』

〔二〕相半：周一謀、蕭佐桃（1988：70）：各一半，即各取相同的量。

〔三〕財足：魏啓鵬、胡翔驊（1992：57）：財足，猶言適量。馬繼興（1992：367）：足，完備、充實、足夠。嚴健民（2005：26）：財，『裁』也，根據藥物數量，用足夠的豬油煎藥。

〔四〕以布足（捉）之，取其汁：周一謀、蕭佐桃（1988：70）：用布把藥滓濾去。嚴健民（2005：26）：煎沸以後，用布將煎藥包起來，將藥汁擠出來。

〔五〕消傳【□】：周一謀、蕭佐桃（1988：70）：釋文為『□傳□』，據文義，缺文擬補為『以傳傷』。裘錫圭（2014）：劉欣（2010：23）：恐是『稍』字。

三、嬰兒索痓

【原文】

嬰兒索=痓=〔一〕(索痓：索痓)者，如產時居濕地久〔二〕，其肎（肎）直而口釦（噤）〔三〕，筋攣（攣）難以倍〈信（伸）〉〔四〕。取封殖土〔五〕冶之，□【□】45二，鹽一，合撓〔六〕而烝（蒸），以扁（遍）尉（熨）直（肎）攣筋所。道頭始〔七〕，稍【□】手足而巳（已）〔八〕。尉（熨）寒【□□】46復烝（蒸）〔九〕，尉（熨）乾更為。●令47。

【注釋】

〔一〕嬰兒索痓：馬王堆漢墓帛書整理小組（1985：32）：嬰兒索痓，當為產婦子癇一類病症。一說，應為小兒臍帶風。魏啓鵬、胡翔驊（1992：58）：嬰兒索痓，同『臍風』『噤風』『撮口』，即新生兒破傷風。系由斷臍不潔，感染外邪所致。本病以全身各部發生強直性痙攣，牙關緊閉，面呈苦笑狀為特徵。嚴健民（2005：27）：索，帶也，繩索也。嬰兒索痓，即嬰兒臍帶風，亦即新生兒破傷風。張雷（2017：76）：《考釋》釋『索』引申義『多餘』，應採用其本義。

〔二〕如產時居濕地久：馬王堆漢墓帛書整理小組（1985：32）：如，此處用法同『當』字。周一謀、蕭佐桃（1988：72）：產，作『生』字解。此句意為當生下來的時候，久居於潮濕的地方。嚴健民（2005：27）：如，當也。如產時居濕地久，指嬰兒索痓的原因，是因為降生的當時，嬰兒在潮濕的地方時間太長引起的。

〔三〕肎（肎）直而口釦（噤）：馬王堆漢墓帛書整理小組（1985：32）：肎，今寫作『肯』，骨間肉。肯直，肌肉強直。扣，讀為『拘』。口拘，即口噤。魏啓鵬、胡翔驊（1992：58）：『肎』同『肯』，骨間肉。肯直，肌肉強直。扣，讀為『拘』。口拘，即『撮風』症狀，唇口收緊，撮如魚口。馬繼興（1992：367）：釋文為『肯直而口拘』。肯，原作肎。拘，原作『釦』。『拘』字義為拘束，限制。口拘即口噤（口閉不作聲）。嚴健民（2005：27）：扣，即『釦』。《說文》：『唫，口急也，從口，金聲。』『其肎直而口扣』，指由下頜關節強直發展到口周圍肌，如口輪匝肌、上唇方肌、下唇方肌頻頻痙攣，使口裂時緊時鬆。裘錫圭（2014：224）：施謝捷（1991）：『扣』當為『唫』字異構或訛變，與『噤』通用，原以『口噤』釋之，可從。《說文》：『唫，口急也。』又『噤，口閉也。』《呂氏春秋・重言》：『君呿而不唫。』注：『唫，閉。』可證。

〔四〕筋攣（攣）難以倍〈信（伸）〉：筋攣，原作『筋攣』。『攣』字義為痙攣，攣縮，拘攣。張本瑞（2013：1516）：信，通『伸』，伸展。《說文・人部》：『伸，屈伸。』段玉裁注：『伸，古經傳皆作信。』

〔五〕封殖土：馬王堆漢墓帛書整理小組（1985：32）：《方言》：『楚郢以南，蟻土謂之封。』《管子・地員》有『五殖』，『殖』即『埴』，黏土。魏啓鵬、胡翔驊（1992：58）：封殖土，封殖，培養成長。封殖土殆為東壁土。嚴健民（2005：27）：封土即蟻塚土。殖，《說文》：『黏土也。』『封殖土』即用黏土做成的蟻塚土。張雷（2017：79）：綜合考察，當為蟻穴中土。葛曉舒（2022：220）：指的是蟻塚土。則『封殖土』當即後世所謂『東壁土』。

〔六〕撓：馬繼興（1992：370）：攪拌。

〔七〕道頭始：馬王堆漢墓帛書整理小組（1985：32）：道，從、由。周一謀、蕭佐桃（1988：72）：顏師古注：『道，從也。』全句意即『從頭部開始』。魏啓鵬、胡翔驊（1992：58）：道頭始，從頭部開始。

〔八〕稍【□】手足而已（已）：馬繼興（1992：370）：稍，逐漸。嚴健民（2005：28）：缺字當補『熨』。『稍熨手足而已』與『遍熨直肎攣筋所』恰有主次之分。裘錫圭（2014：224）：根據殘筆和文義，『稍』下的殘字疑是『蔽』。張雷（2017：

80）：從文義和帛書殘筆看，補『熨』字可從。

〔九〕尉（熨）寒【□□】複烝（蒸）：周一謀、蕭佐桃（1988：72）：缺文擬補為『更為』。全句意謂藥熨涼後，再把它蒸熱。嚴健民（2005：28）：此處補『去土』為宜，《傷痓》方中有『熨寒，更罯鹽以熨』，即指鹽冷以後，指出重新炒鹽，繼續熨治。本方在熨泥冷後，於『複蒸』之前缺二字，補作『去土複蒸』與『更罯鹽』語意一致，與後文『熨乾更為』有所區別，從修詞講，亦較合適。

四、嬰兒病閒（癇）

【原文】

嬰兒病閒（癇）方〔一〕：取靁（雷）尾〈戻（矢）〉〔二〕三果（顆），冶，以豬煎膏〔三〕和之。小嬰兒以水【半】斗，大者以一斗，三分藥〔四〕，取48一分置水中，撓，以浴＝之＝（浴之。浴之）道頭上始，下盡身，四支（肢）毋濡〔五〕，而〔六〕日一浴，三日已＝（已。已）浴，輒〔七〕棄其49水圂〔八〕中。閒（癇）者身熱而數驚〔九〕，頸脊強而複（腹）大。【□】閒（癇）多眾〔一〇〕，以此藥皆已（已）。●令50。

【注釋】

〔一〕嬰兒病閒（癇）方：馬王堆漢墓帛書整理小組（1985：32）：嬰兒病癇，指小兒癇。按『癇』與『癲』在唐以前醫書中多指同一疾病。同卷所述五種癲病，清代《古今圖書集成·醫部全錄》則全列入癇病門中，並云：『此乃癇病，前人咸列於癲症中，蓋癲、癇之病狀異，而病因則同，今分之為是。』下『人病馬不癇』等條同例。魏啓鵬、胡翔驊（1992：59）：嬰兒病癇，即『胎癇』，初生兒百日之內所發生的癇症。症見患兒百日內頻發抽搐，身熱面青，牙關緊閉，腰直身僵，睛斜目閉，多啼不乳。嚴健民（2005：29）：癇，即癲癇、癲狂的統稱。嬰兒病癇者，《五十二病方》釋作『小兒癇』。各家均從此說，欠妥。本文後半部分注釋說：『癇者身熱而數驚，頸脊強而腹大。』所以本病例具體指嬰兒高熱驚厥。

〔二〕靁（雷）尾〈戻（矢）〉：周一謀、蕭佐桃（1988：74）：即雷丸。嚴健民（2005：29）：雷矢，《神農本草經》《名醫別錄》《本草綱目》都講雷矢是雷丸，亦名竹苓，為竹之餘氣所結，主癲癇狂走。在本方中屬外用藥。裘錫圭（2014）：靁，馬王堆漢墓帛書整理小組（1985：32）釋文逕釋作『雷』。雷矢，見《急就篇》，據《名醫別錄》系雷丸別名。雷丸是竹林下所生的一種菌蕈，內服有治癲癇的作用，本方則為以此藥外治的藥浴法。

〔三〕豬煎膏：馬繼興（1992：372）：指熟豬油。

〔四〕三分藥：周一謀、蕭佐桃（1988：74）：即把混合好的藥分成三份。魏啓鵬、胡翔驊（1992：59）：將雷矢膏分為三份。嚴健民（2005：29）：指將雷丸三顆治碎成粉後與豬油混合分成三份。

〔五〕濡：馬繼興（1992：373）：濡，沾濕。

〔六〕而：裘錫圭（2014）：而，馬王堆漢墓帛書整理小組（1985：32）釋文作『三』。三字系衍文。

〔七〕輒：馬繼興（1992：373）：輒，就，總是。嚴健民（2005：30）：輒，總是，每每。本處轉釋『全部』。

〔八〕圂：周一謀、蕭佐桃（1988：74）：《說文》：『圂，豕廁也。從囗，象豕在囗中也，會意。』魏啓鵬、胡翔驊（1992：59）：圂：廁所，豬圈。裘錫圭（2014：224）：圂，廁所。

〔九〕數驚：馬繼興（1992：373）：數，經常，時常。驚，驚駭，驚恐。嚴健民（2005：30）：數：幾也。《孟子・梁惠王上》：『數口之家，可以無饑矣』。數驚，指高熱時多次伴發驚厥。

〔一〇〕【□】閑（癇）多眾：周一謀、蕭佐桃（1988：74）：缺字，據本病名擬補為『病』字。全句意為病癲癇的人甚多。嚴健民（2005：30）：原缺，根據前後文補入『民』，即『民癇多眾』，指嬰兒高熱驚厥的病人多。

五、嬰兒瘛（瘈）

【原文】

嬰=兒=瘛=〔一〕（嬰兒瘛：嬰兒瘛）者，目解（繲）睌（睨）然〔二〕，脅痛，息瘿=（嚶嚶）然〔三〕，屎（矢）不〇化而青〔四〕。取屋榮蔡（蔡）〔五〕，薪燔之而炙51匕〔六〕焉。為湮汲三渾〔七〕，盛以棓（杯）。因唾匕〔八〕，祝之曰：『噴者虞〔九〕噴，上〇〇〇〇〇〔一〇〕52如棊（彗）星，下如䏖（衃）血〔一一〕，取若門左〔一二〕，斬若門右，為若不巳（已），磔薄（膊）若市〔一三〕。』因以匕周揖〔一四〕53嬰兒瘛所，而洒（洗）之棓（杯）水中，侯（候）之，有血如蠅羽者，而棄之於垣。更取水54，複唾匕、圣〈炙〉〔一五〕以揖，如前。毋（無）征，數複之，征盡而止〔一六〕。●令55。

【注釋】

〔一〕嬰兒瘛：馬王堆漢墓帛書整理小組（1985：33）：即小兒瘛瘲。魏啓鵬、胡翔驊（1992：60）：即小兒瘛瘲，俗稱『抽風』，是小兒驚風的一個症狀。瘛，是筋急攣縮；瘲，是筋緩縱伸。即手足時伸時縮，抽動不止，是熱極生風、肝風内動的證候。馬繼興（1992：375）：後代小兒驚風病的一種。嚴健民（2005：31）：瘛，《說文》：『瘛，小兒瘛瘲病也。』《馬王堆古醫書考注》將『嬰兒瘛』改為『嬰兒瘈』，注曰『瘈原作瘛』。筆者認為這些改變欠貼切。因『瘛』指小兒風驚；而『瘈』指犬病。由此審之『瘛』『瘈』不同，在注釋中不可忽略。在本方中強調『嬰兒瘛所』好似指嬰兒的某局部痙攣之類。

〔二〕目解（繲）睌（睨）然：馬王堆漢墓帛書整理小組（1985：33）：目繲，疑即目系。目繲睨然，當指眼球上翻。嚴健民（2005：31）：繲，《莊子·人間世》：『挫針治繲。』成玄英疏：『繲：浣衣也。』浣衣，洗衣也。此解與本題無關。繲，從么從解，應是一個會意字。『么』作『系』，系統，可轉釋為正常。『目』與『系』聯用作『目系』，目系是《靈樞經》中的解剖學名詞，指目的正常生理活動。『目繲邪然』，可理解為目系的正常生理活動受到破壞，從而引發⿰目郎（目邪）。』從這一點講，《五十二病方》釋『目繲⿰目郎然』為『眼球上翻』是有道理的。裘錫圭（2014：225）：繲，馬王堆漢墓帛書整理小組（1985：33）釋文逕釋作『繲』。睌，馬王堆漢墓帛書整理小組（1985：33）釋文作『⿰目郎』。陳劍（2010）：『繲睌』應是一個狀貌形容詞。但循此思路也很難找到合適的詞將帛書講通，又考慮到其右旁雖近於『色』，但確實也跟某些『邑』形的寫法相近，此字還是確有可能看作『⿰目郎』字之訛。待考。張雷（2017：87）：⿰目郎，該字當釋為『邪』字。

〔三〕息癭〓（嚶嚶）然：周一謀、蕭佐桃（1988：76）：息，指呼吸。癭癭，乃『嚶嚶』之同音假借。嚶嚶，鳥鳴也，見《說文》。息嚶嚶然，謂其呼吸有聲音，像鳥鳴叫一樣。魏啓鵬、胡翔驊（1992：60）：息嚶嚶然，『嚶嚶』本為鳥叫聲，這裏指呼吸時痰聲漉漉。馬繼興（1992：376）：息，統指呼吸而言。嚶嚶，原作『癭癭』。嚶嚶有兩義，一為驚恐貌，二為聲音清和，此處為第一義。

〔四〕戻（矢）不〇化而青：周一謀、蕭佐桃（1988：76）：意為大便色青而夾有不消化的食物。魏啓鵬、胡翔驊（1992：60）：矢不化而青，『青』通『清』，指大便稀薄，食物不消化。馬繼興（1992：376）：青，藍黑色。嚴健民（2005：32）：描寫了臨床表現，指消化不良症候群之一。本症候與『瘛』偶合了。裘錫圭（2014：225）：此『〇』是『化』的錯寫。張雷（2017：88）：青，應參《漢語大字典》：『黑色。《書·禹貢》：「（梁州）厥土青黎，厥田惟下土。」孔疏：「王肅曰：青，黑色。」』

〔五〕屋榮蔡（蔡）：周一謀、蕭佐桃（1988：76）：屋榮，指屋脊兩頭翹起的地方。蔡，草也。裘錫圭（1987）：古書中與房屋有關的『榮『字，如《儀禮·士冠禮》『東榮』之『榮』，意與屋簷相近，不應釋為屋脊。裘錫圭（2014）：蔡，馬王堆漢墓帛書整理小組（1985：33）釋文逕釋作『蔡』，以下同。《說文》：『屋梠之兩頭起者為榮。』屋榮蔡，屋脊上的雜草。

〔六〕燔之而炙匕：周一謀、蕭佐桃（1988：76）：釋文為『燔之而□匕』，缺文據文義擬補為『冶』字。馬繼興（1992：377）：燔，焚燃。匕，飯匙。嚴健民（2005：31）：此句講對刀匕的消毒過程。指在柴火堆的火焰上將屋榮菜燒燃，將刀匕在屋榮菜的火焰上燒灼消毒。

〔七〕湮汲三渾：馬王堆漢墓帛書整理小組（1985：33）：湮汲，疑即《名醫別錄》所載『地漿』。據陶弘景注：『此掘黃土地作坎，深三尺，以新汲水注入攪濁，少頃取清用之，故曰地漿，亦曰土漿。』三渾，疑指澄清三次。魏啓鵬、胡翔驊（1992：60）：湮汲，帛書整理小組『疑即地漿』，其說有據。三渾，多次攪動，使水渾濁。赤堀、山田（1985：161）：『湮汲』當如字釋，是讓泥水中的泥土沉澱、取出澄清水的意思。『渾』是渾濁的意思。『湮汲三渾』的意思是攪拌泥水、讓泥土沉澱的動作反復做三次，最後取出澄清水。

〔八〕唾匕：魏啓鵬、胡翔驊（1992：60）：『匕』同『朼』，木制勺子，古代用於祭祀，醫巫祝由時亦用之。馬繼興（1992：377）：『唾』即吐唾沫，是巫術的一種方式。唾匕即吐唾於匙上。

〔九〕虞：裘錫圭（2014）：虞，馬王堆漢墓帛書整理小組（1985：33）釋文作『虡』。

〔一〇〕〇〇〇〇〇〇：裘錫圭（2014：225）：此六個『〇』，先寫『匕周揗嬰兒瘛』，然後劃線刪掉，是下文『因以匕周揗嬰兒……』的錯簡。

〔一一〕下如衃（衃）血：馬王堆漢墓帛書整理小組（1985：33）：衃，《說文》：『凝血也。』《素問·五藏生成》：『赤如衃血者死。』王冰注：『衃血，謂敗惡凝聚之血，色赤黑也。』魏啓鵬、胡翔驊（1992：60）：下如衃血，衃血是赤黑色的汙血。這是詛咒惡鬼，要放它的汙血。嚴健民（2005：32）：脴，《說文》：『脴，豕肉醬也』。『脴血』，即剁碎豬肉過程中流出的血水，即壞血水。本段講祝詞內容。

〔一二〕取若門左：魏啓鵬、胡翔驊（1992：60）：若，你。這裏指惡鬼。要在門的左邊逮住你。

〔一三〕磔薄（膊）若市：馬王堆漢墓帛書整理小組（1985：33）：膊，《左傳》成公二年：『殺而膊諸城上。』注：『磔也。』《周禮·掌戮》作『搏』。『磔膊若市』，將你殺死暴屍於市，是呪鬼的話。

〔一四〕周揗：馬王堆漢墓帛書整理小組（1985：33）：揗，摩拭。周一謀、蕭佐桃（1988：76）：揗，《說文》：撫也，摹也。揗抹之意。魏啓鵬、胡翔驊（1992：60）：周揗，周遍摩拭。

〔一五〕彖〈衆〉：裘錫圭（2014：225）：陳劍（2010）認為『彖（漿）』字實當為『衆』字之誤寫。

〔一六〕征盡而止：周一謀、蕭佐桃（1989：76）：征，驗也。馬繼興（1992：379）：『盡』字義為達到極限。《集韻·上准》：『盡，極也。』『征盡』指呈現良好效果。嚴健民（2005：33）：征，求取。此處轉釋為用刀匕放血。『征盡而止』，當用刀匕撫壓，沒有血出了就停止。裘錫圭（2014：225）：陳劍（2010）：『征』意為『征驗』，具體而言就是指將已揗之匕洗於杯水中時『有血如蠅羽者』，如果總是沒有這種現象出現，就反復試；如果出現了這種現象，就繼續如前做下去，一直到不再出現這種現象為止。

六、狂犬齧人

【原文】

狂犬齧〔一〕人：取恒石〔二〕兩，以相靡（磨）殹（也）。取其靡（磨）如麋（糜）者，以傅犬所齧者，巳（已）矣〔三〕56。

【注釋】

〔一〕齧：馬繼興（1992：380）：用牙咬嚙，多指某些動物用牙咬或嚙。裘錫圭（2014：225）：本書以『狂犬齧人』與『犬噬人』分列，說明對狂犬病已有一定認識。

〔二〕恒石：馬王堆漢墓帛書整理小組（1985：33）：恆，常，在古書中經常通用，此處『恆石』疑即《神農本草經》所載『長石』。周一謀、蕭佐桃（1988：77）：恒，古與『常』通用，而『常』與『長』同音，故疑『恒石』即《神農本草經》所載之『長石』。魏啓鵬、胡翔驊（1992：60）：恒石，當為『黑石』。『恒』『黑』古代同為喉音，其韻蒸、職對轉，故可通借。《吳普本草》載石膽，一名黑石，即『膽礬』，是一種含硫酸銅的礦物。馬繼興（1992：380）：『恒』與『常』二字古義相同，古籍通用。如：《周易·豫》：『恒，不死。』虞注：『恒，常也。』恒石即常石。張本瑞（2013：1515）：疑即『長石』，為硫酸鹽類礦物硬石膏的礦石，主要成分是硫酸鈣。『恒』與『常』意義相同，古代文獻中常通用。『常』與『長』古音相同，又互為假借。故恒石即長石。

〔三〕巳（已）矣：魏啓鵬、胡翔驊（1992：60）：已矣，猶後世醫方所謂『立愈』。很快病癒。嚴健民（2005：34）：病好了。

【原文】

一，狂【犬】〔一〕齧人者，孰（熟）澡（操）湮汲〔二〕，注音（杯）中，小（少）多如再食浚（漿）〔三〕。取竈（灶）末灰〔四〕三指亩（撮）【□□】57水中，以歓（飲）病者。巳（已）歓（飲），令孰（熟）奮〔五〕兩手如【□】閑毛【□】〔六〕道手□□☐58。

【注釋】

〔一〕狂【犬】：馬王堆漢墓帛書整理小組（1985：33）：犬字原脱。

〔二〕孰（熟）澡（操）湮汲：周一謀、蕭佐桃（1988：78）：孰，同『熟』，善也，精也。此處當作細心解。孰操，謂細心取出。魏啓鵬、胡翔驊（1992：61）：『孰』同『熟』。操，操縱。這裏指反復攪拌地漿水。馬繼興（1992：381）：孰，假為『熟』，熟練，引申義為迅速。澡，假為『操』，字義為把持。湮汲，地漿。嚴健民（2005：35）：『孰』與『熟』上古同音通假。『孰澡（操）』即熟練，強調細心操作。湮汲，即地漿。馬王堆漢墓帛書整理小組（1985：33）：孰，善、精。澡，讀為『操』。張雷（2017：96）：『澡』字有洗滌、洗浴義，此處或指仔細清洗傷口。則本句可在『澡』字後加一逗號，『湮汲』後逗號去掉。

〔三〕小（少）多如再食浚（漿）：馬繼興（1981：43）：少多：具有約略性質的計量單位。即多少均可。赤堀、山田（1985：165）：『再食』即『再飯』。魏啓鵬、胡翔驊（1992：61）：疑為陳倉米經水浸蒸曠後所煮汗漿，陶弘景、李時珍皆說古方中多用之，並以此煮汗煎藥。張顯成（1996）：『再食漿』的字面意義是『飲兩次漿酒』，在方劑中的意義指藥用量，即藥用量屬相當於飲兩次漿酒的量。裘錫圭（2014）：少多，即多少，此處指容量。再食漿，未詳。張雷（2017：97）：張顯成先生認為『再』指二次，『漿』是清酒，『再食漿』是指藥飲用量為『飲兩次漿酒』的量。此說可從。

〔四〕竈（灶）末灰：周一謀、蕭佐桃（1988：78）：竈末灰，一說不是伏龍肝，後面有竈中土才是。句中缺文，擬補為『之杯』。魏啓鵬、胡翔驊（1992：61）：竈末灰，《千金方》治狂犬病有『取床下土和水傅之』『苦酒和竈灰傅之，或熱湯和之』的記載，皆與本方近似。裘錫圭（2014：226）：竈，馬王堆漢墓帛書整理小組（1985：33）釋文逕釋作『灶』，以下同。灶末灰，即伏龍肝。

〔五〕奮：馬繼興（1992：382）：《廣雅·釋詁一》：『奮，動也。』

〔六〕毛【□】：裘錫圭（2014：226）：『手』下一字，根據殘筆，疑是『出』。

【原文】

一〔一〕，□□狂犬齧者，□□【□】莫〔二〕傅59。

【注釋】

〔一〕一：裘錫圭（2014：226）：雖然此字大部分殘缺，但根據殘筆和此字的位置，此字可釋為『一』。

〔二〕莫：馬繼興（1992：382）：莫，疑假為『暮』，晚上。

【原文】

一，狂犬傷人，治礜與橐莫〔一〕，醯〔二〕半音（杯）歙（飲）之。女子用〔三〕藥，如靡▨60。

【注釋】

〔一〕治礜與橐莫：馬王堆漢墓帛書整理小組（1985：34）：橐莫，應即『橐吾』。《神農本草經》載款冬『一名橐吾』，但《急就篇》和《武威漢代醫簡》80都有『款冬』『橐吾』同見，當為二物。按礜石有劇毒，本方未經現代科學鑒定前不可任意服用。周一謀、蕭佐桃（1988：78）：《神農本草經》載款冬「一名橐吾」，但《急就篇》和《武威漢代醫簡》都有「款冬」「橐吾」同見，應為二種藥物。或謂「款冬」指花，「橐吾」指其全草。

〔二〕醯：魏啓鵬、胡翔驊（1992：61）：醯，醋。嚴健民（2005：36）：即醋。原殘存偏旁「酉」，今補。

〔三〕用：裘錫圭（2014：226）：用，馬王堆漢墓帛書整理小組（1985：34）釋文作「同」。

七、犬筮（噬）人

【原文】

犬筮（噬）人傷者：取丘（蚯）引（蚓）矢二□〔一〕，以井上罋（甕）𥂗（斷）處土〔二〕與等，並熬之，而以美醯【□□□□】61之〔三〕，稍垸（丸）〔四〕，以尉（熨）其傷。犬毛盡，傅傷而巳（已）62。

【注釋】

〔一〕取丘（蚯）引（蚓）矢二□：周一謀、蕭佐桃（1988：80）：蚯蚓矢，即蚯蚓排出的糞便，其狀如泥，常堆積在地面。魏啓鵬、胡翔驊（1992：62）：蚯蚓矢，《千金方》載「犬咬傷，取蚯蚓泥，以鹽研傅之，狂犬傷，出犬毛，神效」。與此方相似。嚴健民（2005：37）：矢，古通「屎」。丘引矢即蚯蚓拉出的泥。裘錫圭（2014）：□，馬王堆漢墓帛書整理小組（1985：34）釋文作「升」。

〔二〕井上罋（甕）𥂗（斷）處土：馬王堆漢墓帛書整理小組（1985：34）：甕，汲水用的陶器。甕𥂗，甕底。魏啓鵬、胡翔驊（1992：62）：罋，汲水用的陶瓶。嚴健民（2005：37）：甕𥂗，《馬王堆醫書考注》解「甕」為從井裏汲水用的陶器。按此意，「井上甕𥂗處土」就是從甕底刮土二升（合今400克）。然而，井臺上的甕，中腹大，口、底小，且常從井內取水，小小的甕鎰底能附多少泥土？筆者疑『甃』為『壅』。壅，堵塞也。『井上壅』即井臺旁的流水溝被壅塞後形成的水塘。關於『鎰』，歷代注家給『鎰』作注，歸納起來，可分兩類。其一作『繼』，《說文》『鎰，古文絕，……繼續也……反鎰為鎰』。其二，郭象在《說文》『斷，截也』。『壅斷』即強調壅塞，阻斷。所以『井上壅鎰（斷）處土』就應是井臺旁的流水溝被壅塞後形成的小水塘長有青苔、續斷之類低等植物的淤泥。本方應從『壅塞』說。張雷（2017：103）：王輝先生認為井上甃破損處，常有水滲入土中，土因潮濕易於鹽鹼化，結合傳世醫藥文獻有用蚯蚓矢與鹽合用治療狂犬咬傷的例子，認為蚯蚓矢與甃斷處土合用，是為了在蚯蚓矢中加鹽。王說較其他說法可信。

〔三〕美醯【□□□□】之：周一謀、蕭佐桃（1988：80）：醯，即醋。美醯，指好醋。缺文，據上下文義當是指醯的數量與用法之詞，擬補為『X升以和』。

〔四〕稍垸（丸）：馬王堆漢墓帛書整理小組（1985：34）：垸，讀為『丸』。稍丸，粗摶成丸狀。魏啓鵬、胡翔驊（1992：62）：粗略制為丸狀。嚴健民（2005：38）：垸，古通『丸』。稍，副詞，逐漸。《玉篇》：『稍，漸也』。稍垸，即將用醋撓合好的熱泥逐漸揑成丸狀，以熨其傷。

【原文】

一，煮堇（堇）〔一〕，以汁灑〔二〕之，冬日煮其本〔三〕63。

【注釋】

〔一〕堇（堇）：魏啓鵬、胡翔驊（1992：62）：釋文作『莖』，『莖』字上應有脫字。不知為何種植物，疑本方為『韭莖』，冬日用『韭根』。《資生方》亦有『飲韭菜自然汁，以汁封灸瘡』治狂犬病的記載。嚴健民（2005：39）：某藥物的莖，原文在莖前應有脫字，參《五十二病方》329行，『夏日取堇葉』，其脫文內容為季節性藥物。裘錫圭（2014：227）：堇，馬王堆漢墓帛書整理小組（1985：34）釋文作『莖』。莖字上應有脫字。陳劍（2010）：『堇』讀為『堇』。本篇『胻膫』題下329行：『一，夏日取堇葉，冬日取其木〈本〉……。』與此言『堇』『冬日煮其本』，正可互證。此從陳劍說。據原圖版堇字上無脫字。

〔二〕灑：馬繼興（1992：385）：灑，洗滌。

〔三〕本：馬王堆漢墓帛書整理小組（1985：34）：本，根。周一謀、蕭佐桃（1988：80）：《說文》：「本，木下曰本」。嚴健民（2005：39）：根本，指植物之根為植物生長之根本。本文指冬日莖枯萎後，用該植物的根替代。

【原文】

一，犬所齧，令毋（無）痛及易瘳〔一〕方：令齧者臥，而令人以酒財沃其傷〔二〕。巳（已）沃而【□】64
越之〔三〕。嘗試。毋（無）禁65。

【注釋】

〔一〕易瘳：魏啓鵬、胡翔驊（1992：60）：易瘳，容易治好。馬繼興（1992：386）：瘳，病癒。嚴健民（2005：39）：瘳，古意兩解，即病好和損害。本文指本方法能促進傷口癒合。

〔二〕令人以酒財沃其傷：馬王堆漢墓帛書整理小組（1985：34）：用酒沖洗傷口，有消毒作用。魏啓鵬、胡翔驊（1992：63）：以酒財沃其傷，用適量的酒沖洗傷口。顯然有清洗消毒的作用。馬繼興（1992：386）：財，適量。沃，沖洗。嚴健民（2005：39）：本句又用一個「令」，因用酒洗傷，病人很痛，病人反抗，故本句中的「財沃」指多次反復用酒洗傷，酒除消毒外，尚有局麻作用的意義。

〔三〕而【□】越之：周一謀、蕭佐桃（1988：80）：缺文據文義擬補為「起」字。馬繼興（1992：386）：越，揮發，發揚，發散。嚴健民（2005：40）：越，穿越、穿孔。「越」前缺一字，參《五十二病方》35行「強啓其口，為灌之」，補「強」。「強越」，指強行將犬咬傷傷口切開、擴大，以利犬咬之毒素排出。由此「令齧者臥」「令人以酒財沃其傷」，及「強越之」等一切醫療行為渾然一體。本方的手術治療過程除麻醉方式外，與現代毒蛇咬傷、狂犬咬後的擴創術完全一致。

八、巢者

【原文】

巢者〔一〕：矦（候）天甸（電）而兩手相靡（摩）〔二〕，鄉（向）甸（電）祝〔三〕之曰：『東方之王，西方□□□〔四〕主冥=（冥冥）人星〔五〕。』二七而【□】〔六〕。66

【注釋】

〔一〕巢者：馬王堆漢墓帛書整理小組（1985：34）：巢，疑讀爲『臊』。嚴健民（2005：41）：『巢之言高也』。裘錫圭（2014：227）：巢，疑讀為『臊』。下面『人星』的『星』，疑讀為『腥』。腥臊，指體臭。劉欣（2010：31）：『巢』下一病為『夕下』，『夕』可釋作『腋』，則『巢』與『夕下』或都為狐臭一類的病。張雷（2017：107）：學界對『巢者』到底是何病證尚無統一的認識，《注補譯》從帛書內部找證據，認為『「巢者」當指牝痔以外的病證』可備一說。

〔二〕矦（候）天甸（電）而兩手相靡（摩）：周一謀、蕭佐桃（1988：82）：天電，指天空的閃電。馬繼興（1992：387）：『矦』是『侯』的古字，『侯』通『候』。嚴健民（2005：41）：在雷雨天下雨的時候，用雙手接雨水擦拭傷口。張雷（2017：107）：兩手相摩，指兩手合掌，向上天雷電之神做作揖之狀，以示恭敬虔誠。祈禱能降福消災、除卻病邪。

〔三〕鄉（向）甸（電）祝：周一謀、蕭佐桃（1988：82）：對著閃電的方向念咒語。嚴健民（2005：41）：鄉，方向。裘錫圭（2014：227）：赤堀、山田（1985：167）：《千金翼方》卷二十九《禁經上》同力受禁法：『候初雷時舉目看雷，右手把刀以左手摩之。祝曰：「助我行禁振聲如雷吼，萬毒伏閉氣。」待雷聲盡訖，七日齋戒不出言。』

〔四〕西方□□□：裘錫圭（2014：227）：馬王堆漢墓帛書整理小組（1985：34）釋文認為『西方』下缺四字。

〔五〕冥=（冥冥）人星：馬王堆漢墓帛書整理小組（1985：34）：冥，釋文作『冥』。『人星』的『星』，疑讀爲『腥』。腥臊，指體臭。魏啓鵬、胡翔驊（1992：63）：人星，殆為『人腥』，體臭。馬繼興（1992：386）：冥冥，有幽深莫測之義。星，疑假為『腥』。據赤堀昭、山田慶兒二氏引《大唐開元占經》卷六十九《人星占》：『人星五星在車府東南。』（注：『一曰臥星，主治東南。』）。及段成式《酉陽雜俎》卷十一《廣知》：『相傳識人星不患疰。成式親識中識者悉患疰。』等資料認為『人星』之『星』字與『腥』無關。故難從『巢者』為狐臭病之說。也有一定見地，可資進一步考證。嚴健民（2005：41）：冥：《說文》：『冥，幽也』。段注：『冥，夜也，引申為凡衣闇昧之稱』。星，《說文》：『星見食豕，令肉中生小息肉也』。段引鄭云：『肉有如米者似星』。結合『鳥在樹上曰巢』『巢之言高也』分析，『冥冥人星』，即慢性傷口中長有界限不十分清楚的米粒狀創面，亦即慢性潰瘍面上長有不健康的肉芽組織。此肉芽組織高於體表故曰『巢』。

〔六〕二七而【□】：周一謀、蕭佐桃（1988：82）：二七，指念一十四次。缺文擬補為『已』字。

【原文】

一，取牛䏔〔一〕、烏豙（喙）、桂，冶等〔二〕，殽（殽）【□】〔三〕尽以【□】病〔四〕。67

【注釋】

〔一〕牛䏔：馬王堆漢墓帛書整理小組（1985：34）：䏔，《說文》：『食肉也。』周一謀、蕭佐桃（1988：82）：即牛肉。魏啓鵬、胡翔驊（1992：63）：好的牛肉。疑此抄寫有誤，當為『牛膝』，本方為外治的薰蒸療法，牛膝與烏頭、桂枝配伍，有通氣滯血瘀的功效，故有助於消除體臭。張顯成（1996）：《說文·醜部》：『䏔，食肉也。從醜、肉，醜亦聲。』依段注改訂，即『䏔』的本義為『吃肉』。『吃肉』則欲吃肉之嘉者，故可引申出『嘉肉』義。《集韻·宥韻》：『䏔，肉善者。䏔，或從醜。《說文·肉部》：『䏔，嘉善肉也。從肉柔聲。』嚴健民（2005：41）：牛䏔，當釋『牛肘』，即牛的前肢骨。

〔二〕冶等：魏啓鵬、胡翔驊（1992：63）：冶等，三藥用量相等，同時研碎。嚴健民（2005：41）：冶等：即將牛的前肢骨、烏喙、桂三者取等量，一起研碎。

〔三〕殽（殽）【□】：馬王堆漢墓帛書整理小組（1985：34）：殽，殽，混合。周一謀、蕭佐桃（1988：82）：《說文》殽，相雜錯也。嚴健民（2005：21）：殽□，在本方中可作兩解：其一，『殽』通『肴』。《禮記·曲禮上》：『凡進食之禮，左殽右胾』。鄭玄注：『殽，骨體也；胾，切肉也』。此解與牛䏔釋作牛的前肢骨一致。其二，『殽』指混雜，古之烹飪方法，本方『殺□』，疑指『殺蒸』。殺蒸在本方中是加熱方法，由此才有後文的『熏以去病』。

〔四〕炅以【□】病：馬王堆漢墓帛書整理小組（1985：34）：炅，釋文補『熏』。周一謀、蕭佐桃（1988：82）：缺字擬補為『已』字。馬繼興（1992：388）：熏為用煙氣接觸物品。嚴健民（2005：42）：缺一字，根據《五十二病方》種（腫）囊之『腫去』等條補『去』字。

九、夕下

【原文】

【夕】下〔一〕：以黃＝柃＝〔二〕（黃芩，黃芩）長三寸，合盧大如□□豆〔三〕卅（三十），去皮而並冶，【□□□】□大把，擣（搗）〔四〕而煮之，令68沸，而湑去其宰（滓）〔五〕，即以【其】汁淒〔六〕夕下。巳（已），乃以脂【□□□】，因以所治藥傅69之。節（即）複欲傅之，淒傅之如前。巳（已），夕下靡〔七〕70。

【注釋】

〔一〕【夕】下：馬王堆漢墓帛書整理小組（1985：35）：夕下，從本方療法看，應為一種皮膚病。『夕』『夜』二字音近，此病可能發於腋下。魏啓鵬、胡翔驊（1992：64）：帛書整理小組認為『應是一種皮膚病』。按『夕』讀為『癢』，二字古音同為邪母，其韻鐸陽對轉。『癢』古與『瘍』通。『瘍下』即火丹，是濕熱化火的丹毒，患部皮膚紅腫，略高出皮面，邊緣明顯，觸之堅實，腫疼灼熱，常發生於下肢。嚴健民（2005：43）：『夕』字原脫，然目錄第九載『夕下』補，原文結尾又記『夕下靡』。各家多釋『夕』為『值』，為『腋』；『夕下』則釋為皮膚病。裘錫圭（2014：228）：張光裕、陳偉武（2004）：『夕（腋）下』講腋部潰瘍，與前方『巢（臊）者』講狐臭正好部位相同，性質相近。

〔二〕黃〓柃〓：魏啓鵬、胡翔驊（1992：64）：黃芩，《神農本草經》稱其治「惡瘡、疽蝕、火瘍」。嚴健民（2005：43）：黃檢（芩）：重抄，為衍文。黃芩長三寸，相當於今8釐米。

〔三〕合盧大如□□豆：周一謀、蕭佐桃（1988：83）：合盧，藥名，不詳何物。疑為藜蘆，《肘後方》有以之為末，豬脂調塗，用治白禿蟲瘡者。魏啓鵬、胡翔驊（1992：64）：藥名，未詳。疑為山梔子，該藥常與黃芩配伍，古方中亦有「梔子搗和水調敷之」以治火丹毒的記載。馬繼興（1992：390）：按「豆」字在先秦古籍中主要有三義。其一為供祭祀用盛放肉類的木制容器。其二為容量名稱。其三為五穀之屬的豆類。五穀之義的「豆」，在先秦文獻中又多用其同源字「菽」，或「尗」「叔」。在馬王堆古醫書中「豆」字只見於此一處，而「菽」字散見於《五十二病方》及《雜療方》等處者至少有十六處之多。可為先秦之際「豆」與「菽」字並用不悖之證。裘錫圭（2014：228）：施謝捷（1991）：「合盧」之「合」當讀為「荅」。「合盧」當即《名醫別錄》《新修本草》中所載之「對廬」。張雷（2017：112）：當釋為藜蘆。

〔四〕搗（搗）：馬繼興（1992：390）：《廣雅·釋詁》：「搗，刺也，用棍。」即棒的一端撞擊。

〔五〕溍去其宰（滓）：馬王堆漢墓帛書整理小組（1985：35）：溍，讀為「晉」，《周禮·田僕》注「抑也」。魏啓鵬、胡翔驊（1992：64）：「溍」讀為「晉」，迅速。這裏指迅速排去藥渣。馬繼興（1992：390）：晉，字義為抑止。晉在此有過濾之義。或以「溍」可假為「盡」。此句即指除去藥滓，但無濾過之義。嚴健民（2005：43）：溍，即「浚」，《說文》「浚，抒也」。「溍（浚）去其滓」，「浚」作「用力擠汁」解。孟蓬生（2003：276）：「溍」當讀為「醑」，義為過濾，「溍去其宰（滓）」即濾去藥液中的渣滓。

〔六〕淒：魏啓鵬、胡翔驊（1992：64）：淒，讀為「揩」，塗抹。馬繼興（1992：390）：《廣雅·釋詁》：「揩，摩也。」《博雅》：「揩，摩拭也。」裘錫圭（2014：228）：劉建民（2016）：帛書中的「淒」，在文中應讀為「灑」，是指對「夕下」的皮膚進行清洗。

〔七〕靡：馬王堆漢墓帛書整理小組（1985：35）：靡，消失。周一謀、蕭佐桃（1988：84）：《方言》：「靡，滅也」。此處指病狀消失，即病癒。馬繼興（1992：391）：靡，消失，靡滅。

一〇、毒【烏喙】

【原文】

毒烏豙（喙）者〔一〕：炙【□】〔二〕，㱃（飲）小童弱（溺）〔三〕，若產齊（薺）、赤豆〔四〕，以水㱃（飲）【之】71。

【注釋】

〔一〕毒烏豙（喙）者：馬王堆漢墓帛書整理小組（1985：35）：烏頭汁名射罔，古代用來製造毒箭。周一謀、蕭佐桃（1988：84）：烏喙，烏頭的別名。毒烏喙者，即中烏頭之毒者。張麗君（1998）：烏豙（喙），即烏頭附子，也是塊莖。

〔二〕炙【□】：馬繼興（1992：392）：炙，用火烤。裘錫圭（2014：228）：馬王堆漢墓帛書整理小組（1985：35）釋文認為「炙」下缺二字。

〔三〕小童弱（溺）：魏啓鵬、胡翔驊（1992：65）：小童溺：童便。滋陰降火，止血消瘀，為傷科要藥。馬繼興（1992：392）：溺即人尿，或人溺。本條的小童溺即童便。

〔四〕若產齊（薺）、赤豆：周一謀、蕭佐桃（1988：84-85）：《日華子本草》有射罔中毒，「以甘草、藍青、小豆葉、浮萍、冷水、薺苨皆可禦」的記載。魏啓鵬、胡翔驊（1992：65）：若，或，連詞。產齊，即生薺苨，又名杏葉沙參、土桔梗。馬繼興（1992：392）：「產」字假為「生」。薺即薺菜。為《別錄》菜部上品藥。尺，原作「赤」。按，古醫方用藥劑量，除重量、容量標準外，也多取植物之長度為據。故《本草經集注·序錄》云：「凡方云：用桂一尺者，削去皮畢，重半兩為正，甘草一尺者，重二兩為正。」均是其後用藥時將長度標準改為重量標準的佐證。劉玉環（2011：113）：按「產」指產子，「齊」是「臍」的通假字；「赤」是紅色的意思，這裏指紅色的血「產齊赤」是胎兒娩出斷臍後，殘留在臍帶和胎盤中的血液，現代人稱之為臍帶血。裘錫圭（2014：228）：陳劍（2010）：「赤豆」本篇第3行又稱「赤荅」……「產齊赤豆」似應斷讀理解為「產齊（薺）、產赤豆」「產」字貫其下二者而言。「產赤豆」即新鮮赤豆。

【原文】

一，肎（肎）勺（芍）藥〔一〕，以【□】半棓（杯）〔二〕，以三指大捽（撮）〔三〕，歙（飲）之72。

【注釋】

〔一〕肎（肎）勺（芍）藥：馬王堆漢墓帛書整理小組（1985：35）：肎，釋文作『肎』。肎，碎。芍藥，見《神農本草經》。魏啓鵬、胡翔驊（1992：65）：肎，研為碎末。芍藥，當為白芍藥。馬繼興（1992：393）：肎，碎末。芍藥，為毛茛科植物芍藥的根。芍藥有抗炎、抗潰瘍、鎮靜、鎮痙等作用。其所含的芍藥甙除可消炎外，對葡萄球菌、綠膿桿菌及某些致病真菌等均有抑制作用。張雷（2017：118）：此處芍藥當為赤芍藥。《神農本草經》不分白芍藥與赤芍藥。唐末宋初始將二者區分，『白補赤瀉，白收赤散』。白芍長於養血柔肝，緩急止痛，主治肝陰不足、血虛肝旺、肝氣不舒所致的脅肋疼痛、脘腹四肢拘攣作痛；而赤芍則長於活血祛瘀遏止痛，主治血滯諸痛證，因能清熱涼血，故血熱瘀滯者尤為適宜。

〔二〕以【□】半棓（杯）：周一謀、蕭佐桃（1988：85）：缺字據下條原文以酒煮，擬補為『酒』字。即以酒半杯送服。馬繼興（1992：393）：根據本書前後體例來看似為『酒』字。

〔三〕以三指大捽（撮）：馬繼興（1992：393）：三指大撮，即撮取藥物粉末時較一般的三指撮更多一些的容量。張麗君（1998：76）：本指三指（拇指、示指、中指）撮取物品，是動詞。後『三指撮』取物也成為一種量，發展為量詞。

【原文】

【一】，取杞本長尺〔一〕，大如指，削〔二〕，舂（舂）木臼中〔三〕，煮以酒□【□□】歙（飲）〼73。

【注釋】

〔一〕杞本長尺：周一謀、蕭佐桃（1988：85）：杞本，枸杞之根，即地骨皮。《神農本草經》枸杞『一名杞根』。長尺，即一尺長。枸杞根治烏喙中毒，不見於後世醫藥文獻的記載。魏啓鵬、胡翔驊（1992：65）：地骨皮，清熱涼血要藥。馬繼興（1992：394）：枸杞根，藥用名地骨皮，為茄科植物枸杞的根。

〔二〕削：馬繼興（1992：394）：削，《增韻》「刮削也」。嚴健民（2005：45）：削，將杞根削碎。

〔三〕舂（舂）木臼中：馬繼興（1992：394）：舂，原作「舂」，形近而訛。《說文·臼部》：「舂，搗粟也。」把穀類種子放在臼內，搗去皮殼或搗碎。木臼，臼為舂米之器。嚴健民（2005：45）：舂，粉碎的一種方法，本文強調要在木制臼中舂成細粉。

【原文】

一，以霍（藿）汁粲叔（菽）若苦〔一〕，巳（已）74。

【注釋】

〔一〕霍（藿）汁粲叔（菽）若苦：馬王堆漢墓帛書整理小組（1985：35）：霍，釋文缺釋。粲，應讀爲「餐」，《說文》「吞也」。苦，疑指大苦，即豉。周一謀、蕭佐桃（1988：86）：粲，應讀為「餐」，《說文》「餐，吞也」。菽，豆也。若，與也，或也。粲菽若苦，即服食大豆與豆豉，或言服食大豆或豆豉。魏啓鵬、胡翔驊（1992：66）：菽，豆類的泛稱。這裏殆為黑大豆，《本草綱目》稱有解附子、射罔等百藥之毒的功效。苦：帛書整理小組認為「疑指大苦，即豆豉。」其說有據，《日華子本草》載談豆豉有「治中毒藥蠱氣」的功效。兩者配合，對治箭毒當有療效。馬繼興（1992：395）：「粲」與「餐」通假。「餐」字義為「吃」。「菽」又假為「豆」。「菽」與「豆」為同源字，為五穀類糧食作物之一。古醫書中多泛指大豆。苦，藥名，疑即「大苦」之略。「大苦」一稱又有四說。其一，指豆豉。其二，指甘草。其三，指似地黃之物。其四，指苓的別名。以上四說各異。今因上連「菽（豆）」，故暫依王逸之說，釋為「豉」，即豆豉。葛曉舒（2022）：苦，大苦，即豆豉。王逸章句云「大苦，豉也」。

【原文】

一，煮鐵〔一〕，歙（飲）之75。

【注釋】

〔一〕鐵：周一謀、蕭佐桃（1988：86）：《神農本草經》中有鐵精、鐵落與鐵三種，據本書後有『鍛鐵者灰』即鐵落，此處當指『鐵精』。魏啓鵬、胡翔驊（1992：66）：鐵，有鎮心平肝、消癰解毒的功效。馬繼興（1992：396）：鐵，《本經》：『鐵，主堅肌，耐痛。』又『鐵落，味辛平。主風熱，惡瘡，瘍疽，痂疥，氣在皮膚中。』

【原文】

一，禺（遇）人毒者〔一〕，取麋（蘪）蕪本若□薺〔二〕一【□】□【□】，冶產【□□□】宰（滓）傅宥（痏）〔三〕76。

【注釋】

〔一〕禺（遇）人毒者：周一謀、蕭佐桃（1988：87）：此句當是遭受別人施放毒箭之類而致的烏喙中毒。魏啓鵬、胡翔驊（1992：66）：人毒，指人咬人所致傷創。馬繼興（1992：396）：本條的『遇人毒』，指人被毒箭所傷而中毒。

〔二〕麋（蘪）蕪本若□薺：馬王堆漢墓帛書整理小組（1985：35）：蘪蕪本，即芎藭，見《神農本草經》，今名川芎。周一謀、蕭佐桃（1988：87）：蘪蕪本，即蘪蕪根，當為川芎。魏啓鵬、胡翔驊（1992：66）：□薺，疑即苦菜、苦蘵，四川所謂苦薺公，即敗醬草，有清熱解毒、破膿排瘀的療效。馬繼興（1992：396）：蘪蕪本，即蘼蕪的根，古名芎藭，今名川芎。為傘形科植物。□薺，藥名，不詳。

〔三〕宥（痏）：馬繼興（1992：397）：痏，字義為傷處。

【原文】

一，穿地【□】尺[一]，而煮水一罋（甕）[二]，□【□□□□□】為五【□□□□】一音（杯）77。

【注釋】

〔一〕穿地【□】尺：馬繼興（1992：397）：穿，義為穿鑽。《增韻》：『鑽也，鑿也。』穿地即挖地開穴。嚴健民（2005：47）：穿地，指挖一個地坑。『尺』前缺一個字，參254、267行，應指挖地坑的大小，依254行補『袤』。張雷（2017：125）：其後缺字參本書254行，可補『方』，表體積為一尺見方的坑。

〔二〕罋（甕）：馬繼興（1992：397）：罋，古寫同『甕』。為一種盛水和酒等物的陶器。嚴健民（2005：47）：為陶制容器，可以燒煮。

二、蠹（䗪）

【原文】

【蠹（䗪）[一]：□】□□□□以財餘藍[二]【□□□□□】□漬[三]□☐78

【注釋】

〔一〕【蠹（䗪）】：馬王堆漢墓帛書整理小組（1985：36）：本病即被蠍螫傷。周一謀、蕭佐桃（1988：88）：『蠹』『䗪』，皆為蠍的異名。此處指被蠍子螫傷。一謂『䗪』，當作『蠹』。蠹，即癩，相當現代的麻風病。

〔二〕以財餘藍：魏啓鵬、胡翔驊（1992：67）：『餘』同『餰』，稠粥。這裏指適量的較濃薤汁。內服外塗，皆有治各種瘡癰腫痛傷創的療效，葛洪方中有以薤汁治虎犬咬傷的記載，用意相同。裘錫圭（2014）：餘，馬王堆漢墓帛書整理小組（1985：36）釋文作『餘』。藍，馬王堆漢墓帛書整理小組（1985：36）釋文作『薤』。

〔三〕□漬：裘錫圭（2014：230）：『漬』上一字，可能是『升』。

【原文】

【一，□】□□□▨79

【原文】

一，濡，以鹽傅之〔一〕，令牛吃（舐）〔二〕之80。

【注釋】

〔一〕濡，以鹽傅之：周一謀、蕭佐桃（1988：88）：濡，浸漬、濕潤。馬繼興（1992：399）：濡，潮潤。鹽，《本經》名食鹽。《本草衍義》：『食鹽，《素問》曰「走血」，故東方食魚鹽之人，多黑色，走血之驗，故可知矣。』按，《經驗方》用鹽的水溶液治蚯蚓咬。嚴健民（2005：48）：濡，本文指用水洗傷口。張雷（2017：128）：濡，此處水起到融化鹽的作用。

〔二〕牛吃（舐）：魏啓鵬、胡翔驊（1992：67）：牛舐，《千金方》卷二十五有用牛舐治卒死無脈之法，『牛不肯舐，著鹽汁塗面上，牛即肯舐』。也是以鹽誘之。馬繼興（1992：399）：『舐』字古寫又作『䑛』『舔』。嚴健民（2005：48）：牛舐，牛口腔的唾液含有許多蛋白分解酶，而蠍毒為蛋白質結構，因而牛舐可解蠍毒。裘錫圭（2014：230）：吃，馬王堆漢墓帛書整理小組（1985：35）釋文逕釋作『咜』。咜，即『舐』字，《說文》作『䑜』。

【原文】

一，以疾（蒺）黎（藜）、白蒿〔一〕封之81。

【注釋】

〔一〕疾（蒺）黎（藜）、白蒿：周一謀、蕭佐桃（1988：89）：蒺藜、白蒿，藥名，皆見於《神農本草經》，然均無療蠍傷的記載。但蒺藜在《備急千金要方》中有用以治瘡腫、遍身風癢等疾的記述。魏啓鵬、胡翔驊（1992：67）：白蒿，即白艾蒿、蓬蒿。《神農本草經》稱其『主五臟邪氣』，古方有以白蒿治惡瘡癩疾的記載。治蜂蠆螫毒，《肘後方》則用青蒿封之，與本方有別。

【原文】

一，涶（唾）之〔一〕，賁（噴）〔二〕：『兄父產大山，而〔三〕居氏（是）穀下。【□□】系而，□【□□】而，鳳=（鳳鳥）【□□。毋敢上下】82尋=（尋，尋），豙（喙）且貫而心〔四〕83。』

【注釋】

〔一〕涶（唾）之：周一謀、蕭佐桃（1988：89）：是操作祝由的一種動作。或是把唾液吐在傷口上。現在民間尚流傳這種簡易療法，遇到黃蜂、毛蟲等螫傷，即在傷口上吐唾液，然後用手擦摩傷處，可收消腫、止痛之效。馬繼興（1992：400）：『唾之』即啐出唾液，這是祝由時一種動作。

〔二〕賁（噴）：馬王堆漢墓帛書整理小組（1985：36）：噴，吐氣。魏啓鵬、胡翔驊（1992：68）：噴，叱，叱怒。這裏指詛咒、咒罵。馬繼興（1992：400）：『噴』字義為吐氣。

〔三〕而：馬王堆漢墓帛書整理小組（1985：36）：而，你。

〔四〕豕（喙）且貫而心：周一謀、蕭佐桃（1989：90）：喙且貫而心，意謂用鳥嘴啄你的心。豕，喙也。此處指鳥喙或鳥嘴。這也是咀咒病魔的祝由之詞。魏啓鵬、胡翔驊（1992：68）：豕，豬。貫而心，穿透你的心。裘錫圭（2014：231）從周一謀、蕭佐桃（1989：90）說。

【原文】

一，『父居蜀，母為鳳＝（鳳鳥）蓐〔一〕。毋敢上下尋（尋），鳳＝（鳳鳥）【貫】而心84。』

【注釋】

〔一〕父居蜀，母為鳳＝（鳳鳥）蓐：周一謀、蕭佐桃（1988：90）：本條全文均為祝由詞。魏啓鵬、胡翔驊（1992：68）：蓐，臥墊。馬繼興（1992：401）：蜀，與『蓐』字上古音均侯部韻。蓐，草席。鳳，即鳳凰。

二、蛭食（蝕）

【原文】

蛭食（蝕）人胻股〔一〕，【即】產其中〔二〕者，並黍、叔（菽）、秫（术）而炊〔三〕之，烝（蒸）以熏〔四〕，瘳病85。

【注釋】

〔一〕蛭食（蝕）人胻股：馬王堆漢墓帛書整理小組（1985：37）：蛭，水蛭之類。周一謀、蕭佐桃（1988：91）：蛭，即水蛭之類。蛭吸人血，常叮附於胻膝以下部位，一般不須治療，此書所述『蛭蝕人』當是比較嚴重者。魏啓鵬、胡翔驊（1992：69）：蛭，水蛭、螞蝗。胻，脛骨上部。股，大腿。這裏指螞蝗鑽入下肢。馬繼興（1992：401）：蛭，環節動物的一類。動物學上屬於蛭綱，其特徵是長 3 ~ 20 釐米，體軟扁平而長，表面有體環，前後各有一個吸盤，生活於淡水或濕潤環境中，多營半寄生或肉食生活。胻，原義指脛骨，此處泛指小腿部。股，大腿部。

〔二〕【即】產其中：周一謀、蕭佐桃（1988：91）：當是叮咬在胻股膝的皮膚上，較長時期不落，故謂之生其中。或是蛭蝕之後，產生感染性疾病。裘錫圭（2014：231）：『即』，馬王堆漢墓帛書整理小組（1985：37）釋文補『膝』。產其中，即生其中。

〔三〕並黍、叔（菽）、秫（朮）而炊：馬王堆漢墓帛書整理小組（1985：37）：菽，《神農本草經》作大豆。周一謀、蕭佐桃（1988：91）：秫，釋為朮，即後世的蒼朮、白朮。但從前文與『黍、菽』相接。而下文有『炊之，蒸』等字樣來看，『秫』當是本字，為古代的一種糧食作物，即是黏性的粟米。馬繼興（1992：402）：朮，原作『秫』。炊，蒸煮食物。裘錫圭（2014：231）：而，馬王堆漢墓帛書整理小組（1985：37）釋文作『三』。

〔四〕丞（蒸）以熏：魏啓鵬、胡翔驊（1992：69）：估計為薰蒸療法。嚴健民（2005：16）：本方用三味藥『炊蒸』之後，用於病，當為外用，迫使水蛭放鬆吸盤的一種治療方法，疑為薰蒸的可能性較大。

【原文】

一，螌（蠿）蚘〔一〕，傅【之】86。

【注釋】

〔一〕⿱次韭（齏）蛫：周一謀、蕭佐桃（1988：92）：齏，搗碎之意。蛫，蟹類動物。此處指搗碎蟹類以作為敷貼之藥物。魏啓鵬、胡翔驊（1992：69）：齏蛫，將六只螃蟹搗碎。馬繼興（1992：403）：齏，原作⿱次韭，字義為粉碎。蛫有數說。其一為螃蟹。其二為蟹六足者。其三為鼠負也。其四為猿類。其五為獸類。以上各說不同，今暫依《說文》作「蟹」解。裘錫圭（2014：231）：蛫，《廣雅·釋魚》：「蜅蟹，蛫也。」《集韻》：「蛫，蟹六足者。」

三、蚖

【原文】

蚖〔一〕：⿱次韭（齏）蘭〔二〕，以酒沃，歓（飲）其汁，以宰（滓）封其痏，數更之87。

【注釋】

〔一〕蚖：馬王堆漢墓帛書整理小組（1985：37）：蚖，一種毒蛇。本病即被此種毒蛇咬傷。馬繼興（1992：404）：「蚖」有二說。其一指蜥蜴。據《爾雅》《方言》則「蚖」即蠑螈，又名蜥螈，俗呼馬蛇子，是一種具有四足的爬蟲類動物，也就是《神農本草經》稱為石龍子者。這裏所說的「蚖」似系蠑螈類的蜥蜴（石龍子）咬傷所致的病。古人對於「蚖」字的第二說是指毒蛇（一作蝮蛇類）。茲錄其說以備考。

〔二〕蘭：周一謀、蕭佐桃（1988：93）：蘭，藥名，《神農本草經》中有蘭草、澤蘭、木蘭與蘭根（白茅根），此處當指蘭草，但無治毒蛇咬傷的記述。魏啓鵬、胡翔驊（1992：69）：古代澤蘭與佩蘭常混淆，此當為澤蘭。張雷（2017：137）：馬蘭是為菊科植物馬蘭的全草及根。暫存一說。

【原文】

一，以葪印其中顛〔一〕88。

【注釋】

〔一〕以葪印其中顛：馬王堆漢墓帛書整理小組（1985：37）：葪，《史記·賈生列傳》索隱『音介』，此處讀為『芥』。中顛，頭頂正中部。按芥子泥有使皮膚紅赤發泡的作用，本方是將芥子搗爛外敷頂部的外治法。周一謀、蕭佐桃（1988：93）：《神農本草經》朮，一名山薊，《名醫別錄》中品有大小薊。故亦可能是將薊類藥物搗爛傅於傷口頂部。魏啓鵬、胡翔驊（1992：69）：《名醫別錄》有搗芥子泥外塗，治射工毒氣的記載。印中顛，塗抹在頭頂正中。馬繼興（1992：405）：印，本條義為塗敷。中顛，頭頂正中部。嚴健民（2005：53）：薊，藥名。參《五十二病方》209行『以灸癩者中顛，令爛而已』。指火灸癩的中央。本方即將薊類藥物搗爛後敷於傷口的正中部。

【原文】

一，以產豚家（喙）〔一〕麻（磨）之89。

【注釋】

〔一〕產豚家（喙）：周一謀、蕭佐桃（1988：94）：此方即是用生豬的嘴部去磨其傷口，其法與前令牛舐治蠍傷方法相似。魏啓鵬、胡翔驊（1992：70）：家，即食茱萸，《禮記》所載之家，《千金方》有將食茱萸，嚼碎傅治蠍毒的療法。古代烹飪牛、羊、豕三牲常用此物調味，故本方稱為『產（生）豚家』。馬繼興（1992：406）：產，義同『生』。豚，義為肥滿。據裘錫圭氏認為釋『產豚豪』為食茱萸之說不確。即：『「產豚豪」疑即「豚豪」，指沒有煮過的豬嘴或活豬之嘴。』但裘氏之說，一則系取『豪』字假借之義；二則從醫療蛇蟲咬傷來看，如果單純用豬嘴磨擦咬傷患部，是很難得到效果的。故本條的『豪』字，仍應釋為茱萸更符實際。裘錫圭（2014：231）：豙，馬王堆漢墓帛書整理小組（1985：37）釋文讀為『藙』。藙，《說文》『煎茱萸』。古書中或寫作『蔱』，又名榝子、欓子，《新修本草》則稱為『食茱萸』，是一種辛香的調味品。

【原文】

一，以堇一陽（煬）築封之〔一〕，即燔鹿角〔二〕，以弱（溺）歙（飲）之90。

【注釋】

〔一〕以堇一陽（煬）築封之：馬王堆漢墓帛書整理小組（1985：38）：堇，即堇菜。築，《說文》：『擣也。』周一謀、蕭佐桃（1988：94）：陽，生也。全句意取堇菜一束，生搗之以傅傷口。魏啓鵬、胡翔驊（1992：70）：堇，即苦堇、堇葵、石龍芮。『築』通『祝』，斷。這裏殆指烘乾切碎。馬繼興（1992：408）：封，塗抹，外敷。嚴健民（2005：54）：在《五十二病方》中，凡『堇』以釋堇葵、堇葉、堇菜等為宜。陽築，《馬王堆古醫書考釋》釋『陽，疑假為杖』。築，指築土牆的聲音，《說文》：『築，擣也』。因此陽築，系指拿著木杵將生藥（堇）搗碎。裘錫圭（2014：232）：劉欣（2010：40）：『陽』假為『煬』，《說文》：『煬，炙燥也。』《廣雅·釋詁》：『煬，曝也。』

〔二〕燔鹿角：馬王堆漢墓帛書整理小組（1985：38）：鹿角，見《神農本草經》，云『主惡瘡、癰腫』等病。周一謀、蕭佐桃（1988：94）：《備急千金要方》卷二十五治眾蛇毒方有：『豬脂和鹿角灰塗之。』與本方治驗相似。馬繼興（1992：408）：燔，烤炙，焚燒。鹿角，《本經》：『鹿角，主惡瘡癰腫，逐邪惡氣，留血在陰中。』

【原文】

一，吹〔一〕：『譆（嘻），年〔二〕蠚〈蠭〉〔三〕殺人，今茲〔四〕有（又）複之91。』

【注釋】

〔一〕吹：馬王堆漢墓帛書整理小組（1985：38）：吹，《玉篇》「呼氣。」《集韻》作「嗤」。劉欣（2010：40）：「吹」當與「噴」一樣，是祝由術的一種動作。

〔二〕年：張雷（2017：142）：李零先生認為「年」字含義不詳。

〔三〕⿱彗虫〈蠚〉：周一謀、蕭佐桃（1988：95）：《說文》：「蠚，螫也。」裘錫圭（2014：232）：⿱彗虫，馬王堆漢墓帛書整理小組（1985：38）釋文作「蠚」。蠚，《廣雅·釋詁二》：「痛也。」今按：「⿱彗虫」不見字書，疑為「蠚」字之誤，因形近而誤。

〔四〕今茲：馬繼興（1992：409）：今茲，今此。嚴健民（2005：55）：「茲」有多解。在本處以釋「年」為宜。《呂氏春秋·任地》：「今茲美禾，來茲美麥」。高誘注「茲，年也」。「今茲」即今年。此為祝由術語。

【原文】

一，以青粱米〔一〕為鬻（粥），水十五而米一，成鬻（粥）五斗，出，揚去氣〔二〕，盛以新瓦罋（甕），冥（冪）〔三〕口以布三【□】92，即封涂（塗）〔四〕厚二寸，燔，令泥盡火而歠（歠）之〔五〕，痏（痏）已（已）93。

【注釋】

〔一〕青粱米：周一謀、蕭佐桃（1988：95）：青粱米，糧食作物的一種。魏啓鵬、胡翔驊（1992：71）：《名醫別錄》稱其「益氣補中，輕身長年，煮粥食之。」馬繼興（1992：410）：青粱米，《別錄》：「青粱米，味甘，微寒，無毒。主胃痹，熱中，消渴，止泄痢，利小便，益氣，補中。」為禾本科植物粟（小米）的一種青粱的種仁。

〔二〕出，揚去氣：嚴健民（2005：56）：即將煮好的粥出鍋以後，待冷至無水蒸气後再盛進新陶內。裘錫圭（2014：233）：

「揚去」一詞見《金匱要略·婦人產後病脈證治》，云「煎藥揚去沫」。

〔三〕冥（冪）：馬王堆漢墓帛書整理小組（1985：38）：釋文作「冥」，即「冪」，罩蓋。馬繼興（1992：411）：「冪」義為覆蓋、罩蓋，以巾覆物。

〔四〕封涂（塗）：馬繼興注（1992：411）：封，螞蟻穴外周圍的土。裘錫圭（2014：233）：劉欣（2010：40）：《說文》：「塗，泥也。」張雷（2017：144）：封，此處當為封閉講。

〔五〕燔，令泥盡火而歠（歠）之：嚴健民（2005：56）：參照《朐癢》第一治方，應挖一個圓地坑，將陶甕放在坑口，在坑內用文火燃甕底，或者如《壽夭剛柔》將陶甕置於「馬矢煴」（沒有火焰的火）中使之慢慢煎熬，等到「泥乾盡火」（應作「火盡」），當甕內的粥溫度降低後，打開甕蓋，分幾次喝下去，咬傷的傷口就好了。裘錫圭（2014：233）：馬王堆漢墓帛書整理小組（1985：38）釋文此句斷作「燔，令泥盡火而歠之。」此從赤堀、山田（1985：179）的斷句。赤堀、山田（1985）將此句解釋為「把青粱米粥煮成泥狀，等火熄滅就喝」。

【原文】

一，亨（烹）三宿雄雞〔一〕二，洎〔二〕水三斗，孰（熟）而出，及汁更洎〔三〕，以金盂逆甗下〔四〕。炊五穀（穀）、兔□隹 94 肉陀甗中〔五〕，稍沃以汁，令下盂中，孰（熟），歓（飲）汁 95。

【注釋】

〔一〕三宿雄雞：魏啓鵬、胡翔驊（1992：71）：三宿雄雞，疑指三年的雄雞。嚴健民（2005：56）：宿，作隔年解。「宿」謂一年，馬王堆醫書《十問之四》「宿氣為老」。宿含「舊」意。《馬王堆古醫書考釋》引《漢書·翟方進列傳》：「是時宿儒有清何胡常」。顏師古注：「宿，久，舊也」。釋「宿」為「老舊」。指出「三宿雄雞」指三年的老公雞。

〔二〕洎：馬王堆漢墓帛書整理小組（1985：38）：洎，加水。周一謀、蕭佐桃（1989：96）：洎，灌釜也，見《說文》。又《廣韻》：「洎，潤也。」此處作「加水」解。

〔三〕及汁更洎：周一謀、蕭佐桃（1989：96）：及，疑讀為『汲』。全句意為汲出湯汁，再加水烹。

〔四〕以金盂逆甗下：馬繼興（1992：412）：甗，古代一種三足的炊事用蒸食物用具。裘錫圭（2014：233）：逆，猶『受』也。此處意指將金盂放在甗之下，以接因為加汁而從甗溢出來的湯。

〔五〕炊五穀（穀）、兔唯肉陀甗中：馬王堆漢墓帛書整理小組（1985：38）：『兔』字下一字或疑為『頭』字。兔頭，《廣雅·釋草》云：『瓜屬。』周一謀、蕭佐桃（1988：96）：陀，據文義應訓為『隋』，古書『陀』『隋』『墮』，音近義通。此處有投入之義。全段意為將食盂投入甗的底部，再把煮好的五穀、兔頭肉投放甗中，澆上汲出的雞汁，再將甗安放入盂中，煎熟。馬繼興（1992：413）：兔頭肉，即兔頭瓜之肉。按《廣雅·釋草》記有十一種瓜的名稱。即『龍蹢、虎掌、羊骹、兔頭、桂支、密簫、頓、狸頭、白瓤、無餘、缣、瓜屬也。』據上文可知，兔頭瓜等稱多是以瓜的外形而得名的。但今已不詳其為何種瓜類。陀，它。裘錫圭（2014：233）：陀，馬王堆漢墓帛書整理小組（1985：38）釋文讀為『他』。此釋可疑，此字右旁似從瓜，待考。

【原文】

一，賁（噴）吷：『伏食〔一〕，父居北在，母居南止，同産三夫〔二〕，為人不德。巳（已）。不巳（已），青傅女（汝）〔三〕。』96

【注釋】

〔一〕伏食：馬繼興（1992：413）：伏食，應即『服食』。服食本是道家養生的一種方法。張雷（2017：148）：李零先生認為『伏食』指『蛇』，蛇是伏地而食。

〔二〕三夫：馬王堆漢墓帛書整理小組（1985：38）：『食』『在』『止』『德』，古之部韻。三夫，祝由詞中托言三種毒蟲為三人。《千金翼方》卷三十《禁經下》：『禁蜂毒法：兄弟三人走出野。大兄名蝮，南山上下。中兄名蛇，走田野。小弟名蜂，看屋樑。』

〔三〕青傳女（汝）：馬王堆漢墓帛書整理小組（1985：38）釋：青，《周禮·職金》注：『空青也。』空青見《神農本草經》，是銅礦石的一種。魏啓鵬、胡翔驊（1992：72）：青，即白青、扁青，為碳酸鹽礦物藍銅礦的礦石。馬繼興（1992：414）：空青是銅礦石的一種，系碳酸鹽類礦物藍銅礦的礦石。嚴健民（2005：58）：青，空青。空青即鋼礦石的一種。裘錫圭（2014：233）：女，馬王堆漢墓帛書整理小組（1985：38）釋文作『之』，此根據殘筆、反印文釋。

【原文】

一，湮汲一音（杯）入奚蠡〔一〕中，左拯（承）之，北鄉〓（向，向）人禹步〔二〕三，問其名，即曰：『某〓（某。某）年□，今【□】〔三〕97。』歓（飲）之，音〈言〉〔四〕曰：『疾【去疾】巳（已）〔五〕，徐去徐巳（已）。』即覆〔六〕奚蠡，去之98。

【注釋】

〔一〕奚蠡：馬王堆漢墓帛書整理小組（1985：38）：奚蠡，見《墨子·備城門》。按《說文》：『奚，大腹也。』蠡，瓠瓢。『奚蠡』即大腹的瓢。魏啓鵬、胡翔驊（1992：72）：大葫蘆製成的水瓢。

〔二〕禹步：馬王堆漢墓帛書整理小組（1985：38）：禹步，行巫術時的一種步法。《玉函秘典》：『禹步法：閉氣，先前左足，次前右足，以左足並右足，為三步也。』魏啓鵬、胡翔驊（1992：72）：古代的一種方術，相傳為大禹所創。《抱朴子·登涉》：『禹步法：正立，右足在前，左足在後，次複前右足，以左足從右足並，是一步也。次複前右足，次前左足，以右足從左足並，是二步也。次複前右足，以左足從右足並，是三步也。如此，禹步之道畢矣。凡作天下百術，皆宜知禹步。』嚴健民（2005：57）：『禹步三』：行祝由、巫術的一種步法。

〔三〕某〓（某。某）年□，今【□】：裘錫圭（2014：233）：陳劍（2010）：『年』意為『往年』『昔年』，如同『日』可指『往日』『昔日』。據此97行當改斷讀為『問其名，即曰：「某。某年□，今□。」』張雷（2017：150）：某，是患者名字。參蚖第五方『殺人今茲』，缺字補『茲』。

〔四〕歙（飲）之，音〈言〉：裘錫圭（2014：233）：『歙（飲）之，音〈言〉』，馬王堆漢墓帛書整理小組（1985：38）釋文作『歙（飲）半音（杯）』。

〔五〕疾【去疾】巳（已）：裘錫圭（2014：233）：第一個疾，馬王堆漢墓帛書整理小組（1985：38）釋文作『病』。

〔六〕覆：裘錫圭（2014：233）：覆，馬王堆漢墓帛書整理小組（1985：38）釋文作『複』。

【原文】

一，煮鹿肉若野彘（彘）肉〔一〕，食之，歠（歠）汁。●精〔二〕。99

【注釋】

〔一〕煮鹿肉若野彘（彘）肉：周一謀、蕭佐桃（1988：98）：即煮鹿肉或野豬肉。鹿肉，《名醫別錄》謂其能『補中強五藏，益氣力』。野彘肉，《新修本草》言其『生肉療癲癇』。可見本方全系食療之法。嚴健民（2005：59）：鹿肉、野豬肉及下方的羊肉，常被當作單味藥用於治療，在被蚖咬傷以後，飲食這類肉湯，當有增強體質的作用，反映了藥食同源及早期用藥思想。

〔二〕精：馬王堆漢墓帛書整理小組（1985：39）：精，靈，與『令』字意近。馬繼興（1992：416）：精字指此方靈驗。魏啓鵬、胡翔驊（1992：72）：精，善。嚴健民（2005：59）：精，作完美、最好解。

【原文】

一，燔狸皮〔一〕，治灰，入酒中，歙（飲）之。多可殹，不傷人。煮羊肉，以汁【□】之100。

【注釋】

〔一〕狸皮：周一謀、蕭佐桃（1988：98）：藥名，《名醫別錄》有狸骨、狸肉及狸陰莖等，但無狸皮。魏啓鵬、胡翔驊（1992：72）：狸，即野貓。《名醫別錄》僅記載狸骨治『毒氣在皮中淫躍如針刺者』『及鼠瘺惡瘡』，『燒之，以東流水服之』。

【原文】

【一】，取井中泥〔一〕，以還（環）封其傷，已（已）101。

【注釋】

〔一〕【一】，取井中泥：馬王堆漢墓帛書整理小組（1985：39）：本條為另一方，但方首未標『一』字。馬繼興（1992：417）：井中泥，即井底泥。裘錫圭（2014：234）：此從原注的意見，加『【一】』。

一四、【疣】者

【原文】

尤（疣）〔一〕：取敝蒲席若藉之弱（蒻）〔二〕，繩之〔三〕，即燔其末，以久（灸）尤（疣）末〔四〕，熱，即拔尤（疣）去之102。

【注釋】

〔一〕尤（疣）：馬王堆漢墓帛書整理小組（1985：39）：尤，即『疣』，古書中還有『肬』『黕』『鈂』『⿸疒又』『頄』等寫法。魏啓鵬、胡翔驊（1992：73）：疣，生長於體表的一種贅生物，又稱『贅疣』，多發於手背、手指和頭面部，初起小如黍米，大如黃豆，患者一般無自覺症狀，壓按時略有痛感。治療時應先治原發疣，繼發性的疣往往自行消失。馬繼興（1992：417）：疣是突出於皮膚表面的一種乳頭狀良性腫瘤，由於表皮層的病理增殖所形成，多見於顏面部及手部等處，腫物表面粗糙，基底部或廣或呈蒂狀，脆而易斷。

〔二〕取敝蒲席若藉之弱（蒻）：周一謀、蕭佐桃（1988：100）：敝蒲席，即舊蒲席。《名醫別錄》下品有敗蒲席。籍，當作『藉』，即『薦』。全句言取舊蒲席或蒲薦上的蒲子做藥物。嚴健民（2005：60）：敝，舊也。《玉篇》：『敝，壞也。』『取敝蒲席』，即從破舊的蒲草席上取下幾條蒲草。

〔三〕繩之：周一謀、蕭佐桃（1988：100）：指把蒲席或蒲薦上的蒲子搓成繩狀的灸條。

〔四〕以久（灸）尤（疣）末：周一謀、蕭佐桃（1988：100）：疣末，即疣的頂部。全句意為用以灸疣的頂部。嚴健民（2005：60）：『末』疑為『本』，參446行『疣其末大本小』，『本』指疣蒂。即將細繩纏在疣的細蒂上，點燃繩的一端，灸灼疣蒂。本灸療方法為灸療早期的施灸方法，其目的在於局部麻醉。本方治疣具有手術切除的意義。

【原文】

一，令尤（疣）者抱禾〔一〕，令人嘑（呼）曰：『若胡為是〔二〕？』⿸疒應（應）曰：『吾尤（疣）。』置去禾〈禾去〉，勿顧〔三〕。103

【注釋】

〔一〕禾：馬繼興（1992：419）：禾，糧食作物（如黍、稻、稷等）的總稱，或指稻禾。

〔二〕若胡為是：馬王堆漢墓帛書整理小組（1985：39）：若，你。周一謀、蕭佐桃（1988：101）：全句意為：你為什麼這樣做（指抱禾）？魏啓鵬、胡翔驊（1992：74）：你為啥這樣？馬繼興（1992：419）：胡，為什麼，怎麼。嚴健民（2005：61）：若，即你。『胡』亦指贅生之物，與疣一致。

〔三〕置去禾〈禾去〉，勿顧：周一謀、蕭佐桃（1988：101）：謂將禾（當指稻草）拋棄於地上而不反顧，也是一種祝由療法。馬繼興（1992：419）：顧，回頭看。嚴健民（2005：61）：置，釋放，放棄。『置去禾』，將抱著的禾草丟掉。裘錫圭（2014：234）：去禾，應係誤抄倒。離開時反顧是秦漢時代廣泛存在的禁忌。

【原文】

一，以月晦日之丘井有水者〔一〕，以敝帚騷（掃）尤（疣）二七〔二〕，祝曰：『今日月晦，騷（掃）尤（疣）北〔三〕。』入帚井中〔四〕。104

【注釋】

〔一〕月晦日之丘井有水者：馬王堆漢墓帛書整理小組（1985：39）：月晦日，每月最後一天。之，往。周一謀、蕭佐桃（1988：101）：全句意為月末在最後一天，到山丘上有水的井邊。魏啓鵬、胡翔驊（1992：74）：之，前往。嚴健民（2005：62）：晦日，陰曆每月的二十九或三十，整夜無月光，不吉利，是治病魔的好時機。丘，空也。丘井，大的空井，即無水的枯井。

〔二〕以敝帚騷（掃）尤（疣）二七：馬王堆漢墓帛書整理小組（1985：39）：二字下原有鉤識，誤，應在七字下。周一謀、蕭佐桃（1988：101）：用舊掃帚在疣上掃十四次。馬繼興（1992：420）：『敝』義為破舊。『帚』為掃地的用具。敝帚即舊的笤帚。嚴健民（2005：62）：敝，破舊。敝帚，用舊了的帚把。騷，通『帚』。騷除即帚除。二七，指帚十四次。

〔三〕騷（掃）尤（疣）北：魏啓鵬、胡翔驊（1992：74）：掃掉疣子，趕到北方。嚴健民（2005：62）：北，敗走。即在這種情況下用舊帚把掃疣，疣必然被掃除。張雷（2017：159）：李零先生指出，從疣者第五方『內北』可知此處『北』也是指寢室之北，即『室後』。李說可從。

〔四〕入帚井中：周一謀、蕭佐桃（1988：101）：把舊掃帚丟入井中。

【原文】

一，以月晦日=（日日）下餔時〔一〕，取凷（塊）〔二〕大如雞卵者，男子七，女子二七。先【以】凷（塊）置室後〔三〕，令南北列〔四〕□105，以晦往之凷（塊）所，禹步三，道〔五〕南方始，取凷（塊）言曰{凷言曰}〔六〕：『今日月晦，靡（磨）尤（疣）北〔七〕。』凷（塊）一靡（磨）一，二【七】〔八〕106。巳（已）靡（磨），置凷（塊）其處，去，勿顧。靡（磨）大者107。

【注釋】

〔一〕日=（日日）下餔時：馬王堆漢墓帛書整理小組（1985：40）：日下餔時，即下晡。《素問·標本病傳論》注：『下晡，謂日下於晡時，申之後五刻也。』周一謀、蕭佐桃（1988：102）：約相當於現今所說下午六時至七時。嚴健民（2005：63）：餔，《說文》：『餔，日加申時食也。』即晡時，今之下午5～6時。

〔二〕凷（塊）：馬王堆漢墓帛書整理小組（1985：40）：塊，土塊。嚴健民（2005：63）：《說文》：『凷，墣也，從土、口，塊俗凷字。』《五十二病方》：『凷』，釋土塊，可從。

〔三〕【以】凷（塊）置室後：馬王堆漢墓帛書整理小組（1985：40）：原無『以』字，據文義補。裘錫圭（2014：235）：原文也有可能是『置凷』的誤倒抄。

〔四〕令南北列：嚴健民（2005：63）：令南北列：將土塊按南北向排列。

〔五〕道：馬繼興（1992：421）：道，自，從。

〔六〕甶（塊）言曰〔甶言曰〕：裘錫圭（2014）：下『甶言曰』三字系衍文。

〔七〕靡（磨）尤（疣）北：嚴健民（2005：63）：靡，古通『摩』。此處之『北』，參104行注釋，與『帚疣北』意同，指用土塊磨疣，疣就失敗了，掉了。張雷（2017：161）：此處『北』，當指南北之『北』，從前文『南北列』『道南方始』可知。李零先生認為此處『北』指寢室之北，即『室後』。

〔八〕甶（塊）一靡（磨）一，二【七】：周一謀、蕭佐桃（1988：102）：釋文為『甶一靡□』，缺字，據文義擬補為『疣』字。嚴健民（2005：63）：釋文為『塊一磨盡』，此句缺一字，在本文中男子生疣用七塊，女子用十四塊土塊，強調在治疣時，每一塊土塊都應磨到，因此補『盡』。裘錫圭（2014：235）：釋文為『甶（塊）一靡（磨）一』。

【原文】

一，以月晦日之內後〔一〕，曰：『今日晦，弱（搦）又（疣）內北。〔二〕』靡（磨）又（疣）內辟（壁）二七 108。

【注釋】

〔一〕之內後：馬王堆漢墓帛書整理小組（1985：40）：內，寢室。周一謀、蕭佐桃（1988：102）：之內後，即到寢室的後面。是行巫術的一種要求。

〔二〕弱（搦）又（疣）內北：馬王堆漢墓帛書整理小組（1985：40）：搦，《文選·答賓戲》注：『摩也』。周一謀、蕭佐桃（1988：103）：搦，此處訓『摩』。此句言在內室的北邊按摩疣子。嚴健民（2005：63）：搦，原文作『弱』，《五十二病方》補。搦：《說文》：『搦，按也，從手，弱聲』。因此『搦疣內北』即將疣磨掉後丢在內室的北面。』

【原文】

一，以朔日〔一〕，葵莖〔二〕靡（磨）又（疣）二七，言曰：『今日朔，靡（磨）又（疣）以葵軗〔三〕。』有（又）以殺本若道旁䔜、楬二七〔四〕，投109澤若【□】下〔五〕。●除日巳（已）朢（望）〔六〕110。

【注釋】

〔一〕朔日：魏啓鵬、胡翔驊（1992：75）：每月的初一日。馬繼興（1992：423）：朔日即每月初一。

〔二〕葵莖：葵有多種，如蜀葵、龍葵、冬葵等，本條的『葵莖』與後文『陳葵莖』，似均指冬葵莖而言。冬葵即錦葵科植物䔢麻。其莖部多縱行成束的纖維。故本條主用其磨疣。

〔三〕葵軗：馬王堆漢墓帛書整理小組（1985：40）：戟，疑為『幹』字之誤。周一謀、蕭佐桃（1988：103）：葵幹與上葵莖相應。魏啓鵬、胡翔驊（1992：75）：葵戟，當指葵的莖幹。裘錫圭（2014：236）：軗，馬王堆漢墓帛書整理小組（1985：40）釋文作『戟』。

〔四〕殺本若道旁䔜、楬二七：馬王堆漢墓帛書整理小組（1985：40）：釋文為『殺本若道旁䔜（葥）根二七』。殺，應讀為『榝』『蔱』，《說文》：『榝，似茱萸，出淮南。』葥，據《爾雅·釋草》注即地膚，《神農本草經》地膚一名地葵。《名醫別錄》云：『一名地麥，生荊州平澤及田野。』趙有臣（1985：118）：道旁䔜，即車前草也。馬繼興（1992：423）：『榝』據諸說可歸納為四種意見。①類似茱萸的一種植物。②吳茱萸的別名。③即『蔱』，即煎煮過的茱萸。④即椒的別名。『榝本』即茱萸根。嚴健民（2005：64）：殺，即榝。《說文》：『榝，似茱萸，出淮南』。殺本，即茱萸根。裘錫圭（2014：236）：陳劍（2010）：諸方（引者按，即《疣》題下的各祝由方）所及諸物均為巫術用品，其方本非實際以藥物治病。因此，所謂『地膚』『車前草』等說，將其往藥物的方向考慮，本來就是未可必的。『䔜』字亦作『幯』，《說文》巾部釋為『幡幟也』。段注：『䔜之言箋也，箋謂表識。』如將『䔜』字按其本義作解，『道旁䔜』即路旁的幡幟，用作祝由方的巫術用品，就很自然了。『楬』意為作標記用的小木樁。

〔五〕投澤若【□】下：周一謀、蕭佐桃（1988：103）：釋文作『投澤若淵下』，即將椴本和地葵拋投於湖澤或深淵之中。馬繼興（1992：424）：投，扔棄。澤，水澤處。嚴健民（2005：64）：澤，湖澤；缺文作『淵』，深淵。投，丟棄。裘錫圭（2014：236）：□，馬王堆漢墓帛書整理小組（1985：40）釋文作『淵』。陳劍（2010）：釋『淵』於形不合，且『淵下』亦不辭。

〔六〕除日巳（已）塱（望）：馬王堆漢墓帛書整理小組（1985：40）：古代有所謂建除值日，如正月門建寅，則寅為建，卯為除，詳見《淮南子・天文》。本句可能是說，如朔日恰巧是除日，則改在巳（引者按，即已字之誤）望，即十五日後舉行。周一謀、蕭佐桃（1988：103）：已望，當即後世的既望，指陰曆每月的十六日。嚴健民（2005：64）：《馬王堆醫書考注》：『古代有建、除值日，如正月門建寅，則寅為建，卯為除。見《淮南子・天文訓》。本句意為如朔日恰巧是除日，則拋投之事改在已望即十五日後舉行。已望即既望，指陰曆每月十六日』。此解甚妥。裘錫圭（2014：236）：赤堀、山田（1985：186）：《協紀辨方書》卷四《建除十二神》云：『建次為除，除舊佈新，月之相氣也。』可見除是吉日，沒有避開除日舉行的理由。反而『除舊佈新』的除日很適合舉行這個祝由術。『除日已望』的意思是本方雖然是朔日舉行的祝由術，但除日、已望之日也可以舉行。

【原文】

一，祝尤（疣），以月晦日之室北，靡（磨）宥（疣）〔一〕，男子七，女子二七，曰：『今日月晦，靡（磨）宥（疣）室北。』不出一月，宥（疣）巳（已）〔二〕。

【注釋】

〔一〕靡（磨）宥（疣）：周一謀、蕭佐桃（1988：104）：帛書整理小組釋為『磨疣』。宥，當指『疣』無疑，但這裏用『宥』，而不用『尤』，可能是指長得比較大的疣，故用『宥』，有別於一般的疣。嚴健民（2005：65）：本方中『宥』有三，《馬王堆醫書考注》釋為『疕』。與方前『祝尤（疕）』似可通。但考慮抄本方者，除方前用『祝尤』外，後文全用『宥』，必有其由。考《類篇·門部》『宥，空也。』《詩·周頌·昊天有成命》：『夙夜基命宥密。』毛傳：『宥，寬也。』宥，可能指去掉疕後留下的傷口（空）。

一五、【癲疾】

【原文】

顛（癲）疾〔一〕：先侍（偫）〔二〕白雞、犬矢。發〔三〕，即以刀剶（剝）〔四〕其頭，從顛到項，即以犬矢【溉】〔五〕之，而中剶（剝）雞□112，冒其所以犬矢濯（溉）〔六〕者，三日而已=（已。已）即孰（熟）所冒雞而食之，致已（已）〔七〕。113

【注釋】

〔一〕顛（癲）疾：周一謀、蕭佐桃（1988：105）：顛，通『瘨』，俗作『癲』。徒本條後文有『發』字，亦可說明該病為時發時止之病，即現在的癲病。魏啓鵬、胡翔驊（1992：76）：即癲狂症，精神錯亂的疾病。《難經·二十四難》說：『重陽者狂，重陰者癲。』但癲病經久，痰鬱化火，可以出現狂證；狂病既久，鬱火宣洩而痰氣滞留，亦能出現癲證。故常以癲狂並稱。

〔二〕侍（偫）：馬王堆漢墓帛書整理小組（1985：40）：釋文作『侍』，偫，儲備。嚴健民（2005：66）：侍，《五十二病方》釋侍（智），各家從之。《說文》：『偫，竢也』。段注：『謂諸物以待用也』。

〔三〕發：嚴健民（2005：67）：發，動詞，不指癲癇發作，而是講頭癬感染之急性發作。張雷（2017：167）：當釋作發作。

〔四〕剝（剝）：馬王堆漢墓帛書整理小組（1985：40）：釋文作『劙』。劙，割。馬繼興（1992：427）：剝，剔剝。裘錫圭（2014：236）：『剝』是『剥』的繁形，『剥』是表剝皮、割裂等之意的『剝』字。秦漢文字中從豕之字常可寫作從彖，從彖之字與從彔之字常相訛混。

〔五〕【溉】：裘錫圭（2014：236）：溉，馬王堆漢墓帛書整理小組（1985：40）釋文補『濕』。今按：此與下『冒其所以犬矢溉者』對應。

〔六〕澧（溉）：裘錫圭（2014：236）：澧，馬王堆漢墓帛書整理小組（1985：40）釋文作『濕』。今按：澧，讀為『溉』。《說文·水部》：『一曰：灌注也。』

〔七〕致巳（已）：馬繼興（1992：427）：即用此方效果極佳之義。嚴健民（2005：67）：已：此處的『已』不指病好了，而是這一治療過程結束。

【原文】

一，瘨（癲）〔一〕疾者，取犬尾〈戻（矢）〉及禾在圈垣上者〔二〕，段治〔三〕，湮汲以歓（飲）之114。

【注釋】

〔一〕瘨（癲）：馬繼興（1992：428）：癲，原作『瘨』。嚴健民（2005：67）：疑『瘨』之誤。指精神異常，而不單指當今的癲癇病。裘錫圭（2014：237）：瘨，馬王堆漢墓帛書整理小組（1985：41）釋文作『瘨』。

〔二〕取犬尾〈戻（矢）〉及禾在圈垣上者：馬王堆漢墓帛書整理小組（1985：41）：犬尾，疑即後世的狗尾草。周一謀、蕭佐桃（1988：106）：犬尾，可能為後世的狗尾草的穗。禾，指犬尾草的全草。『犬尾及禾』即是犬尾草的穗及全草。魏啓鵬、胡翔驊（1992：76）：即莠草，又名光明草、穀莠子，有除濕去熱、消癰腫的功效，亦取以治赤眼目病。馬繼興（1992：428）：圈，飼養牲畜的欄圈。垣，矮牆。嚴健民（2005：68）：垣，《說文》：『垣，牆也』。『垣上』指廢殘的牆頭上。犬尾疑為狗尾草，『及禾』指狗尾草的禾苗。全句指長在廢殘牆頭上的狗尾草全草。小曾戶等（2007：65）：尾疑是『戻』

的誤字，犬尾就是亦見於第112行的『犬矢』。張雷（2017：169）：禾，應釋為莖稈，即狗尾草的稈部。前面講『尾』指穗部。後面又講『在圈垣上』，則釋為『粟』不妥。

〔三〕段治：馬王堆漢墓帛書整理小組（1985：41）：段，《說文》：『椎物也。』段治，椎碎。魏啓鵬、胡翔驊（1992：76）：捶擊敲碎。馬繼興（1992：428）：段，敲打，擊打。嚴健民（2005：68）：段，《五十二病方》依《說文》『段，椎物也』，直釋為『椎碎』。難通。考慮到後文『湮汲以飲之，』故『段』應釋為『煅』。段（煅）冶，即將狗尾草煅烤焦後冶碎成灰末。

一六、【白⿸疒虒】

【原文】

白【虒（⿸疒虒）】〔一〕方：取灌青，其一名灌曾〔二〕，取如□【□】⿱監皿〈鹽〉〔三〕廿（二十）分斗一〔四〕，竈（灶）黃土〔五〕十分升一，皆冶，并〔六〕【□□】115□□先食歙（飲）之。不巳（已），有（又）復之，而□灌青，再歙（飲）而巳（已）。●令116。

【注釋】

〔一〕白【虒（⿸疒虒）】：馬王堆漢墓帛書整理小組（1985：41）：『【虒（⿸疒虒）】』，釋文作『處』。白處，應為有皮膚色素消失症狀的皮膚病，如白癜風之類。周一謀、蕭佐桃（1988：106）：應是一種皮膚發白的病證，可能是後世的白癜風。

〔二〕灌青，其一名灌曾：馬王堆漢墓帛書整理小組（1985：41）：灌青，本方云『一名灌曾』，藥名，未詳，不知與曾青是否有關。魏啓鵬、胡翔驊（1992：77）：當為空青、曾青這類礦物藥。

〔三〕盬〈鹽〉：裘錫圭（2014：237）：盬，馬王堆漢墓帛書整理小組（1985：41）釋文作「鹽」。此字當是「鹽」字之誤。本方說取灌青、盬、灶黃土，「皆治」，說明「盬」是可以弄碎的藥品。

〔四〕廿（二十）分斗一：周一謀、蕭佐桃（1988：107）：量詞，即把一斗分成廿份，取其中一份。馬繼興（1992：429）：二十分之一。

〔五〕竈（灶）黃土：馬王堆漢墓帛書整理小組（1985：41）：灶黃土，即伏龍肝。

〔六〕并：裘錫圭（2014：237）：馬王堆漢墓帛書整理小組（1985：41）釋文作「而」。

【原文】

【一，□□】其在【□】□□□與其○真【□□】。治之：【以】烏卵勿毀半斗〔一〕，甘鹽【□□□□】117【□□□□□□□□□】□者□【□□□□□】其中，卵次之，以□【□□□□□】118冥（冪）罋（甕）以布四□【□□□□□□□□□】□□【□】〔二〕【□□□□□□】119蔡（蔡）〔三〕。巳（已）塗之，即縣（懸）陰燥所。【□□□□□】□□【□□□□】□□□【□□】□【□□□】120厚蔽肉，扁（遍）施（⿸疒虒）〔四〕所而止。●巳（已）□□□□】之於【□□□】之，熱弗能支而=止=（而止，而止）施（⿸疒虒）【□□】121雖俞（愈）而毋去其藥=（藥，藥）○自〔五〕【□】盡而自□毆，施（⿸疒虒）即巳（已）□。炙之=（之之）時，養（癢）甚難禁，【毋】122搜（搔）〔六〕，及毋手傅之〔七〕。以旦未食傅藥。巳（已）【傅】藥，即歃（飲）善酒〔八〕，極厭〔九〕而止，即炙矣。巳（已）炙123之而起，欲食即食，出入歃（飲）食自次（恣）。且〔一〇〕服藥，先毋食葷二三日；及〔一一〕藥時，毋食124魚。病巳（已）如故〔一二〕。治病毋（無）時。●以三月十五日到十七日取烏卵，巳（已）【□】即用之。□【□】125烏毆，其卵雖有人（仁）〔一三〕，猷（猶）〔一四〕可用㱾。此藥巳（已）成，居唯（雖）〔一五〕十【餘】歲到【□】歲，俞（逾）良〔一六〕。【□】126而乾，不可以塗身，少取藥，足以塗施（㾻）者，以美醯漬之於瓦鍑中〔一七〕，漬之□127可河〔一八〕，稠如恒〔一九〕，煮膠，即置其鍑於⿰木美火上〔二〇〕，令藥巳（已）成而發=之=（發之。發之）□□□塗128，冥（冪）以布，蓋以鍑，縣（懸）之陰燥所。十歲以前藥乃乾〔二一〕129。

【注釋】

〔一〕鳥卵勿毀半斗：周一謀、蕭佐桃（1988：108）：鳥卵，即鳥蛋。勿毀，指沒有打破者。魏啓鵬、胡翔驊（1992：78）：半斗沒有破損的鳥蛋。疑為鴿蛋，鴿有滋腎益氣、去風解毒的功效。馬繼興（1992：431）：鳥卵，《名醫别錄》名雀卵，即麻雀蛋。嚴健民（2005：70）：未講明用什麼鳥卵，『勿毀』，不要破裂的鳥蛋。後文強調了取鳥蛋的時間是三月十五日到十七日，那時取的蛋內，如已孵化有仁（小鳥胚胎），也可以使用。

〔二〕【□】：裘錫圭（2014：238）：此殘字，馬王堆漢墓帛書整理小組（1985：41）釋文釋作『三』。

〔三〕蔡（蔡）：馬繼興（1992：431）：蔡，雜草。

〔四〕施（㾻）：馬王堆漢墓帛書整理小組（1985：42）：施，下方作『㾿』『虒』，應爲『白處』的别名。裘錫圭（2014：238）：所謂『㾿』『虒』，當釋爲『㾻』和『虒』。施，當讀爲『㾻』。

〔五〕○自：裘錫圭（2014：238）：○，是『其』的寫錯。

〔六〕養（癢）甚难禁，【毋】搜（搔）：裘錫圭（2014：238）：養，馬王堆漢墓帛書整理小組（1985：42）釋文作『□食』，此根據殘筆、反印文釋。搜，讀為『搔』。馬繼興（1992：432）：搜，尋求。

〔七〕毋手傅之：馬王堆漢墓帛書整理小組（1985：42）：不要用手直接敷藥。

〔八〕善酒：周一謀、蕭佐桃（1988：108）：好酒。

〔九〕厭：馬王堆漢墓帛書整理小組（1985：42）：即『饜』，此處指飲酒飽足。

〔一〇〕且：裘錫圭（2014：238）：馬王堆漢墓帛書整理小組（1985：42）釋文作『旦』。

〔一一〕及：裘錫圭（2014：238）：馬王堆漢墓帛書整理小組（1985：42）釋文作『服』，此根據反印文釋。

〔一二〕病巳（已）如故：魏啓鵬、胡翔驊（1992：79）：指病好後可照樣吃魚。

〔一三〕人（仁）：馬王堆漢墓帛書整理小組（1985：42）：仁，指蛋中小鳥胚胎。

〔一四〕酋（猶）：裘錫圭（2014：239）：馬王堆漢墓帛書整理小組（1985：42）釋文逕釋作『猶』。

〔一五〕居唯（雖）：魏啓鵬、胡翔驊（1992：79）：居，存放。馬繼興（1992：432）：居，停留，經過。裘錫圭（2014：239）：唯，馬王堆漢墓帛書整理小組（1985：42）釋文作『雖』。居，存放。

〔一六〕俞（逾）良：馬王堆漢墓帛書整理小組（1985：42）：更有療效。

〔一七〕瓦编中：馬王堆漢墓帛書整理小組（1985：42）：编，即『甂』，盆盂一類的陶器。

〔一八〕可河：馬繼興（1992：433）：可，適合。和，原作『河』。『可和』即適當地調勻。裘錫圭（2014：239）：河，馬王堆漢墓帛書整理小組（1985：42）釋文讀為『和』。此說可疑，待考。

〔一九〕稠如恒：馬王堆漢墓帛書整理小組（1985：42）：稍，漸。馬繼興（1992：433）：釋文為『稍如恒』。恒，常態，原狀。本條的『稍如恒』即稍微恢復原來的狀態。魏啓鵬、胡翔驊（1992：79）：逐漸變為正常狀態。裘錫圭（2014：239）：稠，密也。這一句的大意是，變乾的藥通過浸泡恢復原來的密度。

〔二〇〕煮膠，即置其编於稴火上：馬王堆漢墓帛書整理小組（1985：42）：稴，禾稈皮。稴火，以禾稈皮為燃料的火。周一謀、蕭佐桃（1989：109）：稴，或當作『穛』，音灼。《說文》：禾皮也。魏啓鵬、胡翔驊（1992：79）：稴火，是禾皮、穀殼。將穀殼點燃後與未燃者圍成一堆，慢慢燃著而無明火出現，今南方農村猶以此煨焖食物，此即稴火。一說，『稴』讀為『微』。馬繼興（1992：433）：這裏所說的煮膠是熬煮藥液使水分蒸發而變稠。

〔二一〕十歲以前藥乃乾：馬王堆漢墓帛書整理小組（1985：42）：炮製已十年以上的藥才會變乾。

【原文】

一，白=⿸疒虒=（白⿸疒虒：白⿸疒虒）者，白毋（無）奏（腠）〔一〕，取丹沙與鱣魚血〔二〕，若以雞血，皆可。雞涅居〔三〕二【□】者（煮）〔四〕之，□ 130 以蚤（爪）挈（契）〔五〕虒（⿸疒虒）令赤，以傅之。二日，洒（洗），以新布孰（熟）暨〈概〉〔六〕之，【複】傅，如此數，卅（三十）日而止。●令 131。

【注釋】

〔一〕白毋（無）奏（腠）：馬王堆漢墓帛書整理小組（1985：42）：腠，肌膚紋理。周一謀、蕭佐桃（1988：110）：即指皮膚發白而無紋理。這是白癜風的主要特徵。魏啓鵬、胡翔驊（1992：79）：腠指皮膚與肌肉交接處，又稱『皮腠』。這裏說白色尚在皮膚表面，未進入肌肉紋理中。嚴健民（2005：74）：奏，即腠理，指皮膚的紋理，《內經》中為常用解剖名詞。『白毋奏』是對『白處』臨床特徵的描述，也是對『白處』的注解。

〔二〕丹沙與鱣魚血：魏啓鵬、胡翔驊（1992：79）：丹沙，即丹砂、朱砂。後世治紫白癜風外用藥，亦有用朱砂配伍者。鱣魚，當為今之鱔魚。馬繼興（1992：434）：丹砂，即朱砂。鱣魚，即鱘科動物鰉魚。

〔三〕雞涅居：嚴健民（2005：74）：釋文為『湮居』。湮，沉沒。居，存放。裘錫圭（2014：239）：此句是雞血的說明，說雞血要用『涅居』的雞的血。『涅居』具體的含義待考。一說，此字當釋為『淫』。

〔四〕者（煮）：裘錫圭（2014：239）：者，疑讀為『煮』。

〔五〕蚤（爪）挈（契）：馬王堆漢墓帛書整理小組（1985：42）：蚤，即『爪』。契，刻劃。魏啓鵬、胡翔驊（1992：79）：爪，這裏疑指用雞爪刻劃患處，使白處發紅。馬繼興（1992：435）：搔，《說文·手部》：『搔，刮也。』『契』字義為刻劃。

〔六〕孰（熟）暨〈概〉：馬王堆漢墓帛書整理小組（1985：42）：概，《周禮·世婦》注：『拭也。』孰概，仔細擦拭。馬繼興（1992：435）：釋文為『孰概』。概，原作『暨』，形近而訛。本條的『孰概』，即仔細擦拭。嚴健民（2005：74）：釋文為『孰（熟）暨』。暨，《五十二病方》釋『概』，《說文》『概，滌也。』熟概，仔細拭洗。

一七、大帶者

【原文】

大帶〔一〕者：燔埴〔二〕，與久膏〔三〕而䃺（磨），即傅之 132。

【注釋】

〔一〕大帶：馬王堆漢墓帛書整理小組（1985：42）：大帶，古病名，未詳。或推測為纏帶風一類疾病。周一謀、蕭佐桃（1988：111）：《方言》云：『厲謂之帶。』《索隱》：『厲，音癩，癩病也。』故『大帶』疑即癩病，亦即麻風病。

〔二〕燔埴：馬王堆漢墓帛書整理小組（1985：42）：埴，或以為『墤』字，藥名，未詳。周一謀、蕭佐桃（1988：111）：埴，疑為『墤』字誤。燔埴，當為一種燔燒過的泥土。魏啓鵬、胡翔驊（1992：80）：當為土類，古方外治丹毒，常選用白堊土、燕窠土、蜂窠土、簷溜下泥、釜下土、伏龍肝等入藥。張雷（2017：185）：釋文為『燔墤』，尚志鈞先生從《文物》1975 年 9 期 7 頁有『曲尺形雙眼灶，前有火門，後有㧊板，㧊板上有附加泥條的煙道』。疑『㧊』為古代鍋灶上的附件。王輝先生認為此處以音求之，應讀為『襠』。《傷寒論》有燒裩散，指將裩襠處布剪下燒灰藥用。因過去無襯衣，此處有分泌物，是一種原始療法。

〔三〕久膏：周一謀、蕭佐桃（1988：111）：久膏，陳久的脂油。膏，脂也。馬繼興（1992：435）：陳舊性的動物脂肪。

【原文】

一，以清煮膠〔一〕，以塗之 133。

【注釋】

〔一〕清煮膠：馬王堆漢墓帛書整理小組（1985：42）：清，去滓的醴酒，見《周禮·酒正》注。膠，《神農本草經》有白膠、阿膠二種。前者即鹿角膠，系以鹿、麋角煮成，後者多以牛皮或驢皮煮成。一說，煮膠是熬煮使水分蒸發而變稠的意思。魏啓鵬、胡翔驊（1992：80）：《斗斗方》有鹿角膠外用治湯火瘡療法，『水煎鹿角膠令稀稠得所，待冷塗瘡』。嚴健民（2005：75）：清，去滓的醴酒。清，即上五齊之醴經過濾而去其糟滓者。

一八、冥（螟）

【原文】

冥（螟）〔一〕病方：冥（螟）者，蟲所齧穿者□，其所發毋（無）恒處，或在鼻，或在口旁，或齒齦，或在手指【□□】134使人鼻抉（缺）〔二〕指斷。治之：以鮮產魚〔三〕，薹（擣）而以鹽財和之〔四〕，以傅蟲所齧者。【□□】135□，輒逋（補）之。病巳（已），止。嘗試，毋（無）禁。●令136。

【注釋】

〔一〕冥（螟）：馬王堆漢墓帛書整理小組（1985：43）：螟，本義為穀物的食心蟲。推測古人因本病有鼻缺、指斷等症狀，認為蟲類齧穿，因而稱為螟病。魏啓鵬、胡翔驊（1992：81）：螟，蛀蝕稻穀的一種害蟲。馬繼興（1992：437）：螟，是咬齧植物莖幹的一種食心蟲。嚴健民（2005：77）：螟，《說文》：『螟，蟲食穀心者，即指穀物的蝕心蟲。』本文似指蟲噬之傷。從症象看，本病很可能是麻瘋病。

〔二〕鼻抉（缺）：馬繼興（1992：437）：鼻缺，指由鼻部潰爛所致的外形缺損症狀。

〔三〕鮮產魚：馬王堆漢墓帛書整理小組（1985：43）：鮮生魚，活魚。

〔四〕齍（擣）而以鹽財和之：馬繼興（1992：437）：財和，即一定數量的混合。嚴健民（2005：76）：『和』在《五十二病方》常用，同『合』，指混合。裘錫圭（2014：239）：齍，當讀爲『擣』。

一九、□蠸者

【原文】

【□蠸者〔一〕：□□】以蠸一入卵中〔二〕【□□□】□之137。

【注釋】

〔一〕□蠸者：馬王堆漢墓帛書整理小組（1985：43）：蠸，《說文》：『大螫也。』本病疑為一種毒蟲螫傷。周一謀、蕭佐桃（1988：113）：蠸者，指被毒蟲嚴重螫傷的病。魏啓鵬、胡翔驊（1992：81）：蠸，蟲咬刺。嚴健民（2005：78）：即大螫之病名。張雷（2017：190）：『□蠸者』缺字可補為『馬』者，下文又講到用『蠸』治病，而馬陸即是毒蟲，又可解毒，符合文義。

〔二〕以蠸一入卵中：馬王堆漢墓帛書整理小組（1985：43）：《爾雅·釋蟲》：『蠸，輿父，守瓜。』郭璞注：『今瓜中黃甲小蟲，喜食瓜葉，故曰守瓜。』推測古代因大螫名蠸，即以這種也叫做蠸的甲蟲醫治。周一謀、蕭佐桃（1988：113）：本條『以蠸一入卵中』之『蠸』指守瓜蟲。即以守瓜治療被毒蟲螫傷的病。魏啓鵬、胡翔驊（1992：81）：蠸，其義為瓜中的黃甲小蟲，本方取以入藥。嚴健民（2005：78）：依《五十二病方》引《爾雅》云為『守瓜』，郭璞注：喜食瓜葉之黃甲蟲名守瓜』，推測說：『古因大螫名蠸，即這種也叫蠸的甲蟲醫治。』『以蠸一入卵中』即將黃甲蟲放入雞卵或鳥卵之中。此為配藥方法。

【原文】

……〔一〕

【注釋】

〔一〕……：馬王堆漢墓帛書整理小組（1985：43）：此行後帛書有缺損，所缺行數不明，暫依現存行數計算，以下類似情況同例。

二〇、□者

【原文】

【□□□□□□】槐為箸，即巳（已）138/殘片3。

【原文】

【一，□□□□】□王□治〔一〕之，诲（每）食，入三指冣（撮）食中【□□□□□□□□□□□□□□】139/殘片3+殘片1【□□□□□】□煮䕺（熟）〔二〕，再沥〔三〕，歙（飲）之，以當將□▨140/殘片3+殘片1

【注釋】

〔一〕玔治：馬王堆漢墓帛書整理小組（1985：43）：『治』字上一字疑為『染』，殘去一筆。裘錫圭（2014：241）：此字左旁是『玉』。

〔二〕□煮孰（熟）：馬王堆漢墓帛書整理小組（1985：43）：釋文作『熱』。裘錫圭（2014：241）：『孰』當讀為『熟』。『煮』上一字，似是『斗』或『升』。

〔三〕再汈：馬王堆漢墓帛書整理小組（1985：43）：汈，釋文作『洿（漿）』。再漿，即《狂犬齧人》條的再食漿。裘錫圭（2014：241）：陳劍（2010）：此『再汈』應即重複煮兩次，辭例僅此一見。

【原文】

一，瓮（甕）蘭【□□□】□以酒而□【□】以☐ 141/140+殘片3+殘片1

【原文】

一，以淳酒【□□□□□】□漬☐ 142/141+殘片3

【原文】

一，以湯沃【□□□□□】□痏【□□】歙（飲）☐ 143/142+殘片3

二一、⿸疒云

【原文】

⿸疒云〔一〕：取蘭〔二〕實【□□□□】去毒【□】□之，以鉛【傅】⿸疒云〔三〕。144/殘片3+殘片1

【注釋】

〔一〕⿸疒云：馬王堆漢墓帛書整理小組（1985：43）：⿸疒云，疑即『瘨』字。《說文》：『瘨，病也。』桂馥《說文解字義證》：『病也者，頭眩病也。』可供參考。一說，『⿸疒云』疑為『痎』字，因形近而誤。馬繼興（1992：440）：⿸疒云，此字不見《說文》。有二種意見：①或疑為『瘨』。瘨為頭眩病。②或疑為『痎』字，瘧病。即痎瘧，因形近致誤。

〔二〕蘭：魏啓鵬、胡翔驊（1992：82）：方中所用『蘭』，當為佩蘭。

〔三〕以鉛【傅】⿸疒云：裘錫圭（2014：242）：原圖版『鉛』字下還有『裹』字，現在剔除此殘片。⿸疒云，根據新拼合的殘片釋（此殘片見原圖版144行）。今按：在『鉛』字和『⿸疒云』字間似可補一個『傅』字。下一行有『傅⿸疒云』。

【原文】

一，炙榑〔一〕【□□□□□】傅⿸疒云。☐ 145/144+殘片3

【注釋】

〔一〕榑：尚志鈞（1985：221）：《說文》：『榑，木也。』應是樺木。周一謀、蕭佐桃（1988：114）：榑，《說文》：『木也。』段注：『司馬上林賦字作華，即今之樺皮貼弓者。莊子華冠，亦謂樺皮為冠也。』魏啓鵬、胡翔驊（1992：82）：榑，同『樗』，即臭椿。藥用取其皮，故名樗皮、樗白皮。馬繼興（1992：441）：『榑』有二說，一為樺木科的樺木（白樺）。

《開寶本草》有『樺木皮』，云：『味苦平，無毒。主諸黄疸。』另一說指苦木科的樗木，即臭椿。《藥性論》有『樗白皮』，云：『味苦，微熱，無毒，能治赤、白痢，腸滑，痔疾，瀉血不住。』

二三、人病馬不閑（癇）

【原文】

【人】病馬不閑（癇）〔一〕者：【□□□□】□。治：以酸棗根三【□□□□□□□】□以浴病＝者＝（病者。病者）女子【□】146/145+殘片3+殘片1男子【□□□□□】男子令女子浴之，即以□【□□□□】□即以女子初有布〔二〕147/146+殘片1燔【□□□□□□□】㝡（撮）者一棓（杯）酒中，歆（飲）病者☐148/147+殘片1

【注釋】

〔一〕【人】病馬不閑（癇）：馬王堆漢墓帛書整理小組（1985：44）：據本書目録，此題後尚有『人病□不癇』『人病羊不癇』『人病蛇不癇』三題，四種病名與《備急千金要方》卷五所載『六畜癇』，即馬癇、牛癇、羊癇、豬癇、犬癇、雞癇相似。這一類疾病系以發作時患者所發聲音及所呈形態命名。所謂『人病馬不癇』，可能是不使馬癇發作之意。一說，『不』為語中助詞。

〔二〕女子初有布：馬王堆漢墓帛書整理小組（1985：44）：女子初有布，女童初次的經衣。周一謀、蕭佐桃（1988：115）：少女初次來潮的月經布。

二三、人病【□】不閑（癇）

【原文】

【人病□不癇：□□□□□□】奉，治以□雞、柍〔一〕，病者【□□□□□□□】歙（飲）以布如149/殘片1+148【□□□□□□□】□者【□】艮，治以□蜀焦（椒）一委（捼），燔【□□□□□□】置酒中，歙（飲）150/殘片1+149。

【注釋】

〔一〕□雞、柍：裘錫圭（2014：243）：□雞、柍疑為兩藥。柍，《說文》：『梅也。』《爾雅·釋木》：『時英梅。』注云：『雀梅。』

二四、人病羊不閑（癇）

【原文】

【人病羊不癇：□□□□】□靡（摩）如數151/殘片1。

二五、人病蛇不閑（癇）

【原文】

【人病蛇不癇〔一〕：□□□】□出舌，取蛇兌（蛻）〔二〕【□】鄉（向）者，與□【□□□□□□□□□□】152/殘片1【□□□□□□】□柏【□□□□】□病者能〔三〕▨153/殘片1

【注釋】

〔一〕【人病蛇不癇】：裘錫圭（2014：243）：本行有「出舌，取蛇兌（蛻）」五字，當是「人病蛇不癇」的病方。

〔二〕蛇兌（蛻）：裘錫圭（2014：243）：蛇蛻，見《神農本草經》，《五十二病方》的《穨》條作「全蟲蛻」。

〔三〕柏【□□□□】□病者能：馬王堆漢墓帛書整理小組（1985：44）：釋文作「柏【杵】擣者▨」。本殘片疑與癇症有關。裘錫圭（2014：243）：馬王堆漢墓帛書整理小組（1985：44）釋文所釋爲「擣者」的二字（其實是「擣之一斗」四字），寫在一塊殘片上。根據字體，此殘片當屬於本篇卷尾的附方。本圖版把它挪到484行。

【原文】

……

□皆▨154/殘片12

二六、諸食病

【原文】

□"食"（□食：□食）者，【□□□】□▨155/殘片12+5物皆【□□□】治之▨156/殘片12+5之柔【□□□】農（膿）▨157/殘片12+5癑（膿）而□，其巳（已）潰▨158/殘片12+5及[一]傅。巳（已）傅藥▨159/殘片12+5

【注釋】

〔一〕及：張雷（2017：204）：從圖版看，當釋為『又』字。

二七、諸□病

【原文】

【□□】者，在足指若▨160/殘片12+5【□】皆治。其巳（已）治▨161/殘片12+5【□】有□▨162/殘片12+5

……

二八、⿸疒夆病〔一〕

【原文】

【□□】□□氵□□乾蔥□☐163 鹽隋（脽）炙尻〔二〕164。

【注釋】

〔一〕⿸疒夆病：馬王堆漢墓帛書整理小組（1985：44）：據內容及本書目錄，自本方以下屬於『⿸疒夆病』標題。⿸疒夆，即『癃』字。《素問·宣明五氣》：『膀胱不利為癃。』《黃帝內經太素》卷二楊注：『淋也。』魏啓鵬、胡翔驊（1992：83）：《靈樞·本樞》稱為閉癃、溺閉、溺癃，是尿閉或排尿困難、下腹脹滿的一種證候。

〔二〕鹽隋（脽）炙尻：馬王堆漢墓帛書整理小組（1985：44）：脽，臀部。按在臀部周圍熱熨或按摩，是一種刺激體表部位治療內臟疾病的遠隔療法。周一謀、蕭佐桃（1988：116）：炙，將藥物炒熱對局部進行熱熨的方法；尻，即尾骶骨。馬繼興（1992：447）：脽，即臀部。尻，臀部，與『脽』同義。嚴健民（2005：83）：隋，《五十二病方》釋『脽』無解，各家從之，且對『脽』強釋。欠妥。筆者認為：脽，臀也。將『隋』釋『脽』，指臀，與『尻』重複，古醫家知此，不可能在四字中重複，且語義不通。筆者依《⿸疒夆》的第十七治方『令病者背火炙之』分析，認定本方為火炙療法。因此『鹽』之前的缺字中定有火源。

【原文】

一，⿱次韭（韲）華〔一〕，以封隋（脽）〔二〕及少（小）【腹】☐165

【注釋】

〔一〕銎（韲）華：馬王堆漢墓帛書整理小組（1985：44）：釋文作『追』。追華，藥名，未詳。周一謀、蕭佐桃（1988：117）：逭華，當為藥名。《山海經》《神農本草經》均未載。疑為『旋華』或『蕘華』。二藥均有利水通小便的作用。『逭華』是否為上述兩藥中的一種，有待進一步考證。魏啓鵬、胡翔驊（1992：84）：疑為蓖麻，有消腫拔毒、瀉下通滯的功效。嚴健民（2005：83）：逸華，古藥名，不詳。依後文分析，應為外封塗藥。

〔二〕隋（脽）：趙有臣（1981：22）：『隋』是一個凹陷可以容藥的部位，在少腹附近，此唯臍部可以當之。魏啓鵬、胡翔驊（1992：84）：『隋』乃肚臍。嚴健民（2005：84）：隋，此處釋『脽』，指臀部，與少腹一致，可取。

【原文】

一，治筴蓂〔一〕少半升、陳葵穜（種）〔二〕一□，而⊠〔三〕166

【注釋】

〔一〕筴蓂：馬王堆漢墓帛書整理小組（1985：44）：筴蓂，『筴』即『策』字，帛書常寫作『菥』。魏啓鵬、胡翔驊（1992：84）：即菥蓂，現代藥理實驗證明其全草含黑芥子甙，一旦水解成芥子油後可以增加尿酸排泄。嚴健民（2005：84）：筴蓂，古藥名。『筴』通『策』，通『菥』。筴蓂，即菥蓂。

〔二〕陳葵穜（種）：馬王堆漢墓帛書整理小組（1985：44）：葵種即冬葵子，《神農本草經》云主治『五癃，利小便』。魏啓鵬、胡翔驊（1992：84）：即冬葵子，《肘後方》亦載煮汁服治大小便不通。皆與本方同意。

〔三〕而⊠：張雷（2017：211）：缺文後應是藥物的製作過程和服用情況。

【原文】

一，湮汲水〔一〕三什〔二〕，以龍須（鬚）〔三〕一束并者（煮）□☑167

【注釋】

〔一〕湮汲水：周一謀、蕭佐桃（1988：118）：疑即《名醫別錄》所載的地漿。從字義上看，『湮』是湮沒水中。汲，《說文》：『引水於井也。』『湮汲』似從井內湮沒處引取水，不用井水表面的水。

〔二〕什：裘錫圭（2014：245）：什，馬王堆漢墓帛書整理小組（1985：44）釋文作『斗』。參考原釋文，『什』似是『門』的誤寫。但也有可能此處『什』有特別的含義。待考。

〔三〕龍須（鬚）：周一謀、蕭佐桃（1988：118）：此藥最早見於《山海經》中，山經：『賈超之山，其中多龍修。』郭璞注：『龍鬚也，似莞而細，生山石穴中，莖列垂，可以為席。』後世亦有用之治淋證的記載。馬繼興（1992：448）：龍須（鬚）為石龍芻之別名。燈心草科石龍芻的全草。裘錫圭（2014：245）：龍鬚，據《神農本草經》系石龍蒭別名，謂『主心腹邪氣，小便不利，淋閉』，與本方主治相符。

【原文】

一，久（灸）左足中指〔一〕168。

【注釋】

〔一〕久（灸）左足中指：魏啓鵬、胡翔驊（1992：84）：本方是運用古代經筋學說，以灸法治療。據《靈樞·經筋》，足陽明經筋起於足第二、三、四指，結於腳背，其上行者有一支聚集於陰部，又向上分佈於腹部，因此灸足中指（第三指）可以『依脈引筋氣』，緩解癃閉。

【原文】

一，【禹】步三，湮汲〔一〕，取棓（杯）水歕（噴）鼓三〔二〕，曰：『上有□【□□□□□□□□】鐵銳某□【□□】169【□】□歙（飲）之而復（覆）其棓（杯）170。

【注釋】

〔一〕【禹】步三，湮汲：周一謀、蕭佐桃（1988：119）：釋文為『□□三湮汲』，疑即前文52行中的『為湮汲三渾』，意為地漿水攪，澄三次。裘錫圭（2014：245）『【禹】步』二字，原釋文缺釋，此從陳劍（2010）釋。

〔二〕歕（噴）鼓三：周一謀、蕭佐桃（1988：119）：噴，噴水；鼓，祝由時所用之樂器，在此作『敲鼓』解。意即噴水一次，敲鼓一次，連行三次。馬繼興（1992：449）：鼓，據赤堀昭、山田慶兒二氏提出當假借為『呼』『虖』。『歕鼓』即噴呼，有吐息之義。全句之義即取杯中的（湮汲水）用口噴出，並呼氣三次。

【原文】

一，□【□】及⿸疒龠（⿸疒扁）〔一〕不出者方：以醇酒入【□】，煮膠〔二〕，廣【□□□□□】消，而燔段（煆）糱【□□□】171火而焠酒中〔三〕，沸盡而去之，以酒歙（飲）病者。□【□□□□□】□温，複歙（飲）之，令【□□□】172起自次（恣）毆。不巳（已），有（又）複之，如此數。●令173。

【注釋】

〔一〕⿸疒龠（⿸疒扁）：馬王堆漢墓帛書整理小組（1985：45）：⿸疒龠，字見《玉篇》，此處應讀為『閉』，即小便不通。周一謀、蕭佐桃（1989：120）：疑為方言，如長沙人在溺脹急忍不住而立即欲解時，常稱為『憋溺』或『憋了一脬溺』，『憋溺』當即『⿸疒龠溺』，恰好與淋證的小便脹急證狀相符。裘錫圭（2014：245）：劉釗（2009）：『癮』與『憖』讀音相通絕無問題，意義上也有一定的關聯。『憖』既有抑制、忍耐意，又有『急』意，尿頻，尿急，總像是在憖尿，可又尿不出，這正是古代謂之『癃』，今日稱為前列腺炎的突出症狀。

〔二〕膠：周一謀、蕭佐桃（1988：120）：《神農本草經》有白膠、阿膠兩種。據《諸病源候論》淋證病機是『腎虛而膀胱熱』，此處的『膠』，當為阿膠，以滋補陰血。

〔三〕而燔段（煅）藥【□□□】火而焠酒中：馬繼興（1992：450）：古代『段』與『鍛』二字通用，又作『煅』。均指用椎椎物而言。此外，『煅』字又有加熱之義。焠，將金屬類燒紅，並沾入水中以增加其堅硬度。《說文·火部》：『焠，堅刀刃也。』《漢書·王襃列傳》『清水焠其鋒。』顏注：『焠，謂燒而內水中以堅之也。』裘錫圭（2014：245）：段，馬王堆漢墓帛書整理小組（1985：45）釋文作『叚』，讀為『煅』，此從馬繼興（1992：450）釋。煅，劉欣（2010：58）指出是『中藥制法之一，把藥材放在火裏燒』。

【原文】

一，瘩〔一〕，痛於脬及朿〔二〕，痛甚，弱（溺）則痛益甚，□【□□□】。治之：黑叔（菽）三升，以美醯三【斗】174煮，疾炊，潰（沸），止火。潰（沸）下，複炊。參（三）潰（沸），止，浚〔三〕取【汁】。牡【厲（蠣）】冶一，毒堇〔四〕冶三，凡二物並【和】175，取三指竄（撮）到節一，醯寒溫適，入中，撓歓=（飲。飲）先食【後】食次（恣）。壹歓（飲）176，病俞（愈）。日壹【飲】，三日，病=已=（病已。病已），類石如沙從前出〔五〕。毋（無）禁，毋（無）時。冶癘（蠣）〔六〕、毒堇不暴（曝）。以夏日至到時【□】〔七〕177毒堇，陰乾，取葉、實並冶，裹以韋〔八〕臧（藏），用，取之。歲更取○〔九〕毒=堇=（毒堇。毒堇）者【□□】178堇葉異小，赤莖，葉從（縱）纗〔一〇〕者，□葉，實味苦，前【日】至可六、七日〔一一〕

稊（秀）〔一二〕，產【□□□】179澤旁。●令180。

【注釋】

〔一〕𤵸：周一謀、蕭佐桃（1988：121）：𤵸，《說文》：『𤵸，籀文癃省。』意為罷病。《集韻》指浮腫病。根據本文內容，是指小便不利的淋證。

〔二〕痛於脬及衷：馬王堆漢墓帛書整理小組（1985：45）：脬，膀胱。衷，與『中』通。周一謀、蕭佐桃（1988：121）：衷，通『中』，疑為陰莖中，即溺道。魏啓鵬、胡翔驊（1992：86）：脬，膀胱。『衷』通『中』，指腹中。這裏說由於小便不通，從膀胱痛到小腹。下文講『溺則痛益甚』，當為尿道和陰莖痛。馬繼興（1992：452）：脬，《說文・肉部》：『脬，膀胱也。』衷，與『中』通，即小腹。

〔三〕浚：周一謀、蕭佐桃（1988：121）：榨取之意。

〔四〕毒堇：馬王堆漢墓帛書整理小組（1985：45）：堇，釋文作『菫』。毒堇，據本方所述形態，疑即罌粟科的紫堇。周一謀、蕭佐桃（1988：121）：藥名，本草無載。據文中所述，毒堇有以下特徵：葉細小，莖色赤，夏至前茂長，不開花而結實，多生長於水邊等。魏啓鵬、胡翔驊（1992：86）：但未見紫堇利尿治淋的記載，疑為苦菜，《滇南本草》稱為紫苦菜、《本草品匯精要》稱為堇菜。馬繼興（1992：452）：毒堇，按本條所記毒堇的形態藥味及生長環境等，當指罌粟科的紫堇。紫堇在唐《天寶單方圖》中曾記其產地及其花可治脫肛。南方民間草藥中也多取本藥治療結核咯血、頑癬、禿瘡、蛇咬、脫肛等病（《中草藥手冊》，但在本草書中記述較少）。

〔五〕類石如沙從前出：馬王堆漢墓帛書整理小組（1985：45）：沙，釋文作『沺』。指膀胱結石由尿道排出，如米泔狀。周一謀、蕭佐桃（1989：122）：前，指前陰尿道。魏啓鵬、胡翔驊（1992：87）：指膀胱結石象淘米水一樣排出。

〔六〕癘（蠣）：裘錫圭（2014：246）：癘，馬王堆漢墓帛書整理小組（1985：45）釋文作『厲』。

〔七〕夏日至到時【□】：馬繼興（1992：453）：夏日至，指夏至。『日至』系太陽至北回歸線。據下文毒堇在夏至『前六七日秀』。而此處，取其葉、實。可知應在夏至之後，而非泛指夏天。

〔八〕韋：馬王堆漢墓帛書整理小組（1985：45）：柔軟的皮革。

〔九〕○：裘錫圭（2014：247）：○，似是『毒』的寫錯。

〔一〇〕纗：馬王堆漢墓帛書整理小組（1985：45）：纗，本義為細繩，此處當指葉脈。

〔一一〕前【日】至可六、七日：周一謀、蕭佐桃（1989：122）：前日至六七日，即夏至前六七日。

〔一二〕秀（秀）：馬王堆漢墓帛書整理小組（1985：45）：《爾雅·釋草》：『不榮而實謂之秀。』魏啓鵬、胡翔驊（1992：87）：秀，草類結籽。馬繼興（1992：454）：此處指開始抽穗揚花結實。

【原文】

一，以水一斗煮葵穜（種）一斗，浚取其汁，以其汁煮膠一廷（梃）半〔一〕，為汁一參〔二〕，而⊠ 181

【注釋】

〔一〕煮膠一廷（梃）半：周一謀、蕭佐桃（1989：122）：梃，《說文》『一枚也』。梃，是古代對竿狀、棒狀物的計量單位。可見，古代膠類藥物多製成竿狀或棒狀，與現今所製成的塊狀不同。魏啓鵬、胡翔驊（1992：87）：膠，當為阿膠。

〔二〕參：馬王堆漢墓帛書整理小組（1985：46）：參，容量單位，即三分之一斗。魏啓鵬、胡翔驊（1992：87）：參，量詞，一觶（酒器）的容量，為參升。馬繼興（1992：454）：一參，三分之一。『參升』即三分之一升，『半』為四分之一升。根據上述『參』字在衡量方面均可釋為三分之一，故在本條中的『為汁一參』，乃指『水一斗』的三分之一，也即三分之一斗。

【原文】

一，贛戎鹽若美鹽〔一〕，盈隋（脽）〔二〕，有（又）以塗（塗）隋（脽）【□】下及其上，而暴（曝）若□⊠ 182

【注釋】

〔一〕贛戎鹽若美鹽：馬王堆漢墓帛書整理小組（1985：46）：贛，疑讀為『贑』，小杯。戎鹽，又名胡鹽，見《神農本草經》，主要產於西北。周一謀、蕭佐桃（1988：123）：若，或者。美鹽，『美』字疑為『羌』字之誤，即羌鹽，產自西羌。馬繼興（1992：455）：戎鹽，為鹵化物類礦物石鹽的結晶。裘錫圭（2014：247）：鹽，疑是『鹽』之誤。

〔二〕盈隋（脽）：魏啓鵬、胡翔驊（1992：88）：本方是用鹽外塗臀部，並熱熨。

【原文】

一，享（烹）〔一〕苿〔二〕而歙（飲）其汁。冬【□】□本，沃〔三〕以【□□】。183

【注釋】

〔一〕享（烹）：周一謀、蕭佐桃（1988：123）：水煮。裘錫圭（2014：247）：享，馬王堆漢墓帛書整理小組（1985：46）釋文作『亨』。

〔二〕苿：魏啓鵬、胡翔驊（1992：88）：葵菜，種子為冬葵子。裘錫圭（2014：247）：苿，馬王堆漢墓帛書整理小組（1985：46）釋文作『葵』。

〔三〕沃：周一謀、蕭佐桃（1988：123）：灌溉。

【原文】

一，享（烹）葵，熱欼（歠）〔一〕其汁，即【□】菻（蒜）〔二〕，以多為故〔三〕，而【□□】尻厥〔四〕184。

【注釋】

〔一〕欸（歠）：周一謀、蕭佐桃（1988：124）：《説文》：『飲也。』

〔二〕蕠（菻）：裘錫圭（2014：248）：蕠，馬王堆漢墓帛書整理小組（1985：46）釋文作『隸』。周一謀、蕭佐桃（1989：334）疑為『菻』字，郭永秉（2008）認為『菻』從二『柰（祟）』。據此，將『蕠』釋為『菻』是無疑義的。

〔三〕以多為故：馬王堆漢墓帛書整理小組（1985：46）：意為以多為度。

〔四〕尻厥：馬王堆漢墓帛書整理小組（1985：46）：厥，《呂氏春秋・本味》注：『翠，厥也。』即『橜』字。《説文》：『橜，臀骨也。』魏啓鵬、胡翔驊（1992：88）：臀骨，即尾椎骨。馬繼興（1992：457）：尻，臀部。

【原文】

一，以酒一音（杯），漬襦頸及頭垢〔一〕中，令涿（濁）〔二〕而畬（飲）之185。

【注釋】

〔一〕襦頸及頭垢：馬王堆漢墓帛書整理小組（1985：46）：襦，短衣。頸，《莊子・馬蹄》釋文『領也』。襦頸即短衣領。周一謀、蕭佐桃（1988：124）：本方謂將衣領與頭垢浸泡於酒中，煮沸後飲用。馬繼興（1992：457）：頭垢，即人頭發中的泥垢。

〔二〕涿（濁）：裘錫圭（2014：248）：涿，馬王堆漢墓帛書整理小組（1985：46）釋文作『沸』。

【原文】

一，瘴〈瘁〉〔一〕，弱（溺）不利，脬盈〔二〕者方：取枣穜（種）䵼（麤）屑（屑）〔三〕二升，葵穜（種）一升，合撓，三分之，以水一斗半【煮一】186分，孰（熟），去滓，有（又）【煮一】分，如此以盡三分。浚取其汁，以蠠（蜜）和，令毚（纔）甘〔四〕，寒温適，【□】187歙（飲）之。藥盡更為，病巳（已）而止。●令188。

【注釋】

〔一〕瘴〈㾓〉：裘錫圭（2014：248）：瘴，馬王堆漢墓帛書整理小組（1985：46）釋文逕釋作『㾓』。

〔二〕脬盈：魏啓鵬、胡翔驊（1992：89）：膀胱脹痛。

〔三〕枣橦（種）䖵（蠡）屑（屑）：馬王堆漢墓帛書整理小組（1985：46）：棗種，即大棗，《神農本草經》謂有『通九竅』『和百藥』的作用。魏啓鵬、胡翔驊（1992：89）：故本方之棗，疑即苦棗，《爾雅》稱為蹶泄者。裘錫圭（2014：248）：屑，馬王堆漢墓帛書整理小組（1985：46）釋文逕釋作『屑』。

〔四〕令毚（纔）甘：馬王堆漢墓帛書整理小組（1985：46）：纔甘，稍甜。周一謀、蕭佐桃（1988：125）：纔，僅，少。在此可作『稍微』解。纔甘，意即稍甜。魏啓鵬、胡翔驊（1992：89）：讓其稍有甜味。

【原文】

一，㾓，取景天〔一〕長尺、大圍束一〔二〕，分以為三，以淳酒半斗，三沥〔三〕煮之，孰（熟），浚取其汁，【歠】189之。不巳（已），復之，不過三歙（飲）而巳（已）。先莫（暮）〔四〕毋食，旦歙（飲）藥。●令190。

【注釋】

〔一〕景天：馬王堆漢墓帛書整理小組（1985：46）：景天，見《神農本草經》，但沒有治癃病的記載。馬繼興（1992：

459）：《本經》：『景天，味苦平，主大熱，火瘡，身熱煩，邪惡氣。』

〔二〕大圍束一：魏啓鵬、胡翔驊（1992：89）：大圍束一，一束如圍六。圍，量詞，這裏當以大拇指與示指合攏的圓周長為一圍。张丽君（1998：75）：量詞，一説一圍是一抱，一説一圍是五寸大，圍是限制『束』的。束，本義為綑、縛。後用來表達『一束之多』，這就成了量詞。『大圍束一』當然是指『一大束』，至於大到什麼程度也只是主觀的估量。

〔三〕三沥：馬王堆漢墓帛書整理小組（1985：46）：三沥，疑『沥』應讀為『蒸』，其義當與『三沸』相近。

〔四〕先莫（暮）：馬王堆漢墓帛書整理小組（1985：46）：先暮，服藥的前一晚。

【原文】

一，㾓，坎〔一〕方尺有半，深至肘，即燒陳稾〔二〕其中，令其灰不盈半尺，薄灑之以美酒，即 191 茜莢一〔三〕、棗十四、豙（藾）之朱（茱）臾（萸）〔四〕、椒合而一區〔五〕，燔之坎中，以隧下〔六〕。巳（已），沃 192 。

【注釋】

〔一〕坎：馬王堆漢墓帛書整理小組（1985：47）：坎，坑。

〔二〕陳稾：馬王堆漢墓帛書整理小組（1985：47）：陳稾，乾禾草。馬繼興（1992：461）：陳舊乾燥的禾草。

〔三〕茜莢一：馬王堆漢墓帛書整理小組（1985：47）：茜，蕕（糟）字之省。茜莢，當即皂莢，見《神農本草經》。馬繼興（1992：461）：《本經》：『皂莢，味辛鹹，温。主風痹、死肌、邪氣風頭、淚出，利九竅，殺精物。』

〔四〕豙（藾）之朱（茱）臾（萸）：周一謀、蕭佐桃（1988：126）：即煎茱萸。魏啓鵬、胡翔驊（1992：90）：即食茱萸。

〔五〕合而一區：魏啓鵬、胡翔驊（1992：90）：合為一小盆。區，同『甌』，盛物的小盆。

〔六〕以隧下：周一謀、蕭佐桃（1988：126）：隧，通『墜』。以墜下，意即病人跳落坑中。張雷（2017：234）：下，此處當指生殖器。

【原文】

一，痒：燔陳芻若陳薪〔一〕，令病者北（背）火炙〔二〕之，兩人為靡（摩）其尻〔三〕，痒巳（已）193。

【注釋】

〔一〕燔陳芻若陳薪：馬王堆漢墓帛書整理小組（1985：47）：陳芻，乾飼草。陳薪，乾柴。魏啓鵬、胡翔驊（1992：90）：燔陳芻若陳薪，焚燒乾飼草或乾柴。

〔二〕炙：周一謀、蕭佐桃（1988：127）：烤熱。

〔三〕靡（摩）其尻：馬繼興（1992：462）：『靡』通『摩』，按摩。尻，臀部。

【原文】

一，以水一斗煮膠一參、米一升，孰（熟）而歠（啜）〔一〕之。夕毋食194。

【注釋】

〔一〕歠（啜）：馬王堆漢墓帛書整理小組（1985：47）：啜，《廣雅·釋詁二》：『食也。』

【原文】

一，取蠠（蠃）牛〔一〕二七，韰（薤）一拼（桒）〔二〕，並以酒煮而歙（飲）之195。

【注釋】

〔一〕蠹（蠃）牛：馬王堆漢墓帛書整理小組（1985：47）：蠹，釋文作「蠃」。蠃牛，當即蝸牛，見《名醫別錄》。馬繼興（1992：463）：蠃牛即蝸牛別名。

〔二〕蝥（薤）一拼（棸）：馬王堆漢墓帛書整理小組（1985：47）：蝥，釋文作「薤」。薤，見《神農本草經》，但沒有治癃病的記載。棸，《說文》：「小束也。」馬繼興（1992：463）：棸，小束。

【原文】

一，以己巳晨虒（嗁）〔一〕，東鄉（向）弱（溺）之。不巳（已），複之196。

【注釋】

〔一〕以己巳晨虒（嗁）：魏啓鵬、胡翔驊（1992：91）：己巳晨，己巳日之晨。裘錫圭（2014）：虒，馬王堆漢墓帛書整理小組（1985：47）釋文作「啚」，讀為「寢」。

【原文】

一，血瘩〔一〕：煮莿（荊）〔二〕，三温〔三〕之而歙（飲）之197。

【注釋】

〔一〕血瘩：馬王堆漢墓帛書整理小組（1985：47）：血癃，即血淋，與石淋、膏淋等病名均見後世醫書。周一謀、蕭佐桃（1988：129）：即血淋，小便中有血。魏啓鵬、胡翔驊（1992：92）：血淋，指血尿而伴有尿道熱澀刺痛，下腹部疼痛脹急的病症。或為下焦熱結，迫血妄行；或為陰虛火動所致，則熱痛不明顯。

〔二〕莿（荊）：馬王堆漢墓帛書整理小組（1985：47）：按，以『荊』命名的藥物有多種，此處從其主治看當指牡荊。

〔三〕三温：馬繼興（1992：465）：與『三沸』同義。指加熱三次。

【原文】

一，石癃〔一〕：三温〔二〕煮石韋〔三〕若酒而歙（飲）之198。

【注釋】

〔一〕石癃：周一謀、蕭佐桃（1988：129）：即石淋。魏啓鵬、胡翔驊（1992：92）：即石淋。症狀為臍腹拘急，腰部一側疼痛，或有陣發性絞痛，痛連小腹及陰部，排尿不暢，或頻急而痛澀難出，有時尿中雜有沙石，色黃濁，或呈血尿。馬繼興（1992：465）：石癃即後代醫家所稱之石淋。本病相當於泌尿道結石一類的病。

〔二〕三温：馬繼興（1992：465）：温，《玉篇·水部》：『温，漸熱也。』『三温』，疑與『三汎』『三沸』同義，即煮開三次。張如青（2019：66）：皆當讀作『三潰（沸）』，『温』系『潰』之形訛。

〔三〕石韋：馬王堆漢墓帛書整理小組（1985：47）：石韋，見《神農本草經》，主治『五癃閉不通，利小便水道』。本方用石韋治石淋，尚未見於其他古醫方，值得重視。

【原文】

一，膏𤸎〈癃〉〔一〕：澡石大若李樺〔二〕，巳（已）食歙（飲）之。不巳（已），復之199。

【注釋】

〔一〕膏⿸疒韋〈⿸疒夅〉：周一謀、蕭佐桃（1988：130）：即膏淋，小便中有如脂膏，沉澱如膏狀。《武漢代醫簡》：『膏，出膏。』魏啓鵬、胡翔驊（1992：92）：即膏淋。症狀為小便混濁如米泔，或類膏脂，尿出不暢。尿道熱澀的痛者屬實證，由濕熱蘊結膀胱，氣化不行所致；不熱不痛者多屬虛證，多由腎虛不能蒸化和制約脂液造成。裘錫圭（2014：250）：⿸疒夅，馬王堆漢墓帛書整理小組（1985：47）釋文逕釋作『⿸疒韋』。

〔二〕澡石大若李樺：馬王堆漢墓帛書整理小組（1985：47）：澡石，不詳。樺，疑讀為『核』。周一謀、蕭佐桃（1988：130）：尚志鈞氏認為：本草文獻未見有澡石記載，從藥用上看，《病方》以澡石治膏，說明澡石有利尿作用。而滑石亦有利尿作用。《本草經》云：滑石，主癃閉，利小便。此與《病方》主治合。根據藥效與字義的分析，疑『澡石』或為『滑石』。魏啓鵬、胡翔驊（1992：92）：當即浮石，又名水泡石、海浮石。李樺，殆即李核。裘錫圭（2014）：赤堀、山田（1985：207）：本方既然說『飲』，澡石指的應該是液體。《說文》：『澡，灑手也。』

【原文】

一，女子⿸疒夅〔一〕，取三歲陳靃（藿）〔二〕，丞（蒸）而取其汁，【享（烹）】而歙（飲）之200。

【注釋】

〔一〕女子⿸疒夅：周一謀、蕭佐桃（1988：130）：指女子的淋證。似乎相當於婦女尿道感染、膀胱炎、腎盂腎炎之類病證。馬繼興（1992：467）：女子⿸疒夅，婦女淋病。張雷（2017：243）：即女子淋，指女子排尿困難並感到疼痛的病證，如在孕期或產後患淋者，又稱為子淋或產後淋。

〔二〕陳靃（藿）：裘錫圭（2014：250）：靃，馬王堆漢墓帛書整理小組（1985：48）釋文作『霍』。陳藿，見《墨子》。《廣雅·釋草》：『豆角謂之莢，其葉謂之藿。』三歲陳藿即置放三年的豆葉。

【原文】

一，女子瘁，煮隱夫木〔一〕，歆（飲）之。居一日，盜〈𥁊（齏）〉〔二〕陽【□】，羹〔三〕之201。

【注釋】

〔一〕隱夫木：馬王堆漢墓帛書整理小組（1985：48）：隱夫木，藥名，不詳。魏啓鵬、胡翔驊（1992：93）：張揖曰：『隱夫，未詳。』據所臚列，當為果類。疑隱夫即榅桲，『隱』『榅』同音，『夫』讀為『桲』。少數地區亦以代木瓜用，取其除濕痹邪氣、通筋骨、除水腫。裘錫圭（2014：250）：隱夫木，孫曼之（1990）指出見司馬相如《子虛賦》：『樱桃蒲陶，隱夫薁棣。』

〔二〕盜〈𥁊（齏）〉：馬繼興（1992：468）：齏，字義為粉碎。裘錫圭（2014：250）：盜，馬王堆漢墓帛書整理小組（1985：48）釋文逕釋作『𥁊』。

〔三〕羹：張雷（2017：245）：《漢語大字典》：『亨煮。《關尹子・四符》：「庖人羹蟹，遺一足幾上，蟹已羹而遺足尚動。」』

【原文】

一，以醯、酉（酒）三乃（沥）煮黍稈〔一〕而歆（飲）其汁，皆□□202。

【注釋】

〔一〕黍稈：周一謀、蕭佐桃（1988：131）：黍，指小米。裘錫圭（2014：250）：稈，馬王堆漢墓帛書整理小組（1985：48）釋文作『稷』。《說文・禾部》：稈，禾莖也。

【原文】

一，以衣中衽（紝）緇〈績〉[一]約[二]左手大指一，三日【□】[三]203。

【注釋】

[一]衽（紝）緇〈績〉：馬王堆漢墓帛書整理小組（1985：48）：紝績，機織布帛的頭尾，又稱機頭，用以系物或飾物。張雷（2017：247）：當釋為衣襟或者衣袖上的絲線頭緒。

[二]約：周一謀、蕭佐桃（1988：132）：《集韻》：「束也。」即束縛之意。

[三]三日【□】：裘錫圭（2014：251）：「日」下一字疑是「巳（已）」。

二九、弱（溺）□淪者

【原文】

【溺□】淪[一]者方：取【□□□□□】□其□□□□。先取雚（鸛）巢下蒿[二]204。

【注釋】

[一]【溺□】淪：馬王堆漢墓帛書整理小組（1985：48）：「淪」字據本方及目錄殘文試定，疑讀為「垽」，澱滓。溺□淪，當指小便白濁。馬繼興（1992：470）：溺，原脫，依目錄補。淪，疑假為「垽」。「垽」字義為澱滓，沉澱物。嚴健民（2005：100）：依題解缺字補「鱗」，「溺鱗淪」即尿頻或多尿之症狀。

[二]雚（鸛）巢下蒿：魏啓鵬、胡翔驊（1992：94）：蒿，白蒿，孟說稱其「燒灰淋煎治淋瀝疾」。一說為茵陳蒿，《名醫別錄》

稱其治小便不利。馬繼興（1992：470）：鵲棠下蒿，藥名。按蒿有多種，均菊科蒿屬植物。但『鵲棠下蒿』的具體品種未詳。一說，鵲棠或指鵲鳥棲息之巢。嚴健民（2005：100）：《馬王堆醫書考注》疑『棠』為『牀』，鵲棠（牀）指鵲居之窩，即鵲巢。『鵲棠下蒿』指鵲巢之下生長的蒿。劉玉環（2011：114）：『鵲巢下蒿』指喜鵲窩下面的蒿草。疑古人認為鵲巢下的蒿草受喜鵲糞便的養護，具有特殊的醫藥功效。裘錫圭（2014：251）：巢，馬王堆漢墓帛書整理小組（1985：48）釋文作『棠』。

三〇、【膏】弱（溺）

【原文】

膏弱（溺）〔一〕：是胃（謂）內復〔二〕。以水與弱（溺）煮陳葵穜（種）而歓（飲）之，有（又）𩐁（齏）〔三〕陽□〔四〕而羹之205。

【注釋】

〔一〕膏弱（溺）：周一謀、蕭佐桃（1988：134）：膏溺，指小便中有脂膏之物的病證，與膏淋不同，無疼痛。馬繼興（1992：471）：膏溺即膏淋。

〔二〕內復：魏啓鵬、胡翔驊（1992：94）：『復』讀為『寝』，本義為穴地以居，這裏是漏洞之意。『內寝』猶言內漏，膏淋者體內脂液外泄，故名。嚴健民（2005：101）：《五十二病方》釋『內復』為膏溺的別名。《馬王堆醫書考注》：『內復，就是因房勞太過而生病。』裘錫圭（2014）：內復，據本方為膏溺別名。

〔三〕𩐁（齏）：馬繼興（1992：471）：齏字義為粉碎。

〔四〕陽□：周一謀、蕭佐桃（1988：134）：疑為陽起石。魏啓鵬、胡翔驊（1992：94）：本方與前治女子癃方，皆稱『蠶陽□』，疑即陽藿、陽荷，《四川中藥志》載其治『虚性白濁』，這對治女子癃和腎虚性膏淋都是合適的。馬繼興（1992：471）：陽□，藥名，不詳。

三一、【腫囊】

【原文】

穜=囊=〔一〕（腫囊：腫囊）者，氣實囊〔二〕，不去〔三〕。治之：取馬矢觕（粗）者〔四〕三斗，孰（熟）析〔五〕，汏以水=〔六〕（水，水）清，止；浚去汁〔七〕，洎以酸漿（漿）〔八〕【□】206斗，取芥衷莢〔九〕。壹用，智（知）〔一〇〕；四五用，穜（腫）去。毋（無）禁，毋（無）時。●令207。

【注釋】

〔一〕穜囊：馬繼興（1992：472）：腫，原作『穜』。橐，原作『橐』，形近而訛。橐為口袋的一種，《說文·木部》『橐』條，段注：『按，許云「橐，囊也。」又：「囊，橐也。」渾言之也』。但本文此條所說的『橐』，則系指男性外陰部陰囊（內為睾丸）的代稱。本條的『腫橐』即陰囊（或睾丸）腫大。嚴健民（2005：102）：《五十二病方》釋『橐』即『囊』，《說文》：『橐，囊張大貌。』人體的『囊』最典型者如男子的陰囊，『腫囊』即陰囊腫大或睾丸的慢性炎症等病。裘錫圭（2014：252）：此字應改釋為『囊』。這種『囊』字由於它們的聲旁寫得過於草率，看起來有些像『缶』，所以很容易被認作『橐』。腫橐，陰囊腫大。

〔二〕氣實囊：魏啓鵬、胡翔驊（1992：95）：《素問·五臟生成》篇云：『黑脈之至也，上堅而大，有氣在小腹與陰，名曰腎痹，得之沐浴清水而臥。』《儒門事親》指出『陰囊腫縋，如升如斗』『得之地氣卑濕所生，故江淮之間，湫塘之處，多感此疾』。皆為黑實陰囊，腫脹不消的恰當解釋。馬繼興（1992：473）：意即狀如黑色堅實的囊袋。嚴健民（2005：102）：氣實，形容詞，形容陰囊黑而硬。裘錫圭（2014：252）：氣，馬王堆漢墓帛書整理小組（1985：48）釋文作『黑』。

〔三〕不去：馬王堆漢墓帛書整理小組（1985：48）：不去，不消。周一謀、蕭佐桃（1988：136）：腫大不消退。嚴健民（2005：102）：多天不見好轉。

〔四〕馬矢觕（粗）者：馬王堆漢墓帛書整理小組（1985：48）：觕，粗。魏啓鵬、胡翔驊（1992：95）：粗硬的馬屎。《普濟方》有炒馬屎熨貼消腫的單方。馬繼興（1992：473）：馬矢，《別錄》稱為『馬通』。謂：『微温。主婦人崩中，止渴，及吐下血，鼻衄，金創，止血。』粗，原作『觕』。嚴健民（2005：102）：觕，含粗，《公羊傳·莊公十年》『觕者曰侵，精者曰伐』，何林注：『觕，粗也』。馬矢觕，即大的馬屎塊。

〔五〕孰（熟）析：馬王堆漢墓帛書整理小組（1985：49）：析，分解。孰析，細細解碎。魏啓鵬、胡翔驊（1992：95）：熟析，細細切碎。馬繼興（1992：473）：析，剖析，分析。『熟析』即仔細破碎。

〔六〕汏以水：馬繼興（1992：473）：汏，澆灌。裘錫圭（2014）：汏，馬王堆漢墓帛書整理小組（1985：49）釋文作『沃』。『汏』意為淘洗、淘汰。

〔七〕浚去汁：周一謀、蕭佐桃（1988：136）：浚，榨取之意。這裏是指濾去水汁。馬繼興（1992：473）：此句是指將浸泡後的馬屎汁過濾之後將水汁拋掉。嚴健民（2005：102）：全句作將馬屎放在水中攪勻，換水再攪，待『水清』時停止，將清水倒掉留下屎滓。

〔八〕洎以酸⿰爿彖（漿）：馬王堆漢墓帛書整理小組（1985：49）：酸漿，見《神農本草經》。《名醫別錄》云『生荊楚川澤及人家田園中』。此處以斗計量，當指酸漿汁。周一謀、蕭佐桃（1988：136）：洎，浸也。魏啓鵬、胡翔驊（1992：95）：酸漿，即酸漿草。馬繼興（1992：473）：酸漿，茄科植物酸漿的全草。本條用酸漿以斗計量，指新鮮生藥的自然汁。

〔九〕芥衷莢：馬王堆漢墓帛書整理小組（1985：49）：芥衷莢，疑即芥菜角。馬繼興（1992：473）：『中』『衷』通假。『芥中莢』指芥菜角。嚴健民（2005：103）：芥衷夾，《五十二病方》釋為芥菜角，各家從之。原文未講明芥菜角與馬屎滓酸漿的關係。

〔一〇〕智（知）：馬王堆漢墓帛書整理小組（1985：49）：知，奏效。魏啓鵬、胡翔驊（1992：95）：知，奏效、痊癒。馬繼興（1992：473）：『知』字義為奏效。嚴健民（2005：103）：本方『知』指症狀減輕。但原文中有脫文，未講明用藥方法。

三一、腸穨（癩）

【原文】

穨（癩）〔一〕：操〔二〕柏杵〔三〕，禹步三，曰：『賁（噴）者〔四〕一襄胡〔五〕，濆（噴）者二襄胡，濆（噴）者三襄胡。柏杵臼穿〔六〕一，毋（無）一〔七〕。□【□】208獨有三。賁（噴）者穜（撞）〔八〕若以柏杵七，令某〔九〕穨（癩）〔一〇〕毋（無）一。』必令同族抱〔一一〕，令穨（癩）者直〔一二〕東鄉（向）窻（窗），道外209改橦（撞）之〔一三〕210。

【注釋】

〔一〕穨（癩）：馬王堆漢墓帛書整理小組（1985：49）：癩，癩疝。周一謀、蕭佐桃（1988：137）：癩疝，小腸墜入陰囊所致，疑為今之腹股溝疝。魏啓鵬、胡翔驊（1992：96）：癩即癩疝，古病名，症狀為睾丸或陰囊腫大，重墜脹痛，或硬結麻木，不知痛癢。如腸癩，則當為後世醫家所稱的狐疝，症狀為小腸墜入陰囊，時上時下，平臥或用手推時腫物可縮入腹腔，站立時又墜入於陰囊。馬繼興（1992：474）：腸癩，『腸』字原脫，今據本書目錄補。癩字原作『穨』。穨字原義為禿發。本條的『腸癩』即癩疝。

〔二〕操：馬繼興（1992：475）：拿著。

〔三〕柏杵：周一謀、蕭佐桃（1988：137）：柏木做成的杵棒。馬繼興（1992：475）：即用柏木制的杵。嚴健民（2005：

104）：杵，古兵器；柏杵，用柏樹做的杵，即『降魔杵』。張雷（2017：259）：此處『柏』當釋為『相』字，相杵為舂穀時發出的號子聲。

〔四〕賁（噴）者：周一謀、蕭佐桃（1988：137）：賁，通『墳』，突起之意。這裏指疝病陰囊外突之狀。魏啓鵬、胡翔驊（1992：96）：賁者，即噴者，唸咒語行法術的巫師。馬繼興（1992：475）：本文中的『賁』和『濆』字是『噴』的假字。『噴』字義為吐氣。嚴健民（2005：104）：本題中用賁、濆，169行作『歕』，均釋『噴』，祝由之動作。

〔五〕襄胡：魏啓鵬、胡翔驊（1992：96）：襄，舉。胡，戟。這裏指巫師手中的兵器，即上文說的柏杵。馬繼興（1992：475）：襄，除掉，排除。『胡』字在此處應是象徵性地正對患者的陰囊腫大下垂症狀而言。嚴健民（2005：104）：襄，除去。朱熹注：『胡，下頷垂肉也』。襄胡，將頷下多餘的肉除掉。裘錫圭（2014：249）：赤堀、山田（1985：211）：襄，《爾雅·釋言》：『除也。』胡，《說文》：『牛顄垂也。從肉、古聲。』段注：『按此言顄以包頸也。顄，頤也，牛自頤至頸下垂肥者也。引申之，凡物皆曰胡。』胡，此處指腫物。

〔六〕柏杵臼穿：周一謀、蕭佐桃（1988：137）：臼，舂米器，引申為『搗』。臼穿，意為搗穿。馬繼興（1992：475）：臼是用於搗碎米穀或其他物體的工具。本條的『臼穿』是指用柏杵將臼器的底部擊穿。嚴健民（2005：104）：用杵將臼搗穿。

〔七〕毋（無）一：嚴健民（2005：104）：一，專一。全句祝由時，令患者不要三心二意，噴向腫的地方，用柏杵搗七次。裘錫圭（2014：252）：毋，馬王堆漢墓帛書整理小組（1985：49）釋文作『母』。馬王堆漢墓帛書整理小組（1985：49）釋文斷此句為『柏杵臼穿，一母一□，□獨有三』。此句意為『用柏杵臼貫穿一次，一個癩疝也沒有』。此『毋一』與下文『令某癩毋一』之『毋一』例。

〔八〕穜（撞）：裘錫圭（2014：252）：馬王堆漢墓帛書整理小組（1985：49）釋文作『潼』，讀為『腫』。此處斷句、讀『穜』為『撞』，但『穜』亦可讀為『沖』。『穜』『沖』表示的應該是同一詞。

〔九〕某：馬繼興（1992：475）：某，指患者。嚴健民（2005：104）：患者。

〔一〇〕穨（癩）：裘錫圭（2014：252）：癩，馬王堆漢墓帛書整理小組（1985：49）釋文作『穨』。

〔一一〕同族抱：周一謀、蕭佐桃（1988：137）：意即同族人。抱，兜、裹也。

〔一二〕直：馬繼興（1992：475）：『置』『直』，通假。

〔一三〕道外攺橦（撞）之：周一謀、蕭佐桃（1988：137）：帛書整理小組認為橦，逐鬼。今考『椎』字疑是『橦』字，見《集韻·三燭》擊鼓之意，作打、擊、敲解。椎，捶擊具。椎之，意即用木椎敲打疝部。馬繼興（1992：476）：攺，驅除鬼邪。椎，叩擊。裘錫圭（2014：252）：橦，馬王堆漢墓帛書整理小組（1985：49）釋文作『椎』。攺，逐鬼。道，由也。攺，《説文·攴部》：『毅攺，大剛卯，以逐鬼鬽也。從攴、巳聲。讀若巳。』此句的意思是，讓㿗者的同族抱住㿗者，讓㿗者向東面的窗戶站立，行巫術者從外面『攺椎』㿗者。

【原文】

一，令斬足者清明（明）東鄉（向）[一]，以筩趣（趣）之二七[二] 211。

【注釋】

〔一〕令斬足者清明（明）東鄉（向）：馬王堆漢墓帛書整理小組（1985：49）：斬足者，古代受刖刑的人。周一謀、蕭佐桃（1989：138）：清明，指平旦黎明時候。馬繼興（1992：476）：斬足，古代刑法之一，砍斷兩足。又稱刖刑或剕刑。清明，天氣清潔明朗的日子。嚴健民（2005：105）：斬足者，春秋戰國時期受刖刑的人。清明東鄉（向），在清明節時朝著東方。

〔二〕以筩趣（趣）之二七：馬王堆漢墓帛書整理小組（1985：49）：二字以下有鉤識，誤。筩，疑指中空如筩的針。趣，讀為『搠』。周一謀、蕭佐桃（1989：138）：意即用竹筒作假肢行走十四個跬步。魏啓鵬、胡翔驊（1992：96）：筩，帛書整理小組説『二字下原有鉤識，誤。筩，疑指筩針』。筩，竹筒，後作『筒』。筩針即中有孔道的針，古代刺灸水腫時用之。一説，『筩』讀為『踴』，是斬足者的假足。趣，讀為『搠』，戳、紮之意。馬繼興（1992：476）：筩，本義為竹筒。本條的『筩』字疑指中空如筒的針。趣，抗拒。本條『以筩趣之』當指用針筒象徵性的刺激患者之義。嚴健民（2005：105）：筩，本指竹筒，本處指竹棍。趣，用足踏。筩趣之二七，用竹棍敲擊㿗疝十四次。

【原文】

一，⿸广夅（⿸疒夅）〔一〕，以月十六日始毀〔二〕，禹步三，曰：『月與日相當〔三〕』『日與月相當』，各三；『父乖母強〔四〕，等與人產子，獨〔五〕212產穨（癩）亢〔六〕。乖巳（已），操段石〔七〕毄（擊）而母。』即以鐵椎攺段之二七。以日出為之，令穨（癩）者東鄉（向）213。

【注釋】

〔一〕⿸广夅（⿸疒夅）：嚴健民（2005：105）：⿸广夅，『癩』之抄誤。因後文載：『獨產癩無』。裘錫圭（2014：253）：⿸广夅，馬王堆漢墓帛書整理小組（1985：49）釋文作『⿸疒夅』。

〔二〕始毀：馬王堆漢墓帛書整理小組（1985：49）：始毀，指月由圓而缺。馬繼興（1992：477）：毀，缺損。本條『始毀』指月亮由圓而變缺。

〔三〕相當：馬繼興（1992：477）：相當，相互對立。

〔四〕父乖母強：魏啓鵬、胡翔驊（1992：97）：父母不協調。馬繼興（1992：477）：乖，失於常度。強，古通『彊』。《爾雅·釋言》：『彊，暴也。』張雷（2017：263）：李零先生指出，『父乖母強，等與人產子，獨產頽（癩）尢』，是指鬼父鬼母乖張強良，如人生子，生出此病。可備一說。

〔五〕獨：馬繼興（1992：477）：單獨。

〔六〕亢：周一謀、蕭佐桃（1988：139）：尢，今文作『尪』，指行走不便。馬繼興（1992：477）：尢，本義為行步跛僂不正。此處的『尢』字系影射癩病患者陰囊偏墜現象。裘錫圭（2014：253）：亢，馬王堆漢墓帛書整理小組（1985：49）釋文作『尢』。尢，行不正，此處指病者因患癩疝而行走不便。『癩亢』當是癩疝的病狀極其嚴重的意思。

〔七〕段石：馬繼興（1992：478）：『鍛』字，原作『葭（葮）』，形近而訛。鍛石即厲（礪）石，磨刀石。

【原文】

一，漬女子布〔一〕，以汁亨（烹）肉，食之，歠（歠）其汁214。

【注釋】

〔一〕女子布：馬繼興（1992：478）：即婦女的月經布。此物在後世醫書中雖也入藥，但未見用治癩疝者。嚴健民（2005：106）：婦女來月經時用的布，此亦當時的文化現象，它建立在『癩』屬怪物，是魔鬼所致認識之上，因此用污穢之物逐之。

【原文】

一，破卵〔一〕音（杯）醯〔二〕中，歙（飲）之215。

【注釋】

〔一〕卵：周一謀、蕭佐桃（1988：139）：疑為雞蛋。謂杯中盛醋，將雞蛋打破投入其中而飲服。

〔二〕醯：馬繼興（1992：479）：醯，醋的別稱。

【原文】

一，炙蠶卵〔一〕，令簍=（簍簍）黃〔二〕，冶之，三指冣（撮）至節，人〈入〉〔三〕半音（杯）酒中歙（飲）之，三、四日216。

【注釋】

〔一〕蠶卵：馬繼興（1992：479）：蠶卵，即蠶子。希蠶蛾科昆蟲家蠶的幼卵。以其所產於紙或布上，在後代醫書中又稱為『蠶紙』（《近效方》）。

〔二〕令簍〃（簍簍）黄：馬王堆漢墓帛書整理小組（1985：50）：簍簍，假借為『數數』『速速』。周一謀、蕭佐桃（1988：140）：『簍簍』當是形容黄的程度，即焦黄焦黄之意。應為當時之習慣用語。魏啓鵬、胡翔驊（1992：97）：古方有用蠶卵燒灰或炒焦，飲服治小便澀痛或崩中不止的記載，而未見治癩疝者。馬繼興（1992：479）：『數數』義為迅速，頻繁。嚴健民（2005：106）：215行『蠶卵』作『蠶種』，炙蠶卵，即將蠶卵在火焰旁烤炙。簍，《玉篇》：『簍，車弓籠也』。車弓籠為竹制，即如竹黄色。

〔三〕人〈入〉：裘錫圭（2014：254）：『人〈入〉』，馬王堆漢墓帛書整理小組（1985：50）釋文逕釋作『入』。

【原文】

一，以辛巳日，由曰〔一〕：『賁（噴），辛巳日』，三；曰：『天神下干疾〔二〕，神女倚序聽神吾（語）〔三〕。某狐父〔四〕非其處所。巳（已）。不217巳（已），斧斬若〔五〕。』即操布攺之〔六〕二七218。

【注釋】

〔一〕以辛巳日，由曰：馬王堆漢墓帛書整理小組（1985：50）：由，釋文作『古』。古，讀為『辜』『貼』。貼禳是巫人禳災的祭祀。馬繼興（1992：480）：祝，原作『古』。嚴健民（2005：107）：古，《五十二病方》釋『辜』。古，『故』的假借。此處轉釋為傳統習俗。辛巳日，六十甲子記日之一。裘錫圭（2014：254）：『古』應該釋為『祝由』之『由』，是詛咒之意。

〔二〕天神下干疾：小曾户洋（1979：79）：『干』通『扞』，意為防止。周一謀、蕭佐桃（1988：140）：言天神將下降而干涉人間的疾病。馬繼興（1992：480）：天神，天上的神祇。『干』字義為亂。『干疾』指不正之病。

〔三〕神女倚序聽神吾（語）：周一謀、蕭佐桃（1988：140–141）：序，《說文》：『序，東西牆也，從廣予聲。』全句意即讓神女站在東牆或西牆之下聽天神之語。馬繼興（1992：480）：神女即女神。倚，將身體依靠之義。神語，即天神之言。

〔四〕某狐父：馬王堆漢墓帛書整理小組（1985：50）：父，釋文作『叉』。狐叉，指狐疝。魏啓鵬、胡翔驊（1992：97）：狐父，即狐疝。嚴健民（2005：107）：狐父，即狐叉，《五十二病方》釋『狐疝』。楊上善注：『狐夜不得尿，至明始得，人病與狐相似，因曰狐疝，有本（根）作頹疝，謂偏頹病也。』此解各家從之。此文狐叉指致病的狐仙，『某狐叉』指某狐仙。祝由詞義是：此處不是你某狐仙住的地方。裘錫圭（2014：254）：狐父，當是病名，即狐疝。

〔五〕不巳（已），斧斬若：周一謀、蕭佐桃（1988：141）：如狐疝病不好，就用斧頭斬殺你，此為祝由之詞。馬繼興（1992：480）：『斬』字義為殺。『若』即你（指鬼邪）。

〔六〕操布改之：馬繼興（1992：480）：改，逐鬼。裘錫圭（2014：254）：『操布』與上文『斧斬若』相對。『斧斬若』是設令之辭，在此用布當作斧進行祝由術。

【原文】

一，以日出時，令[一]穨（癩）者屋霤[二]下東鄉（向），令人操築[三]西鄉（向），祝曰：『今日庚，某穨（癩）亢；今日己，某穨（癩）巳（已）。【□】219而父與母皆產[四]，柏築之，顛[五]父而衝（沖）[六]子，胡不巳（已）之有[七]？』以築衝（沖）穨（癩）二七。巳（已）備[八]，即曰：『某起[九]。』穨【已】220。

【注釋】

〔一〕令：馬繼興（1992：481）：令，原訛作『今』，據全文文義改。

〔二〕屋霤：馬王堆漢墓帛書整理小組（1985：50）：屋檐。馬繼興（1992：481）：屋霤，屋簷。

〔三〕操築：馬繼興（1992：481）：『築』字義為木杵（搗物的木槌）或搗物。《說文·木部》：『築，搗也。』嚴健民（2005：108）：築，古有多意，本方後文講『柏築之顛』，『柏築』疑『柏杵』。《說文》：『築，搗也』；《廣雅·釋器》：『築，謂之杵』。『操築』即『操杵』。裘錫圭（2014：255）：築，杵。

〔四〕產：裘錫圭（2014：254）：產，馬王堆漢墓帛書整理小組（1985：50）釋文作『盡』。

〔五〕顛：馬王堆漢墓帛書整理小組（1985：50）：顛，端。馬繼興（1992：481）：顛，頂端。裘錫圭（2014：254）：顛，倒也。

〔六〕衝（沖）：馬繼興（1992：481）：沖，碰撞。嚴健民（2005：108）：衝，觸犯。

〔七〕胡不巳（已）之有：張雷（2017：270）：李零先生認為：『□而父與母，皆盡柏築之，顛父而衝子，胡不已之有。』是說令鬼父鬼母皆斃於築下，鬼父既可沖去，其子（指疝病）又何不可止。可備一說。

〔八〕巳（已）備：馬繼興（1992：482）：『備』字義為滿，具。『已備』有已做完之義。

〔九〕某起：馬繼興（1992：482）：起，抬起，舉起，起立。張雷（2017：270）：李零先生認為指患者愈。可從。

【原文】

一，以辛卯日，立堂下〔一〕，東鄉＝（向，向）日，令人挾提穨（癩）者〔二〕，曰：『今日辛卯，更名曰禹221。』

【注釋】

〔一〕堂下：馬繼興（1992：482）：堂，正房，正室。嚴健民（2005：108）：堂下：堂，堂屋，會客的地方。

〔二〕挾提穨（癩）者：周一謀、蕭佐桃（1988：142）：用手將疝向上提起。馬繼興（1992：482）：挾，《釋名·釋姿容》：『挾，夾也，在旁也。』提，《廣雅·釋詁四》：『挈，提也。』本條『挾提』，指夾在胳膊下。嚴健民（2005：109）：挾，持也；提，取出。挾提，將患者拎起來。

【原文】

一，取枲垢〔一〕，以艾裹，以久（灸）穨（癩）者中顛〔二〕，令闌（爛）而已（已）〔三〕 222。

【注釋】

〔一〕枲垢：馬王堆漢墓帛書整理小組（1985：50）：枲，粗麻。枲垢，未詳。周一謀、蕭佐桃（1988：142）：疑為粗麻加工時落下的粉塵，也就是麻屑。魏啓鵬、胡翔驊（1992：98）：未詳。『枲』即粗麻，這裏可能是麻絮中之陳舊破爛不堪者。嚴健民（2005：109）：指大麻表皮一層沒有長長纖維但附有大量灰塵的皮。裘錫圭（2014：255）：施謝捷認為『枲垢』當即《本草綱目》所載之『麻滓』，又名『麻籸』『麻枯餅』『油麻滓』，為麻子經榨去油後的渣滓。

〔二〕中顛：魏啓鵬、胡翔驊（1992：98）：頭頂正中，即百會妙穴所在。馬繼興（1992：483）：中顛，頭頂部正中。嚴健民（2005：109）：中顛，指疝的中央。

〔三〕令闌（爛）而已（已）：周一謀、蕭佐桃（1988：142）：即使疝病破除而痊癒。魏啓鵬、胡翔驊（1992：98）：『爛』有火燒傷之義，這裏是說灸巔頂，使其灸處發熱即可。馬繼興（1992：483）：爛，引申為腐爛。嚴健民（2005：109）：闌，古通『殘』『爛』。令爛，指灸灼的皮膚至起泡，為古典疤痕灸療法。

【原文】

一，令穨（癩）者北首臥北鄉（向）廡〔一〕中，禹步三，步嘑（呼）曰：『籥！狐麃〔二〕。』三；『若智（知）某病狐父☐ 223

【注釋】

〔一〕北鄉（向）廡：馬王堆漢墓帛書整理小組（1985：50）：廡，《說文》：『堂下周屋也。』北鄉廡，朝北的廡。魏啓鵬、胡翔驊（1992：99）：高堂下周圍的廊房，廂房。北向廡，即朝北的廂房。馬繼興（1992：483）：廡，古代堂下周圍的屋子。嚴健民（2005：109）：中央有天井的，天井周圍除正堂以外的屋叫周屋，即廡。

〔二〕狐麃：周一謀、蕭佐桃（1988：143）：古人認為狐狸致病，此當是對致病妖狐的稱呼，亦為祝由之詞。魏啓鵬、胡翔驊（1992：99）：麃，讀為『儦』，快走。馬繼興（1992：484）：當即『狐尿』。

【原文】

一，積（癩）及癭〔一〕，取死者叕〔二〕烝（蒸）之，而新布裹，以囊〔三〕【□】□喪行前行設☐ 224

【注釋】

〔一〕積（癩）及癭：馬王堆漢墓帛書整理小組（1985：51）：癭，又稱頸瘤，即甲狀腺腫。周一謀、蕭佐桃（1988：143）：癩及癭，意即患疝病兼頸瘤的人。魏啓鵬、胡翔驊（1992：99）：頸瘤，俗稱大脖子，甲狀腺腫大一類疾病。馬繼興（1992：484）：癭，頸瘤，即甲狀腺腫。

〔二〕死者叕：馬王堆漢墓帛書整理小組（1985：51）：叕，疑讀為『餟』『醊』，祭飯。魏啓鵬、胡翔驊（1992：99）：叕，疑讀為『醊』『餟』。這裏指供奉死者的祭食。馬繼興（1992：484）：餟，原作『叕』。『死者叕』即祭祀死人用的飯。

〔三〕囊：裘錫圭（2014：255）：囊，馬王堆漢墓帛書整理小組（1985：51）釋文作『囊』。

【原文】

一，陰乾之〔一〕旁蠭（蜂）卵〔二〕，以布裹□□ 225。

【注釋】

〔一〕之：鄭健飛（2021：98）：認為此字應改釋為『道』。

〔二〕旁蠭（蜂）卵：魏啓鵬、胡翔驊（1992：99）：當即蜂子，《神農本草經》稱其主治癰腫。馬繼興（1992：485）：『房』『旁』通假。

【原文】

一，穨（癩）者及股癰〔一〕、鼠複（腹）〔二〕者，【灸】中指蚤（爪）二莊（壯）〔三〕，必瘳〔四〕226。

【注釋】

〔一〕股癰：魏啓鵬、胡翔驊（1992：100）：初起時堅硬成塊，大如指頭，皮色不變，緩慢漫腫化膿，膿深至骨，難潰難收。馬繼興（1992：485）：大腿部的癰瘡。嚴健民（2005：111）：陰股部生急性炎症之病。

〔二〕鼠複（腹）：周一謀、蕭佐桃（1989：144）：鼠腹，疑即鼠蹊部外突的證候。魏啓鵬、胡翔驊（1992：100）：即鼠瘺，為現代醫學所稱頸部淋巴結結核，小者為『瘰』，大者為『癧』。初起時一個或數個，以後漸大，粘連成片；破潰後膿稀薄，久不收口，可形成竇道或瘺管，故名鼠瘺。馬繼興（1992：485）：鼠伏，是穨疝病人在腹股溝部的皮下淋巴結腫大，外形呈現局部隆起，如小鼠俯伏於地之狀。嚴健民（2005：111）：即陰股部突出之物，看上去如鼠臥一般，故名，『鼠伏』相當於斜疝，或腹股溝淋巴結腫大。

〔三〕蚤（爪）二莊（壯）：馬繼興（1992：485）：『搔』字義為搔爬。裘錫圭（2014：255）：蚤，馬王堆漢墓帛書整理小組（1985：51）釋文讀為『搔』，當讀為『爪』。莊，讀為『壯』，是灸法的量詞，一灼稱一壯。

〔四〕瘳：馬繼興（1992：486）：瘳，病癒。嚴健民（2005：111）：瘳，古意兩解，病癒、損害。此處釋病癒。

【原文】

一，以稈〔一〕為弓，以甗衣〔二〕為弦（弦），以葛〔三〕為矢，以□羽□〔四〕。旦而射，莫（暮）即□小227。

【注釋】

〔一〕稈：周一謀、蕭佐桃（1988：144）：稻草。馬繼興（1992：486）：杆，《說文·禾部》：『杆，禾莖也。』嚴健民（2005：111）：此處泛指禾本植物之莖。

〔二〕甗衣：周一謀、蕭佐桃（1988：144）：《說文》：『甗，甑也。』即底部有孔的炊器。甗衣，疑即墊在甑上的布片。馬繼興（1992：486）：甗是古代的一種上下兩層的炊事用蒸具。『甗』又名『甑』。『甗衣』一詞，據赤堀及山田二氏意見，以為就是『甑帶』。嚴健民（2005：111）：甗，古陶炊器，《說文》：『甗，甑也，一曰穿也』。甗盛行於殷、周，青銅製品，實為三層。現代我們常在箅上鋪一透氣的細布，俗稱甑布，甑衣即甑布。張雷（2010：277）：①甑帶。②阜陽漢簡《萬物》載：『囗橐與甑帶之』。③甗衣，整理小組注『疑即蓋甗用的布』。

〔三〕葛：馬繼興（1992：487）：葛，豆科多年生藤本植物。本條『以葛為矢』，是一種象徵性的巫術。

〔四〕以□羽□：嚴健民（2005：112）：順上文意缺字補『翅』『翎』，即『以翅羽翎』。翎為箭杆尾部的重要部件，有利於箭的直速飛行。

【原文】

一，以原蠶穜（種）方尺〔一〕，食衣白魚〔二〕一七，長足〔三〕二七。●熬蠶穜（種）令黃，靡（磨）取蠶穜（種），冶，亦靡（磨）白魚、長228足。節三〔四〕，並，以醯二升和，以先食歙（飲）之。●嬰以一升〔五〕229。

【注釋】

〔一〕原蠶穜（種）方尺：馬王堆漢墓帛書整理小組（1985：51）：原，釋文作『冥』。冥蠶種，應指一種蠶卵。家蠶産卵布上，所以用方尺計算。馬繼興（1992：487）：晚蠶，又稱『原蠶』，乃是重養晚出之蠶。方尺，即一尺的平方面積。古人計量藥物除用重量、容量單位外，也用長度單位。嚴健民（2005：112）：指稻的食心蟲産的卵，『方尺』疑為『方寸』，因後二味藥用量不大。

〔二〕食衣白魚：馬王堆漢墓帛書整理小組（1985：51）：食衣白魚，《神農本草經》作衣魚，一名白魚，云『主婦人疝瘕，小便不利』。嚴健民（2005：112）：蟫，《爾雅·釋蟲》徐朝華注：『蟫，蛀蝕衣服，書籍的蠹蟲。又名白魚、衣魚，長半寸左右，略具魚形，色灰白』。

〔三〕長足：馬王堆漢墓帛書整理小組（1985：51）：長足，疑即蟏蛸。《爾雅·釋蟲》：『蟏蛸，長踦。』郭璞注：『小蜘蛛長腳者，俗呼為喜子。』陸璣《毛詩草木蟲魚疏》：『一名長腳。』嚴健民（2005：112）：足較長的昆蟲。

〔四〕節三：馬王堆漢墓帛書整理小組（1985：51）：節三，取三物適量。周一謀、蕭佐桃（1988：145）：指取用蠶卵、白魚、蜘蛛三藥適量。馬繼興（1992：488）：節，節制，適當。

〔五〕嬰以一升：周一謀、蕭佐桃（1988：145）：嬰，加也，意謂加服一升。魏啓鵬、胡翔驊（1992：101）：小兒用量為一升。嚴健民（2005：113）：即小孩用量減半。

【原文】

一，穿小瓠壺〔一〕，令其空（孔）盡容穨（㿗）者腎與㝈（朘）〔二〕，即令穨（㿗）者煩誇（瓠）〔三〕，東鄉（向）坐於東陳垣〔四〕下，即內（納）腎 230、㝈（朘）於壺空（孔）中，而以采為四寸杙二七〔五〕，即以采木椎〔六〕窡（剟）〔七〕之。一【□□】〔八〕，再窡（剟）之。巳（已）窡（剟），輒椄〔九〕231 杙垣下，以盡二七杙而巳（已）。為之恒以入月旬六日【□□】盡〔一〇〕，日一為，□再為=之=（為之，為之）恒以星出時232為之，須[二]積（癲）巳（已）而止233。

【注釋】

〔一〕穿小瓠壺：馬王堆漢墓帛書整理小組（1985：51）：瓠壺，即壺盧。古代瓠、壺通稱，馬繼興（1992：489）：穿，貫通。瓠壺即『瓠』，古又稱為『壺』『瓢』或『匏』。今則通稱『葫蘆』或『瓠瓜』。嚴健民（2005：113）：王筠句讀：『今人以細長者為瓠，圓而大者為壺盧。』此處指適當大小的壺盧。穿，將壺盧穿一個孔，掏空內物備用。

〔二〕腎與搴（朘）：馬繼興（1992：490）：朘，疑假為『朘』。在本條中『朘』作『陰莖』解。裘錫圭（2014）：搴，馬王堆漢墓帛書整理小組（1985：51）釋文作『朘』。腎，此處指外腎，即陰囊。朘，應即朘，《老子》河上公注釋為『陰』，即陰莖。《醫心方》作『最』。

〔三〕煩誇（瓠）：馬王堆漢墓帛書整理小組（1985：52）：煩，疑假為『卷』，握。馬繼興（1992：490）：反，原作『煩』。『反』字義為反覆，反轉。『反瓠』，即將葫蘆反轉過來，令其底部向上，柄部向下。又，或以為『煩』字可假為『卷』或『翻』。此二字古音雖通，但均不若『反』字之義為勝。此外，也有人以為『煩』字可假為『燔』，義即『燒烤』者。但統觀本條全文乃祝由之法，此處僅系象徵性的操作，並無真正的外治法涵義。嚴健民（2005：113）：煩，煩瑣。《釋名・釋言語》：『煩，繁也』。誇，《五十二病方》依前文『瓠壺』釋『誇』為『瓠』，各家從之，欠妥。此處『誇』即『跨』。煩誇，指用繩索將掏空的壺盧綁在腰部使壺盧掉於兩股之間。

〔四〕陳垣：馬繼興（1992：490）：《說文・土部》：『垣，牆也。』陳垣，舊的牆壁。

〔五〕采為四寸杙二七：馬王堆漢墓帛書整理小組（1985：52）：《史記・李斯傳》索隱：『采，木名，即今之櫟木。』杙，小木樁。馬繼興（1992：491）：杙，與『弋』通。『弋』即小木樁。嚴健民（2005：114）：采，木名。杙，小木樁；杙，又統指木條。此句講用櫟或柞做成尖頭的小木條十四枚。

〔六〕椎：馬繼興（1992：491）：椎，擊物之器。

〔七〕竅（剟）：馬王堆漢墓帛書整理小組（1985：52）：剟，原意為刺、削，此處當為叩擊之義。馬繼興（1992：491）：剟字本義為刺，削。本條之『剟』字有叩擊之義。

〔八〕一【□□】：馬繼興（1992：491）：『□□』二字原脫。據上下文義，疑為『剟之』。嚴健民（2005：114）：依前後文意，強調木條均要刺，故試補『並寢』。

〔九〕桉：馬王堆漢墓帛書整理小組（1985：52）：桉，讀為『插』。魏啓鵬、胡翔驊（1992：101）：這裏指小木樁插在牆下。

〔一〇〕恒以入月旬六日【□□】盡：周一謀、蕭佐桃（1988：146）：意即常常以每月十六日作為治療周期。入月，進入當月。旬六日，即一旬又六日，一旬為十天，故為十六日。馬繼興（1992：491）：恒。經常。《爾雅·釋詁》：『恒，常也』。入月旬六日，每月十六日。據上下文義，自每月十六日開始每天用一個木樁。共十四個木樁。用完木樁的時間正屆每月三十日即月終，故『盡』字前的二字應即『月終』，或其同義之詞。嚴健民（2005：114）：旬六日，即一旬又六日，指陰曆每月十六日，月圓至始缺之日。缺二字試補『至晦』。

〔一一〕須：馬王堆漢墓帛書整理小組（1985：52）：須，等待。魏啓鵬、胡翔驊（1992：101）：等待、等到。馬繼興（1992：491）：停留，等待。

【原文】

一，積（癩），先上卵〔一〕，引下其皮〔二〕，以砭（砭）穿〔三〕其【隋（脽）】〔四〕旁；□【□】汁及膏□〔五〕，撓〔六〕以醇□〔七〕。有（又）久（灸）其痏〔八〕，勿令風234及〔九〕，易〈易〉〔一〇〕瘳；而久（灸）其泰（太）陰、泰（太）陽〔一一〕【□□】。●令235。

【注釋】

〔一〕先上卵：嚴健民（2005：115）：《馬王堆醫書考注》釋『卵』為『睾丸』。筆者疑『卵』為腹股溝斜疝掉下來的腸袢等組織。現代外科學證明，腹股溝斜疝從腹溝管內環，向內向下向前斜行，經腹股溝管至腹股溝外環突出，疝內容物可進入陰囊，前端橢圓似睾，這是『先上卵』，即將疝體向上推還的根本原因。裘錫圭（2014：257）：赤堀、山田（1985：221）：卵，睾丸。

〔二〕引下其皮：馬繼興（1992：492）：引，牽引，引出。嚴健民（2005：115）：將疝體向上還複過程中腹股溝皮膚上移，待疝體還複後，將上移皮膚向下牽引，便於施砭。

〔三〕砭（砭）穿：魏啓鵬、胡翔驊（1992：102）：觀其上下文義，這裏是用外治法引流排膿。先將患側睾丸用手指上托，再用砭針穿刺陰囊表皮。

〔四〕【隋（脽）】：馬繼興（1992：492）：原作隋。字殘，今補。嚴健民（2005：115）：『隋』即『橢』。本文指腹股溝管的橢圓形通道，即疝內容物掉下的腹股溝管。

〔五〕□【□】汁及膏□：魏啓鵬、胡翔驊（1992：102）：這裏殆為引流排膿後，外敷膏藥以消腫去瘀、生肌收口。現代中醫常用金黃膏，以及生肌散、紅油膏等。

〔六〕撓：馬繼興（1992：492）：『撓』假為『澆』。『澆』字義為浸潤。

〔七〕醇□：馬繼興（1992：493）：□字原脫。據本書原文『醇酒』文，應補以『酒』字。

〔八〕痏：馬繼興（1992：493）：傷口。

〔九〕勿令風及：魏啓鵬、胡翔驊（1992：102）：手術後要避風。

〔一〇〕昜〈易〉：裘錫圭（2014）：昜，馬王堆漢墓帛書整理小組（1985：52）釋文逕釋作『易』。

〔一一〕泰（太）陰、泰（太）陽：馬王堆漢墓帛書整理小組（1985：52）：太陰、太陽，人體脈名，似指足太陰脈、足太陽脈。周一謀、蕭佐桃（1989：147）：足太陽、足太陰兩經脈確有主治疝病的功效。

【原文】

一，治積（癩）初發，傴攣[一]而未大者【方：取】全虫蛻[二]一，□犬□一，皆燔□□【□□□□】□酒歓（飲）財足[三] 236 以醉。男女皆可。●令 237。

【注釋】

〔一〕傴攣：魏啓鵬、胡翔驊（1992：103）：傴攣：通『傴僂』『踽僂』，義為駝背曲脊、曲行不正。馬繼興（1992：494）：傴，駝背。攣，攣縮，捲曲不能伸。本條之『傴攣』指脊背前曲、行走不便狀。

〔二〕全虫蛻：馬王堆漢墓帛書整理小組（1985：52）：全虫蛻，即蛇蛻，見《神農本草經》，但無治癩疝的記載。馬繼興（1992：494）：『蛻』字義為脫皮。『全虫』二字在近代藥肆中多用作全蠍之代稱。但蠍不脫皮，故此藥非蠍。按，蛇與蟬均屬蟲類。『全虫蛻』自應是蛇類或蟬類所脫之皮。即所謂蛇蛻或蟬蛻者。至於本條的『全虫蛻』究指蛇蛻或蟬蛻。尚有待進一步考定。嚴健民（2005：117）：虫，疑為『虺』，蛇也。全虫蛻即蛇蛻一條。

〔三〕財足：張雷（2017：289）：適足。

【原文】

一，積（癩），以奎蠡〔一〕蓋其堅（腎）〔二〕，即取桃支（枝）東鄉（向）者，以為弧〔三〕；取□母艹□【□□□□□□□□□□】上，晦，壹238射以三矢〔四〕，【□□】歙（飲）樂（藥）。其藥曰陰乾黃牛膽〔五〕。乾即稍【□□□□□□□□□】歙（飲）之239。

【注釋】

〔一〕奎蠡：馬王堆漢墓帛書整理小組（1985：52）：奎蠡，即奚蠡。魏啓鵬、胡翔驊（1992：103）：即奚蠡，大葫蘆瓢。嚴健民（2005：117）：奎，《說文》『奎，兩髀之間』，即『胯』也。蠡，《玉篇》：『蠡，瓢也』。奎蠡，即將瓢胯於兩髀之間，因此才『蓋其腎』。馬繼興（1992：495）：大腹的瓠。

〔二〕堅（腎）：馬繼興（1992：495）：本條所記『腎』字，系指外腎。嚴健民（2005：117）：堅，《五十二病方》釋作『腎』，應指陰囊內掉下的疝體。

〔三〕即取桃支（枝）東鄉（向）者，以為弧：馬繼興（1992：495）：古人多以桃木為驅避邪魅之用。本條用東向的桃枝成的弓，即『桃弧』。桃弧是先秦時常見的巫術用具。

〔四〕矢：馬繼興（1992：495）：矢，《方言》：『箭，自關而東謂矢。』

〔五〕陰乾黃牛膽：馬王堆漢墓帛書整理小組（1985：52）：陰乾黃牛膽，即牛膽，見《神農本草經》。周一謀、蕭佐桃（1988：149）：即黃牛膽陰乾入藥，見《神農本草經》，但無治疝病記載。魏啓鵬、胡翔驊（1992：103）：陰乾黃牛膽：古方和諸本草皆無以牛黃治癩疝的記載。按此為巫醫之術，《淮南子萬畢術》稱『取牛膽塗熱釜即鳴』『牛膽塗目，莫知其誰』。

【原文】

【一】，治困（菌）【桂】〔一〕尺，獨【□】〔二〕一升，並冶，而盛竹甬（筩）〔三〕中，盈筩□【□□□□□□□□□□□□】□【□□】240【□】□即□以布〔四〕，而傅之隋（脽）下，為二處，即道其一【□□□□□□□□□□□】241【□】□□之。炊者，必順其身，須其身安定〔五〕☑242

【注釋】

〔一〕困（菌）【桂】：魏啓鵬、胡翔驊（1992：104）：即肉桂。這裏取桂皮一尺。馬繼興（1992：496）：菌桂為樟科植物桂樹類的樹皮。菌桂是桂樹品種之一。但陶弘景已不識其何物。嚴健民（2005：118）：困，《五十二病方》釋『菌』。

〔二〕獨【□】：周一謀、蕭佐桃（1988：149）：藥名，當是『獨活』，見《神農本草經》，有主『女子疝瘕』的功效。魏啓鵬、胡翔驊（1992：104）：殆為獨活。馬繼興（1992：496）：藥名，不詳。

〔三〕甬（筩）：馬繼興（1992：496）：筩，即竹筒。

〔四〕即□以布：裘錫圭（2014：258）：『即□以布』之□，馬王堆漢墓帛書整理小組（1985：52）釋文作『萁』。

〔五〕炊者，必順其身，須其身安定：赤堀、山田（1985：144）：炊，疑讀作『吹』。馬繼興（1992：496）：『順』字義為依從。據赤堀、山田二氏認為「炊」應假為「吹」「順」應假為「慎」。其說也可提供參考。「吹」是祝由的一種方式。

【原文】

【一，□】某穨（癩）巳（已）〔一〕，敬以豚塞〔二〕。以為不仁（信）〔三〕，以白〔四〕【□□】□【□□□□□□□□□□□□□】〔五〕243·【□□】縣茅比（祉）所〔六〕，且塞壽（禱）〔七〕，以為□□〼244

【注釋】

〔一〕巳（已）：裘錫圭（2014：258）：巳，馬王堆漢墓帛書整理小組（1985：52）誤作「己」。

〔二〕敬以豚塞：魏啓鵬、胡翔驊（1992：104）：虔誠地用豬祭神，作為報答。下文「塞禱」同義。裘錫圭（2014：258）：塞，報答神福的祭祀，下行「塞禱」同義。

〔三〕仁（信）：裘錫圭（2014：258）：陳劍（2010）：「仁」當讀為「信」，二者俱以「人」為聲符，常可相通。

〔四〕以白：馬繼興（1992：497）：向神靈禱告時的陳述。

〔五〕【□□□□□□□□□□□□□】：裘錫圭（2014：258）：殘片11「不燒者美茅□」疑屬於此處。

〔六〕縣茅比（祉）所：周一謀、蕭佐桃（1988：150）：比，《廣雅·釋詁》：「近也。」比所，即近處。馬繼興（1992：497）：「懸」「縣」通假。「懸」字義為懸掛。茅，茅草。古代祭祀時多利用之。比所，即祉所，當是塞禱的小屋。

〔七〕壽（禱）：馬繼興（1992：497）：「禱」字義為禱告。

【原文】

【一，□取】女子月事布〔一〕，漬，炙之令温〔二〕，以傅〼245

【注釋】

〔一〕月事布：嚴健民（2005：119）：屬污穢之物，本方含用污穢物鎮邪的思想，該思想產生與流行於殷商及兩周巫術盛行時期。

〔二〕炙之令温：嚴健民（2005：119）：將洗乾淨的月經布烤炙温熱後作治療用。後文缺字甚多，難以斷言，可能『温熨』熱敷，或作他用。裘錫圭（2014：259）：炙，馬王堆漢墓帛書整理小組（1985：52）作『灸』。

【原文】

【一、□□】四榮蔡〔一〕，燔量簧〔二〕，治桂五寸【□□□□□□□□□□□□□□□□□□□】246

【□□□□】上▨247

【注釋】

〔一〕四榮蔡：馬繼興（1992：498）：『四榮蔡』指房屋四面的屋簷。嚴健民（2005：119）：榮，《説文》：『屋之兩頭起者為榮』。蔡：野草。四榮蔡即屋簷四周的雜草，與『屋榮蔡』同。

〔二〕量簧：馬王堆漢墓帛書整理小組（1985：53）：量簧，應為藥名，不詳。魏啓鵬、胡翔驊（1992：104）：量簧，藥名，不詳。不知是否蒲黄。蒲黄有治諸疝痛的功效。嚴健民（2005：119）：《説文》：『量，稱輕重也』。量簧，古藥名，此『簧』從竹，可以燔燒，當為竹製品，指某種器之簧。張雷（2017：297）：量，此處或為量詞，用同『緉』。

【原文】

穨（癩）【□】久（灸）左胻□〔一〕▨248

【注釋】

〔一〕久（灸）左胻□：馬王堆漢墓帛書整理小組（1985：53）：此方開首未加『一』字。左胻，左小腿。魏啓鵬、胡翔驊（1992：105）：按《甲乙經》亦本《素問·繆刺論》治則，病左治右，病右治左；『邪客於足厥陰之絡，令人卒疝暴痛』，亦『左取右，右取左』。本方當用於癩疝在右側者。裘錫圭（2014：259）：『胻』下一字，根據殘筆，疑是『股』。

【原文】

一，夕毋食，旦取丰卵〔一〕一潰，美醯一桮（杯）以歙（飲）之249。

【注釋】

〔一〕丰卵：馬王堆漢墓帛書整理小組（1985：53）：丰，釋文讀爲『蜂』。蜂卵，應即蜂子，見《神農本草經》，但無主治癩疝的記載。嚴健民（2005：120）：《五十二病方》釋『丰』為『蜂』，各家從之。然蜂卵很小，本方取一（枚），何以治病？因此疑『丰卵』為較大的卵。

三三、脈者

【原文】

【脈】者〔一〕：取野獸（獸）肉食者五物之毛等，燔冶，合撓，【□】〔二〕。誨（每）旦〔三〕，先食取【指】大【撮】三〔四〕，以温酒一杯和，歙（飲）之。到250莫（暮），有（又）先食歙（飲）如前數。恒服藥廿（二十）日，雖久病必巳（已）〔五〕。服藥時，禁毋食彘（彘）肉、鮮魚。●嘗試 251。

【注釋】

〔一〕【脈】者：馬王堆漢墓帛書整理小組（1985：53）：當即脈痔。魏啓鵬、胡翔驊（1992：105）：即肛裂。馬繼興（1992：500）：『脈』字原脫，今據本書目錄補。痔，原作『者』。痔是肛腸部的疾病。本條的『脈痔』是痔病的一種。

〔二〕合撓，【□】：周一謀、蕭佐桃（1988：152）：缺字據文義擬補為『之』字。

〔三〕誨（每）旦：馬繼興（1992：500）：『誨旦』即每天早晨。

〔四〕食取【指】大【撮】三：馬繼興（1992：500）：用手拇、示、中三指在撮取藥末時儘量撮取更大數量的一種估量單位。

〔五〕必巳（已）：裘錫圭（2014：260）：巳，馬王堆漢墓帛書整理小組（1985：53）釋文缺釋，此根據反印文釋。尚志鈞（1981）、周一謀、蕭佐桃（1989）補『已』字，馬繼興（1992）認為『必』下是『已』或『瘳』字。

三四、牡痔

【原文】

【牡】痔〔一〕：有蠃（嬴）肉出〔二〕，或如鼠乳狀〔三〕，末大本小，有空（孔）〔四〕其中。為之：疾久（灸）熱，把其本小者而盭（盭）絕〔五〕之，取 252 內〔六〕戶〔七〕旁祠空中黍腏（腏）〔八〕、燔死人頭皆治，以膱膏〔九〕濡，而入之其空（孔）中 253。

【注釋】

〔一〕【牡】痔：馬王堆漢墓帛書整理小組（1985：53）：牡痔，與下『牝痔』均為五痔之一。周一謀、蕭佐桃（1988：154）：牡痔，為古代五痔的一種。牡，《說文》：畜父也。指公獸，引申為『陽』或『外』等意。牡痔，就是後世所稱的外痔。從本病所敘述的症狀有贏肉出，如鼠乳狀，發病部位居竅旁、居竅廉等內容看，也與今天所稱的外痔相符。魏啓鵬、胡翔驊（1992：106）：相當於肛漏，是肛門及其周圍生成瘺管，瘡口凸起，膿液稠厚，外流不止的病症。馬繼興（1992：501）：牡痔，即公痔，或雄痔。

〔二〕蠃（贏）肉出：馬王堆漢墓帛書整理小組（1985：53）：蠃，釋文作『贏』。贏肉，即螺肉。周一謀、蕭佐桃（1989：154）：贏肉出者，謂痔核生於肛門之外，象螺行走時肉身從殼中翻出一樣。魏啓鵬、胡翔驊（1992：106）：螺肉。這裏形容肛門下墜，瘡口凸出。馬繼興（1992：502）：即螺肉。形容外痔之形狀，有如帶有硬殼的水生螺螄（田螺或海螺）或陸生蝸牛的肉質部分。嚴健民（2005：122）：《說文》：『贏，咼贏也。』又『咼贏、蒲盧，細腰土蜂』。高誘注：『細腰土蜂，螺贏之屬。』這種土蜂，常用嘴啣泥土，在牆上、木板上或樹皮上築巢。其巢表面高低不平。贏肉，形容牡痔的表面與土蜂窩的形狀一樣。

〔三〕如鼠乳狀：周一謀、蕭佐桃（1988：154）：即謂痔核象鼠乳的形狀。嚴健民（2005：122）：如這一段講的是痔病反復發作，痔核形成蒂狀物。

〔四〕空（孔）：馬王堆漢墓帛書整理小組（1985：53）：孔，指痔瘡瘺管。馬繼興（1992：502）：『孔』在此處指痔瘺管的開口。

〔五〕盭（盭）絕：馬王堆漢墓帛書整理小組（1985：53）：盭絕，即戾絕，扭斷。馬繼興（1992：502）：戾，原作『盭』，古寫。『戾』字義為扭曲，扭轉。絕，切割。

〔六〕內：馬繼興（1992：502）：內，寢室。

〔七〕戶：馬繼興（1992：503）：戶，古指單扇的門為戶。

〔八〕祠空中黍膂（腏）：馬王堆漢墓帛書整理小組（1985：53）：『空中』兩字疑為衍文。黍腏，用黍做成的祭飯。馬繼興（1992：503）：『祠空』當指舊時民間供奉祖先神位的小閣子，即神龕。嚴健民（2005：122）：『空中』二字，《馬王堆醫書考注》釋為衍文。其實，『空（孔）中』指小廟的門穴。『黍腏』簡稱祭品飯和肉食。內戶黍腏，即自家神龕上祭品；旁祠黍腏，即自家門外附近供奉神靈的小廟，或土地廟門穴內的祭品。

〔九〕膱膏：周一謀、蕭佐桃（1988：153）：膱，猶脡也，謂脊骨之中部也。膱膏，即豬脊中部的肥肉之膏。魏啓鵬、胡翔驊（1992：106）：膿稠的油脂。馬繼興（1992：503）：為動物性油脂。嚴健民（2005：123）：即豬臘肉條上滴下的油。

【原文】

一，多空（孔）者〔一〕，亨（烹）肥羭〔二〕，取其汁湇（漬）美黍米〔三〕三斗，炊之，有（又）以修（滫）〔四〕之，孰（熟），分以為二，以稀【□】布各裹 254 一分，即取蓑（鋊）末、叔（菽）醬（醬）之宰（滓）〔五〕半，並毚（擣）〔六〕，以傅痔空（孔），厚如韭葉，即以居□〔七〕，裹【□□】□更温 255 ，二日而巳（已）。256

【注釋】

〔一〕多空（孔）者：周一謀（1995）：系指瘻管較多的牡痔。

〔二〕肥羭：馬王堆漢墓帛書整理小組（1985：54）：羭，黑色牝羊。魏啓鵬、胡翔驊（1992：107）：肥的黑色母羊。馬繼興（1992：504）：羭，黑色的公羊。嚴健民（2005：123）：即肥壯的牝羊。

〔三〕美黍米：周一謀、蕭佐桃（1988：155）：即上等的黍米。馬繼興（1992：504）：好的黍米（黃米）。

〔四〕修（滫）：馬王堆漢墓帛書整理小組（1985：54）：滫，淘米汁。魏啓鵬、胡翔驊（1992：107）：古代烹調方法，用植物澱粉拌和食物使之柔滑。馬繼興（1992：504）：滫字有三義：①淘米汁。②陳舊酸腐的淘米汁。③人尿。本條『滫』字當指第一義。嚴健民（2005：123）：即淘米水。

〔五〕蓑（鋊）末、叔（菽）醬（醬）之宰（滓）：馬王堆漢墓帛書整理小組（1985：54）：蓑末，本書三四五行作『金鋊』，即『鉛』，銅屑。菽醬之滓，豆醬的渣滓。

〔六〕𡑞（擣）：裘錫圭（2014：360）：𡑞，馬王堆漢墓帛書整理小組（1985：54）釋文作『𡒊』（今按，當作『𡑞』），讀為『舂』。今按：此字從『壽』，當讀爲『擣』。

〔七〕居□：裘錫圭（2014：360）：居，馬王堆漢墓帛書整理小組（1985：54）釋文作『厚』。□，馬王堆漢墓帛書整理小組（1985：54）釋文作『布』。

【原文】

一，牡痔居竅旁〔一〕，大者如棗，小者如棗覈（核）者方：以小角＝（角角）之〔二〕，如孰（熟）二斗米頃〔三〕，而張〔四〕角，絜以小257繩，剖以刀〔五〕。其中有如兔髕〔六〕，若有堅血如拈〈指〉末而出者〔七〕，即巳（已）。●令258。

【注釋】

〔一〕居竅旁：馬王堆漢墓帛書整理小組（1985：54）：竅，指肛門。周一謀、蕭佐桃（1988：156）：居竅旁，指痔核生長在肛門旁邊。魏啓鵬、胡翔驊（1992：107）：竅旁，肛門旁周。馬繼興（1992：505）：竅，本條系指人體下竅的肛門外孔。

〔二〕小角＝（角角）之：周一謀、蕭佐桃（1988：156）：小角，指用牛羊角做成的小火罐。角之，即是用拔火罐的方法把痔核拔出來。魏啓鵬、胡翔驊（1992：107）：角為古代酒器，小角即小酒杯之長形者。『小角角之』，殆為用小角扣住肛周突起的牡痔，相當於後世的火罐療法。馬繼興（1992：506）：前一『角』字系指以牛、羊之角。後一『角』字指古代外治法之一的『角法』。嚴健民（2005：124）：《馬王堆醫書考注》釋作：『小角，用牛、羊角做成的小火罐』『角之，即是用拔火罐的方法把痔核拔出來』。拔火罐的時間大約要煮二斗米的時間。

〔三〕頃：馬繼興（1992：506）：不久。

〔四〕張：馬繼興（1992：506）：開放。

〔五〕絜以小繩，剖以刀：馬王堆漢墓帛書整理小組（1985：54）：絜，捆束。周一謀、蕭佐桃（1988：156）：絜，約束也，此處有捆束紮住之意。此句連下文意為用小繩把痔核捆束紮住，然後用刀剖之。魏啓鵬、胡翔驊（1992：107）：絜以小繩：這裏是說拿開小角後，用線繩結紮，再用手術刀割治。當為最早的結紮切除療法。馬繼興（1992：506）：剖，切開。

〔六〕兔髖：馬王堆漢墓帛書整理小組（1985：54）：《武威漢代醫簡》有『兔系實』，即兔絲子，此疑與之同義。

〔七〕堅血如拈〈指〉末而出者：馬王堆漢墓帛書整理小組（1985：54）：扣，音掘，義為裂。周一謀、蕭佐桃（1988：156）：堅血，即瘀血，指失去生理活性的血塊。扣，音掘，裂也。全句意為如果有瘀血塊從痔核裂口而出。魏啓鵬、胡翔驊（1992：107）：這裏是說有兔絲子大小的凝血塊從切口排出。馬繼興（1992：506）：堅血，凝血塊。扣，開裂，或雜亂。裘錫圭（2014：262）：拈，馬王堆漢墓帛書整理小組（1985：54）釋文作『扣』，此從劉欣（2010：88）所引陳劍先生釋。劉欣（2010：88）：陳劍先生指出，此字……當是『拈』，疑是『指』字之訛。『指末』，即指尖部分。

【原文】

一，牡痔之居竅㢘（廉）〔一〕，大如棗核，時養（癢）〔二〕時痛者方：先剶（剝）〔三〕之，弗能剶（剝），□龜𡉏（腦）與地膽蟲〔四〕相 259 半，和，以傅之。燔小隋（橢）石〔五〕，淬〔六〕醯中，以尉（熨）。不巳（已），有（又）複之，如此數〔七〕。●令 260。

【注釋】

〔一〕竅㢘（廉）：馬王堆漢墓帛書整理小組（1985：54）：廉，旁、側。魏啓鵬、胡翔驊（1992：108）：旁邊。馬繼興（1992：508）：『廉』字義為邊緣，側邊，棱。嚴健民（2005：125）：《說文》：『竅，空也。』空即『孔』。廉，指邊沿。竅廉，指肛門旁。

〔二〕養（癢）：馬繼興（1992：508）：『癢』字義為皮膚搔癢。

〔三〕剝（剝）：魏啓鵬、胡翔驊（1992：108）：劙，切割。嚴健民（2005：125）：剝，即『劙』，割也。

〔四〕龜𡎼（腦）與地膽蟲：馬王堆漢墓帛書整理小組（1985：54）：𡎼，即『腦』字。龜腦，藥名，不詳。地膽蟲，即地膽，見《神農本草經》，外用有腐蝕作用。魏啓鵬、胡翔驊（1992：108）：龜腦，古方與諸本草書中未見有以龜腦入藥的記載，但有用龜甲治療痔瘡者。地瞻蟲，《神農本草經》稱其主治鼠瘺，與本方合。

〔五〕小隋（橢）石：周一謀、蕭佐桃（1988：157）：橢圓型的石塊。古時以之燔熱作温熨用的工具。馬王堆漢墓帛書整理小組（1985：54）：小橢石，橢圓形小石。這是用以温熨的一種砭石療法。

〔六〕淬：馬繼興（1992：509）：淬，淬火，醮火。

〔七〕如此數：馬繼興（1992：509）：『如』字義為相當。『如此數』即按照上述的方法（或數量）。張雷（2017：315）：像這樣多次。

三五、牝痔

【原文】

【牝】痔〔一〕之入竅中寸，狀類牛幾（蟣）〔二〕三□=（□□）然，後而潰出血〔三〕，不後上鄉（嚮）〔四〕者方：取弱（溺）〔五〕五斗，以煮青蒿〔六〕261大把二，鮒魚〔七〕如手者七，冶桂六寸，乾蘁（薑）二果（顆），十沸，抒〔八〕置罋（甕）〔九〕中，貍（埋）〔一〇〕席下，為竅〔一一〕，以熏〔一二〕262痔。藥寒而休〔一三〕，日三熏。因（咽）潎〔一四〕，歙（飲）藥將（漿）〔一五〕，毋歙（飲）它。為藥漿（漿）方：取蒫莖〔一六〕乾冶二升，取263著（藷）若（蔗）〔一七〕汁二斗以漬之，以為漿（漿），歙（飲）之，病巳（已）而巳（已）。

青蒿者，荊（荊）名曰【萩】〔一八〕。䓛者，荊（荊）名曰盧茹〔一九〕264，其葉可亨（烹），而酸，其莖有㓨（刺）。●令265。

【注釋】

〔一〕【牝】痔：馬王堆漢墓帛書整理小組（1985：55）：《聖濟總錄》卷一四一描述牝痔症狀為『肛邊生瘡而出血也』。周一謀、蕭佐桃（1988：159）：牝，《說文》：畜母也。代表雌性，引申之有『陰』『内』等義。牝痔，古代五痔中的一種，與『牡痔』相對而言，當為今天的『内痔』。魏啓鵬、胡翔驊（1992：109）：牝痔，《諸病源候論·牝痔候》載『肛邊腫生瘡而出血者，牝痔也』，即肛周膿腫及部分混合痔。馬繼興（1992：511）：『牝』字原脫，依本書目錄及本篇内容補。牝痔即母痔，或雌痔。『牝痔』與『牡痔』均為六朝以後所稱『五痔』之一種。裘錫圭（2014：262）：張家山漢簡《脈書》12號簡：『其癰有孔，汁出，為牝痔。』

〔二〕牛幾（蟣）：魏啓鵬、胡翔驊（1992：109）：牛幾，牛蝨卵。幾，借為『蟻』。馬繼興（1992：511）：蟣即虱。牛蟣即牛虱，牛螕。此外也有稱『蟣』為水蛭者。但這種水蛭的『蟣』與本條的『牛蟣』非一物。裘錫圭（2014：262）：赤堀、山田（1985：230）：『幾』通『蟣』。

〔三〕後而潰出血：馬王堆漢墓帛書整理小組（1985：55）：後，大便。周一謀、蕭佐桃（1989：159）：全句意為大便時痔核破潰出血，這是内痔的主要特徵之一。魏啓鵬、胡翔驊（1992：109）：後而潰出血，這裏和下句是說，便時有物脫出，出血較多，肛門墜痛。馬繼興（1992：511）：潰，潰爛，潰破。嚴健民（2005：127）：後，名詞，古指肛門。『後而潰出血』之『後』作動詞，指解大便時内痔潰破，伴發出血。

〔四〕不後上鄉（嚮）：周一謀、蕭佐桃（1989：159）：上嚮，即上趨。全句意為不大便時痔核内縮。

〔五〕弱（溺）：馬繼興（1992：511）：溺，即人溺，或人尿。

〔六〕青蒿：魏啓鵬、胡翔驊（1992：109）：青蒿，清濕熱，解血毒，《永類鈐方》以青蒿末調服治酒痔便血。馬繼興（1992：511）：青蒿，《本草》名草蒿，云：『味苦寒。主治疥瘙、痂癢、惡瘡，殺虱，留熱在骨節間，明目。一名青蒿。』

〔七〕鮒魚：馬王堆漢墓帛書整理小組（1985：55）：鮒魚，即鯽魚，見《名醫別錄》。魏啓鵬、胡翔驊（1992：109）：《名醫別錄》稱其治諸瘡，《本草拾謂》稱其作『鱠主五痔』。《肘後方》亦以鯽魚羹治腸痔下血。嚴健民（2005：128）：鮒魚：《說文》：『鮒，魚名。』段注：『鄭注《易》曰：鮒魚，微小』。朱駿聲通訓定聲：『鮒魚，今之鱗魚』，即鯽魚。

〔八〕抒：馬繼興（1992：512）：抒，將水取出。

〔九〕罋（甕）：馬繼興（1992：512）：盛水或酒的陶制容器。

〔一〇〕貍（埋）：馬繼興（1992：512）：『埋』字義為掩藏。

〔一一〕竅：馬繼興（1992：512）：義為孔穴。古人指人體共有九竅，又可分上竅與下竅二類，或稱陽竅或陰竅。本條的『下竅』系指後陰肛門。張雷（2017：320）：此處『竅』字指在席上挖一個孔，人坐席上，肛門對準小孔，以便在席子下面熏治。

〔一二〕熏：馬繼興（1992：512）：煙或氣熏。

〔一三〕休：馬繼興（1992：512）：停止。

〔一四〕因（咽）敝：馬王堆漢墓帛書整理小組（1985：55）：敝，假為『蔽』，義為『塞』，此處指喉中乾渴。魏啓鵬、胡翔驊（1992：109）：咽敝，這裏指咽喉腫痛，乾渴。馬繼興（1992：513）：故『敝』假為『蔽』，『蔽』義為堵塞，壅閉。此處指咽喉部乾渴狀。

〔一五〕藥將（漿）：馬繼興（1992：513）：藥漿即藥酒。

〔一六〕茝莖：魏啓鵬、胡翔驊（1992：109）：茜草莖幹，今四川仍以茜草老莖與根一同入藥。馬繼興（1992：513）：本條醫方中的茝莖（即『茝』）一藥名稱不見於傳世古本草中。究為何物，只能從本條最末四句話中進一步找尋解答線索。也即：『茝者，荊名曰盧茹，其葉可亯，而酸。』而對於這四句話的理解，又有兩種不同意見。第一種意見是李學勤先生和著者在1979年出版的《五十二病方》一書注解中提出的，即『盧茹』系『茜草』的主張。第二種意見是裘錫圭先生提出的，即『盧茹』系『藺茹』的主張。盧茹，《本經》作藺茹。

〔一七〕著（藷）若（蔗）：馬王堆漢墓帛書整理小組（1985：55）：釋文作『若芃（蓏）』。署蓏，應即薯蕷，見《神農本草經》，今名山藥。馬繼興（1992：515）：應即薯蕷，今名山藥。裘錫圭（2014：262）：陳劍（2010）：『著若』即甘蔗。甘蔗本稱『蔗』，字或作『柘』。帛書此『著』字也應視為『藷』字異體。

〔一八〕【萩】：馬王堆漢墓帛書整理小組（1985：55）：青蒿，見《神農本草經》。《爾雅·釋草》：『蕭，萩。』郭璞注：『即蒿。』這裏是說荊楚地方稱青蒿為萩。尚志鈞（1988：42）：按萩蒿是蒿的一種，但不是青蒿。清代郝懿行《爾雅義疏》下釋草：『蕭，獲。即蒿。按《爾雅》有二蕭；許君所謂艾蒿乃是藾蕭，陸所云萩蒿似白蒿，白葉莖粗，科生，數十莖即此。……今萩蒿葉白似艾而多歧，莖尤高大如蔞蒿，可丈餘。』據陸機、郭璞、懿郝行等所注，蒿即青蒿。按蒿、青蒿，在古代文獻釋為『菣』，不釋為『萩』。

〔一九〕盧茹：馬王堆漢墓帛書整理小組（1985：55）：盧茹，疑系『茹盧』之倒，與下四一二行『茹盧』本同物，即茜草（《神農本草經》名茜根）之別名。魏啓鵬、胡翔驊（1992：109）：本方『茝』亦為茜草異名，茜草今有鋸子草、大鋸鋸藤等異稱，不但有廟之古音遺跡，而且與下文所載『其莖有刺』亦吻合。尚志鈞（1985：48）：《廣雅》云：『屈居，盧茹也。』《吳普本草》云：『蕳茹，一名屈居。』《名醫別錄》云：『蕳茹，一名屈據。』則屈居、茝、屈據、盧茹、蕳茹皆同物別名也。

【原文】

一，牝庤（痔）有空（孔）〔一〕而欒（膿）血出者方〔二〕：取女子布〔三〕，燔，置器中〔四〕，以熏痔，三日而止〔五〕。●令266。

【注釋】

〔一〕牝庤（痔）有空（孔）：馬繼興（1992：516）：『孔』義為通道。《說文·乙部》：『孔，通也。』此處引申義指肛道漏管。嚴健民（2005：129）：空，即孔，《說文》：『空，寂也』。《素問》專立『骨空論』，『骨空』即骨的滋養孔。裘錫圭（2014：262）：庤，馬王堆漢墓帛書整理小組（1985：55）釋文逕釋作『痔』。

〔二〕欒（膿）血出者方：魏啓鵬、胡翔驊（1992：109）：釋文為『攣』。本義是手足蜷曲之病症，這裏指瘺管彎曲。馬繼興（1992：516）：釋文為『欒』。『彎』，原作『欒』。『彎』即彎曲，又與『灣』通。嚴健民（2005：129）：釋文為『欒』。

欒，通『孿』，雙生。裘錫圭（2014：262）：欒，馬王堆漢墓帛書整理小組（1985：55）釋文作『欒』。欒，《釋名》：『孿也。』義為彎曲。李家浩、楊澤生（2011）：我們發現被帛書整理者釋為『欒』的那個字，其實從『血』從《說文》籀文『農』省聲，即《說文》『膿』字正篆的異體；『血出者』之前的逗號應該刪去。

〔三〕女子布：馬繼興（1992：516）：即月經布，月經衣或經衣。

〔四〕燔，置器中：嚴健民（2005：129）：燔：《玉篇》：『燔，燒也』。燔置器中，將月經布點燃後投入準備好的器中使之產煙，以煙熏痔。

〔五〕三日而止：馬繼興（1992：516）：『日』字原殘，今補。此處是指治療三天後即可見效之義。

【原文】

一，牝痔之有數竅，蟯白徒道出〔一〕者方：先道（導）以滑夏鋌〔二〕，令血出。穿地深尺半，袤尺〔三〕，【廣】267三寸，燔【□】炭其中〔四〕，段（煅）駱阮〔五〕少半斗，布炭上，【以】布周蓋，坐以熏其竅〔六〕。煙威（滅），取肥【□】268肉置火中，時自啓竅，【□】煙入〔七〕。節（即）〔八〕火威（滅），□以□。日一熏，下□【□】而□。五六日清□□【□□】269。駱阮一名曰白苦=（苦、苦）⿰氵帚（浸）〔九〕270。

【注釋】

〔一〕蟯白徒道出：馬王堆漢墓帛書整理小組（1985：55）：蟯，蟯蟲。古人多認為痔漏與蟲有關。如《釋名·釋疾病》：『痔，食也，蟲食之也。』徒，眾。這裏是說蟯蟲色白而眾多，由孔竅而出。馬繼興（1992：519）：徒，數量眾多。白，白蟲，人體寄生蟲之一。本條是指有大量的蟯蟲和白蟲由孔竅中出來。嚴健民（2005：130）：蟯，指腹中蛔蟲或蟯蟲。蟯蟲常於深夜從肛門或痔瘡瘺管爬出，古人觀察此情，認為痔瘺為蟲所蝕。

〔二〕滑夏鋌：馬王堆漢墓帛書整理小組（1985：55）：夏，楸木。滑夏鋌，應為潤滑的楸木棒。魏啓鵬、胡翔驊（1992：

110）：滑夏鋌，讀為『滑榎梃』，即潤滑的梓木棍。馬繼興（1992：519）：滑，往來流利。榎即楸樹之類。梃即棍棒，木杖。本條的『榎梃』，即用楸木（榎木）製成的木棒。嚴健民（2005：130）：『滑』古通『榾』；榾，古木名，該木質堅韌，可做箭笴（杆）：『夏』即『榎』，木名，即楸樹。楸樹木紋細緻，耐濕，可制各種器具。『鋌』假借『挺』，進也。滑（榾）夏（榎）鋌，即用樹木或者楸木做成的鋌，相當於今之醫用探針。本方在於用鋌導入痔瘺出血，使之結疤癒合，達到治療目的。

〔三〕衺尺：周一謀、蕭佐桃（1988：161）：衺，指南北長。衺尺，謂坑南北長一尺。嚴健民（2005：130）：『衺』統指『長』，衺尺，挖地穴長一尺。

〔四〕燔【□】炭其中：周一謀、蕭佐桃（1988：161）：缺字據文義補為『以』。嚴健民（2005：130）：缺一字，古人治病，常用桑炭作火源。故缺字補『桑』。裘錫圭（2014：263）：一說，『炭』上的殘字疑是『桑』。

〔五〕段（煅）駱阮：馬王堆漢墓帛書整理小組（1985：55）：段，釋文作『叚』，讀為『煅』。駱阮，藥名，據本方一名白苦、苦浸，未詳。魏啓鵬、胡翔驊（1992：110）：即苦參。裘錫圭（2014：263）：趙有臣（1985）：駱阮既然一名苦浸，苦浸即應是苦參。苦參之稱苦浸，猶人參之稱人蓡也。施謝捷（1991）：疑『駱阮』異稱『苦浸』，即苦蓡（參），為『蓡』之省借字。

〔六〕其竅：馬王堆漢墓帛書整理小組（1985：55）：其，釋文作『下』。馬繼興（1992：520）：釋文作『下竅』，按古人所指人體只有九竅，又可分上竅與下竅二類。上竅七，即目、耳、鼻、口；下竅二，即前、後陰。本條的『下竅』系指後陰肛門。裘錫圭（2014：263）：此處帛書有錯位，字形與『下』不合，結合殘筆和文意，可知當為『其』。其竅，指肛門。

〔七〕【□】煙入：裘錫圭（2014：263）：『煙』上一字，根據殘筆，疑是『令』。

〔八〕節（即）：馬王堆漢墓帛書整理小組（1985：55）：當讀為『即』，如果。

〔九〕白苦〓（苦、苦）⿰氵帚（浸）：馬繼興（1992：520）：『莖』字假為『苦』，即白莖，為苦參別名。苦浸，即苦參。

【原文】

一，痔者，以醬（醬）灌黃雌雞，令自死，以菅裹〔一〕，涂上〔二〕，炮之〔三〕。塗乾，食雞，以羽熏篡（纂/篡）〔四〕 271。

【注釋】

〔一〕菅裹：馬王堆漢墓帛書整理小組（1985：56）：菅，茅草。馬繼興（1992：521）：本條的『菅』字系泛指禾本科的雜草。嚴健民（2005：131）：菅：《說文》：『菅，茅也』。菅，茅草屬，禾本科，多年生草本。營裹，即用茅草將死雞連同羽毛一併纏緊。

〔二〕涂上：嚴健民（2005：131）：上，疑土。涂上，即塗土，指將土用水合成糊狀，塗抹在纏在雞的茅草上。裘錫圭（2014：263）：馬王堆漢墓帛書整理小組（1985：56）釋文認為『上』是『土』的誤寫。劉欣（2010：92）：從下文『塗乾』來看，此處『上』當非『土』之訛字，而應讀如本字，意即在菅上弄一層泥。

〔三〕炮之：周一謀、蕭佐桃（1988：161）：裹燒謂之炮。馬繼興（1992：521）：《說文・火部》：『毛炙肉也』。段注：『謂肉不去毛炙之也。』又，《禮記・禮運》：『以炮以燔。』鄭注：『炮，裹燒之也。』

〔四〕以羽熏篡（纂/篡）：嚴健民（2005：132）：纂，疑為『篡』，指會陰部，以羽熏篡，即用帶泥的熱羽毛薰蒸會陰部，達到熏痔的目的。裘錫圭（2014：263）：篡，馬王堆漢墓帛書整理小組（1985：56）釋文作『纂』。纂，會陰部。

【原文】

一，治麋（蘼）蕪本〔一〕、方（防）風〔二〕、烏家（喙）、桂皆等，漬以淳酒而垸（丸）之，大如黑叔（菽）〔三〕，而吞之。始食一，不智（知）益一，□ 272 為極〔四〕。有（又）可為領傷〔五〕。恒〔六〕先食=（食食）之〔七〕 273。

【注釋】

〔一〕麋（蘼）蕪本：馬繼興（1992：522）：即川芎。嚴健民（2005：132）：麋，釋『靡』，『靡無本』今之川芎。

〔二〕方（防）風：馬繼興（1992：522）：防風，傘形科植物防風的根。

〔三〕黑叔（菽）：馬繼興（1992：522）：黑菽即黑大豆，其狀卵形或卵圓形，每顆直徑約5毫米左右。

〔四〕始食一，不智（知）益一，□為極：馬王堆漢墓帛書整理小組（1985：56）：這一句是說，開始每服一丸，不效再加一丸，以若干（原缺）丸為最大量。馬繼興（1992：522）：極，最大限度。嚴健民（2005：132）：缺一字為數詞，即加到某丸為極點。

〔五〕有（又）可為領傷：周一謀、蕭佐桃（1988：162）：治理諸傷。魏啓鵬、胡翔驊（1992：111）：治傷。馬繼興（1992：522）：『可』字義為適宜，適當，合理。此處的『有可』指有效。『領』字義為治，治理。此處的『領』字同治療。全句即合理地醫療病患（『傷』）。嚴健民（2005：132）：領，治理。『以領傷』還可採用其他方法對牝痔直接進行治療。裘錫圭（2014：264）：為，馬王堆漢墓帛書整理小組（1985：56）釋文作『以』，釋文此處的斷句是『有可，以領傷』。領，治理。劉欣（2010：92）：『又可為領傷』當指又可以治療頸傷。

〔六〕恒：馬繼興（1992：523）：恒，經常，一般的。

〔七〕先食"（食食）之：嚴健民（2005：133）：堅持在飯前服藥。裘錫圭（2014：264）：飯前服藥。

【原文】

一，未有巢者〔一〕，煮一斗棗、一斗膏〔二〕，以為四斗汁，置般（盤）〔三〕中而居（踞）〔四〕之，其蟲出274。

【注釋】

〔一〕未有巢者：馬王堆漢墓帛書整理小組（1985：56）：巢，當指瘺管，古人以為蟲巢。馬繼興（1992：523）：本條之『巢』

當指痿管，古人以為蟲窠。按，赤堀、山田二氏認為『巢者』應系怒張之靜脈在肛門部附近，外形呈現腫脹之狀。嚴健民（2005：133）：《說文》：『鳥在樹上曰巢』。段玉裁注：『巢之言高也』。段意指鳥巢高出於樹杆之上。換言之，巢是指某一物體高出於某一平面之上。參附文《五十二病方》『巢者』，考釋『未有巢者』指北痔未高出於肛周皮膚表面。

〔二〕膏：魏啓鵬、胡翔驊（1992：111）：油脂，為賦形劑。馬繼興（1992：523）：稀釋的動物性油脂。

〔三〕般（盤）：馬繼興（1992：523）：盤為一種扁淺敞口的容器，相當於現代的盆。嚴健民（2005：133）：《說文》：『盤，承盤也』。段注：『承盤者，承水器也』。

〔四〕居（踞）：馬繼興（1992：523）：踞，《說文·足部》：『蹲也』。段注：『若蹲則足底著地，而下其脾，聳其膝曰蹲。』

【原文】

一，巢〔一〕塞直（䐈）〔二〕者，殺狗，取其脬〔三〕，以冒籥〔四〕，入直（䐈）中，炊（吹）之，引出〔五〕，徐以刀【剶（剝）】去其巢。冶黃黔（芩）〔六〕而婁（屢）〔七〕傅275之。人州出〔八〕不可入者，以膏=（膏膏）出者〔九〕，而到（倒）縣（懸）〔一〇〕其人，以寒水戔（濺）〔一一〕其心〔一二〕腹，入矣276。

【注釋】

〔一〕巢：周一謀（1995）：當指多孔的瘺管。

〔二〕直（䐈）：馬王堆漢墓帛書整理小組（1985：56）：䐈，直腸。周一謀、蕭佐桃（1988：163）：全句意指痔漏把肛門阻塞。馬繼興（1992：524）：䐈即直腸。周一謀（1995）：通『䐈』，即直腸，特指肛門。張本瑞（2013：1517）：『直』通『䐈』，原義是肥腸。在人體指直腸。

〔三〕脬：馬繼興（1992：524）：脬，《廣雅·釋親》：『膀胱謂之脬。』周一謀（1995）：即狗的膀胱。

〔四〕冒籥：周一謀、蕭佐桃（1988：163）：是指把竹管穿入狗脬中。魏啓鵬、胡翔驊（1992：112）：套在竹管上。馬繼興

（1992：524）：籥，原義為用竹筒制的樂器。此處指竹筒。裘錫圭（2014：264）：冒，馬王堆漢墓帛書整理小組（1985：56）釋文作『穿』。籥，竹笛，此處指竹管。

〔五〕炊（吹）之，引出：魏啓鵬、胡翔驊（1992：112）：這段話是說，將竹管插入肛門，吹脹狗膀胱，將直腸下端患部引出，然後用手術刀慢慢切除之。

〔六〕黃黔（芩）：魏啓鵬、胡翔驊（1992：112）：黃芩，有消腫、排膿、解毒之功，這裏是用黃芩末敷貼手術後的創口。

〔七〕婁（屢）：馬繼興（1992：524）：『屢』義為多次。《玉篇·尸部》：『數也』。

〔八〕州出：馬王堆漢墓帛書整理小組（1985：56）：州，《爾雅·釋畜》注：『州，竅。』即肛門。州出，脫肛。周一謀、蕭佐桃（1988：163）：州，《廣雅·釋親》：臀也，俗稱屁股，這裏是指肛門。人州出，指人的肛門脫出。魏啓鵬、胡翔驊（1992：112）：州出，脫肛。州，肛門的古名稱。嚴健民（2005：134）：《說文》：『水中可凥者曰州』。州與凥有關。段玉裁注凥：『凥，今俗云溝子是也』。溝子即肛門。『人州出者』即肛門直腸脫出。以下講脫肛的治療方法。

〔九〕以膏〃（膏膏）出者：周一謀、蕭佐桃（1988：163）：意為用油膏塗於脫出的肛腸上。馬繼興（1992：525）：本句的前一『膏』字為名詞，指油脂。後一『膏』字為動詞，指塗抹油脂。嚴健民（2005：134）：膏出者：用豬油塗在脫肛上。

〔一〇〕到（倒）縣（懸）：馬繼興（1992：525）：倒懸，指人的頭部向下，足部向上。

〔一一〕戔（濺）：馬繼興（1992：525）：濺，《玉篇·水部》：『濺，濺水也。』《廣韻·平·先》：『濺，疾流貌。』

〔一二〕心：馬繼興（1992：526）：本條的『心』泛指胸部。

【原文】

血時（痔）〔一〕，以弱（溺）孰（熟）煮一牡鼠〔二〕，以氣尉（熨）〔三〕。277

【注釋】

〔一〕血時（痔）：周一謀、蕭佐桃（1988：164）：五痔的一種。血痔以出血為其主證，多見於內痔，故列於牝痔中。馬繼興

（1992：526）：痔病之一。嚴健民（2005：135）：古五痔之一。血痔以出血為主證，多見於內痔。

〔二〕牡鼠：魏啓鵬、胡翔驊（1992：112）：公鼠。馬繼興（1992：526）：雄性家鼠。

〔三〕氣尉（熨）：周一謀、蕭佐桃（1988：164）：當指以熱氣薰蒸痔瘡。嚴健民（2005：135）：可作三解。即指將剛煮熟的熱鼠取出，放在某物上，讓病者坐式坐下或蹲下，使肛門靠近熱鼠，用熱蒸氣熨療血痔，達到止血止痛的目的，但鼠體畢竟較小，財存熱量不多，熨療時間較短，故疑。另一解是：待牡鼠煮熟，讓病人蹲在熱溺上，以蒸氣熨療血痔，達到止血止痛的目的。再者，直接將熱鼠拿起來貼熨在牝痔部位，此法應防止燙傷，可多次熨貼，慢慢適應。

三六、朐養（癢）

【原文】

朐養（癢）〔一〕：痔=（痔，痔）者其直（䐈）旁有小空=（孔，孔）兑=（兑兑）然〔二〕，～出時從其空出～有白蟲時從其空（孔）出〔三〕，其直（䐈）痛，尋（燖）然類辛278狀〔四〕。治之：以柳蕈一、捼艾二〔五〕，凡二物。為穿地，令廣深大如盎〔六〕，燔所穿地，令之乾，而置艾279其中，置柳蕈艾上，而燔其艾、蕈；而取盎，穿其斷，令其大圜〔七〕寸，以複（覆）〔八〕之；以土雝（壅）280盎會〔九〕，毋【令】煙能泄（泄），即被盎以衣，而毋蓋其盎空（孔）。即令痔者居（踞）盎，令直=（䐈值）盎281空（孔）〔一〇〕，令煙熏=直=（熏䐈。熏䐈）熱，則舉之；寒，則下之；圈（倦）〔一一〕而休282。

【注釋】

〔一〕胸養（癢）：馬王堆漢墓帛書整理小組（1985：57）：胸，假為『漏』。一說，胸即穀道，《備急千金要方》卷二十三有『穀道癢痛方』二則。今陝西方言稱肛門為鉤子。魏啓鵬、胡翔驊（1992：113）：肛門癢。按肛癢即肛周皮膚頑固搔癢，經久不愈的症狀。痔漏、肛門瘡毒、蛔蟲、蟯蟲等疾病都可以繼發肛門搔癢，與本方記述相合。張雷（2017：341）：《馬王堆醫學文化》認為『胸癢』系直腸旁有小漏管，管中有蟯蟲出入，故作癢。

〔二〕兌=（兌兌）然：馬王堆漢墓帛書整理小組（1985：57）：兌兌然，上小下大狀。周一謀、蕭佐桃（1988：166）：這裏指漏管上小下大。嚴健民（2005：137）：兌，洞穴。『兌兌然』指孔穴口小底大。全句指痔漏口小底大。

〔三〕｛出時從其空出｝有白蟲時從其空（孔）出：馬王堆漢墓帛書整理小組（1985：57）：白蟲，指蟯蟲。『時從其空出』五字系衍文。周一謀、蕭佐桃（1988：166）：白蟲：據二五四行有『蟯白徒道出』，當為蟯蟲。嚴健民（2005：137）：白蟲，即蟯蟲，長一釐米左右，狀如白色線頭，常於夜晚從肛門或肛痛口爬出。裘錫圭（2014：265）：劉欣（2010：94）：疑『空兌兌然出』之『出』字與上『時從其空出』俱爲衍文。張雷（2017：341）：此方『白蟲』應是蟯蟲。

〔四〕尋（燖）然類辛狀：馬王堆漢墓帛書整理小組（1985：57）：尋，假為『燖』。此句是說局部灼熱辛痛。魏啓鵬、胡翔驊（1992：113）：這句是說肛門灼熱痛，如被辛辣之物刺激。馬繼興（1992：528）：『燖』字義為溫熱。辛，酸痛感，辛辣感。本條『燖然類辛狀』指肛門部疼痛灼熱，伴有辛酸的感覺。嚴健民（2005：137）：尋，古通『焊』，灼熱。辛，辣味。尋然類辛狀，灼熱、辛辣一樣的癢痛。

〔五〕柳蕈一、捼艾二：馬王堆漢墓帛書整理小組（1985：57）：捼，《說文》：『一曰兩手相切摩也。』此處疑指一捧的數量。魏啓鵬、胡翔驊（1992：113）：柳蕈為香蕈類。『捼之』本義為兩手相搓摩，這裏是以兩手捧著之體積為一捼。馬繼興（1992：528）：柳蕈，生於柳樹上的一種菌類植物。

〔六〕盇：馬王堆漢墓帛書整理小組（1985：57）：陶制小盆。

〔七〕圜：馬繼興（1992：529）：『環』與『圜』通假。環字義為圓，或圓繞。

〔八〕複（覆）：馬繼興（1992：529）：覆字義為掩蔽，遮蓋。

〔九〕以土罋（壅）盍會：馬王堆漢墓帛書整理小組（1985：57）：罋，釋文作『雍』。會，密合。周一謀、蕭佐桃（1988：166）：會，密合也。裘錫圭（2014：265）：陳劍（2010）：『會』字意為『際』，即倒扣的『盍』與周圍泥土交接之處，也可以說是倒扣的『盍』與周圍泥土之間的縫隙。

〔一〇〕令直〓（膭值）盍空（孔）：馬王堆漢墓帛書整理小組（1985：57）：值，對著。周一謀、蕭佐桃（1988：166）把肛門對準盍底的孔。魏啓鵬、胡翔驊（1992：114）：這裏說認肛門正對著盆底小孔熏治。馬繼興（1992：530）：釋文為『令膭值盒』，膭即直腸，值字義為對著、相當。嚴健民（2005：138）：前一個直指肛門，後一個直指將腰伸直，坐在小陶盆口上。

〔一一〕圈（倦）：馬繼興（1992：530）：『倦』字義為疲倦。

【原文】

一，取石大如卷（拳）二七[一]，孰（熟）燔之，善伐米[二]大半升，水八米[三]，取石置中，石【□□】孰（熟）即歠（歠）之而已（已）283。

【注釋】

〔一〕石大如卷（拳）二七：周一謀、蕭佐桃（1988：167）：像拳頭大的石十四塊。魏啓鵬、胡翔驊（1992：114）：石，此石殆為赤石脂或白石脂。嚴健民（2005：138）：取如拳頭大的石十四塊。此文講的是遠古時代的『石烹法』。

〔二〕善伐米：馬王堆漢墓帛書整理小組（1985：57）：伐，擊也。此處應指舂搗。周一謀、蕭佐桃（1988：167）：舂好的米。馬繼興（1992：531）：『善』字本義為良好。『善』字在本條為其引申義，猶言充分地。『伐』字義為撞擊。本條『伐』字指舂持而言。『善伐米』指充分地將米搗爛。嚴健民（2005：138）：善：《廣韻·釋言》：『善，佳也』。伐：《說文》：『伐，擊也』。『善伐米』即脫了殼的好米。

〔三〕水八米：馬王堆漢墓帛書整理小組（1985：57）：水為米量的八倍。

三七、睢（疽）病

【原文】

睢（疽）病〔一〕：治白薟（蘞）〔二〕、黃蓍（耆）〔三〕、芍樂（藥）〔四〕、桂、畺（薑）、梀（椒）、朱（茱）臾（萸）〔五〕，凡七物。骨睢（疽）〔六〕倍白薟（蘞），【肉】睢（疽）〔七〕【倍】黃蓍，膚睢（疽）〔八〕284 倍芍藥，其餘各一，並以三指大冣（撮）一入音（杯）酒中，日五、六歙（飲）之，須巳（已）〔九〕，☐☑ 285

【注釋】

〔一〕睢（疽）病：周一謀、蕭佐桃（1988：168）：本書首先是不以寒熱相區分，除血疽提到有熱證外，其餘癰疽均未提及發熱；其次是癰、疽並提，前後互見，沒有論及二者的差別。魏啓鵬、胡翔驊（1992：115）：按宋以前的疽僅指無頭疽，自宋《衛濟寶書》始見有頭疽的描述。現在按疽病早期的有頭與無頭，分為有頭疽和無頭疽兩大類。帛書所載諸疽亦大抵為無頭疽。疽為發於筋骨之間或肌肉深部的陰性瘡瘍。多因毒邪深陷，寒凝氣滯而釀成。患部漫腫無頭，皮色晦暗，病程纏綿，甚者傷筋爛骨，難潰難斂。治宜溫經散寒、活血化瘀。其為熱症者，僅『嗌疽』等兩三種。裘錫圭（2014：266）：本書將疽、癰分為二病。據《靈樞·癰疽》，兩者的區別是：『大熱不止，熱勝則肉腐，腐則為膿，然不能陷骨，髓不為枯焦，五藏不為傷，故曰癰。』『熱氣淳盛，下陷肌膚。筋髓枯，內連五藏，血氣竭，當其癰下筋骨良肉皆無餘，故命曰疽。』中醫一般理論以癰為陽症、熱症，疽為陰症、寒症。但本書的疽也有呈熱病證象的，似與《內經》概念不盡相同。

〔二〕白薟（蘞）：魏啓鵬、胡翔驊（1992：115）：即白蘞，《神農本草經》稱其『主癰腫疽瘡，散結氣，止痛』，以化瘀血。馬繼興（1992：533）：即白蘞，為葡萄科多年生藤本植物白蘞的根。《本經》：『味苦平。主癰腫疽瘡，散結氣，止痛，除熱，目中赤，小兒驚癇，溫瘧，女子陰中腫痛。』

〔三〕黃蓍（耆）：馬繼興（1992：533）：黃芪（耆）為豆種植物黃芪類植物的根。

〔四〕芍樂（藥）：周一謀、蕭佐桃（1989：168）：芍藥，《名醫別錄》：『味酸，微寒，有小毒，……消癰腫。』

〔五〕朱（茱）臾（萸）：裘錫圭（2014：266）：尚志鈞（1985：113）：茱萸有山茱萸、吳茱萸兩種。古書所言茱萸，是指吳茱萸。

〔六〕骨雎（疽）：魏啓鵬、胡翔驊（1992：115）：骨疽，《靈樞·刺節真邪》篇說，『有所結氣歸之，津液留之，邪氣中之，凝結日以易甚，連以聚居為昔瘤，以手按之堅，有所結深中骨，氣因於骨，骨與氣並，日以益大，則為骨疽』。本方所對之症當為風寒濕邪下肢生疽，即附骨疽類型之一。馬繼興（1992：533）：《諸病源候論·附骨疽候》：『附骨疽者，當由風入骨解，風與熱相搏，複遇冷濕，或秋夏露臥，為冷所折，風熱伏結，壅遏附骨成疽。喜著大節解間。丈夫及產婦、女人喜著鼠鼷、髂頭、䏿膝肉；嬰孩嫩兒亦髆、肘、背脊也。』

〔七〕【肉】雎（疽）：周一謀、蕭佐桃（1989：169）：肉疽，《靈樞·刺節真邪》：『有所結中於肉，宗氣歸之，邪留而不去，有熱則化而為膿，無熱則為肉疽。』魏啓鵬、胡翔驊（1992：115）：宗氣是總合水穀精微化生的營衛之氣與吸入之大氣而成，積於胸中，貫注心脈而行氣血，對寒溫調節和肌體運動有重大關係；宗氣鬱結於內，邪氣滯留不去，所以形成肉疽。

〔八〕膚雎（疽）：魏啓鵬、胡翔驊（1992：115）：腎疽，華佗《中藏經》論『癰疽瘡腫之作』時指出，『發於骨髓者，腎之毒』。腎疽當為附骨疽中腎精虧損型下肢生疽，初起時外部無明顯病變，僅覺隱有痠痛，繼則關節活動障礙，病變後期腫處潰破，時流稀膿，久則瘡口凹陷，周圍皮膚紫脹，形成漏管，患肢肌肉萎縮，導致患者氣血兩虧，面色無華，日漸消瘦，畏寒心悸，盜汗失眠。一說即《諸病源候論·疽候》中起於腎俞、發於背的龍疽，馬繼興（1992：534）：腎，當指外腎。『腎疽』在後世外科書中又稱『腎癰』，或『外腎癰』。前者或名內腎癰，多相當睾丸結核、睾丸炎諸病；後者多系陰囊局部之瘡瘍。裘錫圭（2014：266）：膚，馬王堆漢墓帛書整理小組（1985：57）釋文作『腎』。

〔九〕須巳（已）：馬繼興（1992：534）：須，應當，終於。《全上古三代秦漢三國六朝文·應璩文》：『須自經營』。注：『當也，宜也。』本條的『須已』，即必定全愈。

【原文】

一，三汅煮蓬蔱（虆）〔一〕，取汁四斗，以灑雎（疽）癰 286。

【注釋】

〔一〕蓬蔱（虆）：周一謀、蕭佐桃（1988：169）：又名覆盆，見於《神農本草經》。魏啓鵬、胡翔驊（1992：116）：《神農本草經》稱其『主安五藏，益精氣，長陰令堅，強志倍力有子』。本方用意當為去陰疽之寒濕邪氣。馬繼興（1992：535）：釋文為『蓬槁』，蓬槁為薔薇科植物及白毛莓的果實。裘錫圭（2014：266）：蔱，馬王堆漢墓帛書整理小組（1985：58）釋文逕釋作『虆』。

【原文】

一，雎（疽）始起，取商〈商〉牢漬醯（醯）中，以尉（熨）其穜（腫）處 287。

【原文】

【一】，雎（疽），以白蘞、黄蓍（耆）、芍藥、甘草四物【□】者（煮），筀（桂）、薑（薑）、蜀焦（椒）、樹（茱）臾（萸）四物而當一物，其一骨□瘧□三 288【□□】以酒一棓（杯）【□】□□□筋者倏"（倏倏）翟"（翟翟）〔二〕【□】□之，其□〔三〕【□□】□□。日四歙（飲）。一欲潰之〔三〕，□【□】289 ☒ 290

【注釋】

〔一〕筋者倏〓（倏倏）翟〓（翟翟）：周一謀、蕭佐桃（1988：170）：筋者，疑指筋疽。倏倏，猶倏忽，言極快極短的時間。翟，雉羽也，此處有明顯和突出之意，謂筋疽發展快而明顯。魏啓鵬、胡翔驊（1992：117）：倏倏：《龍龕手鑒·人部》：『倏，倏忽，疾也。』這裏指急速搏動。翟翟：讀為『濯濯』，肥澤貌。這裏殆指陰疽患處浮腫發亮。馬繼興（1992：537）：倏，形訛字。《説文校録》：『倏，《廣韻》作倏，偽犬為火。急速狀。』裘錫圭（2014：267）：倏，馬王堆漢墓帛書整理小組（1985：58）釋文作『倏』。

〔二〕其□：裘錫圭（2014：267）：『其』下的殘字，似是『三』。

〔三〕一欲潰之：馬王堆漢墓帛書整理小組（1985：58）：一欲潰，疽一旦要潰破的時候。周一謀、蕭佐桃（1988：170）：之，即止，停止服藥。嚴健民（2005：141）：一欲潰：《五十二病方》釋作『疽一旦要潰破的時候』，各家從之。裘錫圭（2014：267）：之，馬王堆漢墓帛書整理小組（1985：57）釋文作『止』。

【原文】

一，汩□【□□□□□□□□□□□□□□□□□□□□】□□□者方：以□【□□】291斗□〔一〕【□□□□□□□□□□□□□□□】□□【□□□□□□□□□□】292以羹□【□□□□□□□□□□□□□□】骨雎（疽）【□】□巳（已）涿（涿）〔二〕雎（疽）□⧄293

【注釋】

〔一〕斗□：裘錫圭（2014：267）：『斗』下一字，似是『温』。

〔二〕涿（涿）：裘錫圭（2014『267』）：涿，馬王堆漢墓帛書整理小組（1985：58）釋文作『灑』。

【原文】

一，雎（疽）未【□□□□□】豙（喙）〔一〕十四果（顆），□【□□□□□□】食【□□】澤（釋）泔二參〔二〕，入藥中【□□□】294令如【□□□□□】炙，手以靡（磨）〔三〕【□□□□□□□□】出之，以餘藥封而裹之，【□□□】295不痛巳（已）□【□】。●令296。

【注釋】

〔一〕【□】豙（喙）：裘錫圭（2014：268）：『□豙』，馬王堆漢墓帛書整理小組（1985：58）釋文作『烏豙』。

〔二〕澤（釋）泔二參：馬王堆漢墓帛書整理小組（1985：58）：釋泔，米湯。周一謀、蕭佐桃（1988：171）：釋，《說文》：『漬米也。』釋泔，淘米水。參，『升』的同音假借，二參即二升。馬繼興（1992：538）：參，三分之一。

〔三〕令如【□□□□□】炙，手以靡（磨）：周一謀、蕭佐桃（1988：171）：即將手烤熱。嚴健民（2005：142）：將配好的藥塗在手上，將手炙熱後趁熱在疽的表面進行按摩。裘錫圭（2014：268）：炙，馬王堆漢墓帛書整理小組（1985：58）釋文作『灸』。

【原文】

一，益（嗌）雎（疽）〔一〕者，白蘞（蘝）三，罷合〔二〕一，並冶，【□□□□□】沍□歓（飲）之297。

【注釋】

〔一〕益（嗌）雎（疽）：周一謀、蕭佐桃（1988：172）：生於咽喉部的癰疽。嗌，咽喉。魏啓鵬、胡翔驊（1992：118）：即咽喉腫。嚴健民（2005：142）：嗌，《說文》：『益，咽也』。嗌疽，發於咽喉的疽，類似於急性扁桃體炎等。裘錫圭

（2014：268）：赤堀、山田（1985：240）：嗌疽，當是《靈樞》卷二十六《癰疽篇》所謂『猛疽』。《靈樞·癰疽篇》：『癰發於嗌中，名曰猛疽。』

〔二〕罷合：馬王堆漢墓帛書整理小組（1985：58）：罷合，藥名，不詳。周一謀、蕭佐桃（1988：172）：罷合，藥名，疑為百合。魏啓鵬、胡翔驊（1992：118）：罷合，即百合。咽腫多因肺熱上熾所致，而百合入心、肺經，是潤肺清金的要藥。

【原文】

一，爛=疽=〔一〕（爛疽：爛疽）者，疒□□起而【□】□□骨【□】治，以彘（彘）膏未湔（煎）〔二〕者炙〔三〕銷（消）以和□傅之。日三〔四〕【傅】298=樂=（【傅】藥，【傅】藥）前泅（洗）以温水。服藥卌（三十）日，疽已（已）。嘗試。●令299。

【注釋】

〔一〕爛疽：周一謀、蕭佐桃（1988：172）：當指已潰破的癰疽。魏啓鵬、胡翔驊（1992：118）：即疽，見《諸病源候論》，《千金方》《外臺秘要》作『瘭疽』。是體表的一種急性化膿性感染，隨處可生，尤多見於指端腹面。多因外傷感毒，臟腑火毒凝結所致。初起時皮肉中忽生紅色硬腫，小如粟豆，大如梅李，漸次變黑，疼痛劇烈，潰後膿如豆汁，久則腐爛筋骨。古醫籍稱南人多以截指術治之，本方可貴處即堅持外敷為治，惜文字殘缺。馬繼興（1992：539）：爛，潰爛，潰瘍。『爛疽』，古病名。嚴健民（2005：143）：爛疽指熟透、破潰的疽。

〔二〕湔（煎）：馬繼興（1992：540）：此處釋作溶解，動物油脂的溶化。

〔三〕炙：裘錫圭（2014：268）：炙，馬王堆漢墓帛書整理小組（1985：59）釋文誤植作『灸』。

〔四〕三：裘錫圭（2014）：三，馬王堆漢墓帛書整理小組（1985：59）釋文作『一』。

【原文】

一，諸疽物初發者〔一〕，取大叔（菽）〔二〕一斗，熬孰（熟），即急邦〈抒〉〔三〕置甑〔四〕【□□□□□□□□□□】置其□300醇酒一斗淳之至上下〔五〕，即取其汁盡歙（飲）之。一歙（飲）病未巳（已），□【□□□□□□□□□□□】301歙（飲）之可。不過數歙（飲），病巳（已）。毋（無）禁。嘗試。●令302。

【注釋】

〔一〕諸疽物初發者：馬繼興（1992：540）：物，物質，實質。本條的『疽物』指疽病的病灶局部。發，疾病發作。本病的『初發者』，即開始發病。嚴健民（2005：144）：諸疽，即各類癰疽。

〔二〕大叔（菽）：周一謀、蕭佐桃（1988：173）：即大豆。

〔三〕急邦〈抒〉：馬繼興（1992：541）：抒，取水。嚴健民（2005：144）：抒，從液體中將某物汲出謂之抒。『熬熟，即急抒』，指將煮好的大豆快撈起來放入甑內繼續蒸烹。裘錫圭（2014：268）：邦，馬王堆漢墓帛書整理小組（1985：59）釋文作『抒』。陳劍（2010）：『邦』當讀為何字待考。也有可能還是就應當看作『抒』之誤字。邦，當是『抒』之誤字。

〔四〕甑：馬繼興（1992：541）：甑，古代蒸米飯用的一種炊器。

〔五〕醇酒一斗淳之至上下：周一謀、蕭佐桃（1988：173）：意即用一斗醇酒將大豆浸泡。魏啓鵬、胡翔驊（1992：119）：用一斗醇酒澆淋。馬繼興（1992：541）：淳，義同『沃』。

【原文】

一，血睢（疽）〔一〕始發，倏〓（儵儵）以熱〔二〕，痛毋（無）適〔三〕，□□【□□】□【□】□

雎（疽）□【□□□□□□□□□□□】303 〇戴糵（糝）〔四〕、黃芩、白蘞（蘞），皆居三日〔五〕，旦【□□□□□】為□【□□】雎□【□□□□□□□□□】304 之，令汗出到足，已（已）305。

【注釋】

〔一〕血雎（疽）：魏啓鵬、胡翔驊（1992：119）：血疽，殆即華陀《中藏經》論癖疽中所說的血蠱，『近骨者久不愈，則成血蠱』『成蠱則多癢少痛，或先癢後痛』。一說即《諸病源候論》所載的赤疽，『赤疽發額，不瀉，十餘日死。其五日可刺也。其膿赤多血者死，未有膿可治。入年二十五、三十一、六十、九十五，百神皆在額，不可見血，見血者死。』嚴健民（2005：145）：血疽，古病名，不詳。可能屬溶血性鏈球菌感染的癰疽，潰破後以血膿為主的疽病。

〔二〕攸〓（儵儵）以熱：馬王堆漢墓帛書整理小組（1985：59）：儵儵以熱，形容血疽發作急迫而局部發熱。嚴健民（2005：145）：《說文・黑部》段注：『儵古亦假為倏字。』本條『儵儵以熱』系形容急速地發熱之狀。

〔三〕痛毋（無）適：馬繼興（1992：542）：毋，沒有。本條的『痛毋適』，即因疼痛而引起的不快感覺。嚴健民（2005：145）：毋適，沒有舒適的時候，指病甚。

〔四〕戴糵（糝）：馬王堆漢墓帛書整理小組（1985：59）：戴糵，即戴糝，黃蓍別名，見《神農本草經》。魏啓鵬、胡翔驊（1992：119）：戴糵，《神農本草經》稱其『主癰疽久敗瘡』『一名戴糝』。嚴健民（2005：145）：戴糵（糝），黃芪的別名。

〔五〕居三日：馬繼興（1992：542）：經過三天。

【原文】

一，氣雎（疽）〔一〕始發，涓〓（涓涓）以痒〔二〕，如□狀，扣〔三〕靡（摩）□而【□□】雎（疽），橿（薑）、桂、椒□，居四□【□□□□□□□】306 二果（顆），令謼叔（菽）□𧂄（熬）〔四〕可□，以酒沃，即浚【□□】淳酒半斗，煮，令成三升，【□□□□□□□】307 出而止。308

【注釋】

〔一〕氣雎（疽）：魏啓鵬、胡翔驊（1992：120）：殆即《靈樞・癰疽》所載腦爍，「陽氣大發，消腦留項，名曰腦爍，其色不爍，項痛而如刺似針，煩心者死不可治。」《諸病源候論》文句相同。馬繼興（1992：543）：氣疽，古病名，不見《內經》及此後世傳世醫書中。嚴健民（2005：146）：氣疽，古病名，但在傳統醫籍中無此病名。後文「潰潰以⿸疒并，如□狀」，是對氣疽臨床特徵的描述。

〔二〕溳＝（溳溳）以⿸疒并：馬王堆漢墓帛書整理小組（1985：59）：溳溳，即員員。《素問・刺熱》：「其逆則頭痛員員。」王冰注：「員員，似急也。」周一謀、蕭佐桃（1988：174）：溳，通「運」。⿸疒肙，《說文》：「病也。」桂注：「頭眩痛也。」按：俗呼頭眩曰頭暈，「⿸疒肙」「暈」聲近，字宜作「⿸疒肙」。⿸疒并，疑為「痛」之別字。魏啓鵬、胡翔驊（1992：120）：疼痛急迫。「以」，通「似」。⿸疒并，歷代字書未見此字，此字當與「迸」音義相類，有裂開之意，為疼痛欲裂之狀。腦爍症所出現的消腦情狀，即頭痛急迫、如被銷毀分裂，與本句義同。溳溳，即員員。嚴健民（2005：146）：釋文為「溳溳以⿸疒並」。溳，水波貌，《廣韻・軫韻》：「溳，深溳，波相次也」。溳溳，水波紋相次不斷。⿸疒并，從並從廣。古無此字，疑為「並」。並：《說文》「並，相從也」。⿸疒并指病態的相從。在此加強了水波紋的相次波動。「溳溳以⿸疒並」形容氣疽的局部皮膚下用指觸之可有氣體的波動感。張雷（2017：368）：此句指氣疽發作急迫導致身體更加疼痛。

〔三〕扣：裘錫圭（2014：269）：扣，馬王堆漢墓帛書整理小組（1985：59）釋文作「扣（撫）」。

〔四〕誁叔（菽）□鬖（熬）：馬繼興（1992：543）：「叔」即「菽」字。但「誁」字待考。熬，原作「鬖」。「熬」字義為干煎。嚴健民（2005：146）：誁可能為將某物加厚之意。鬖，《五十二病方》釋熬，《說文》：「熬，干煎也，鬖熬或從麥」。

【原文】

一，□雎（疽）發，出禮（體），如人⿰歹卒之【□】〔一〕，人擕〔二〕之甚【□□□】三拼（棄），細切，淳酒一斗【□□□□□□□□】309【□□】半斗，煮成三升，【飲】之，温衣〔三〕臥【□□】即浚而□之，温衣☒310

【注釋】

〔一〕如人猝之【□】：馬繼興（1992：544）：《集韻・入・没》：『猝，暴終也。』全句文義即如同病人暴死之狀（相當於神志不清的昏厥狀態）。

〔二〕攜：馬繼興（1992：544）：『攜』字疑假為『懈』。『懈』字義為怠、惰。故『懈』字可引申為疲憊虛弱之義。

〔三〕温衣：馬繼興（1992：544）：温衣，棉衣之屬。

【原文】

【一，□□□□】□□【□】□【□□】豕【□】□⊠〔一〕 311

【注釋】

〔一〕豕【□】□⊠：馬王堆漢墓帛書整理小組（1985：60）：此行後帛書有缺損，行數不明。裘錫圭（2014：270）：根據這次復原，此行後沒有多少缺損。『豕□□』下最多缺兩、三個字。

三八、【□】□

【原文】

【□□：□□□□□□□□□□□□□□□□□□□□】桂、釋（椒）〔一〕⊠ 312

【注釋】

〔一〕釋（椒）：裘錫圭（2014：270）：釋（椒），馬王堆漢墓帛書整理小組（1985：60）釋文逕釋作『椒』。

【原文】

一，☐313

【原文】

一，煮麥=〔一〕（麥，麥）孰（熟），以汁洒（洗）之，☐【☐☐】膏☐☐314

【注釋】

〔一〕麥：魏啓鵬、胡翔驊（1992：121）：《千金方》有以酒和小麥面，敷治療疽出汁的記載。李時珍亦稱小麥燒存性，油調塗諸瘡湯火傷灼。馬繼興（1992：547）：麥有大麥、小麥、雀麥、蕎麥等多種，但統稱『麥』字則多指小麥。

【原文】

一，炙梓葉〔一〕，温之〔二〕。315

【注釋】

〔一〕炙梓葉：周一謀、蕭佐桃（1988：175）：炙梓葉，當為隔梓樹葉而炙之。魏嚴健民（2005：148）：炙，依圖板應作『炙』。梓葉，《神農本草經》：『梓白皮主……擣敷豬瘡。』《名醫別錄》：『梓……嫩葉，主爛瘡也。』

〔二〕温之：周一謀、蕭佐桃（1988：176）：即將梓葉烤熟，温貼於瘡上。馬繼興（1992：547）：温，《玉篇·水部》：『漸熱也。』《廣韻·平·魂》：『暖也。』本條有加温（即用火熏烤）之義。嚴健民（2005：149）：温之，即將梓葉烤炙熱後，趁熱包裹在疽的患部。

三九、【□爛者】

【原文】

【□】闌（爛）〔一〕者方：以人泥〔二〕塗之，以犬毛〔三〕若羊毛〔四〕封之。不巳（已），複以此數為之，□□☐ 316

【注釋】

〔一〕【□】闌（爛）：馬王堆漢墓帛書整理小組（1985：60）：爛，燒傷。馬繼興（1992：548）：爛字上面一字缺文，據殘筆似為『火』字。赤堀昭等氏則疑為『傷』字。爛字義為潰爛，潰瘍。

〔二〕人泥：馬王堆漢墓帛書整理小組（1985：60）：人泥，《金匱要略方論》卷下治馬肝毒中人未死方作『人垢』，即人身汗垢。按汗垢含有大量病菌，不宜直接外敷瘡面。馬繼興（1992：548）：泥字義為滯濇。嚴健民（2005：149）：人皮膚表面搓下的污垢。《金匱要略方論》卷下載『人垢』，意同。人泥（垢）成份複雜，含灰塵、上皮脫落細胞、皮脂、汗液及細菌所產酸性物質。

〔三〕犬毛：魏啓鵬、胡翔驊（1992：122）：犬毛，《梅師方》有『狗毛細剪，以烊膠和毛敷之，痂落即瘥，以治湯火灼瘡』的記載。馬繼興（1992：548）：《新修本草》：『狗毛，主産難。』《本草綱目》：『治邪瘧，尾燒灰，敷犬傷。』

〔四〕羊毛：馬繼興（1992：548）：羊毛，孟詵《食療本草》：『羊毛主轉筋。』

【原文】

一，闌（爛）者，爵〈壽（擣）〉蘖米〔一〕，足（捉）〔二〕取汁而煎，令類膠〔三〕，即治厚柎〔四〕，和，傅[317]。

【注釋】

〔一〕爵〈壽（擣）〉蘖米：馬王堆漢墓帛書整理小組（1985：60）：蘖米，見《名醫别録》，系穀芽或粟芽的别名。爵，釋文作『嚼』。周一謀、蕭佐桃（1988：176）：粟、稻、麥等浸泡，候生芽後曝乾去須，取其中米，名蘖米。魏啓鵬、胡翔驊（1992：122）：蘖米，即粟芽。按蘖米入藥，李時珍認為：『兼恭言凡穀皆可生者，是矣。有粟、黍、穀、麥、豆諸粟，皆水浸脹，候生芽曝乾去須，取其中米，炒研面用。』馬繼興（1992：549）：『嚼』字義為咀嚼。嚴健民（2005：150）：爵，通『嚼』，古時粉碎藥物的一種方法。『蘖米』即發芽的米，多指麥芽或穀芽。裘錫圭（2014：271）：劉欣（2010：105）釋爲『（擣）』，云：此字疑是『壽』字在寫的過程中受『爵』的影響而誤。今按：此字仍當釋爲『爵』。但參考劉欣（2010）的意見，在此認爲是『壽』的誤字。

〔二〕足（捉）：馬繼興（1992：549）：『捉』義為絞榨，榨取汁液。

〔三〕令類膠：魏啓鵬、胡翔驊（1992：122）：使之稠濃，類似膠汁。嚴健民（2005：150）：將咬嚼之蘖米的汁取出，放入鍋內煎至粘狀，似膠一樣。

〔四〕厚柎：馬王堆漢墓帛書整理小組（1985：60）：厚柎，應即厚朴，見《神農本草經》，但無治火傷的記載。尚志鈞（1987：49）：①《神農本草經》『厚朴』條沒有厚柎的别名。②柎、朴字義各不相同。《説文》云：朴，木皮也，又云『柎，闌足也』。段玉裁注云：『郭璞云：江東呼草木子房為柎。如石榴房、蓮房之類。』③《病方》謂厚柎治火傷，而厚朴不治火傷。厚柎似可釋為肥厚的草木子房，像石榴房蓮房之類，它們含有鞣質，適合治火傷。此與《病方》以厚柎治闌（爛）者義合。馬繼興（1992：549）：厚柎，疑為『朴』字之形訛。厚柎應即厚朴。為木蘭科植物厚朴的樹皮或根皮。

【原文】

一，熱者〔一〕，由〔二〕曰：『肸〓（肸肸）詘〓（詘詘）〔三〕，從竈（灶）出毋延，黄神且與言〔四〕。』即三涶（唾）之 318。

【注釋】

〔一〕熱者：馬王堆漢墓帛書整理小組（1985：60）：熱，《釋名》：『爇也。』即燒灼。周一謀、蕭佐桃（1988：176）：熱者，意即燒傷部有灼熱感。魏啓鵬、胡翔驊（1992：122）：《釋名·釋天》：『熱，爇也，熟也如火所燒爇也。』馬繼興（1992：550）：熱者，發熱，體温上升的病人。嚴健民（2005：150）：熱者：燒傷或者燙傷後併發體温增高。

〔二〕由：馬繼興（1992：550）：釋文為『古』。『古』假為『呼』。呼字義為大聲，呼號。大聲吟誦咒語也是巫術的一種方式。裘錫圭（2014：271）：由，馬王堆漢墓帛書整理小組（1985：60）釋文作『古』。

〔三〕肸〓（肸肸）詘〓（詘詘）：魏啓鵬、胡翔驊（1992：123）：肸詘，散開退走。嚴健民（2005：150）：肸，布散，傳播。在本文中『肸』與『詘』對應，詘，屈也。因『肸』在此含伸意了。

〔四〕黄神且與言：周一謀、蕭佐桃（1988：176）：古代迷信中的神名，能辟除虎狼、惡神、鬼魅。魏啓鵬、胡翔驊（1992：123）：黄神，古代入山者佩『黄神越章』之印，以為可以避虎狼之害，按本方亦祝由。馬繼興（1992：550）：黄神，古有三說。其一，指黄帝。其二，指灶神，或火神。其三，指登山者所佩帶的避虎狼之印。本條所指黄神，據咒詞來看，應屬第二說的灶神。且，將要。言，號令。裘錫圭（2014：271）：赤堀、山田（1985：246）：黄神本是灶神，也是火神。427行：『黄神在灶中。』張雷（2017：378）：李零先生指出此句和下句應是禁火延燒之義（『從灶出』指火）。

【原文】

一，煮秫米期足〔一〕，毚（纔）孰（熟），浚而熬之，令為灰，傅之數日。乾，以汁弁〔二〕之 319。

【注釋】

〔一〕秫米期足：馬王堆漢墓帛書整理小組（1985：60）：秫米，見《名醫別録》，即黄米。期足，以夠用為度，也見於《睡虎地秦墓竹簡》。魏啓鵬、胡翔驊（1992：123）：即黄米，糯粟。馬繼興（1992：552）：秫米，即黏高粱，或指黏稻。多用以釀酒。期，約定，限定，限度。本條的『期足』即以夠用為限度。嚴健民（2005：150）：秫米為糯，粟米。

〔二〕弁：周一謀、蕭佐桃（1988：178）：弁，以手搏也。此處意即用手調和，拌和。

【原文】

一，以雞卵弁兔毛〔一〕，傅之320。

【注釋】

〔一〕以雞卵弁兔毛：周一謀、蕭佐桃（1989：178）：《神農本草經》言雞卵『主除熱火灼爛瘡癇痓』。兔毛，《肘後方》：『治火燒已破，兔腹下白毛，燒膠，以塗毛上，貼瘡，待毛落即差。』魏啓鵬、胡翔驊（1992：123）：古方中用雞卵治燒傷者，其例甚多。兔毛，陳藏器《本草拾遺》載兔毛燒灰『主灸瘡不瘥』，亦為治灼傷潰爛。馬繼興（1992：552）：雞卵，《本經》名雞子。本條所用雞卵兼具輔形劑的目的。

【原文】

一，治蘗米，以乳汁〔二〕和，傅之。不痛，不瘢321。

【注釋】

〔一〕乳汁：周一謀、蕭佐桃（1988：179）：乳汁，此處疑指人乳。魏啓鵬、胡翔驊（1992：123）：殆為牛乳汁。馬繼興（1992：553）：乳汁，本條所用乳汁兼具輔形劑的目的。

【原文】

一，燔魚衣〔一〕，以其灰傅之 322。

【注釋】

〔一〕魚衣：馬王堆漢墓帛書整理小組（1985：61）：魚衣，苔。周一謀、蕭佐桃（1988：179）：魚衣，苔蘚。按：魚衣，疑為『衣魚』之誤。魏啓鵬、胡翔驊（1992：124）：即水藻。馬繼興（1992：553）：一種水澤中的類植物。

【原文】

一，燔敝褐〔一〕，冶，布以傅之 323。

【注釋】

〔一〕敝褐：馬王堆漢墓帛書整理小組（1985：61）：敝褐，破舊的粗麻衣。馬繼興（1992：554）：褐，古代用獸毛或未績的麻製成的衣服。一說粗布衣。本條的『敝褐』即『陳舊的粗布衣』。嚴健民（2005：152）：褐，毛布類。俗指用獸毛皮或粗麻製成的衣服。敝褐，舊衣。

【原文】

一，漬女子布〔一〕，以汁傅之〔二〕324。

【注釋】

〔一〕女子布：周一謀、蕭佐桃（1988：180）：即月經布。

〔二〕以汁傅之：周一謀、蕭佐桃（1988：180）：精汁。馬繼興（1992：555）：汁，指浸過月經布的溶液。傅，本條此處有用藥外洗之義。

【原文】

一，烝（蒸）囷（鹵）土〔一〕，裹以尉（熨）之325。

【注釋】

〔一〕囷（鹵）土：馬王堆漢墓帛書整理小組（1985：61）：囷，應即『圈』字。周一謀、蕭佐桃（1988：180）：鹵，疑為『圈』字，或當為『圂』字。圈，《說文》：『養畜之閑也。』『圈土』即牲畜圈中墊土。魏啓鵬、胡翔驊（1992：124）：《唐本草》注云：『鹵鹹既生河東，河東鹽不釜煎，明非凝滓。此是鹼土，名鹵鹹，今人熟皮用之，斯則於鹼地掘取之。』

【原文】

一，浴〔一〕湯〔二〕熱者〔三〕，熬彘（彘）矢〔四〕，漬以澮（醯），封之326。

【注釋】

〔一〕浴：馬繼興（1992：555）：浴，洗澡，洗滌。

〔二〕湯：馬繼興（1992：556）：湯，熱水。

〔三〕熱者：馬繼興（1992：556）：熱即發熱；熱者，指發熱的部位。

〔四〕熬彘（彘）矢：周一謀、蕭佐桃（1988：180）：豬屎，見於《名醫別錄》。嚴健民（2005：153）熬彘矢，取豬屎若干熬熱使用。

【原文】

一，以湯大熱者，熬彘（彘）矢〔一〕，以酒挈〔二〕，封之327。

【注釋】

〔一〕彘（彘）矢：魏啓鵬、胡翔驊（1992：125）：彘矢，《本草綱目》卷五十載豬屎『除解熱毒，治瘡』。《千金方》有以豬屎燒研為末，治胻疽青爛的記載。唐人姚和眾治燒傷燙傷，則用牛屎攙塗。

〔二〕以酒挈：馬王堆漢墓帛書整理小組（1985：61）：挈，應假為『滐』，義為濕。赤堀、山田（1985：248）：《楚辭・招魂》：『稻粢穱麥，挐黃粱些。』王逸注：『挐，糅也。』嚴健民（2005：153）：挈，『滐』的假借。即向熬後的豬矢中加酒，進行調和。

【原文】

一，般（瘢）〔一〕者，以水銀〔二〕二，男子惡〔三〕四，丹〔四〕一，並和，置突【上】二、三日〔五〕，盛〔六〕，即【以】阝□令囊〔七〕，而傅=之=（傅之。傅之，）居內【中】〔八〕328，塞窻（窗）閉戶〔九〕，毋出，私內中〔一〇〕，毋見星月，一月者而巳（已）329。

【注釋】

〔一〕般（瘢）：周一謀、蕭佐桃（1988：181）：燒傷後皮上留下的瘢痕。馬繼興（1992：557）：『瘢』字最早古義系指外傷病。後來才出現瘢痕的解釋。

〔二〕水銀：周一謀、蕭佐桃（1988：181）：《神農本草經》：『味辛，寒。主疥瘺痂瘍白禿，殺皮膚中蟲。』魏啓鵬、胡翔驊（1992：125）：水銀，《本草拾遺》稱其『去熱毒』。馬繼興（1992：557）：水銀，即汞，是一種液態的金屬元素。

〔三〕男子惡：周一謀、蕭佐桃（1988：181）：即人精。魏啓鵬、胡翔驊（1992：125）：男子精液，有滅瘢的作用。嚴健民（2005：154）：趙有臣（1985）解之引《吳越春秋》『太宰嚭春溲惡』注，云『溲，即便也；惡，大便也』。趙氏『據此則男子惡應釋為男子大便』。此解可從。因在爛者方中多次用豬矢、圈土。

〔四〕丹：周一謀、蕭佐桃（1988：181）：丹砂，即朱砂。《神農本草經》：『治瘡痂瘜肉，並塗之。』魏啓鵬、胡翔驊（1992：125）：丹，朱砂。馬繼興（1992：557）：丹，即丹砂，辰砂，是天然的辰砂礦石。外形朱紅色，又稱朱砂。主要成分是硫化汞。

〔五〕置突【上】二、三日：馬王堆漢墓帛書整理小組（1985：61）：突，灶突，即爐灶的煙道。裘錫圭（2014：273）：日，馬王堆漢墓帛書整理小組（1985：61）釋文作『月』。

〔六〕盛：裘錫圭（2014：273）：盛，馬王堆漢墓帛書整理小組（1985：61）釋文讀為『成』。

〔七〕即【以】𨸏令囊：裘錫圭（2014：273）：『即』下的殘字，根據殘筆，疑是『以』。此處的意思是在盛藥物時用『𨸏』做囊。

〔八〕內【中】：裘錫圭（2014：273）：內中，馬王堆漢墓帛書整理小組（1985：61）釋文作『室』。

〔九〕塞窻（窗）閉戶：馬繼興（1992：558）：將門窗關閉。

〔一〇〕私內中：馬王堆漢墓帛書整理小組（1985：61）：私，便溺。私內中，在寢室中便溺。魏啓鵬、胡翔驊（1992：125）：在臥室裏便溺。馬繼興（1992：558）：『私』指大小便。嚴健民（2005：154）：私下生活在內室。內，內室。

【原文】

一，去故般（瘕）〔一〕：善削瓜壯者〔二〕，而其瓣材其瓜〔三〕，【□】其□如兩指□〔四〕，以靡（磨）般（瘕）令□□之，以□【□】330傅之。乾，有（又）傅之，三而巳（已）。必善齊（齋）戒〔五〕，毋【□】而巳（已）〔六〕331。

【注釋】

〔一〕故般（瘕）：周一謀、蕭佐桃（1988：182）：陳舊的瘕痕。嚴健民（2005：155）：陳舊疤痕。

〔二〕善削瓜壯者：周一謀、蕭佐桃（1988：182）：疑即土瓜。馬繼興（1992：559）：本條的『善』字有充分、完整之義。削，剖破。瓜，瓜類植物的總稱。嚴健民（2005：155）：削，剖破，分割。瓜壯，成熟的瓜。

〔三〕瓣材其瓜：馬王堆漢墓帛書整理小組（1985：61）：瓣，瓜子。周一謀、蕭佐桃（1988：182）：『材』通『裁』，即用瓜子將土瓜裁削成小塊。魏啓鵬、胡翔驊（1992：126）：把去皮的瓜分切成一塊塊。材，古通『裁』。此『瓜』殆為白瓜，即冬瓜。一說『瓣』指瓜子。馬繼興（1992：559）：材，用也。

〔四〕【□】其□如兩指□：裘錫圭（2014：273）：『其』上、『指』下，馬王堆漢墓帛書整理小組（1985：61）釋文認為沒有殘缺字。

〔五〕齊（齋）戒：馬繼興（1992：559）：齋戒為古人祭祀鬼神時穿潔衣，戒嗜欲，以表示虔誠。

〔六〕毋【□】而巳（已）：周一謀、蕭佐桃（1988：182）：擬補『犯』字。

【原文】

一，般（瘕）者，靡（磨）□血以□，以汁傅，産膚〔一〕332。

【注釋】

〔一〕產膚：馬繼興（1992：560）：生出皮膚。膚，皮膚。

【原文】

一，□【□□□□□□□】□直□上，令灰，以【傅】之，如故膚333。

【原文】

一，月□□□□【□□□□】扌□□□□▨334

【原文】

一，取秋竹〔一〕者（煮）之，而以氣熏其痏，巳（已）335。

【注釋】

〔一〕秋竹：馬王堆漢墓帛書整理小組（1985：62）：秋竹，藥名，疑指秋日之竹。周一謀、蕭佐桃（1988：183）：竹，見載於《神農本草經》《名醫别録》，但無治痏的記載。魏啓鵬、胡翔驊（1992：126）：當為秋日之竹。竹為甘寒品，秋竹更具清寒之性。所謂青竹燒油即竹瀝，藥力更强於竹。馬繼興（1992：561）：指秋日之竹。按，《本經》分為竹葉、竹根、竹汁、竹實等。本條不知所指系何部位，或指全竹而言。嚴健民（2005：156）：指秋天的竹枝、竹葉。

四〇、【胻膫】

【原文】

胻膫〔一〕：治胻膫，取陳赤叔（菽）〔二〕，治，以犬膽和，以傅336。

【注釋】

〔一〕胻膫：馬王堆漢墓帛書整理小組（1985：62）：膫，即「燎」，《說文》：「炙也。」胻膫，即小腿部燒傷。馬繼興（1992：561）：胻，小腿。嚴健民（2005：157）：胻，小腿；膫，《廣韻》：「膫，炙也」。胻膫即小腿燒傷。

〔二〕陳赤叔（菽）：裘錫圭（2014：274）：赤，馬王堆漢墓帛書整理小組（1985：62）釋文作「黍」。周一謀、蕭佐桃（1988：183）：陳舊的黍米。菽，《神農本草經》「生研，塗癰腫」。魏啓鵬、胡翔驊（1992：127）：《肘後方》有用黍米、女曲炒焦研末，雞子白調塗，治湯火灼傷而未成瘡者的記載。菽，即大豆。

【原文】

一，取無（蕪）夷（荑）中⿱雨魁〈覈（核）〉〔一〕，治，豶膏以樠〔二〕，熱膏，沃冶中〔三〕，和，以傅337。

【注釋】

〔一〕取無（蕪）夷（荑）中⿱雨魁〈覈（核）〉：魏啓鵬、胡翔驊（1992：127）：蕪荑，《神農本草經》稱其「散皮膚骨節中淫淫溫行毒」，孟詵稱其「治熱瘡，搗和豬脂塗」與本方相合。嚴健民（2005：157）：無夷，即蕪荑，《神農本草經》「主五內邪氣」，《爾雅》「蒸黃、蔽牆」。裘錫圭（2014：274）：⿱雨魁，馬王堆漢墓帛書整理小組（1985：62）釋文逕釋作「核」。

〔二〕豶膏以樠：馬王堆漢墓帛書整理小組（1985：62）：釋文作「豶膏以⿰米㒼」豶，閹割的公豬。以，與「已」通。⿰米㒼，《集韻》

釋為『粥凝』。周一謀、蕭佐桃（1988：184）：豶，即閹割過的公豬。以，通『已』。𥻆，《集韻》『粥凝』，即凝固。馬繼興（1992：563）：以，與『已』字互通，義為太、甚。嚴健民（2005：157）：根據文意疑『𥻆』為『焫』，因字形相近抄誤。『焫』是獨立於灸熨之外的一種熱療方法。裘錫圭（2014：274）：𥻆，馬王堆漢墓帛書整理小組（1985：62）釋文作『𥻆』。陸德明《釋文》引司馬彪曰：『𣘗，謂脂出𣘗𣘗然也。』成玄英疏：『𣘗，脂汗出也。』『𣘗』形容脂膏肥滿，油脂、脂膏滲出貌，這一意義可能就源於『滿』。原注已引到的後文356行『以肥滿剡豶膏』，『肥滿』應屬近義連用，從這個角度看，將327行同樣用法的『𣘗』釋作『𥻆』解釋爲『粥凝』，也嫌迂曲。

〔三〕熱膏，沃冶中：周一謀、蕭佐桃（1988：184）：沃，澆注；冶，此處作研碎。全句意即將已凝固的閹豬油加熱融化，澆在研碎的（藥末）中。魏啓鵬、胡翔驊（1992：127）：這裏是說把已凝結的閹豬油加熱溶化，澆淋在粉碎了的蕪荑中。裘錫圭（2014：274）：馬王堆漢墓帛書整理小組（1985：62）釋文把『熱膏』和『沃冶中』當作一句。這一句是說把已凝固的閹豬油加熱融化，澆注在粉碎了的藥物中。

【原文】

一，取雉式〔一〕，執蟲餘（徐）疾〔二〕，雞羽自解隋（墮）〔三〕，其弱〔四〕者及人頭鬋（鬊），皆燔冶，取灰，以豬膏和，【傅】338。

【注釋】

〔一〕雉式：馬王堆漢墓帛書整理小組（1985：62）：雉，見《名醫別錄》，但無主治燒傷的記載。魏啓鵬、胡翔驊（1992：127）：雉，野雞。本方主要以雉尾入藥。馬繼興（1992：563）：雉，俗稱野雞。嚴健民（2005：158）：雉，野雞；雉式，兩只野雞。

〔二〕執蟲餘（徐）疾：周一謀、蕭佐桃（1988：185）：餘疾，疑為衍字，當删。馬繼興（1992：564）：『徐』字義為緩，『疾』

字義為急。此句『熟煮徐疾』，指長時間大火煎煮，而火勢時緩時急。嚴健民（2005：158）：餘疾，《馬王堆古醫書考釋》作『徐疾』，意指在煮時先急後緩。裘錫圭（2014：275）：『孰蟲餘（徐）疾』，馬王堆漢墓帛書整理小組（1985：62）釋文作『孰（熟）者（煮）餘疾』。

〔三〕雞羽自解隋（墮）：馬繼興（1992：564）：墮字義為毀壞，脫落。嚴健民（2005：158）：雞羽自解，連毛丟入鍋內，煮至羽毛自行脫落，將雞尾羽拔下來。

〔四〕弱：裘錫圭（2014：275）：弱，馬王堆漢墓帛書整理小組（1985：62）釋文作『尾』。

【原文】

一，夏日取堇葉〔一〕，冬日取其木〈本〉〔二〕，皆以甘〈口〉沮（咀）〔三〕而封之。乾，輒封其上。●此皆巳（已）驗 339。

【注釋】

〔一〕堇葉：周一謀、蕭佐桃（1988：185）：堇，《新修本草》：『堇，菜也。』魏啓鵬、胡翔驊（1992：128）：當為水堇，又名石龍芮。

〔二〕木〈本〉：嚴健民（2005：159）：本，根，夏日用堇葉，冬天堇葉凋，可取堇的根。裘錫圭（2014：275）：木，馬王堆漢墓帛書整理小組（1985：62）釋文逕釋作『本』。

〔三〕甘〈口〉沮（咀）：馬王堆漢墓帛書整理小組（1985：62）：口咀，義即咬咀，把藥物咬成小顆。周一謀、蕭佐桃（1988：185）：口沮，用口咬碎。沮，咬咀。馬繼興（1992：564）：口，原作『甘』，形訛致誤。口咀，即用嘴咀嚼。嚴健民（2005：159）：甘沮，《五十二病方》釋『口咀』，即不論用葉，還是用根，均將葉（根）放入口中咀亂，此即吸咀。

四一、【胻傷】

【原文】

胻傷〔一〕：取久溺中泥〔二〕，善擇去其蔡（蔡）〔三〕、沙石。置泥器中〔四〕，旦以苦涶（唾）〔五〕□端，以器【中】泥傅傷，□【□】340之，傷已＝（已。已）用341。

【注釋】

〔一〕胻傷：馬王堆漢墓帛書整理小組（1985：63）：胻傷，小腿部外傷。

〔二〕久溺中泥：馬王堆漢墓帛書整理小組（1985：62）：久溺中泥，應即《新修本草》的『溺白垽』，後代醫書稱『人中白』。周一謀、蕭佐桃（1988：186）：小便中陳積的沉澱，即『溺白垽』，經煆制或水飛後稱『人中白』。嚴健民（2005：159）：過去男性常用夜壺盛尿，久之，夜壺內一層厚厚的白色沉積物，即溺中泥，《新修本草》作『溺白塹』，後代稱『人中白』。

〔三〕蔡（蔡）：馬王堆漢墓帛書整理小組（1985：63）：蔡，草芥。魏啓鵬、胡翔驊（1992：128）：雜草。這裏指草渣雜質之類。馬繼興（1992：565）：雜草。

〔四〕置泥器中：馬繼興（1992：565）：泥器，陶制容器。嚴健民（2005：159）：將溺中泥置於陶器內。

〔五〕苦涶（唾）：馬王堆漢墓帛書整理小組（1985：63）：涶，釋文作『酒』。苦酒，醋的古稱。周一謀、蕭佐桃（1988：186）：陶弘景曰：『醋酒為用，無所不入，愈久愈良，亦謂之醯。以有苦味，俗呼苦酒。』

【原文】

胻＝久＝傷＝（胻久傷：胻久傷）者癰＝〔一〕（癰，癰）潰，汁如靡（糜）〔二〕。治之：煮水二【斗】，

【鬱】一參〔三〕，茱（朮）〔四〕一參，□【□】一參〔五〕，●凡三物，𨥁、茱（朮）皆【冶，□】342湯中，即炊湯〓（湯。湯）温適，可入足〔六〕，即置小木湯中，即【□】㲉〔七〕。湯居【□□】，入足湯中，踐〔八〕木，湯沒□343。湯寒則炊之，熱即止火，自適㲉。朝巳（已）食而入湯中，到餔巳（已）【而】出休〔九〕，病即俞（愈）矣。病不【□】344者〔一〇〕一人〈入〉湯中即瘳，其甚者五六入湯中345而瘳。其瘳㲉不〓癰〓（不癰，不癰）而新肉〓產〓（肉產。肉產，）即毋入【湯】中矣，即自合而瘳矣。服藥時毋（無）禁，及治病毋（無）時。●令346。

【注釋】

〔一〕胻〓久〓傷〓（胻久傷：胻久傷）者癰：周一謀、蕭佐桃（1988：186）：腿脛部傷久不愈形成慢性潰瘍，即後世所謂臁瘡。魏啓鵬、胡翔驊（1992：129）：胻久傷不愈，即是臁瘡，現代醫學稱為下肢潰瘍。瘡口潰破後，流水成濃，久不收口，甚則腐爛，產重者累及骨質。在小腿内側者，古稱難治馬繼興（1992：567）：久字有二義。①為長久。古醫書中多引申其義，指慢性疾患。②與『灸』通。本條『胻久傷』暫從第二義。嚴健民（2005：160）：胻，古指小腿。『胻久傷』指小腿慢性潰瘍，絕非灸灼傷。本文之『癰』，並非癰腫，而是指潰瘍面上的腐肉。

〔二〕汁如靡（糜）：馬王堆漢墓帛書整理小組（1985：63）：汁如糜，形容患處濃汁如粥糜之狀。嚴健民（2005：160）：靡，古通『糜』，『汁如糜』，指潰瘍面破後滲透出的液體像米湯一樣。

〔三〕【鬱】一參：馬王堆漢墓帛書整理小組（1985：63）：□，釋文作『鬱』。鬱，即鬱金。尚志鈞（1985：31）：《五十二病方》的『鬱』，應是鬱李，而不是鬱金。何況《本草經》謂鬱李根主齒斷腫，又與《五十二病方》以鬱治胻久傷者癰，其義吻合，亦可作為佐證。魏啓鵬、胡翔驊（1992：129）：鬱：鬱金。《唐本草》稱其『主血積，生肌止血，破惡血』。

〔四〕茉（朮）：馬王堆漢墓帛書整理小組（1985：63）：《神農本草經》謂朮「主風寒濕痹，死肌」等病。周一謀、蕭佐桃（1988：187）：白朮，或蒼朮。魏啓鵬、胡翔驊（1992：129）：朮，白朮。

〔五〕一參：嚴健民（2005：161）：參即三等分分之。本文講三物各為三分之一。

〔六〕足：馬繼興（1992：567）：足，泛指下肢部。

〔七〕即【□】毆：裘錫圭（2014：275）：「即毆」，意思不通，似中間有脫文。

〔八〕踐：馬繼興（1992：568）：踐，踏踐。

〔九〕到餔巳（已）【而】出休：周一謀、蕭佐桃（1988：187）：餔，《說文》：「日加申時食也。」同「晡」。申時，即下午三到五時。馬繼興（1992：568）：晡時即申時，相當下午3～5時，約為吃晚飯時間。出休，停止。罢休，休息。

〔一〇〕病不【□】者：周一謀、蕭佐桃（1988：187）：缺字擬補為「愈」。馬繼興（1992：568）：□字原脫。根據下一句「其甚者」，似亦為「甚」字。

四二、【痂】

【原文】

加（痂）〔一〕：以少（小）嬰兒弱（溺）漬羖羊矢〔二〕，卒其時〔三〕，以傅之347。

【注釋】

〔一〕加（痂）：馬王堆漢墓帛書整理小組（1985：63）：痂，《說文》大徐本：「疥也。」小徐本：「乾瘍也。」是疥癬類皮膚病，與後世字義不同。魏啓鵬、胡翔驊（1992：129）：徐鍇《說文系傳》：「今謂瘡生肉所蛻乾為痂。」而帛書所載此病與後世字義不同，當為疥癬類皮膚病。今本《黃帝內經》未見本病記載，僅《神農本草經》有治疥蟲用藥的記錄。帛書所載諸方藥，是目前所知的中國醫學史上疥癬病的最早記錄，彌足珍貴。

〔二〕少（小）嬰兒弱（溺）漬羖羊矢：馬王堆漢墓帛書整理小組（1985：63）：小嬰兒溺，與下三五一行『小童溺』等相同，即童便。《名醫別錄》謂人溺『童男者尤良』。羖羊矢，即羊屎，也見於《名醫別錄》，但均無治痂的記載。魏啓鵬、胡翔驊（1992：130）：羖羊矢，即羊屎。馬繼興（1992：569）：羖羊，黑色的公羊。嚴健民（2005：163）：少，《五十二病方》釋『小』。筆者認為依『少』為適。『少嬰兒溺』統指童尿。

〔三〕卒其時：馬王堆漢墓帛書整理小組（1985：63）：即『晬時』，一晝夜。

【原文】

一，治雄黃〔一〕，以麌（㲋）膏修（滫）〔二〕，少殽（殽）以醯〔三〕，令其汇温適，以傅＝之＝（傅之。傅之）毋溜（流）〔四〕。先孰（熟）洒（洗）加（痂）以湯，乃傅348。

【注釋】

〔一〕雄黃：馬王堆漢墓帛書整理小組（1985：63）：雄黃，見《神農本草經》。《名醫別錄》謂『療疥蟲䘌瘡』。馬繼興（1992：571）：雄黃，為硫化物礦物，其主要成分為硫化砷。

〔二〕以麌（㲋）膏修（滫）：馬繼興（1992：571）：滫，淘米汁。裘錫圭（2014：275）：麌，馬王堆漢墓帛書整理小組（1985：62）釋文釋作『㲋』。黃先生云，其實此字上從『鹿』，應釋作『麌』，疑是『㲋』字的異寫。

〔三〕少殽（殽）以醯：馬王堆漢墓帛書整理小組（1985：63）：殽，雜和。周一謀、蕭佐桃（1988：188）：殽，即混合、調和之意。魏啓鵬、胡翔驊（1992：130）：用醋稍加調和。醯、酢，都是醋的古稱。嚴健民（2005：164）：殽：古代烹飪方法之一。『少殽以醯，』稍蒸一會，再加醋調和。

〔四〕溜（流）：嚴健民（2005：164）：釋文作『濯』，洗滌。裘錫圭（2014：277）：溜，馬王堆漢墓帛書整理小組（1985：63）釋文作『濯』。

【原文】

治僕累〔一〕，以攻（釭）脂饍〔二〕而傅=（傅。傅，）炙之。三、四傅349。

【注釋】

〔一〕僕累：馬王堆漢墓帛書整理小組（1985：64）：僕累，即僕壘，據《吴普本草》系麥門冬别名。周一謀、蕭佐桃（1989：189）：麥門冬很少有外用的記載，蝸牛則常用於外治。魏啓鵬、胡翔驊（1992：130）：當為陶弘景所録『田螺』，亦名螺螄。一説。據《吴普本草》即僕壘，為麥門冬别名。但歷代本草未見用麥門冬治疥癬的記載。馬繼興（1992：573）：此藥的名稱，古有二説。其一，為蝸牛的别名。其二，為麥門冬的别名。今據以上第一説所記，『累』字為本字，非假字。又據本條原文制藥法的『饍』字多用於動物性脂肪藥的記文，暫將『僕累』釋為蝸牛。嚴健民（2005：165）：僕累，袁珂案：郭璞云：『僕累，蝸牛也』。裘錫圭（2014：277）：孫啓明（1983）根據《山海經·中山經·中次三經》『青要之山』有『僕累』，郭璞注云『蝸牛也』，認為『僕累』即蝸牛。

〔二〕攻（釭）脂饍：馬王堆漢墓帛書整理小組（1985：64）：釭，《説文》：『車轂中鐵也。』釭脂，下第四二三行作『車故脂』，《備急千金要方》稱『車釭脂』，《開寳本草》稱『車脂』，即用以潤滑車軸的油脂。饍，應為攪拌、摻合的意思。周一謀、蕭佐桃（1988：189）：即將釭脂加熱後與搗融的蝸牛摻和拌勻。馬繼興（1992：573）：釭是車輪中心圓軸處安裝的圈。釭脂即用以潤滑在車釭中車軸的油脂，按，《證類本草》卷五轉引《開寳本草》有兩個藥名，其一即『車脂』，又稱『車轄脂』。其二即『釭中膏』，又稱『車釭脂』。二者都是同樣用以潤滑車軸以利車行的油脂，儘管其所施用的部位略有小異，但從其用途和目的來看，本屬同物，故不應強分為兩種藥名。關於『饍』字，赤堀昭氏提出『饍』字應為『膳』之别體，是指對脂肪與粉末類藥物長時間加溫，充分混合，並使之成為高粘性物質，冷卻後達固化程度的意見。嚴健民（2005：165）：釭脂，車軸中的潤滑油。

【原文】

一，刑赤蜴〈蜴〉〔一〕，以血塗之350。

【注釋】

〔一〕刑赤蜴〈蜴〉：馬王堆漢墓帛書整理小組（1985：64）：刑，殺。赤蜴，赤色的蜥蜴。蜥蜴即石龍子別名，見《神農本草經》。魏啓鵬、胡翔驊（1992：131）：赤蜴，讀為『石蜴』，《吳普本草》載為石龍子別名。古代動物分類粗率，《爾雅》即以蠑螈、蜥蜴、蝘蜓、守宮為一物。石蜴殆即壁虎，古稱守宮。一說，赤蜴為古代術士用朱砂飼養的壁虎。

【原文】

一，治亭（葶）磨（藶）、莁夷（荑）〔一〕，熬叔（菽）、逃夏〔二〕皆等，以牡豬膏、鱣血饍〔三〕。【先】以酒泅（洗），燔朴〔四〕炙之，乃傅351。

【注釋】

〔一〕亭（葶）磨（藶）、莁夷（荑）：魏啓鵬、胡翔驊（1992：132）：葶藶，《名醫別錄》稱其治『身暴中風熱，痱癢』，故可用於皮膚病。莁荑，郭璞注：『一名白蕢。』但歷代本草多為認即《神農本草經》的『蕪荑』，亦《爾雅·釋木》所載『無姑，其實夷』。馬繼興（1992：575）：釋文為『茱荑』。茱荑有兩種解釋。①以茱荑為莧，或人莧。②以蓙荑即蕪荑。嚴健民（2005：166）：亭磨，《神農本草經》舊本作『葶藤』，『味辛寒，主瘕瘕積聚，結氣飲食寒熱破堅』。裘錫圭（2014：277）：磨，馬王堆漢墓帛書整理小組（1985：64）釋文作『磨』。葶藶，見《神農本草經》。莁荑，見《爾雅·釋草》：『莁荑，蔱藸。』

〔二〕逃夏：裘錫圭（2014：277）：逃夏，藥名，待考。

〔三〕牡豬膏、鱣血饍：周一謀、蕭佐桃（1988：190）：鱣，《爾雅·釋魚》郭注：『大魚，似鱏而短鼻，口在頷下，體有邪行甲，無鱗，肉黄。大者長二、三丈，今江東呼為黄魚。』按：即今之鱘魚。魏啓鵬、胡翔驊（1992：132）：鱣血，當為鱔魚血。馬繼興（1992：576）：饍，摻和。嚴健民（2005：166）：用鱔魚的血進行調和。

〔四〕朴：馬王堆漢墓帛書整理小組（1985：64）：朴，應指朴木。魏啓鵬、胡翔驊（1992：132）：榆科朴屬植物的泛稱。這裏當指榆白皮。嚴健民（2005：166）：《爾雅·釋木》：『朴，槍者謂』。『又枹，叢生的樹木』。《詩·大雅·棫樸》『芃芃棫樸，新之槱之，』毛傳：『朴，枹木也』。即叢生之木。

【原文】

一，治牛厀（膝）、燔騞（鬈）灰[一]等，並□之，孰（熟）洒（洗）加（痂）而傅之。炙牛肉，以久脂涂（塗）其上。雖巳（已），複傅【□】352 勿擇（釋）353。

【注釋】

〔一〕牛厀（膝）、燔騞（鬈）灰：馬王堆漢墓帛書整理小組（1985：64）：釋文為『冶牛膝、燔髶灰』。牛膝，見《神農本草經》，云『主……傷熱火爛』。髶，亂髮。燔髶灰，即血餘炭。魏啓鵬、胡翔驊（1992：132）：牛膝，《神農本草經》稱其『逐血氣』，療『傷熱火爛』，《滇南本草》稱其治『疥癩』和『牛皮癬』。髶灰，即血餘炭。裘錫圭（2014：278）：馬王堆漢墓帛書整理小組（1985：64）釋文作『髶』，此從陳劍（2010）釋。陳劍（2010）：《儀禮·士喪禮》：『巾柶鬈蚤，埋于坎。』《禮記·喪服大記》：『君大夫鬈爪實于緑中。』鄭玄注：『鬈，亂髮也。』與帛書用例意合。『鬈』字《説文》訓爲『鬌髮也』，與古書用法不同，說文學家已謂『鬈乃自落之髮』（王筠《説文句讀》）、『散髮曰鬈』（徐灝《説文解字注箋》）。今按：本篇 338 行有『鷄羽自解墮，其弱者及人頭（鬈）』一句，也說明『鬈』是『自落之髮』的意思。

【原文】

一，以□齿（腦）若豹膏□而炙之[一]，【□□】□休[二]。不痛，婁（屢）複【之】。先歆（飲）美【酒】，令身温熱[三]，【□】□☐ 354

【注釋】

〔一〕以□齿（腦）若豹膏□而炙之：周一謀、蕭佐桃（1988：191）：豹膏，孟詵云：『合生髮膏，朝塗暮生。』魏啓鵬、胡翔驊（1992：133）：豹的脂油。陶弘景曾說『豹至稀有，入藥亦鮮』，孟詵稱豹脂『合生髮膏，朝塗暮生』，不知本方是否為治白禿方。

〔二〕休：裘錫圭（2014：278）：休，馬王堆漢墓帛書整理小組（1985：64）釋文作『而』，此根據反印文釋。

〔三〕熱：裘錫圭（2014：278）：熱，馬王堆漢墓帛書整理小組（1985：64）釋文作『乃』。

【原文】

一，善泅（洗），靡（磨）之血[一]，以水銀[二]傅，【有（又）】以金鐐（鋊）[三]冶末皆等，以麌（彘）膏饍【而】傅【之】355。

【注釋】

〔一〕靡（磨）之血：周一謀、蕭佐桃（1989：191）：磨之血，將痂皮磨破，使之出血。嚴健民（2005：168）：用物磨痂至出血。

〔二〕水銀：馬王堆漢墓帛書整理小組（1985：64）：水銀，見《神農本草經》，云『主疥瘙痂瘍、白禿，殺皮膚中虱』，與本方相符。

〔三〕金鐐（鋊）：馬王堆漢墓帛書整理小組（1985：64）：銅屑。魏啓鵬、胡翔驊（1992：133）：這裏當為銅青，即從舊銅器上刮取的銅綠，淘洗後入藥用。

【原文】

一，夀（搗）慶（蜣）良（螂）〔一〕，饍以醯，封而炙之，蟲環出356。

【注釋】

〔一〕夀（搗）慶（蜣）良（螂）：馬王堆漢墓帛書整理小組（1985：65）：蜣螂，見《神農本草經》，但無治痂的記載。嚴健民（2005：168）：慶良，《馬王堆醫書考注》釋作『蜣螂』。蜣螂，昆蟲，體圓而純黑，荊楚俗稱推屎売郎。搗，將蜣螂搗碎。裘錫圭（2014：278）：夀，馬王堆漢墓帛書整理小組（1985：65）釋文逕釋作『壽』。

【原文】

一，取慶（蜣）良（螂）一斗，去其甲〔一〕足，以烏豙（喙）〔二〕五果（顆），礜〔三〕大如李，並以酨〔四〕□斗煮之，汽（汔）〔五〕，以傅之357。

【注釋】

〔一〕甲：馬繼興（1992：580）：甲蟲類昆蟲身體外部的硬殼。嚴健民（2005：169）：某些動物護身的硬殼。

〔二〕烏豙（喙）：魏啓鵬、胡翔驊（1992：134）：《太平聖惠方》以『川烏頭七枚生用，搗碎，以水三大盞，煎至一大盞，去滓，温温洗之』，治久生疥癬。與本方同意。

〔三〕礜：周一謀、蕭佐桃（1988：192）：《說文》：『毒石也。』《山海經·西山經》：『皐塗之山，有白石，其名曰礜，可以毒鼠。』《神農本草經》：治『寒熱鼠瘺，蝕瘡，死肌風痹。』魏啓鵬、胡翔驊（1992：134）：礜石。

〔四〕截：馬王堆漢墓帛書整理小組（1985：65）：截，音代，醋的古稱。

〔五〕汽（汔）：馬王堆漢墓帛書整理小組（1985：65）：汔，《說文》：『水涸也。』此處指把藥汁煮乾。嚴健民（2005：169）：指水乾了。

【原文】

一，大皮桐以蓋而約之〔一〕，善358。

【注釋】

〔一〕大皮桐以蓋而約之：馬王堆漢墓帛書整理小組（1985：65）：大皮桐，藥名，不詳。或說即桐樹皮。周一謀、蕭佐桃（1988：193）：大皮桐，疑即桐皮。意即用桐皮紮緊。魏啓鵬、胡翔驊（1992：134）：大皮桐，當為海桐皮。一說，即罌子桐，油桐。『約』讀為『灼』。這裏是說將桐皮貼蓋在患處皮膚上，然後灸灼桐皮，使藥性透入肌膚。馬繼興（1992：580）：約，《說文·系部》：『纏束也。』嚴健民（2005：169）：大皮桐，古藥名，桐用木旁，當指樹皮。疑為桐樹樹皮的內層比較柔軟的部分，含少量汁液者。

【原文】

一，燔牡鼠矢，冶，以善截饍而封之〔一〕359。

【注釋】

〔一〕以善截饍而封之：周一謀、蕭佐桃（1988：193）：即將雄鼠屎與好的醋醬相合和封住傷口。嚴健民（2005：169）：善，好；善截，好醋。『截饍』與345行意同，具有加熱與調和的意義。

【原文】

一，燔礜，冶烏家（喙）、黎（藜）盧、蜀叔（菽）、庶、蜀⿰木尗（椒）〔一〕、桂各一，合，並和，以頭脂【□，裹】以布〔二〕，炙以尉（熨），卷（倦）而休360。

【注釋】

〔一〕燔礜，冶烏家（喙）、黎（藜）盧、蜀叔（菽）、庶、蜀⿰木尗（椒）：馬王堆漢墓帛書整理小組（1985：65）：藜盧，見《神農本草經》。蜀菽，藥名，不詳。庶，疑為蔗（甘蔗）。尚志鈞（1985：32）：查《說文》『尗，豆也』。段氏注云：『尗、豆，……今字作菽。菽者，眾豆之總名。』根據這些文獻所述，『菽』即是『豆』。《五十二病方》現存藥名，既把『蜀菽』排在穀類，並列在大菽（大豆）之下，這就意味著『蜀菽』也是穀類，是同大豆一樣，能供食用的。但是筆者懷疑『蜀菽』不是可供食用的，而應是能峻瀉的『巴豆』。因為『菽』作『豆』釋，『蜀菽』當即『巴菽』。嚴健民（2005：170）：礜，藥名，《玉篇》：『礜，弋庶切，石出陰山，殺鼠』。家，《說文》『豕怒毛豎也』，與中藥名不符。疑『家』為『喙』，古『喙』的假借字。《說文》『喙，口也』，指鳥獸的嘴。烏喙，《神農本草經》載『烏頭，味辛溫，主中風，惡風洗洗，……破積聚寒熱……名烏喙』。黎（藜）盧，《神農本草經》：『味辛寒，主蠱毒咳逆，瀉利腸辟，頭瘍疥瘙，惡創，殺諸蟲毒，去死肌。』蜀叔（菽），疑指巴豆。庶，《五十二病方》疑為甘蔗，各家從之。考慮到本方在製作過程中必須『冶』為末，疑指『蟅』或『䗪蟲』。

〔二〕以頭脂【□，裹】以布：魏啓鵬、胡翔驊（1992：135）：殆為梳頭所用發油。馬繼興（1992：582）：頭脂，即頭垢。

嚴健民（2005：171）：頭脂，古藥名。《馬王堆古醫書考釋》釋為『頭垢』。本方用桂等七味藥皆治後，以『頭脂』調和，用布包裹，再『布炙以熨』，可見用量之大，是『頭垢』頭皮之脂所不能滿足的。古時『腦』亦為藥，《痂》第十二治方『以兔産腦塗之』可證。《說文》：『腦，頭髓也。』段氏依《說文》『髓，骨中脂也』，注『頭髓，頭骨中脂也』。故筆者疑『頭脂』為『頭骨中脂』，即腦髓，泛指牛、羊、兔等動物的腦髓。

【原文】

一，以小童弱（溺）漬陵（菱）枝（芰）〔一〕，以瓦器盛，以布蓋，置突上〔二〕五、六日，【□】傅之 361。

【注釋】

〔一〕陵（菱）枝（芰）：馬王堆漢墓帛書整理小組（1985：66）：陵枝，即菱芰。帛書《雜療方》作『陵枝』，《名醫別錄》作『菱』，但無治痂的記載。魏啓鵬、胡翔驊（1992：136）：菱芰，即《名醫別錄》所載『芰實』，一名菱、陸。嚴健民（2005：172）：《名醫別錄》：『芰實，……一名菱。菱一年生草本，其實藏硬殼內，名菱角。』410行用『陵枝』。

〔二〕突上：馬繼興（1992：583）：突，煙囪。嚴健民（2005：172）：灶突之上。

【原文】

一，治茈夷（荑）、苦瓠瓣〔一〕，並，以彘（彘）膏弁，傅之，以布裹【而】約〔二〕之 362。

【注釋】

〔一〕苦瓠瓣：馬繼興（1992：583）：苦瓠，即苦壺盧，系葫盧科植物。按『瓠』即壺盧。『瓣』即瓜類的種子。苦瓠瓣即苦葫盧種子。嚴健民（2005：172）：瓠瓜的瓜子。

〔二〕約：魏啓鵬、胡翔驊（1992：136）：『約』讀為『灼』。這裏是熱熨的意思。

【原文】

一，治烏豙（喙）四果（顆）、陵（菱）枝（芰）一升半，以南（男）潼（童）弱（溺）一斗半并【□】〔一〕，煮熟，【□】米一升入中，撓，以傅之363。

【注釋】

〔一〕并【□】：張雷（2017：430）：『并』後缺字，尚志鈞先生補為『煮』，則補字和後一『煮』字相同，按照帛書的慣例，重文一般用重文符號『=』表示，此處無此號，不能補為『煮』，帛書有諸傷第十七方『凡二物并和』、腸癩第十六方『並以醯二升和』、□爛者第十三方『并和』、痂第十三方『并和』等句，本方『并』後缺字可補為『和』。

【原文】

一，治烏豙（喙），炙羖脂〔一〕弁，熱傅之364。

【注釋】

〔一〕羖脂：馬王堆漢墓帛書整理小組（1985：66）：牡羊脂。魏啓鵬、胡翔驊（1992：136）：公羊脂。馬繼興（1992：584）：公羊的油脂。嚴健民（2005：173）：羖，《說文》：『夏羊牡曰羖』。

【原文】

一，取陳葵莖〔一〕，燔治之，以㬮（堯）職（膱）膏殽（殺）弁〔二〕，以【傅】痏〔三〕365。

【注釋】

〔一〕陳葵莖：魏啓鵬、胡翔驊（1992：137）：這裏當為泛指陳年冬葵的根莖。

〔二〕殽（殺）弁：馬繼興（1992：583）：殺弁，混合攪拌之義。

〔三〕痏：馬繼興（1992：583）：創傷。

【原文】

一，濡加（痂）〔一〕：治巫（莁）夷（荑）半參〔二〕，以肥滿〔三〕剡〔四〕豶〔五〕膏，巫（莁）夷（荑）上膏〔六〕【□□□□】□善以水洒（洗）加（痂），乾而傅之，以366布約之。□□死人胻骨〔七〕，燔而治之，以識（膱）膏□而【□□□】巳（已）367。

【注釋】

〔一〕濡加（痂）：馬王堆漢墓帛書整理小組（1985：66）：濡痂，與下面『產痂』『乾痂』，都是痂的一種。『濡痂』大約是濕痂，『產痂』是生痂。周一謀、蕭佐桃（1988：195）：濡痂，痂上有分泌物。魏啓鵬、胡翔驊（1992：137）：當即《金匱要略》所載浸淫瘡，由心火脾濕，凝滯不散，複感風邪，鬱於肌膚所致。初起形如粟米，瘙癢不止，搔破流黃水，蔓延迅速，浸淫成片，甚者身熱，即急性濕疹或傳染性濕疹樣皮炎。馬繼興（1992：502）：濡，濕潤。嚴健民（2005：173）：濡痂，比較潮濕的痂。

〔二〕半參：馬繼興（1992：586）：半參，參為三分之一。

〔三〕肥滿：張正霞（2010：64）：經過熬制的已凝固的色白而鮮的閹豬油。

〔四〕刌：馬繼興（1992：586）：刌，本義為銳利（見《說文》）。轉注義為切斷，斬，及削、刮。

〔五〕豶：馬繼興（1992：586）：豶，去勢公豬。

〔六〕巫（莁）夷（荑）上膏：馬繼興（1992：586）：莁荑，即鐵莧或人莧。

〔七〕死人胻骨：周一謀、蕭佐桃（1988：195）：《本草拾遺》言其主治『骨病，接骨，臁瘡，並取焚棄者』。馬繼興（1992：586）：死人胻骨，即人脛骨。

【原文】

一，產痂〔一〕：先善以水洶（洗），而炙蛇膏令消〔二〕，傅。三傅而已（已）。【●】令368。

【注釋】

〔一〕產痂：周一謀、蕭佐桃（1988：196）：即生痂，大約指剛結不久的痂。馬繼興（1992：586）：『產』字義為『生』。產痂，即生痂，為痂病的一種。嚴健民（2005：174）：痂屑脫後而又複生。

〔二〕炙蛇膏令消：馬王堆漢墓帛書整理小組（1985：66）：蛇膏，蛇的脂油。馬繼興（1992：587）：消，熔化（油質）。嚴健民（2005：174）：將蛇膏烤炙消融。

【原文】

一，痂方：取三歲織（職）豬膏，傅之。燔胕（腐）荊（荊）箕〔一〕，取其灰〔二〕，以痲（摩）□三【而已（已）。●】令369。

【注釋】

〔一〕附（腐）莿（荊）箕：馬王堆漢墓帛書整理小組（1985：66）：腐荊箕，以陳舊腐朽的荊編畚箕。馬繼興（1992：587）：箕，為簸箕，為揚米去糠用的器物。本條的荊箕即用荊條編成的箕。嚴健民（2005：175）：陳舊腐朽的荊編畚箕。

〔二〕灰：馬繼興（1992：587）：灰，燃燒草木後的餘燼。本條作『炭』字解釋。

【原文】

一，乾加（痂）〔一〕：治蛇床實〔二〕，以牡麇（彘）膏饍〔三〕，先栝（刮）加（痂）潰〔四〕，即傅而炙，□乾，去【□】□傅〼370

【注釋】

〔一〕乾加（痂）：魏啓鵬、胡翔驊（1992：138）：與前方『濡痂』對文見義，當為風濕浸淫脫屑。馬繼興（1992：588）：乾痂即乾燥的痂病，與上面『濡痂』相對應，均為古病名。張雷（2017：435）：或指較久的瘡痂。從『先刮潰痂』來看，痂瘡仍處於化膿時期。

〔二〕蛇床實：馬王堆漢墓帛書整理小組（1985：66）：蛇床實，即蛇床子，見《神農本草經》。馬繼興（1992：588）：蛇床實，即蛇床子。為傘形科植物蛇床的果實。嚴健民（2005：175）：即蛇床子，《神農本草經》：『蛇床子，……主惡瘡』。

〔三〕以牡麇（彘）膏饍：周一謀、蕭佐桃（1988：197）：即用公豬膏脂調和。

〔四〕先栝（刮）加（痂）潰：馬王堆漢墓帛書整理小組（1985：66）：先刮痂潰，先將痂的表面刮破。馬繼興（1992：588）：潰，破壞。本條的『先刮痂潰』，義即先將痂（皮膚病灶）的表面刮淨。裘錫圭（2014：281）：栝，馬王堆漢墓帛書整理小組（1985：66）釋文作『括』，讀為『刮』。

【原文】

一，以水銀、穀汁〔一〕和而傅之。先以潰潃〔二〕□【□】□傅371。

【注釋】

〔一〕穀汁：馬王堆漢墓帛書整理小組（1985：66）：穀汁，應為米湯之類。魏啓鵬、胡翔驊（1992：139）：穀物所煮汁。可能是糯秫汁。馬繼興（1992：589）：『穀』即楮樹的別稱。楮系桑科植物，割斷其莖、葉有白汁溢出，也就本條所說的『穀汁』。嚴健民（2005：175）：楮樹之皮葉白汁。裘錫圭（2014：281）：穀樹又稱楮樹。張雷（2015）：《五十二病方》『穀汁』可釋為『粟汁』。

〔二〕潰潃：馬王堆漢墓帛書整理小組（1985：66）：潰，應讀為『酢』。酢潃，變酸了的米泔。魏啓鵬、胡翔驊（1992：139）：此處亦當為粟米。《本草拾遺》載粟米的『酸泔及澱：洗皮膚瘙疥，殺蟲』。裘錫圭（2014：281）：潃，馬王堆漢墓帛書整理小組（1985：66）釋文作『修』，讀為『潃』。潃，疑是滫滌的意思。

【原文】

一，加（痂）方：財冶犁（藜）盧〔一〕，以蠭（蜂）駘（飴）〔二〕弁和之，即孰（熟）【□□】，以傅之加（痂）而巳（已）。嘗試。毋（無）禁372。

【注釋】

〔一〕犁（藜）盧：馬王堆漢墓帛書整理小組（1985：66）：犁，釋文作『犁』。

〔二〕蠭（蜂）駘（飴）：魏啓鵬、胡翔驊（1992：139）：『蜂駘』讀為『蜂治』，即露蜂房。治，義為居處之所，又特指地方政府所在地。蜂群有蜂王，其間等級分工森嚴，類似府衙，稱為蜂治，甚為貼切，亦見古人觀察之細。嚴健民（2005：176）：《五十二病方》釋『蜂子』，趙有臣《五十二病方幾種藥物的考釋》中另提一解，指出『駘』古通『飴』，『蜂駘』即『蜂飴』。《說文解字》云：『蜜，蜂甘飴也』。故蜂蜜亦可稱蜂飴。考慮本方外用，以釋『蜂子』即蜂的幼蟲最適宜。裘錫圭（2014：281）：𧑗，馬王堆漢墓帛書整理小組（1985：66）釋文作『𧑗』。蜂駘，帛書《養生方》作『黃蜂駘』，疑即蜂子。赤堀、山田（1985：262）：『駘』通『飴』。《政和本草》卷二十石蜜：『一名石飴。』蜂飴即蜂蜜。

四三、【蛇齧】

【原文】

蛇齧〔一〕：以桑汁〔二〕涂（塗）之373。

【注釋】

〔一〕蛇齧：馬王堆漢墓帛書整理小組（1985：67）：蛇齧，蛇咬傷。

〔二〕桑汁：馬王堆漢墓帛書整理小組（1985：67）：桑汁，《嘉佑本草圖經》作桑『皮中白汁』，用治小兒口瘡、金傷等。周一謀、蕭佐桃（1988：198）：桑葉中汁。嚴健民（2005：177）：桑葉中汁，或桑樹皮中的白汁。

四四、【癰】

【原文】

癰〔一〕：取【□□】羽⿰金□二，⿰氵□二，禹步三，【湮】汲一音＝（杯，杯）入□☐ 374

【注釋】

〔一〕癰：魏啓鵬、胡翔驊（1992：140）：從本病所載諸方考析，應為水腫病，而非『癰疽』之『癰』。《諸病源候論·諸腫候》：『腫之生也，皆由風邪寒熱毒氣，容於經絡，使血澀不通，壅結皆成腫也。其風邪所作者，腫無頭無根，浮在皮上，如吹之狀也，不赤不痛，或腫或散不常腫。其寒氣與血相搏作者，有頭有根，色赤腫痛。其熱毒作者，亦無正頭，但急腫，久不消，熱氣結盛，壅則為膿。其候非一，故謂之諸腫。』

【原文】

一，癰自發者，取桐本一莭所〔一〕，以以澤（釋）泔煮【□□】泔☐ 375

【注釋】

〔一〕取桐本一莭所：馬王堆漢墓帛書整理小組（1985：67）：莭，釋文釋作『節』。桐本，桐樹根。按《神農本草經》『桐葉』條，陶弘景注分桐為四種，此處不知何指。一節所，一節左右。魏啓鵬、胡翔驊（1992：140）：這裏當指桐的莖幹。中藥常以其木皮入藥。馬繼興（1992：592）：桐本，桐樹根。所，為約略之義。裘錫圭（2014：281）：『一節所』之釋可疑，待考。

【原文】

一，癰穜（腫）者，取烏豙（喙）〔一〕、黎（藜）盧〔二〕，冶之鈞，以彘膏【□】之，以布裹，【□】□膝之，以尉（熨）穜（腫）所。有（又）可【□□】376手。令癰（癰）穜（腫）者皆巳（已）377。

【注釋】

〔一〕烏豙（喙）：魏啓鵬、胡翔驊（1992：141）：本方用此藥，取其溫脾腎、祛寒濕、益火逐水之功效。

〔二〕黎（藜）盧：魏啓鵬、胡翔驊（1992：141）：《肘後方》《百一方》用藜蘆治黃疸、腫疾，與本方用意相似。本方對症當為水腫病中的『陰水』類型。

【原文】

一，癰首〔一〕，取茈〔二〕半斗，細劕（劑）〔三〕，而以善截六斗【□□□】沐之，如此【□】〔四〕。㾓醫以此教惠〔五〕□☐378

【注釋】

〔一〕癰首：周一謀、蕭佐桃（1988：199）：應為頭部生癰。魏啓鵬、胡翔驊（1992：141）：這裏指頭面浮腫，為『風水』型水腫。由於風邪侵襲，肺氣失於肅降，通調水道的功能出現障礙，水氣不行所致，其浮腫以頭面較甚。馬繼興（1992：593）：癰首，生於頭部的癰。嚴健民（2005：179）：首，初始。癰首，即癰始發，如『癰自發』一樣。

〔二〕茈：馬王堆漢墓帛書整理小組（1985：67）：茈，即柴胡。尙志鈞（1985：57）：《本草綱目》柴胡條下李時珍曰：『茈字，有柴、紫二音：茈薑、茈草之茈音柴，茈胡之茈音柴。茈胡生山中，嫩則可茹，老則采而為柴』。但是，如果單是『茈』，文獻則多釋為『紫草』。根據上述文獻記載，可見《五十二病方》中治癰首所用的『茈』，應是紫草，而不是柴胡。魏啓鵬、胡翔驊（1992：141）：《神農本草經》作茈胡。本方用柴胡，取其解表發汗以祛風邪的功效。

〔三〕細劑（剸）：周一謀、蕭佐桃（1988：199）：剸，切斷。魏啓鵬、胡翔驊（1992：141）：這裏指細細切為小塊。

〔四〕如此【□】：張雷（2017：446）：缺字或可補為『數』字。

〔五〕醫以此教惠：張雷（2017：447）：當指醫生以次方傳授給患者或學徒，並能使之獲益。

【原文】

一，身有癰者，曰：『睪（皋），敢【告】大山陵〔一〕：某【不】幸〔二〕病癰，我直（值）百疾之【□】〔三〕，我以明（明）月炻（炙）若〔四〕，寒且【□】若 379，以柞槍〔五〕柱若〔六〕，以虎蚤（爪）抉取若〔七〕，刀而割若，葦而刖〔八〕若。今〔九〕【□】若不去，苦涶（唾）□若〔一〇〕。』即以 380 朝日未食，東鄉（向）涶（唾）之 381。

【注釋】

〔一〕睪（皋），敢【告】大山陵：馬繼興（1992：594）：『皋』為禁咒語的開頭。大山陵，赤堀昭氏等以為『大山陵』系對癰腫的比喻。嚴健民（2005：179）：『皋』通『嗥』，呼告。《說文》：『皋，告之也』。段玉裁注：『古告、皋、嗥、號四字音義皆同。』陵，大土丘，如丘陵。即自己找一個大一點的土丘或丘陵高聲呼嗥。

〔二〕【不】幸：馬王堆漢墓帛書整理小組（1985：67）：幸字上疑脫一『不』字。

〔三〕我直（值）百疾之【□】：周一謀、蕭佐桃（1988：200）：缺字當為『魔』，意即我遇到了百種疾病的魔鬼。

〔四〕明（明）月炻（炙）若：周一謀、蕭佐桃（1988：200）：『炻』，當作『炤』，即古『照』字。若，代詞，你也。意即我用明月照你，讓你顯現原形。馬繼興（1992：595）：按，『炻』字不見《說文》《玉篇》等字書。應為『炤』字之形訛。

『炤』為『照』字之異寫。裘錫圭（2014：283）：范常喜（2006）：《吳越春秋・夫差內傳》：『日月炙汝肉』。帛書中『炤』當讀作『炙』，而這樣破讀也正可與《吳越春秋》『日月炙汝肉』中的『炙』字相對參。

〔五〕柞槍：魏啓鵬、胡翔驊（1992：142）：砍傷、斫毀。『槍』讀為『蝕』。

〔六〕柱若：魏啓鵬、胡翔驊（1992：142）：釋文作『桯若』。桯，碓的木杆。裘錫圭（2014：283）：柱，馬王堆漢墓帛書整理小組（1985：67）釋文作『桯』。

〔七〕以虎蚤（爪）抉取若：陶惠寧（1991：51）：抉，挑剔。魏啓鵬、胡翔驊（1992：142）：這句是說用虎掌揍你。馬繼興（1992：595）：全句即用老虎的爪來打你。抉，挑出，挖出，找出。

〔八〕刖：陶惠寧（1991：51）：鋸足。馬繼興（1992：595）：刖，古代砍斷雙足的刑罰。『刖』字又有斷、絕之義。

〔九〕今：裘錫圭（2014：283）：今，馬王堆漢墓帛書整理小組（1985：67）釋文作『肉』。

〔一〇〕苦涶（唾）□若：裘錫圭（2014：283）：『苦』『涶』間不能斷開，苦唾就是苦的唾沫，與下『東向唾之』相對應。

【原文】

一，白茝、白衡、菌○桂、枯畺（薑）、薪（新）雉〔一〕，●凡五物等。巳（已）冶五物【□□】□取牛脂□一升〔二〕，細刌〔三〕藥【□□】382，並以金銚煏桑炭〔四〕，毚（纔）苐（沸），發䈞（歊）〔五〕，有（又）複煏苐（沸），如此【□】〔六〕，即【以】布【□】〔七〕，取汁，即取水383銀磨（磨）掌中，以和藥，傅。旦以濡漿（漿）細（洗），複傅之，如此【□□□】傅藥，毋食【□】384彘（彘）肉、魚，及女子〔八〕。巳（已），面類瘳狀者〔九〕385。

【注釋】

〔一〕白茝、白衡、菌○桂、枯畺（薑）、薪（新）雉：馬王堆漢墓帛書整理小組（1985：68）：白茝，係白芷別名，見《名醫別録》。白衡，疑即杜衡。枯薑，即乾薑。新雉，《文選·揚雄賦》注：「花名，辛夷也。」按新雉、辛夷古音相通。本方五藥都見於《神農本草經》，有散寒、止痛、通血脈、堅筋骨的作用。魏啓鵬、胡翔驊（1992：143）：菌桂，即肉桂。本方取其除風邪、暖脾胃、通血脈的功效。枯薑，即乾薑，本方用其温中逐寒、破血去風。新雉，即辛夷。裘錫圭（2014：284）：「菌○桂」之「○」，似是「桂」的錯寫。

〔二〕牛脂□一升：馬繼興（1992：597）：牛脂，牛油。張雷（2017：454）：今所釋「一」字，從圖版看，亦可能是「二」或「三」字之殘。

〔三〕扐：裘錫圭（2014：264）：扐，馬王堆漢墓帛書整理小組（1985：68）釋文作「布」。

〔四〕金銚煏桑炭：馬王堆漢墓帛書整理小組（1985：68）：金銚，一種銅制有柄烹器。魏啓鵬、胡翔驊（1992：143）：金銚，銅制有柄有流的小型燒器。煏桑炭，用桑木碳烘烤。馬繼興（1992：597）：銚，一種燒水、煎藥的器物。本條「桑炭」指用桑木制的炭。

〔五〕發享（歊）：馬繼興（1992：598）：「歊」字義為氣出，熱氣。裘錫圭（2014：284）：歊，熱氣。此句意為剛煮沸時就打開銚蓋，使熱氣發散。

〔六〕如此【□】：裘錫圭（2014：284）：陳劍（2010）：「如此」下缺文應為「再」或「二」「三」一類的詞，最可能就是「三」字。張雷（2017：455）：據辭例，當補為「數」。

〔七〕即【以】布【□】：馬繼興（1992：598）：「抒」，原缺，今補。其義為將液體物質取出。裘錫圭（2014：284）：「即以布□」，馬王堆漢墓帛書整理小組（1985：68）釋文作「□□布抒」。張雷（2017：455）：缺字或可補為「裹」「浚」「湑」等字，用以過濾，或表示過濾意，而「裹」字更常見。

〔八〕及女子：周一謀、蕭佐桃（1988：202）：即近女子。此處是指禁止房事。馬王堆漢墓帛書整理小組（1985：68）：指房事。

〔九〕面類瘳狀者：魏啓鵬、胡翔驊（1992：144）：這句當為記述面癱治癒後的療效。

【原文】

一，身有體癰種（腫）者方：取牡【□】〔一〕一，誇就，皆勿【□□□□□□】炊之，候其洎〔二〕不盡386一斗，抒臧（藏）之，稍取以塗身體（體）種（腫）者而炙之，【□□□□□□】癰種（腫）盡去，巳（已）。嘗試。●令387。

【注釋】

〔一〕牡【□】：魏啓鵬、胡翔驊（1992：144）：疑為『牡蠣』。一說：『牡』為『灶』字之訛，殆為灶心土，《名醫別錄》稱其『塗癰腫毒氣』，《外臺秘要》亦載『伏龍肝以蒜和作泥貼之』，治一切癰腫。

〔二〕洎：馬王堆漢墓帛書整理小組（1985：68）：洎，汁。周一謀、蕭佐桃（1988：203）：洎，肉汁。此處指牡□等藥熬煎後的藥汁。

【原文】

一，頤癰〔一〕者，冶半夏一，牛煎脂二，醯六，並以鼎【□□□】如□粖〔二〕，以傅。勿盡傅，圜一寸〔三〕388，乾，複傅之，而以湯灑去藥，巳（已）矣389。

【注釋】

〔一〕頤癰：周一謀、蕭佐桃（1988：203）：發於頭面部位的癰腫。魏啓鵬、胡翔驊（1992：144）：即後世醫籍所稱『發頤』。馬繼興（1992：599）：頤，下頜腮部，俗稱下巴。本條的『癰』即生於下頜部的癰。

〔二〕並以鼎【□□□】如□粖：馬王堆漢墓帛書整理小組（1985：68）：粖，釋文作『粁』。粁，疑讀為『糜』。此句大意是用鼎將藥物煮成粥糜狀。馬繼興（1992：600）：鼎，古代金屬器物，或方或圓形，除用於祭祀、宴會時放置肉食外，亦用作烹飪器。

〔三〕圜一寸：魏啓鵬、胡翔驊（1992：144）：圍繞結腫部環塗一寸。

四五、【䰍】

【原文】

䰍〔一〕：唾曰：『歕（噴）〔二〕，桼（漆）〔三〕。』三，即曰：『天啻（帝）下若〔四〕，以桼（漆）弓矢。今若為下民〔五〕疕〔六〕，塗若以豕矢。』以履下靡（磨）抵之〔七〕。390

【注釋】

〔一〕䰍：馬王堆漢墓帛書整理小組（1985：68）：䰍，《說文》：『桼（漆）也。』今寫作『髤』『髹』，但古書常以之與『漆』字混用。䰍病即漆瘡。系一種過敏性皮膚病。

〔二〕歕（噴）：馬繼興（1992：601）：自口中噴吐。張雷（2017：461）：李零先生指出『歕』應是呼叫聲，所詛者為『漆王』。

〔三〕桼（漆）：馬繼興（1992：601）：漆即自漆樹汁液製成的生漆。

〔四〕天啻（帝）下若：周一謀、蕭佐桃（1988：204）：天帝派你下來。若，你。馬繼興（1992：601）：若，你。

〔五〕下民：馬繼興（1992：601）：泛指人民，老百姓。

〔六〕疕：馬王堆漢墓帛書整理小組（1985：68）：疕，《說文》：『頭瘍也。』帛書中泛指瘡瘍。馬繼興（1992：601）：疕，泛指瘡瘍，或指頭瘍。

〔七〕以履下靡（磨）抵之：馬王堆漢墓帛書整理小組（1985：68）：履下，鞋底。抵，疑為『扺』字之誤。扺，《說文》：『側擊也。』魏啓鵬、胡翔驊（1992：144）：用鞋底磨患部。『抵』讀為『砥』，磨砥為同義複詞。嚴健民（2005：182）：履，古指鞋，履下即鞋底。抵，抵當，轉釋為按摩、摩擦。今譯：患了漆瘡，在念完祝由詞後，用鞋底慢慢摩擦。

【原文】

一，祝曰：『啻（帝）右（有）五兵〔一〕，壐（爾）亡。不亡，深（探）刀為爽（創）〔二〕。』即唾之，男子七，女子二七 391。

【注釋】

〔一〕五兵：馬繼興（1992：602）：五兵，原義系指五大類兵器。此處借用泛指各種兵器。

〔二〕深（探）刀為爽（創）：魏啓鵬、胡翔驊（1992：145）：釋文作『瀉刀為裝』，這句意為傾注刀劍給你當服裝。馬繼興（1992：603）：釋文作『卸刀為戕』。『卸』原作『瀉』。『卸』字義為解除。『戕』字義為殺死，傷殘。『卸刀為戕』即解除你的刀（兵器），把你殺死（或傷殘）。裘錫圭（2014：286）：深，馬王堆漢墓帛書整理小組（1985：68）釋文作『瀉』。爽，馬王堆漢墓帛書整理小組（1985：68）釋文作『裝』。兵、亡、亡、裝，古陽部韻。

【原文】

一，『歕（噴），桼（漆）王，若不能桼（漆）甲兵〔一〕，令某〔二〕傷，奚（雞）矢鼠襄（壤）〔三〕塗桼（漆）王 392。』

【注釋】

〔一〕甲兵：馬繼興（1992：603）：分指鎧甲和兵器，泛指武器。

〔二〕某：馬繼興（1992：603）：某，對人不直呼其姓名的稱謂。

〔三〕鼠襄（壤）：魏啓鵬、胡翔驊（1992：145）：老鼠打洞時向外刨出的土。

【原文】

一，□□⿱次圭（窐）鼠□掔（腕），歙（飲）其【□】一音（杯），令人終身不⿰镸桼（髤）393。

【原文】

【一，□□□□□□□□□□□□】傅之394。

【原文】

一，□□□□□□□□□□□□□□□□□□□□□□□□□□□□□】395【□□】□以朝未食時傅【□□□□□□□□□□□□□□□□□□□□□】396【病】巳（已）如故。治病毋（無）時。治病，禁勿⧄397

【原文】

【一，□】□以木薪〔一〕炊五斗米，孰（熟），□之，即【□□□□□□□□□□□□□□】398【□】

□時取狼牙根〔二〕399。

【注釋】

〔一〕木薪：馬繼興（1992：605）：作為燃料的木柴。《説文·艸部》：『薪，柴也。』

〔二〕狼牙根：馬王堆漢墓帛書整理小組（1985：69）：狼牙根，狼牙見《神農本草經》，系牙子的別名。馬繼興（1992：605）：牙根，『狼牙』為牙子別名。《本經》：『牙子，味苦，寒。主邪氣，熱氣，疥瘙，惡瘍，瘡痔，去白蟲，一名狼牙。』按，『狼牙』及『牙子』均取其『根黑若獸之牙齒，故以名之』。但狼牙草之名現代方藥中少用。

四六、【蟲蝕】

【原文】

【蟲蝕〔一〕：□】□在於睺（喉）〔二〕，若在它所〔三〕，其病所在曰【□□□□□□□□□】覈（核），毀而取【□□】400而【□】之，以唾溲之〔四〕，令僕=（僕僕）然〔五〕，即以傅=（傅。傅）以【□□□□□□□□□】湯，以羽靡（磨）□【□】401，垢【□】盡，即傅=藥=（傅藥。傅藥）薄厚盈〔六〕空（孔）而止。【□□□□□□□□□】明（明）日有（又）洶（洗）以湯402，傅【藥】如前。日壹洶（洗）傷，壹傅藥，三【□□□□□□□□】數，肉產，傷【□□】403肉而止=（止。止）洶即（洗）去藥。巳（已）去藥，即以彘【□□□□□□□□】□【□】疕瘳而止。【□】404三日而肉產〔七〕，可八九日而傷=平=（傷平，傷平）【□□□□□□□，可】十餘日而瘳如故。傷【□】405欲裹之則裹之，□欲【則】勿【裹】，【□□□□□□】布矣。傅藥先旦，未傅【□】406傅藥，欲食即食。服藥時□【□□□□□□】□。407

【注釋】

〔一〕【蟲蝕】：馬王堆漢墓帛書整理小組（1985：68）：蟲蝕，應即後世醫書中的䘌（匿）病。《廣韻》釋『匿』為『蟲食病也』。魏啓鵬、胡翔驊（1992：146）：帛書所記述本病應即後世所說的疳䘌症，以患處在咽喉為重者，也發作於其他部位。

〔二〕在於脥（喉）：周一謀、蕭佐桃（1988：207）：《諸病源候論》：『屍咽者，謂腹內屍蟲，上食人喉，咽生瘡，其狀或癢或痛，如甘匿之候。』魏啓鵬、胡翔驊（1992：147）：在於喉，發作於咽喉，即屍咽。即現代醫學所稱白塞綜合征，亦名口－眼－生殖器綜合征，主要臨床表現有口腔黏膜潰瘍、皮膚損害、生殖器與肛門潰瘍和眼病。

〔三〕若在它所：馬王堆漢墓帛書整理小組（1985：69）：若在它所，或在其它部位。馬繼興（1992：607）：所，部位，處所。

〔四〕以唾溲之：裘錫圭（2014：287）：溲，馬王堆漢墓帛書整理小組（1985：69）釋文作『灑』。溲，《說文・水部》：『浸沃也。』此處當是加水調和的意思。

〔五〕僕＝（僕僕）然：馬繼興（1992：607）：《孟子・萬章下》：『子思以為鼎肉使已僕僕爾亟拜也。』趙注：『僕僕，煩猥貌。』引申為疲乏勞頓，如『風塵僕僕』。嚴健民（2005：186）：僕，附著。僕僕然，將藥汁貼敷於蟲蝕處。

〔六〕盈：馬繼興（1992：608）：充盈，充滿。

〔七〕【□】三日而肉產：張雷（2017：473）：據文義，缺字可補為『二』。

【原文】

一，燔扁（漏）簏（蘆）〔一〕，治之，以杜（牡）豬膏和▨408

【注釋】

〔一〕屚（漏）籚（蘆）：馬王堆漢墓帛書整理小組（1985：69）：漏蘆，見《神農本草經》，云『主皮膚熱、惡瘡疽』等病。魏啓鵬、胡翔驊（1992：147）：《本草拾遺》稱其『殺蟲，洗瘡疥用之』，與本方用意合。

【原文】

一，取雄雞矢〔一〕，燔，以熏其痔。□【□□□□】置□【□□】鼠〔二〕，令自死，煮以水，【□】409布其汁中，傅之。毋【以】手操痔〔三〕【□□】□。【●】令410。

【注釋】

〔一〕雄雞矢：周一謀、蕭佐桃（1988：208）：《備急千金要方》卷二十三治瘰癧瘻橫闊作頭狀若杏人形，亦作瘰癧方：『用雄雞屎灰，臘月豬脂，和封之。』馬繼興（1992：609）：《本經》有雞矢白。《名醫別錄》謂其：『微寒，破石淋，及轉筋，利小便，止遺溺，滅瘢痕。』嚴健民（2005：188）：矢，同屎。

〔二〕鼠：周一謀、蕭佐桃（1988：208）：《備急千金要方》卷二十二治膿潰後久不合方：『燒鼠皮一枚作末，傅瘡孔中。』馬繼興（1992：609）：鼠，《名醫別錄》名牡鼠。云：『微溫，無毒。療踒折，續筋骨。』

〔三〕毋【以】手操痔：馬王堆漢墓帛書整理小組（1985：70）：操，假為『搔』。魏啓鵬、胡翔驊（1992：147）：這句是說瘡口發癢時，不能用手去搔。操，讀為『搔』。

【原文】

一，蟲蝕（蚀）：取禹竈（灶）【□□】寒傷痔〔一〕，【□】兔皮裹其【□】〔二〕【□□】。●令411。

【注釋】

〔一〕取禹竈（灶）【□□】寒傷痏：馬繼興（1992：610）：禹灶，疑即伏龍肝別名。嚴健民（2005：187）：『灶』後缺二字，參57行『灶末灰』補之。灶末灰即灶突墨，即8行之百草末八灰。《本草綱目》正名『百草霜』，參8、57行注。裘錫圭（2014：288）：寒，馬王堆漢墓帛書整理小組（1985：70）釋文作『塞』。寒，疑是『塞』的訛字。

〔二〕【□】兔皮裹其【□】：張雷（2017：476）：『兔』前可補『以』字。『其』字後面缺字可補為『痏』字。

【原文】

一，貣（蟘）〔一〕食（蝕）口鼻〔二〕，冶䓞（堇）葵〔三〕【□□】朐□者【□□】〔四〕，以桑薪燔其端，令汁出，以羽取其【□】412。

【注釋】

〔一〕貣（蟘）：馬王堆漢墓帛書整理小組（1985：70）：蟘，《說文》：『蟲食苗葉者。』古書或寫作蛍、蟘、螣、蟦等。古人認為一些疾病是被蟲齧蝕所致，也稱為『蟘』，與本書上面『螟病』取義相同。魏啓鵬、胡翔驊（1992：148）：貣，同『蟘』。嚴健民（2005：188）：貣，本作向人求物，後作『貸』。本方『貣』疑為『蟘』，即螟類，古有『食心曰螟，食葉曰蟘』之說，參題解。

〔二〕口鼻：魏啓鵬、胡翔驊（1992：148）：這裏當為偏義複詞，指口腔被蟲蝕，即口腔潰瘍。

〔三〕䓞（堇）葵：魏啓鵬、胡翔驊（1992：148）：堇葵，即水堇。

〔四〕者【□□】：張雷（2017：477）：該字下二字似是『取汁』字。

【原文】

【一】，豕斬乘車䟹（髼）杒[一]【□□】尉（熨）之，即取柏橐（蠹）矢出〼 413

【注釋】

〔一〕豕斬乘車䟹（髼）杒：馬繼興（1992：611）：釋文為『㢣（㢣）』。『遽』字義為急速。裘錫圭（2014：288）：豕，馬王堆漢墓帛書整理小組（1985：70）釋文作『㢣（遽）』。杒，馬王堆漢墓帛書整理小組（1985：70）釋文作『桲』。

【原文】

【一】，□□□[一]豬肉肥者【□□】傅之[二] 414。

【注釋】

〔一〕□□□：裘錫圭（2014：288）：『□□□』，馬王堆漢墓帛書整理小組（1985：70）釋文作『□食（蝕），【以】』。

〔二〕傅之：裘錫圭（2014：288）：『傅之』，根據新拼合的殘片釋。

【原文】

【一，□□□□】以□□〼 415

【原文】

一，治陳葵〔一〕，以□□☒416

【注釋】

〔一〕陳葵：馬繼興（1992：612）：陳久的冬葵子。

【原文】

一，戜（蟘）食（蝕）齿〔一〕，以榆皮〔二〕、白□、美桂〔三〕，而并【□□□】□傅空（孔），薄☒417

【注釋】

〔一〕戜（蟘）食（蝕）齿：馬王堆漢墓帛書整理小組（1985：70）：《字彙補》釋『臿』為『齿病』。從本方用藥『敷孔』看，『蟘蚀齿』應即齲齿。魏啓鵬、胡翔驊（1992：148）：一說，齒齲是因風挾熱而成，這裏應為《諸病源候論》所說的𧐢齒，𧐢蟲上蝕，蔓延至牙齦，其症包括後世所稱『走馬牙疳』。嚴健民（2005：190）：蟘蝕齒，即患齲齒。

〔二〕榆皮：周一謀、蕭佐桃（1988：209）：榆皮，《名醫別錄》：『治小兒頭瘡痂疕。』《日華子本草》：『搗涎，傅癬瘡。』魏啓鵬、胡翔驊（1992：148）：即榆白皮。馬繼興（1992：613）：為榆科植物榆樹樹皮，或根皮的韌皮部。

〔三〕美桂：魏啓鵬、胡翔驊（1992：148）：即肉桂。張顯成（1996：61）：本方的『美桂』即『牡桂』。

四七、【乾瘙】

【原文】

乾騷（瘙）〔一〕方：以雄黃二兩，水銀兩少半〔二〕，頭脂〔三〕一升，治【雄】黃，靡（磨）水銀手【□□□□□□】雄黃418，孰（熟）撓之。先孰（熟）洒（洗）騷（瘙）以湯，潰其灌〔四〕，撫〔五〕以布，令毋（無）汁〔六〕而傅之。一夜一☒419

【注釋】

〔一〕乾騷（瘙）：馬王堆漢墓帛書整理小組（1985：70）：瘙，疥。周一謀、蕭佐桃（1988：210）：瘙，《說文》：『疥，搔也。』乾瘙，即疥癬類疾病，皮上無滲出物。魏啓鵬、胡翔驊（1992：149）：古籍中常以『疥』『瘙』並言。但從辨症而言，兩者應有所區別。疥，本書作『痂』，兩字為一聲之轉。瘙，當即為『癬』，兩字亦為一聲之轉。按乾瘙即《諸病源候論》所載乾癬：『乾癬但有匡郭，皮枯索癢，搔之白屑出是也。皆是風濕邪氣，容於腠理，複值寒濕，與血氣相搏所生。若其風毒氣多，濕氣少，則風沈入深，故無汁，為乾癬也。其中亦生蟲。』相當於現代醫學的濕性病疹、神經性皮炎、銀屑病、體癬等。馬繼興（1992：614）：『瘙』字古義與『疥』通。瘙病即是『疥』的異稱。乾瘙，即乾疥，是不伴有滲出液的瘙癢性皮膚病。龐境怡（2015：59）：『疥』之為言『介』也，因癢而搔之膚起屑，如甲如鱗者。『瘙』之為言『搔』也，身之極癢而必以搔。故瘙之名義廣，疥之名義狹。以瘙之名，身之極癢、搔無閒暇者即可；然以疥之名，必搔之膚起屑，如鱗者。若僅僅將此『乾騷（瘙）』定義為『乾疥』類疾病，失之偏頗矣。

〔二〕以雄黃二兩，水銀兩少半：馬王堆漢墓帛書整理小組（1985：70）：我國古代醫書治疥方中常用雄黃、水銀二藥，如《備急千金要方》卷二十三所載的蔄茹膏等。馬繼興（1992：614）：兩少半，三分之一為少半。嚴健民（2005：190）：水銀一兩的少半約1/3兩。

〔三〕頭脂：馬繼興（1992：614）：頭脂，即頭垢。嚴健民（2005：191）：頭骨中脂，即某動物的腦髓。

〔四〕潰其灌：馬繼興（1992：614）：潰，潰瘍，潰爛。灌，洗，沖洗，洗滌。本句『潰其灌』的意義即沖洗其糜爛面。嚴健民（2005：191）：潰，即漏，《說文》：『潰，漏也』。『潰其灌』，用熱湯澆著洗。

〔五〕撫：馬繼興（1992：615）：按撫，按著。

〔六〕汁：裘錫圭（2014：290）：汁，從傷口流出來的體液。

【原文】

一，敖陵（菱）枝（芰）〔一〕一參，令黄，以淳酒半斗煮之，三沸，止，𧌒其汁〔二〕，夕毋食，歙（飲）420。

【注釋】

〔一〕敖陵（菱）枝（芰）：馬繼興（1992：615）：敖，用火乾燥五穀之類。菱芰，即芰實，菱角。

〔二〕𧌒其汁：馬王堆漢墓帛書整理小組（1985：70）：𧌒，讀為『撤』，除去。魏啓鵬、胡翔驊（1992：149）：𧌒：帛書整理小組『疑讀為淨或清』。一說：《說文》載『𧌒，讀若騁』，故『𧌒』亦可借為『澄』。『騁』古通『稱』，此耕蒸旁轉之證。嚴健民（2005：191）：《考注》《考釋》均解為將煮後的藥汁澄清。但解說各不相同，可參。

【原文】

一，以般服（茯）零（苓）〔一〕，冣取〈取冣（最）〉大者一枚，㝵=（擣。擣）之以𥂕（舂），脂弁之，以為大丸，操421。

【注釋】

〔一〕服（茯）零（苓）：馬王堆漢墓帛書整理小組（1985：71）：服零，即茯苓，見《神農本草經》。『服零』前的『般』字系『服』字誤寫，沒有塗去。魏啓鵬、胡翔驊（1992：150）：《補缺肘後方》用白蜜和茯苓塗治酐，與本方用茯苓治乾癬，都是很少見的以茯苓治皮膚病的醫方。

【原文】

一，取茹盧（蘆）本〔一〕，䪥（齏）〔二〕之，以酒漬之，後日一夜〔三〕，而以塗之，已（已）422。

【注釋】

〔一〕茹盧（蘆）本：馬王堆漢墓帛書整理小組（1985：71）：即茹蘆根，據《名醫别録》系『茜根』的别名。茜根見《神農本草經》。魏啓鵬、胡翔驊（1992：150）：即茜草根莖。本方用其行血活血、通經治絡的功效。

〔二〕䪥（齏）：周一謀、蕭佐桃（1988：212）：王念孫曰：齏者，細碎之名。此處指切碎。魏啓鵬、胡翔驊（1992：150）：䪥，細細切碎。

〔三〕後日一夜：馬繼興（1992：617）：即一晝夜時間。嚴健民（2005：192）：指用酒浸漬藥物的時間是一日一夜。

【原文】

一，取𪎊（藜）盧〔一〕二齊〔二〕，烏彖（喙）〔三〕一齊，礜一齊，屈居〔四〕□齊，芫華（花）〔五〕一齊，並和，以車故脂如（挐）之，以【□】423裹。善泅（洗），乾，節（即）炙裹樂（藥），以靡（磨）其騷（瘙）。日以靡（磨），脂盡，益脂，騷（瘙）即已（已）424。

【注釋】

〔一〕彘（藜）盧：魏啓鵬、胡翔驊（1992：150）：即藜蘆，《神農本草經》稱其治『疥瘙惡瘡』，《藥性論》稱其『治惡風瘡、疥癬、頭禿、殺蟲』，與本方用意相合。

〔二〕齊：馬王堆漢墓帛書整理小組（1985：71）：齊，《周礼·亨人》：『多少之量也。』馬繼興（1992：618）：『齊』意思是兩份。嚴健民（2005：192）：齊，劑量。一齊為一份量。

〔三〕烏家（喙）：魏啓鵬、胡翔驊（1992：151）：古方治風癬多用之，取其温經通脈、驅風逐寒之功效。

〔四〕屈居：馬王堆漢墓帛書整理小組（1985：71）：釋文作『屈居（據）』，屈據，據《名醫別錄》系蔄茹別名。蔄茹見《神農本草經》，云『殺疥蟲』，與本方主治相符。周一謀、蕭佐桃（1988：212）：《名醫別錄》云系蔄茹別名。馬繼興（1992：618）：屈據為《本經》下品藥蔄茹的別名。《別錄》：『茼茹，一名屈據。』《廣雅·釋草》：『屈居，盧茹也。』嚴健民（2005：193）：《名醫別錄》：『茼茹味酸，微寒，……破症瘕，除息肉。一名屈據，一名離婁。』裘錫圭（2014：290）：裘錫圭（1987）：此藥名《廣雅·釋草》中正作『屈居』，釋文『居』字後不必加注『據』字。

〔五〕芫華（花）：馬王堆漢墓帛書整理小組（1985：71）：芫花，見《神農本草經》。《名醫別錄》云『療疥瘡』，與本方主治相符。

【原文】

一，取闌（蘭）〔一〕根、白付〔二〕，小刌〔三〕一升，舂〔四〕之，以截、沐〔五〕相半洎之，毚（纔）□□，置温所三日，而入豬膏【□□】425者一合〔六〕其中，因炊【三】沸，以傅疥〔七〕而炙之。乾而复傅者【□】。居二日乃浴，疥巳（已）。●令426。

【注釋】

〔一〕闌（蘭）：魏啓鵬、胡翔驊（1992：151）：當為佩蘭，古人藥浴多用之。《開寶本草》說：『時人皆煮水以浴，療風，故又名香水蘭。陶云煎澤草，《唐》注云蘭澤香，並非也。』嚴健民（2005：193）：白茅根。《神農本草經》：『白茅根亦名蘭根。甘寒，主勞傷……除瘀血、血閉。』

〔二〕白付：魏啓鵬、胡翔驊（1992：151）：白付，即白附子。《名醫別錄》稱其治『血痺，面上百病，行藥勢』，《海藥本草》稱其『主治疥癬風瘡』，與本方意合。

〔三〕小刌：魏啓鵬、胡翔驊（1992：151）：指細細切碎。刌：切、割。嚴健民（2005：194）：《說文》：『刌，切也，從刀，寸聲』。

〔四〕舂：馬繼興（1992：620）：擣碎穀物種子。

〔五〕沐：魏啓鵬、胡翔驊（1992：151）：古人用以洗發的淘米汁，謂加熱後洗發，可以去垢。馬繼興（1992：620）：煮米湯之屬。嚴健民（2005：194）：淘米水。

〔六〕合：馬繼興（1992：621）：合，古代計量的單位。

〔七〕疥：馬繼興（1992：621）：疥，古有二義：其一，與『痎』通，指瘧病。其二，皮膚病，疥病。

【原文】

一，煮桃葉〔一〕，三沥，以為湯。之温內〔二〕，歙（飲）熱酒，巳（已），即入湯中。有（又）歙（飲）熱酒其中，雖久騷（瘙），【已】427。

【注釋】

〔一〕桃葉：周一謀、蕭佐桃（1989：213）：桃葉，《名醫別錄》：『其葉味苦，平，無毒，主除屍蟲，出瘡中蟲』。《備急千金要方》卷二十三治癬方：『日中午搗桃葉汁傅之。』魏啓鵬、胡翔驊（1992：152）：桃葉：《名醫别錄》稱其『出瘡中小蟲』。《千金方》『日午搗桃葉，取汁搽之』，治身面瘡癬，與本方用意同。

〔二〕之溫內：馬王堆漢墓帛書整理小組（1985：71）：之溫內，到溫暖的室中。嚴健民（2005：195）：內，即內室。《靈樞·壽夭剛柔》：『起步內中，無見風。』指經熨療以後，起來在內室活動。本文『以溫內』即將煮好的沸水放在內室準備作沐浴之用。

【原文】

一，乾騒（瘙）：煮弱（溺）二斗，令〔一〕二升，豕膏一升，冶黎（藜）盧二升，同傅之428。

【注釋】

〔一〕令：馬繼興（1992：622）：令，命令，使之。

四八、久疕

【原文】

身疕＝〔一〕（疕：疕）毋（無）名〔二〕而養（癢），用陵（菱）叔〈枝（芰）〉熬，治之，以犬膽〔三〕和，以傅＝之＝（傅之。傅之）久者，輒復【之，□】疕巳（已）〔四〕。●嘗試。●【令】429。

【注釋】

〔一〕身疕：魏啓鵬、胡翔驊（1992：152）：帛書中『痂病』為疥瘡，『疕』當為疥之薄者，『身疕』當指分佈於體表的疥癬類皮膚病，相當於後世所稱『白疕』。多發於四肢伸側，次為頭皮及軀幹，常呈對稱發病，形如疹疥，上覆銀白色鱗屑斑片，剝脱後可露出潮紅濕潤面及點狀出血，癢或不癢，病程緩慢，常反復發作。即現代醫學所稱銀屑病。

〔二〕名：周一謀、蕭佐桃（1988：213）：大也，著也。

〔三〕犬膽：魏啓鵬、胡翔驊（1992：153）：即狗膽。

〔四〕輒復【之，□】疕已（已）：馬王堆漢墓帛書整理小組（1985：72）：釋文作『輒停三日。三，疕已』。嚴健民（2005：196）：釋文作『輒停三日。三，疕已』。輒，副詞，即『就』，輒停三日，就停三日。以下之『三』指用藥次數。裘錫圭（2014：293）：『復【之】』二字，原來的帛片上就有，被原整理者誤剪掉，變成殘片，被放在原圖版40頁第二列第七行。

【原文】

一，疕：鳖（鼈）〔一〕葵〔二〕，漬以水，夏日勿漬，以傅之，百疕〔三〕尽已（已）430。

【注釋】

〔一〕鳖（鼈）：馬繼興（1992：623）：其字義為粉碎。

〔二〕葵：周一謀、蕭佐桃（1988：215）：見載於《神農本草經》。《名醫別錄》：葵根，主治『惡瘡』。

〔三〕百疕：馬繼興（1992：624）：泛指各種外科瘡瘍。

【原文】

一，以黎（藜）盧二、礜一、豕膏和，而膝〔一〕以尉（熨）〔二〕疕431。

【注釋】

〔一〕膆：馬王堆漢墓帛書整理小組（1985：72）：膆，疑讀為「索」，《方言》「取也」。索以熨疕，取來熨治疕瘍。魏啓鵬、胡翔驊（1992：153）：「膆」讀為「膆」，「索」「素」古多通借，即鳥類食管末端盛食物的囊。嚴健民（2005：197）：古字詞書均不載，疑為「索」之抄誤。《小爾雅·廣詁一》：「索，取也。」

〔二〕尉（熨）：馬繼興（1992：625）：熨，用加温的藥物在患處外敷，又稱毒熨。

【原文】

一，久疕〔一〕不巳（已），乾誇竈（灶）〔二〕，洶（潤）〔三〕以傅之，巳（已）432。

【注釋】

〔一〕久疕：馬繼興（1992：625）：久疕有二義：①指慢性瘡瘍。②「久」字釋為「灸」。「久疕」指因灸療而致之灼傷，即「灸疕」或「灸瘡」。張雷（2017：498）：靳士英認為此處「疕」似是慢性蕁麻疹。

〔二〕乾誇竈（灶）：魏啓鵬、胡翔驊（1992：154）：即指灶心土、伏龍肝。馬繼興（1992：625）：陶弘景注：「此灶中對釜月下黃土也。」惟「誇」字在此處可以有以下幾種不同的理解。其一，仍作「乾誇灶」。誇字義為大。故「乾誇灶」即指乾燥而大的灶心土。其二，是以「誇」字假為「枯」，「枯」與「誇」同義。其三，是以「誇」字假為「刳」。「刳」字義為剖割。「乾刳灶」即指切開的乾燥灶心土。其四，是以「誇」字假為「爐」，即指乾爐灶。今暫從第三說作釋。嚴健民（2005：197）：乾，形容；刳，意為剖割，動詞；灶，當為名詞。依「漬以敷之」，疑指灶末灰。張雷（2017：498）：當指灶心土、伏龍肝。

〔三〕洶（潤）：裘錫圭（2014：292）：「洶（潤）」，馬王堆漢墓帛書整理小組（1985：72）釋文作「漬」。

【原文】

一，行山中而疕出其身，如牛目〔一〕，是胃（謂）日【□□□□】掌中三日三433。

【注釋】

〔一〕如牛目：魏啓鵬、胡翔驊（1992：154）：形容濕熱蘊積型銀屑病患者，在山中陰濕環境中病情加重，生出膿瘡，大如牛目。馬繼興（1992：626）：牛目，牛眼珠。嚴健民（2005：198）：正常人到山中做事時，可導致身上癢，起水泡，大如牛眼發亮。實為漆樹過敏。

【原文】

一，露疕〔一〕：燔饭焦〔二〕，冶，以久膏和，傅434。

【注釋】

〔一〕露疕：周一謀、蕭佐桃（1988：216）：即露在外之疕瘍，當是指生長在頭面及四肢之疕瘍。魏啓鵬、胡翔驊（1992：154）：當指銀屑病患處，刮去表面皮屑，則露出光紅皮面。嚴健民（2005：198）：可兩解：其一，指傷部分泌物較多，相當於濕疹之類。其二，顯露部位之瘡，如面部、手部漆瘡。本人傾向於濕疹之類。張雷（2010）：靳士英認為此處『疕』可能指蕁麻疹的一種特殊類型，即日光型蕁麻疹，只發生於暴露於日光下的皮膚。

〔二〕饭焦：馬繼興（1992：626）：飯焦，即被燒糊黑的鍋巴。其主要功效為治療傷食、久瀉等病。與此方用其外治瘡疕有異。嚴健民（2005：198）：《馬王堆醫書考注》釋為鍋巴。《馬王堆古醫書考釋》鍋焦。《本草綱目拾遺》卷八：『鍋焦，亦名黃金粉，乃人家煮飯鍋底焦也』。

【原文】

一，□□□□□□□□□□□□□⊠ 435

【原文】

一，以槐東鄉（嚮）本、枝、葉〔一〕，三沥煮，以汁⊠ 436

【注釋】

〔一〕槐東鄉（嚮）本、枝、葉：周一謀、蕭佐桃（1988：216）《名醫別錄》：槐『枝，主洗瘡及陰囊下濕癢。皮，主爛瘡。根，主喉痺寒熱。』《日華子本草》：槐葉『煎湯，治小兒驚癇壯熱，疥癬及療腫。』魏啓鵬、胡翔驊（1992：154）：槐本，《名醫別錄》載槐皮『主爛瘡』，槐枝『主洗瘡』。《日華子本草》亦稱槐葉治『疥癬及丁腫，皮、莖同用』，與本方主治相合。馬繼興（1992：627）：槐東嚮本，槐樹向東方生的根。嚴健民（2005：199）：槐，即槐樹，取槐樹東方方嚮的根、枝和葉各若干，洗淨後備用。

【原文】

一，其〔一〕祝曰：『浸＝（浸浸）煏＝（煏煏）虫〔二〕，黄神〔三〕在竈（竈）中，【□□】遠，黄神興⊠ 437

【注釋】

〔一〕其：馬繼興（1992：627）：其，發聲。

〔二〕浸＝（浸浸）煏＝（煏煏）虫：魏啓鵬、胡翔驊（1992：154）：意為將蟲浸泡又烘烤。煏，現存歷代字書未見此字，其音義殆與『焅』字相近。

〔三〕黃神：裘錫圭（2014：294）：黃神，古代迷信中的神名，被認為能辟除虎狼、惡神、鬼魅。

【原文】

一，涿（瘃）〔一〕，先以黍潘〔二〕孰（熟）洒（洗）涿（瘃），即燔数年【陳】藁〔三〕，【□】其灰〔四〕，冶，輒【□□】傅涿（瘃）。巳（已）傅灰＝（灰，灰）盡漬【□□□】438 蕇（彈）以捏（理）去之〔五〕。巳（已）捏（理），輒複傅灰、捏（理）如前。【雖】久涿（瘃），汁盡，即可瘳矣。傅藥時禁□【□□□】439。嘗試。●令440。

【注釋】

〔一〕涿（瘃）：馬王堆漢墓帛書整理小組（1985：72）：瘃，凍瘡。嚴健民（2005：199）：凍傷。

〔二〕黍潘：馬王堆漢墓帛書整理小組（1985：72）：黍潘，黍米汁。周一謀、蕭佐桃（1988：218）：黍潘，煮黍濾出的米湯。嚴健民（2005：200）：黍潘：《說文》：『潘，漸米汁也』。黍潘，粟的淘米水。或粟米湯。

〔三〕【陳】藁：馬繼興（1992：628）：『陳』字原殘，今補。『藁』字古又作『槀』。『陳藁』即多年陳舊的藁草（稻草之屬）。又，有人以為『藁』指『藁本』一藥，但本條原文並無此義。

〔四〕灰：魏啓鵬、胡翔驊（1992：155）：此即冬灰，見《神農本草經》。嚴健民（2005：200）：乾灰撒在凍傷上，灰被濕透。

〔五〕蕇（彈）以捏（理）去之：馬王堆漢墓帛書整理小組（1985：72）：蕇，釋文作『摹』。摹，撫。捏，假為『理』，整治。周一謀、蕭佐桃（1988：218）：意即在患處按摩後將藥揩去。嚴健民（2005：200）：蕇，即摹，撫摸。捏，用手掌托起。此句即用手掌將濕灰揩去。裘錫圭（2014：294）：蕇，似可讀為『彈』，意為叩打。此句的大意是（等敷上的灰吸取患部的液汁）輕輕叩打患部，去掉其灰。

【原文】

一，烝（蒸）凍土[一]，以尉（熨）之441。

【注釋】

〔一〕凍土：馬繼興（1992：629）：凍土，指冬天凍僵的土壤。嚴健民（2005：200）：空氣溫度降至零度，使泥土中的水分凍結，所結成的土稱凍土。現代將凍土分為暫時性凍土、季節性凍土和永久性凍土。凍土土質疏鬆，吸水與貯熱性能較好。

【原文】

一，以兔產𡰪（腦）[一]塗之442。

【注釋】

〔一〕兔產𡰪（腦）：馬王堆漢墓帛書整理小組（1985：73）：兔產腦，新鮮的兔腦。周一謀、蕭佐桃（1989：218）：《名醫別錄》：兔『腦治凍瘡』。魏啓鵬、胡翔驊（1992：155）：《太平聖惠方》『用兔腦髓生塗之』治腳上凍瘡，皆與本方同。馬繼興（1992：629）：產，假為『生』字。

【原文】

一，咀𦤪（薤），以封之443。

【原文】

一，踐而涿（瘃）〔一〕者，燔地穿〔二〕而入足，如食頃〔三〕而已（已），即【□】葱封之〔四〕，若烝（蒸）葱尉（熨）之444。

【注釋】

〔一〕踐而涿（瘃）：馬王堆漢墓帛書整理小組（1985：73）：踐，赤足。踐而瘃，指足部凍瘡。周一謀、蕭佐桃（1988：219）：踐而瘃，因赤足而生凍瘡。

〔二〕地穿：馬王堆漢墓帛書整理小組（1985：73）：地穴。嚴健民（2005：201）：『地穿』即挖好了的地穴。

〔三〕食頃：馬繼興（1992：630）：吃一頓飯的時間。

〔四〕【□】葱封之：周一謀、蕭佐桃（1988：219）：『葱』字上擬補『以』字。魏啓鵬、胡翔驊（1992：156）：葱有通上下陽氣、理血之功效。嚴健民（2005：201）：釋文作『咀葱封之』。即將葱咀爛，敷在傷口上。

四九、蠱

【原文】

□蠱者〔一〕：燔扁（蝙）辐（蝠）〔二〕以荊（荆）薪，即以食邪者〔三〕445。

【注釋】

〔一〕□蠱者：馬王堆漢墓帛書整理小組（1985：73）：《素問·玉機真藏論》：『病名曰疝瘕，少腹冤熱而痛，出白，一名曰蠱。』古人以為中蠱毒所致，參看《諸病源候論》卷二十五《蠱吐血候》。魏啓鵬、胡翔驊（1992：156）：蠱，古病名。這裏指男子少腹熱痛，小便白濁。後世又泛指由蟲毒結聚，肝脾受傷，絡脈瘀塞所致的臌脹等病症，如蟲臌、蠱脹、蠱毒等，症狀複雜，變化不一，所以孫思邈亦有『蠱毒千品，種種不同』之歎。馬繼興（1992：631）：所謂蠱是古人想像中的一種致病的蟲類。據《諸病源候論》蠱病又可分為蛇蠱、蜴蜥蠱、蝦蟇蠱、蜣蜋蠱等名稱。其症狀也各不相同。

〔二〕扁（蝙）辐（蝠）：馬王堆漢墓帛書整理小組（1985：73）：蝙蝠，《神農本草經》名伏翼。魏啓鵬、胡翔驊（1992：156）：《名醫別錄》稱其『主癃痛，治淋，利水道』，故可治蠱病中之男子小便白濁。馬繼興（1992：632）：蝙蝠，《神農本草經》稱為伏翼。云：『伏翼，味鹹，平。主目瞑，明目，夜視有精光。』嚴健民（2005：202）：蝙蝠，哺乳動物，頭部和軀幹象鼠，夜間在空中飛翔捕食蚊蛾等，白日倒掛於暗處休息。本方反映了早期的藥理思想。

〔三〕食邪者：周一謀、蕭佐桃（1988：220）：食，通飼。邪者，指患蠱病的人。馬繼興（1992：632）：邪，不正之氣。本條的『邪』是古人認為病蠱者是受『邪』氣所致。『邪者』指患蠱病的人。

【原文】

一，燔女子布，以歙（飲）446。

【原文】

人蠱而病者〔一〕：燔北鄉（嚮）並符〔二〕，而烝（蒸）羊尼（眉）〔三〕，以下湯敦（淳）〔四〕符灰，即【□□】病者，沐浴為蠱者447。

【注釋】

〔一〕人蠱而病者：嚴健民（2005：203）：病者，患腹蠱病，又有全身症狀者。

〔二〕燔北鄉（嚮）並符：周一謀、蕭佐桃（1988：220）：符，桃符。古人用之以驅鬼卻災。全句意即焚燒掛在朝北方向的桃符。馬繼興（1992：633）：並符，並字義不詳。符即符咒。嚴健民（2005：203）：並符，早期的符，產生於巫術。『燔北嚮並符』即將掛在北門兩側的桃符取下燒成灰備用。

〔三〕尼（肩）：馬王堆漢墓帛書整理小組（1985：73）：肩，臀部。馬繼興（1992：633）：肩即臂部。本條的『羊尼』即羊的臀部。相當羊的大腿。又，赤堀昭氏等以『尼』為『羠』字之假。《說文》：『羠，騬羊也。』騬羊即去勢（閹割過）的羊。嚴健民（2005：203）：本方中『羊尼』指羊的臀部，肛周組織。

〔四〕敦（淳）：馬繼興（1992：633）：淳字義為浸泡。裘錫圭（2014：295）：淳，沃也。

【原文】

一，病蠱者，以烏雄雞一、蛇〔一〕一，並直（置）瓦赤鋪（鬴）〔二〕中，即蓋以【□】〔三〕，為東鄉（嚮）竈（灶）炊之，令雞、蛇 448 盡燋（焦）〔四〕，即出而冶之。令病者每旦以三指三亩（撮）藥入一棓（杯）酒若鬻（粥）〔五〕中而歙（飲）449 之，日壹歙（飲），盡藥，已（已）450。

【注釋】

〔一〕蛇：魏啓鵬、胡翔驊（1992：157）：本方所用可能是蝮蛇。馬繼興（1992：634）：蛇，按古本草中有蝮蛇、蚺蛇等多種。

〔二〕瓦赤鋪（鬴）：馬王堆漢墓帛書整理小組（1985：74）：鬴，即『釜』字。魏啓鵬、胡翔驊（1992：157）：紅土燒制的瓦鍋。馬繼興（1992：634）：鬴，是古代的一種鍋。

〔三〕即蓋以【□】：張雷（2017：513）：據文例可補『布』。

〔四〕燋（焦）：馬繼興（1992：634）：『燋』『焦』通假。『焦』字義為物經火燒而變黃或成炭。

〔五〕鬻（粥）：馬繼興（1992：634）：《左傳・昭公七年》：『饘於是，鬻於是，以糊餘口。』孔疏：『稠者曰糜，淖者曰鬻。』

【原文】

一，蠱，漬女子未嘗丈夫者布【□□】音（杯），治桂入中，令毋（無）臭〔一〕，而以□歙（飲）之451。

【注釋】

〔一〕令毋（無）臭：嚴健民（2005：204）：臭，動詞，即不要用鼻子聞它的氣味。張雷（2017：514）：沒有氣味。

五〇、〈鬾〉鬾

【原文】

鬾〔一〕：禹步三，取桃東枳（枝）〔二〕，中別為【□□】□之倡〔三〕，而笄〔四〕门、户上各一452。

【注釋】

〔一〕鬾：馬王堆漢墓帛書整理小組（1985：74）：鬾，《說文》：『一曰小兒鬼。』周一謀、蕭佐桃（1988：222）：鬾，此處當指鬾病，即小兒驚癇一類疾病。魏啓鵬、胡翔驊（1992：157）：鬾，古代傳說中出入居室，驚駭小兒使其生病的疫鬼。

〔二〕桃東枳（枝）：馬王堆漢墓帛書整理小組（1985：74）：古代迷信認為桃能辟鬼。馬繼興（1992：636）：東枝，指朝向東方生長的樹枝。嚴健民（2005：205）：古代認為桃樹可以辟鬼。『桃東枝』，即桃樹東方的枝條。

〔三〕倡：馬繼興（1992：636）：倡，指奏樂的人。

〔四〕筓：馬繼興（1992：636）：筓，即髮簪。嚴健民（2005：205）：《釋名·釋首飾》：『筓，系也，所以系冠使不墜也』。本句為將桃枝系門戶上方左右各一枝。

【原文】

一，祝曰：『漬（嘖）〔一〕者魃父魃母，毋匿〔二〕，符實□北，皆巫婦〔三〕，求若固得。縣（懸）若四𦢊（體）〔四〕，編若十指〔五〕，投若453於水，人〃殹〃（人殹，人殹）而比鬼〔六〕。晦〔七〕行□〃（□□），以采〈奚〉〔八〕蠡〔九〕為車，以敝箕為輿〔一〇〕，乘人黑豬，行人室家，□【□】454【□□□】□□□□若□【□】徹𦙶〔一一〕，魃【□】〔一二〕魃婦【□】□□所455。』

【注釋】

〔一〕漬（嘖）：魏啓鵬、胡翔驊（1992：158）：漬，讀為『嘖』，這裏是詛咒疫鬼父母。

〔二〕匿：馬繼興（1992：637）：躲藏，逃避。

〔三〕巫婦：馬繼興（1992：637）：巫婦，即女巫。

〔四〕縣（懸）若四𦢊（體）：馬王堆漢墓帛書整理小組（1985：74）：釋文作『□若四𦢊（體）』。馬繼興（1992：637）：□若四體，若前脫一字，據本書原文二十六咒文：『磔膊若市。』此脫字當為『磔』字，即車裂肢體之死刑。『四體』，指四肢。此句的大意即把你四肢磔裂。裘錫圭（2014：296）：若前缺字補為『縣（懸）』。

〔五〕編若十指：周一謀、蕭佐桃（1988：223）：『編』當作『斷』，斷若十指，即割斷你的十指。馬繼興（1992：637）：編，本義為編聯，編織。此處引申為束結之義。

〔六〕人〃殹〃（人殹，人殹）而比鬼：赤堀、山田（1985：284）：馬王堆漢墓帛書整理小組（1985：74）認為此呪語以『比鬼』

結束，但本病方應該都是呪語。馬繼興（1992：637）：比，類似，相類同。

〔七〕晦：裘錫圭（2014：296）：馬王堆漢墓帛書整理小組（1985：74）作『每』。

〔八〕采〈奚〉：裘錫圭（2014：296）：采，疑為『奚』字，因形近而误。

〔九〕采〈奚〉蠡：馬繼興（1992：637）：奚蠡即大腹的瓢。

〔一〇〕敝箕為輿：馬繼興（1992：637）：敝箕，壞舊的簸箕。輿，《說文・車部》：『輿，車底也。』亦即車箱。

〔一一〕徹胆：馬繼興（1992：637）：徹，除去，或穿通。

〔一二〕魃【□】：張雷（2017：518）：據文義可補『夫』。

五一、去人馬尤（疣）

【原文】

去人馬疣〔一〕方：取鋻（鍛）鐵者灰〔二〕三【□□】氵□【□□□□□□□□□□□□□□□□□】456 以鍑〔三〕煮，安炊之〔四〕，勿令疾沸，【□】不尽可一升，□□□以金□【□】□□【□□□□□□】457 去，复再三傅其處而巳（已）。尝试。毋（无）禁。●令。458

【注釋】

〔一〕馬疣：周一謀、蕭佐桃（1988：224）：馬疣：即生於體表的贅生物。從本節下條的描述來看，馬疣也應屬於疣子一類病中的某一種。魏啓鵬、胡翔驊（1992：158）：本書後文中說馬尤有『其末大本小』者，當即生於體表的一種贅生物，必《諸病源候論》所載之疣目，『疣目者，人手足邊忽生如豆，或如結筋，或五個，或十個，相連肌裏，粗強於肉，謂之疣目。

此亦是風邪搏於肌肉而變生也。』相當於現代醫學所稱尋常疣。『馬』疑讀為『瘍』，『瘍』疣即尋常疣生成日久，經常被擦破出血者。

〔二〕鍛（鍛）鐵者灰：周一謀、蕭佐桃（1989：223）：鍛鐵者灰，當即鐵落。魏啓鵬、胡翔驊（1992：159）：即鍛灶灰。嚴健民（2005：207）：鍛鐵者灰，即打鐵過程中掉下的氧化鐵的屑末，《五十二病方》引《神農本草經》釋此為『鐵落』，各家從之。這些記載均與『鍛鐵灰』文意不符。應予澄清。裘錫圭（2014：297）：鍛，馬王堆漢墓帛書整理小組（1985：74）釋文作『段』。

〔三〕鍑：馬繼興（1992：639）：鍑，炊器。嚴健民（2005：207）：鍑，為青銅烹飪器。裘錫圭（2014：297）：鍑，炊器，似釜而大口。葛曉舒（2022：221）：《方言》卷五：『釜，自關而西或謂之釜，或謂之鍑。』

〔四〕安炊之：馬繼興（1992：639）：安，本義為安靜。引申為緩、徐。嚴健民（2005：207）：安，徐緩。安炊之，慢慢加火，不要沸騰過快。

【原文】

一，去人馬疣=（疣：疣）其末大本小【□】□者，取桑糸□〔一〕、白柎□〔二〕，繩之，以坚絜【□□】本〔三〕結之【□□□】459疣去矣〔四〕。毋（无）禁。{毋禁}〔五〕尝【試】。●令460。

【注釋】

〔一〕桑糸□：張雷（2017：522）：認為是根。

〔二〕白柎□：嚴健民（2005：208）：缺一字補『子』，即白附子。《馬王堆古醫書考釋》考白柎較詳，提出三解，一為白附子。二為白符，即大石脂。三『柎』本義為花萼或花的子房，依其不同顏色又有白柎、赤樹之名。筆者考慮釋白附子較妥。進一步分析下文，乃是對馬疣的一種手術方法，需要麻藥。由此白柎（附）之『白』為衍文，即『付子』，缺字補作『附子』。與烏頭有關的附子，具有麻醉作用，是本方所需要的。張雷（2017：523）：當釋為『白皮』。

〔三〕本：裘錫圭（2014：297）：本，馬王堆漢墓帛書整理小組（1985：74）釋文作『手』。張雷（2017：524）：此處當指『疣』的根部。

〔四〕結之【□□□】疣去矣：魏啓鵬、胡翔驊（1992：159）：觀上下文義，本方是用藥線結紮法治疣。嚴健民（2005：208）：釋文作『結□□□疣去矣』，本句缺四字，恰屬核心內容，試補『手結疣末，灸拔疣去矣』。《玉篇》『結，要也』，手要捏著馬疣。

〔五〕毋（无）禁：〔毋禁〕：馬王堆漢墓帛書整理小組（1985：74）：下『毋禁』二字系衍文。

五二、治⿸疒馬

【原文】

【治⿸疒馬〔一〕：⿸疒馬】者，痈痛而溃。⿸疒馬居右，□馬右頬【骨】〔二〕；左，□【馬】左頬骨，□燔，治之〔三〕。鬻（煮）叔（菽），取汁洒（洗）【□】461，以彘（彘）膏巳（已）湔（煎）者膏之〔四〕，而以治馬頬【骨□□□】傅布□，膏、傅【□】，辄更裹，再膏、傅462，而洒（洗）以叔（菽）汁。廿（二十）日，⿸疒馬巳（已）。尝试。●令463。

【注釋】

〔一〕【⿸疒馬】：馬王堆漢墓帛書整理小組（1985：75）：⿸疒馬，《說文》有三種解釋：目病、惡氣著身和蝕瘡。從本標題各方看，似指痤疽一類疾病。魏啓鵬、胡翔驊（1992：160）：從本標題各方看，似指痤疽一類疾病。其說有據。從本病所生部位、症狀分析，當為面部痤瘡，又名粉刺。馬繼興（1992：641）：「治癘，癘」，三字原缺，今據目錄補。癘為古病名。在《說文·疒部》中有三義，即：「癘，目病。一曰惡氣著身也。一曰蝕瘡。」本篇所指的「癘」病，根據所列各方主治來看，似指痤疽之類疾病。

〔二〕頰【骨】：馬繼興（1992：641）：頰骨，指上、下頷骨。

〔三〕□燔，治之：嚴健民（2005：209）：即取相對應的馬頰骨燔燒後粉為末。

〔四〕膏之：馬繼興（1992：642）：本條「膏之」的「膏」字與同一句的「彘膏」的「膏」字不同。前者為名詞，指油脂。後者為動詞，指塗抹。

【原文】

一，癘＝（癘：癘）者有牝牡＝〔一〕（牡，牡）高膚〔二〕，牝有空（孔）。治：以丹【□】□□□□□□□□□〔三〕為一合，撓之，以豬織（職）464膏和，傅之。有去者，輒逋（補）之〔四〕，勿洶（洗）。【□□□□□□□□□□】面皰赤巳（已）〔五〕465。

【注釋】

〔一〕牝牡：周一謀、蕭佐桃（1988：225）：猶言「陰陽」。指癘有形態上完全不同的兩種。

〔二〕高膚：馬繼興（1992：643）：指皮膚上的病理新生組織突出於皮膚者。

〔三〕丹【□】□□□□□□□□：馬繼興（1992：643）：疑即丹砂（朱砂）。期業已化膿所呈現潰爛面或漏管開孔。治法中所用丹砂，古方也多用於治瘡。嚴健民（2005：210）：丹後補「砂」，「丹砂」後文缺十字，均講藥物。裘錫圭（2014：298）：「丹」後缺十字。

〔四〕輒逋（補）之：馬王堆漢墓帛書整理小組（1985：75）：逋，疑假為「敷」。這一句是說，如果藥物脫落，就再敷上。周一謀、蕭佐桃（1989：225）：敷，全書皆用『傅』。此處疑假為『補』，似更妥。意即有掉落（藥物）的就補上。嚴健民（2005：210）：逋，《五十二病方》疑為『敷』。輒逋，即當原敷藥掉了時，要按原樣敷也。

〔五〕面靤赤巳（已）：馬王堆漢墓帛書整理小組（1985：75）：《說文》：『皰，面生氣也。』段注：『玄應書一作「面生熱氣也」。《淮南》：「潰小皰而發痤疽。」高曰：「皰，面氣也。」玄應引作「靤」。』一般稱作粉刺或酒刺。魏啓鵬、胡翔驊（1992：160）：參看《諸病源候論·面皰候》：『面皰者，謂面上有風熱氣生皰，頭如米大，亦如穀大，白色者是。』嚴健民（2005：210）：《玉篇》：『靤，蒲貌切，面瘡也』。此處『面靤赤已』好似一種並發症。不知何解為適，存疑待考。

【原文】

一，瘍（瘍：瘍）者，痈而潰，用蜀叔（菽）〔一〕、靁（雷）矢各□〔二〕□【□□□□□□】〔三〕而斖（擣）之，以傅痈空（孔）466中。傅【藥】必先洒（洗）之。日一洒（洗），傅=藥=（傅藥。傅藥）六十日，瘍☐467

【注釋】

〔一〕蜀叔（菽）：魏啓鵬、胡翔驊（1992：161）：入藥用黑大豆。裘錫圭（2014：298）：蜀，馬王堆漢墓帛書整理小組（1985：75）釋文作『良』。

〔二〕靁（雷）矢各□：魏啓鵬、胡翔驊（1992：161）：雷矢，雷丸。裘錫圭（2014：298）：此殘字疑是『一』。

〔三〕【□】：張雷（2017：529）：結合圖版和《養生方》：『約：取巴叔（菽）三、蛇床二，桂、薑各一，蕉莢四，皆治，並合』和『約：取犬骨燔，與蕃石各二，桂、彊（薑）各一，蕉莢三，皆治，並合』等辭例，殘字可補『皆』字。

附　方

【原文】

□筮（噬）〔一〕：【□□】○○○取〔二〕苺茥（莖）〔三〕，暴（曝）乾之，□【□□□□□】□。巳（已）解䋈（褥）〔四〕468，毋【□□】。巳（已）歙（飲）此，得臥＝（臥。臥）暜（覺），更複〔五〕【□□□□□□】乾苺用之469。

【注釋】

〔一〕□筮（噬）：馬王堆漢墓帛書整理小組（1985：75）：以下五行，是本書抄成後補寫在卷尾的，故字體不同，此題也不在目録五十二病之列。本方所治是一種動物咬傷，標題第一字，從殘筆看，疑是『蛇』字。

〔二〕○○○取：裘錫圭（2014：298）：被塗抹掉的三字中，下二字是『苺茥』。第一個字已缺損大部分，當是『取』。

〔三〕苺茥（莖）：馬王堆漢墓帛書整理小組（1985：75）：茥，釋文為『莖』。《證類本草》卷十一引《日華子諸家本草》載蛇苺可用以傅治蛇蟲咬傷，可供參考。

〔四〕䋈（褥）：裘錫圭（2014：298）：䋈，馬王堆漢墓帛書整理小組（1985：75）釋文作『弱』。

〔五〕複：裘錫圭（2014：298）：複，馬王堆漢墓帛書整理小組（1985：75）釋文作『得』。

【原文】

○○○○○○○○○○○□470

【原文】

【□】朻根，干之，剡取〔一〕皮□□采根〼471【□】十斗，以美□〼472

【注釋】

〔一〕剡取：馬王堆漢墓帛書整理小組（1985：75）：剡，斬，見《荀子·強國》注。魏啓鵬、胡翔驊（1992：161）：剡，削。

【原文】

【□□□□□□□□】□取【□】半斗，乾□【□□□□□□□□□□□】473/殘片14+13

【□□□□□】櫛，令人靡（摩）身體（體）474/殘片11+14+13。

【原文】

【□□□□□□】流水【□】斗煮美棗一斗，以手靡（磨）【□□□□□□□□□□□】475/殘片11+14+13【□□□□□□□□】湯〈湯〉，以【□□】□巳（已）破扣□〼476/殘片11+14+13

【原文】

【□□□□□□□】□而【□□□】此三物脂〔一〕□【□□□□□□□□□】477/殘片11+14+13洎□煮〔二〕【□□□□□】之，洎以【□□】易〔三〕，令復三【□□□□□□□□□】478/殘片7a+11+14+13晨起=（起，起）□【□□□□□】□【□□】令人靡（摩）身體（體）〔四〕，【□□□】復歙（飲）之479/殘片7a+11+14+13+7b。

【注釋】

〔一〕脂：裘錫圭（2014：300）：脂，馬王堆漢墓帛書整理小組（1985：76）釋文作「痏」。

〔二〕洎□煮：裘錫圭（2014：300）：煮，馬王堆漢墓帛書整理小組（1985：76）釋文作「者」。

〔三〕洎以【□□】昜：裘錫圭（2014：300）：洎，馬王堆漢墓帛書整理小組（1985：76）釋文作「自」。昜，馬王堆漢墓帛書整理小組（1985：76）釋文作「蕩」，此從劉欣（2010：152）釋。

〔四〕體（體）：裘錫圭（2014：300）：體，馬王堆漢墓帛書整理小組（1985：76）釋文作「咀」。咀，即㕮咀。

【原文】

瘻入中者：取流水〔一〕二石【□□□】竅（核），受〔二〕湯〈湯〉之五【□□□□□】一斗，炊之，令男女【□】480/殘片7a+19+14+7b完者相雜咀之三果（顆），樽、箕置八〔三〕【□□□□□□以】以鐵鐕（鬵）煮＝（煮，煮）□【□】481/殘片7a+19+14+7b箕火令燥＝（燥燥）然〔四〕□旦□中如數〔五〕，三【□□□□□□□】歠（飲）之482/殘片7a+19+14+7b。

【注釋】

〔一〕流水：馬王堆漢墓帛書整理小組（1985：79）：流水，見《本草拾遺》。《靈樞·邪客》：「其湯方：以流水千裏以外者八升，揚之萬遍，取其清五升煮之，炊以葦薪。」又《名醫別錄》雲母條舊注：「畏鮀甲及流水。」是流水久已入藥的證明。

〔二〕受：裘錫圭（2014：300）：馬王堆漢墓帛書整理小組（1985：79）釋文作「爰」。

〔三〕樽、箕置八：裘錫圭（2014：300）：樽，馬王堆漢墓帛書整理小組（1985：79）釋文作「搗」。八，也有可能不是「八」，而是某個字的一部分，此暫從原釋文。

〔四〕箕火令㷫㷫（㷫㷫）然：馬王堆漢墓帛書整理小組（1985：79）：㷫，讀為『熚』。《說文》：『熚，火熱也。』㷫㷫然，形容火焰熾烈。裘錫圭（2014：300）：箕，馬王堆漢墓帛書整理小組（1985：79）釋文作『其』。

〔五〕如數：裘錫圭（2014）：如數，原釋文作『和則』。

【原文】

瘘入中，腹张（胀），寒温不□□即取寒及【□□】即取寒及□【□□□□□】之□□用布〔一〕五尺□ 483/殘片 7a+19+14+1+7b 之以束〓（束，束）胋【□】日【□□□□□□】□【□□□】搗之一斗□為笲□□【□】484/殘片 7a+14+1+7b 者到【□□】遲【□□□□□□□□□□□□】□□因〔二〕□而【□□□】485/殘片 7a+1+7b【□□】〔三〕【□□□□□□】發□，取羹一斗▨ 486/殘片 7a+8+9

【注釋】

〔一〕布：裘錫圭（2014：300）：馬王堆漢墓帛書整理小組（1985：79）釋文作『帛』，此從裘錫圭（1987）釋。

〔二〕因：裘錫圭（2014：300）：因，馬王堆漢墓帛書整理小組（1985：79）釋文作『宜』。

〔三〕【□□】：馬王堆漢墓帛書整理小組（1985：79）：殘字疑爲『須（鬚）麋（眉）』二字。

【原文】

病足【篋：□□□□】□篋〓（篋，篋）去湯〈湯〉可一寸，足篋【□□□□□□□□□□□】487/殘片 7a+8+9【□□□□□】操而去之，膏盡□□ 488/殘片 8+9。

殘　片

一、原圖版有編號、釋文的殘片

1. 原圖版殘片（2）

⧄□者⧄

⧄□者勿灸□⧄

⧄□而灸其豙（喙）[一]⧄

⧄□乃更傅⧄

⧄□如前，有（又）後[二]□⧄

⧄□病即巳（已）。⧄

⧄□⧄

【注釋】

〔一〕豙（喙）：裘錫圭（2014：302）：豙，根據新拼合的殘片釋。寫『豙』的殘片似是《養生方》原圖版70頁倒數第二行第二列所收殘片。

〔二〕後：裘錫圭（2014：302）：後，馬王堆漢墓帛書整理小組（1985：77）釋文作『複』。

2. 原圖版殘片（4）〔一〕

☒其指☒

☒旁一痏，熱之，☒

☒挈去先所傅☒

☒此右方☒

☒出□之以□□☒

☒視其指端〔二〕及☒

☒痏，熱之，皆到☒

☒傅之，即巳（已）。☒

☒藥＝〔三〕（藥，藥）挈去先【所傅】☒

☒藥及更以☒

☒病即俞（愈）。☒

【注釋】

〔一〕裘錫圭（2014：302）：此殘片很有可能屬於《諸食病》或《諸□病》（154—162行）的病方。

〔二〕視其指端：裘錫圭（2014：302）：『視其指端』一句似與第160行/殘片5『在足指』有關。

〔三〕藥＝：裘錫圭（2014：302）：藥＝：即（藥，藥），馬王堆漢墓帛書整理小組（1985：77）釋文作『梟』。

3. 原圖版殘片（6）〔一〕

☐等【□□】藥，其〔二〕□☐

☐□熱【□□】節從☐

☐皆傅之，以☐

☐□温而以□裹☐

☐藥，亦更【□】□☐

☐止毋傅藥〔三〕□☐

☐而癰堅未【柔】〔四〕☐

☐入其☐

☐□□☐

【注釋】

〔一〕裘錫圭（2014：302）：此殘片很有可能屬於《諸食病》或《諸□病》（154—162行）的病方。

〔二〕藥，其：裘錫圭（2014：302）：『藥其』二字之釋可疑，疑是『和弁』。

〔三〕藥：裘錫圭（2014：302）：藥，馬王堆漢墓帛書整理小組（1985：78）釋文作『癰』，此從劉欣（2010：149）釋。

〔四〕癰堅未【柔】：裘錫圭（2014：302）：柔，馬王堆漢墓帛書整理小組（1985：78）釋文缺釋，此根據殘筆補。『癰堅未柔』一句似與本篇157行/殘片12『之柔』有關。

4. 原圖版殘片（10）

▨膏▨

▨並▨

5. 原圖版殘片（15）

七日▨

積（癩）者▨

6. 原圖版殘片（16）

▨□身□▨

7. 原圖版殘片（17）

▨□▨

▨倉▨

▨食者▨

▨□一▨〔一〕

【注釋】

〔一〕一▨：裘錫圭（2014：302）：一字上似尚有字跡。今按：原釋文認為此殘片上部沒有殘缺，『食者』是病方的標題。但最後一行『一』上尚有字跡，可見此殘片上部也殘缺。

8. 原圖版殘片（18）〔一〕

▨□▨

▨□見之皆▨

【注釋】

〔一〕裘錫圭（2014：302）：此殘片上的字的風格與《五十二病方》不同，此殘片當不屬於《五十二病方》。

二、原圖版没有編號、釋文的殘片

說明：陳劍先生發現殘片被裝裱的位置往往反映工人裝裱帛書時的原貌，也就是說殘片被裝裱的位置往往表示其原本相鄰的關係。他據此得出『現裝裱於同一大幅的，儘量先在本幅内尋找拼綴線索；其次是相鄰的幾幅』的結論（《簡帛古書拼綴雜談》，復旦大學出土文獻與古文字研究中心演講，二〇一〇年六月二十八日）。我們拼合的《五十二病方》殘片絕大多數屬於陳劍先生所說的情況。為了盡可能保留拼合的線索，我們按照殘片原本被裝裱的位置列舉殘片。

（一）原本被裝裱在目錄頁的殘片

9. ▨以〔一〕▨

〔一〕裘錫圭（2014：304）：此『以』是反印文。

（二）原本被裝裱在 1—19 行的一頁、226/213—246/233 行的一頁的殘片〔一〕

10. ☐一梃其中☐（原圖版 38 頁）

11. ☐傅□☐

☐不燒者美茅□☐（原圖版 38 頁）〔二〕

【注釋】

〔一〕裘錫圭（2014：304）：殘片 10 和殘片 11 有反印關係（殘片 11 上有『一杷其中』的反印文），故放在一處。殘片 10 原本被裝裱在 1—19 行的一頁，殘片 11 在 226/213—246/233 行的一頁。

〔二〕裘錫圭（2014：305）：此殘片在原圖版中被分成兩塊。今按：此兩塊拼合後『燒者』的筆畫密合。考慮殘片原來的位置，能容下這麼大的殘片的空間，反印關係，空行的存在等條件，加上殘片 11『不燒者美茅』一句似與 244/231 行『縣茅比（批）所』有關，殘片 10 可能屬於 166/153 行，殘片 11 屬於 242/229—245/232 行。

（三）原本被裝裱在 20—39 行的一頁的殘片

12. ☐□☐

☐止□☐

☐□☐（原圖版 39 頁四列六行）

13. ☐新☐（原圖版 40 頁一列七行）

14. ☒□□☒（原圖版 40 頁三列十行）

（四）原本被裝裱在 60—78 行的一頁的殘片

15. ☒之米□☒（原圖版 40 頁四列十行）

16. ☒後☒（原圖版 40 頁四列十行）[一]

【注釋】

〔一〕裘錫圭（2014：305）：此兩塊殘片在原圖版中被誤拼成一塊。今按：殘片 16 疑是《陰陽十一脈灸經》甲本的殘片，因為此頁與《陰陽十一脈灸經》甲本第 1/35—22/56 行有反印關係。《陰陽十一脈灸經》甲本第 24/58 行有『上踝（踝）五寸而出太陰之後』，殘片 16 或許是此『太陰之後』之『後』。

（五）原本被裝裱在 79—99 行的一頁的殘片

17. ☒☒

☒□之以☒（原圖版 40 頁四列二行）

18. ☒☒

☒□☒

（六）原本被裝裱在138—153行（原圖版138—149行）的一頁的殘片

19. ☐靡（摩）如數〔一〕☐（原圖版39頁三列十行）

20. ☐□☐

☐　☐

☐□☐

☐□☐（原圖版40頁三列三行）

21. ☐取☐

☐中☐（原圖版40頁三列九行）〔二〕

22. ☐裹☐

☐□□☐

23. ☐□☐

☐☐

☐汅□〔三〕☐

☐□□☐

24. ☐之☐

⧅以歙（飲）之⧅

⧅□以⧅

【注釋】

〔一〕裘錫圭（2014：305）：『靡（摩）如數』，亦見本篇151/殘片1行。

〔二〕裘錫圭（2014：305）：從字體看，此殘片似是附方的殘片。

〔三〕裘錫圭（2014：305）：此殘字有可能是者『煮』。本篇202/189行：『以醯、酒三沥煮黍稷』，286/273行：『三沥煮逢藁』，436/426行：『以槐東向本、枝、葉，三沥煮』。

（七）原本被裝裱在292/278—312/303行的一頁的殘片

25. ⧅烏豙（喙）⧅

⧅□〔一〕⧅（原圖版280、281行）

26. ⧅□孰□⧅

⧅虛而⧅（原圖版39頁一列八行）

27. ⧅⧅（原圖版39頁二列九行）〔二〕

28. ⧅淳⧅

⧅□□⧅（原圖版39頁四列七行）

29. ⧄□⧄

⧄灌⧄（原圖版 40 頁一列八行）

30. ⧄□⧄

⧄□⧄（原圖版 40 頁三列十三行）

31. ⧄□□⧄

⧄□□⧄（原圖版 40 頁四列十三行）

32. ⧄醯半升□⧄

⧄傅⧄（原圖版 280、281 行）

【注釋】

〔一〕裘錫圭（2014：305）：此殘字當是『前』或『煎』。

〔二〕裘錫圭（2014：305）：此殘片有可能被裱反。上面有很淡的墨跡，無法辨別是正印文還是反印文。

（八）原本被裝裱在 333/323—354/344 行的一頁的殘片

33. ⧄□⧄（原圖版 40 頁四列六行？）〔一〕

【注釋】

〔一〕裘錫圭（2014：305）：此殘片被裱反。

（九）原本被裝裱在 355/345—373/363 行的一頁的殘片

34. ⧅□⧅

⧅如前⧅（原圖版 39 頁三列七行）

35. ⧅□賁⧅（原圖版 39 頁四列四行）

36. ⧅之⧅（原圖版 40 頁一列九行）

（十）原本被裝裱在 374/364—394/384 行的一頁的殘片

37. ⧅之⧅

⧅□⧅（原圖版 383/374—385/376 行）〔一〕

38. ⧅加⧅（原圖版 39 頁一列四行）〔二〕

【注釋】

〔一〕裘錫圭（2014：305）：此殘片被裱反。

〔二〕裘錫圭（2014：305）：此殘片是原圖版三十九頁碼一列四行所見殘片的一部分，其他部分（即《拼合情況說明》殘片18）已拼到375/365—376/366行。此殘片被裱反，當是《瘨》題下的病方的一塊。

（十一）原本被裝裱在395/385—415/405行的一頁的殘片

39. ⧄□引□⧄

⧄之□⧄（原圖版39頁一列六行）

40. ⧄彊□[一]⧄（原圖版40頁四列一行）

41. ⧄□⧄

⧄□⧄（原圖版40頁四列五行）

42. ⧄□⧄

【注釋】

〔一〕裘錫圭（2014：305）：第二個字疑是『辛』。第382/372行有『枯畺（薑）、薪（新）雉』。

（十二）原本被裝裱在 436/426—455/445 行的一頁的殘片

43. ▨三▨（原圖版 438 行）

44. ▨湯消▨（原圖版 426 行）〔一〕

【注釋】

〔一〕裘錫圭（2014：305）：原圖版弄錯了方向，新圖版將原圖版按逆時針反向旋轉了九十度。從字體看，此殘片當屬於附方的一頁。

（十三）原本被裝裱在 456/446—472/462 行的一頁的殘片

45. ▨□升▨

▨□▨（原圖版 40 頁一列六行）

46. ▨□中▨

▨▨

三、其他

（一）原本沒有被裝裱在《五十二病方》中，但原圖版收錄的殘片（一）

47. ⧄一把入□⧄

⧄

⧄□血□□⧄（原圖版三十八頁）

48. ⧄大□□⧄

⧄大空炊⧄

⧄乃炊□⧄（原圖版三十八頁）

49. ⧄入不頸⧄（原圖版三十八頁）

50. ⧄□□⧄

⧄□傅⧄

⧄□□⧄（原圖版三十九頁一列一行）

51. ⧄□□⧄

⧄□日□⧄

⧄其癰⧄

⧄□□⧄

⧄□□⧄（原圖版三十九頁一列二行）

52. ⧄□□⧄

⧄不□⧄

⧄□□⧄（原圖版三十九頁一列九行）

53. ⧄三□⧄

⧄病巳（已）□⧄

⧄以□⧄（原圖版三十九頁二列一行）

54. ⧄□□⧄

⧄□之□⧄

⧄□⧄（原圖版三十九頁二列七行）

55. 病□⧄

燔□⧄

以⧄（原圖版三十九頁三列一行）〔二〕

56. ⧄□傅⧄

⧄更傅⧄

⧄□□⧄（原圖版三十九頁四列一行）

57. ⧄□⧄

⧄盡□⧄

⧄⧄（原圖版三十九頁四列八行）

58. ⧄□⧄

⧄⧄（原圖版三十九頁四列九行）

59. ⧄ ⧄

⧄□⧄（原圖版三十九頁四列十行）

60. ⧄□□⧄（原圖版四十頁一列四行）

61. ⧄□□⧄（原圖版四十頁一列五行）

62. ⧄□□□⧄（原圖版四十頁二列三行）

63. ⧄□□⧄（原圖版四十頁二列四行）〔三〕

64. ⧄□⧄

⧄□⧄（原圖版四十頁二列五行）〔四〕

65. ⧄□⧄（原圖版四十頁二列六行）

66. ⧄□⧄（原圖版四十頁二列八行）

67. ☒□□☒（原圖版四十頁二列十行）

68. ☒□□☒

☒□☒（原圖版四十頁三列一行）

69. ☒□☒

☒□☒（原圖版四十頁三列四行）

70. ☒□□☒

☒□☒（原圖版四十頁三列六行）

71. ☒□☒（原圖版四十頁三列七行）

72. ☒□☒（原圖版四十頁三列八行）

73. ☒□☒（原圖版四十頁四列三行）

74. ☒□□☒（原圖版四十頁四列四行）

75. ☒□☒（原圖版四十頁四列七行）

76. ☒□☒（原圖版四十頁四列十一行）

【注釋】

〔一〕裘錫圭（2014：306）：殘片52、54、57、59、62、63、65—72、74—76的十七塊殘片，這次整理時沒有找到。

〔二〕裘錫圭（2014：306）：此殘片上部有空白，當是帛書上端。

〔三〕裘錫圭（2014：306）：新圖版將原圖版按逆時針反向旋轉了九十度。

〔四〕裘錫圭（2014：306）：此殘片被裱反。

（二）原圖版沒有收錄，但有可能屬於《五十二病方》的殘片[一]

77. ☒□□☒

☒□☒

☒因☒

78. ☒斗

☒□□☒

☒□□☒

☒□☒

79. ☒□□☒

☒相☒

☒□☒

80. ☒□之☒

☒□□☒

81. ▨易萓（薑）▨

82. ▨十▨

▨九□▨

▨可□▨

【注釋】

〔一〕裘錫圭（2014：306）：以下六塊殘片，根據字體，似是附方的殘片。

參考文獻：

〔一〕馬王堆漢墓帛書整理小組．馬王堆漢墓帛書（肆）［M］．北京：文物出版社，1985．

〔二〕周一謀，蕭佐桃．馬王堆醫書考注［M］．天津：天津科學技術出版社，1988．

〔三〕魏啓鵬，胡翔驊．馬王堆漢墓醫書校釋［M］．成都：成都出版社，1992．

〔四〕馬繼興．馬王堆古醫書考釋［M］．長沙：湖南科學技術出版社，1992．

〔五〕嚴健民．五十二病方注補譯［M］．北京：中國古籍出版社，2005．

〔六〕周德生，何清湖．《五十二病方》釋義［M］．太原：山西科學技術出版社，2012．

〔七〕裘錫圭．長沙馬王堆漢墓簡帛集成（伍）［M］．北京：中華書局，2014．

〔八〕張雷．馬王堆漢墓帛書《五十二病方》集注［M］．北京：中國古籍出版社，2017．

〔九〕馬繼興．馬王堆古醫書中有關藥物製劑的文獻考察［J］．中國藥學雜誌，1979（9）：423–425．

〔一〇〕馬繼興．馬王堆古醫書中有關采藥、制藥和藏藥的記述［J］．中醫雜誌，1981（7）：61–63．

〔一一〕孫啓明.《五十二病方》僕累考［J］.中成藥研究，1983（5）：30.
〔一二〕尚志鈞.《五十二病方》藥物考釋［J］.中成藥研究，1985（1）：31-32.
〔一三〕裘錫圭.馬王堆醫書釋讀瑣議［J］.湖南中醫學院學報，1987（4）：42-44.
〔一四〕尚志鈞.《五十二病方》藥物『蒿、青蒿、白蒿』考釋［J］.中藥材，1988（6）：42.
〔一五〕劉吉善.論馬王堆醫書中的生殖醫學［J］.湖南中醫學院學報，1990（1）：50-53.
〔一六〕陶惠寧.馬王堆醫書的骨傷科成就［J］.中國中醫骨傷科雜誌，1991，7（1）：49-52.
〔一七〕周一謀.論馬王堆帛書對痔瘺病的診治［J］.湖南中醫學院學報，1995（2）：64-67.
〔一八〕張顯成.馬王堆醫書藥名試考［J］.湖南中醫學院學報，1996（4）：61-64.
〔一九〕劉釗.馬王堆帛書《五十二病方》中一個久被誤釋的藥名［J］.古籍整理研究學刊，1997（3）：68.
〔二〇〕張麗君.《五十二病方》物量詞舉隅［J］.古漢語研究，1998（1）：73-76.
〔二一〕孟蓬生.《五十二病方》詞語拾零［J］.中國語文，2003（3）：275-278.
〔二二〕劉玉環.馬王堆帛書藥名補釋五則［J］.昆明學院學報，2011，33（2）：113-114.
〔二三〕周曉玲，朱玲.《五十二病方》與《雷公炮炙論》中的水制法比較研究［J］.中國醫學創新，2013，10（28）：155-157.
〔二四〕張本瑞，丁媛，張如青.《五十二病方》中的急症救治方法舉例［J］.中國中醫急症，2013，22（9）：1515-1517.
〔二五〕徐陽子，湯玲玲，朱敏，等.《五十二病方》中的中醫美容學內容研究［J］.中醫藥臨床雜誌，2014，26（7）：735-737.
〔二六〕龐境怡，張如青.《五十二病方》之『乾騷（瘙）』探討［J］.國醫論壇，2015，30（2）：59-61.
〔二七〕張雷.《五十二病方》『穀汁』考［J］.中國中醫基礎醫學雜誌，2015，21（12）：1487-1489.
〔二八〕張如青.馬王堆《五十二病方》與老官山《六十病方》『沸』字考辨——兼論古代一種特殊煎藥法［J］.中醫藥文化，2019，14（5）：64-72.
〔二九〕鄭健飛.馬王堆帛書《五十二病方》《養生方》校讀拾遺［J］.中國文字研究，2021（1）：97-103.
〔三〇〕岳海燕.馬王堆帛書醫藥文獻注釋拾零［J］.太原學院學報（社會科學版），2021，22（5）：103-108.
〔三一〕葛曉舒，魏一葦，周曦，等.馬王堆醫書中的地域文化特色［J］.中醫藥導報，2022，28（2）：219-222.

〔三二〕周德生，盧聖花，周達宇，等．《五十二病方》的臨床思維探討［J］．湖南中醫藥大學學報，2023，43（7）：1245–1252．

〔三三〕閆鵬軒，張雷．《五十二病方》『股癰鼠複』病釋義及灸治部位研究［J］．中醫藥導報，2023，29（6）：216–218+224．

〔三四〕柯晨．馬王堆漢墓帛書《五十二病方》『人病×不癇』釋義［J］．東方收藏，2023（10）：63–65．

〔三五〕周德生，顏思陽，周達宇，等．《五十二病方》方劑與病類及病症相對應的思維特徵解析［J］．湖南中醫藥大學學報，2024，44（1）：148–152．

国家出版基金项目
NATIONAL PUBLICATION FOUNDATION

馬王堆漢墓出土醫書十六種

下册

葛金文　羅　健　主　編
湖南省中醫藥研究院　湖南博物院　編　纂

人民衛生出版社
·北　京·

圖書在版編目（CIP）數據

馬王堆漢墓出土醫書十六種 / 葛金文，羅健主編．北京 ： 人民衛生出版社，2025. 10. -- ISBN 978-7-117-37432-3

Ⅰ. R2-52

中國國家版本館 CIP 數據核字第 2025W0G108 號

人衛智網	www.ipmph.com	醫學教育、學術、考試、健康，購書智慧智能綜合服務平臺
人衛官網	www.pmph.com	人衛官方資訊發布平臺

策劃編輯：杜　賢　宋秀全　張　科　李劍光
責任編輯：孔　烈　李劍光　魏　群
書籍設計：惠亦凡

馬王堆漢墓出土醫書十六種
Mawangdui Hanmu Chutu Yishu Shiliu Zhong
（上、下册）

主　　編：葛金文　羅　健
出版發行：人民衛生出版社（中繼綫 010-59780011）
地　　址：北京市朝陽區潘家園南里 19 號
郵　　編：100021
E - mail：pmph @ pmph.com
購書熱綫：010-59787592　010-59787584　010-65264830
印　　刷：北京顶佳世纪印刷有限公司
經　　銷：新華書店
開　　本：889 × 1194　1/16　　總印張：50
總 字 數：1091 千字
版　　次：2025 年 10 月第 1 版
印　　次：2025 年 11 月第 1 次印刷
標準書號：ISBN 978-7-117-37432-3
定價（上、下册）：498.00 元
打擊盜版舉報電話：010-59787491　E-mail：WQ @ pmph.com
質量問題聯系電話：010-59787234　E-mail：zhiliang @ pmph.com
數字融合服務電話：4001118166　E-mail：zengzhi @ pmph.com

編委會名單

主　　編　葛金文　羅　健

執行副主編　張尚華　喻燕姣　周德生

副 主 編　王誠喜　劉平安　張件雲　陳小平　劉建和　胡志希

編　　委　王　茜　王紅梅　尹　萍　鄧湘琴　盧聖花　田　毅

蘭　藍　劉鶴群　許　盈　李玉麗　朱建華　楊　麗

楊　屆　楊　虹　楊張琪　陳　橙　陳淩波　趙　達

淩　佳　康　臻　葛安琪　謝意桃　楊縷酌　匡浩銘

譚可欣

序

在20世紀70年代，長沙馬王堆漢墓出土文物，把塵封兩千多年的寶藏展現在世人面前，其中出土的十餘萬字竹簡帛書，是我國歷史長河中的璀璨明珠，為考古界的罕見發現。這些文字內容廣博，涵蓋歷史、人文、哲學、科技等諸多領域，其中古代醫藥學文獻，共計十六本，現存可辨識的文字達兩萬三千餘字，約占全部出土帛（簡）書的五分之一。這些珍貴的醫書，正是先秦兩漢時期醫學經驗累積的結晶，它們誕生於特定的歷史背景、地域文化、物質技術條件，以及哲學社會科學與道家學術思想的交融之中。醫書中的醫學理論與現存古醫書《黄帝内經》交相輝映，互為印證，其中記載的經脈、陰陽五行及方藥等内容，彰顯出這一時期我國中醫藥實踐的基本情況，填補了先秦兩漢時期中醫藥學史上的空白，對了解我國醫學的學術思想淵源及傳承中醫藥文化提供了豐富的文獻資料。

已整理出的十六種中醫帛書和竹簡中，展現了中醫診療『理、法、方、藥』從理論到實踐的思維方法和辨證論治理論體系，為中醫臨床醫學的形成發展奠定了堅實基礎，也為方藥學術研究和實踐活動提供了寶貴參考。其中，帛書《陰陽十一脈灸經》和《足臂十一脈灸經》是迄今為止最早的經絡學專著，前者詳述十一條脈的循行與灸法，後者在前者基礎上增加主病病候種類；《陰陽脈死候》主要論述三陰三陽脈疾病的死亡證候及其病機，是迄今最早的診斷專書；《脈法》是古代經脈學和診斷學醫書，該書根據經脈診斷、治療的基本原理，論述了砭法、灸法的操作理論，並確立了『寒頭暖足』『取有餘益不足』等治療原則。以上四書内容以十一經脈為中心，交融滲透，自成一體，就經脈的生理病理以及疾病的診斷、防治、預後展開了廣泛的論述，是先秦醫家解釋生理、病理和指導診斷、治療的理論依據。《五十二病方》是目前能見到的最古醫書，展示了先秦時代方劑學的成就。帛書載病名一百餘種，方劑二百八十多首，就書中方劑的組成、劑型及方劑運用來看，具有一定規律可循，體現了早期的辨證論治思想。書中有豐富的外治法内容，提到用酒消毒和治療傷口感染，治療方式的多樣化體現當時的醫療水準。《導引圖》是我國現存最早的氣功圖譜，不僅生動形象地反映了兩千多年前的古代醫療體育的真實情況，也為古代導引術提供了確鑿的實物證據，是不可多得的珍貴資料；《養生方》和《去穀食氣》為養生保健著作，是研究導引和氣功源流發展的重要文獻；《雜禁方》《十問》《合陰陽》《天下至道談》為竹簡本，載有藥方以及神仙、房中之術；《胎產書》則是現存最早的產科文獻。從馬王堆出土的十六種帛書和竹簡中，我們可以看到中醫經脈、針灸、陰陽五行學說、養生以及方劑學等多方面的內容，揭示了先秦至西漢時期醫學發展的歷史脈絡，對於研究早期中醫藥學的發展狀況與水準、探索醫藥學的淵源與發展具有深遠的意義。

馬王堆醫書被譽為『湖湘文化之瑰寶』，自20世紀70年代出土以來，經過馬王堆漢墓帛書專家團隊的深入研究，已取得了豐碩成果。值此2024年馬王堆漢墓出土醫書整整五十載之際，《馬王堆漢墓出土醫書十六種》即將問世，此書不僅將馬王堆漢墓中珍貴的古醫書修復整理成冊，更將帛書、竹簡及木簡的原圖一一呈現。全書分為若干章節，每章均包含導論、原圖、原文與注釋四大板塊，力求展現最新的研究進展，成為目前我國詳盡且全面的馬王堆漢墓出土醫書專著之一。

此次編纂工作彙聚了湖南省中醫藥研究院、湖南中醫藥大學以及湖南博物院的眾多專家教授，他們帶領各自的團隊，深入調查馬王堆醫書的學術成果與研究現狀。在推出《馬王堆漢墓出土醫書十六種》的同時，還通過數字技術將馬王堆醫書內容進行深度提取和『活化』，立體還原帛書、竹簡、木簡醫書原貌，並拍攝相關視頻製作導引圖動畫，將古醫書以最真實的形態重塑呈現。同時，還將拍攝一部馬王堆歷史文獻資料片《馬王堆裏的『活』醫學》。通過影像和圖書結合的方式，將古醫書結構化、體系化、影像化、數字化，將湖湘文化的瑰寶——馬王堆文化，打造成為湖南文化的亮麗名片。

《馬王堆漢墓出土醫書十六種》的出版是馬王堆醫學研究的重要組成部分，馬王堆醫學的學術價值、經濟價值、生態價值、文化價值及藝術價值尚存巨大的挖掘潛力。接下來應以馬王堆醫學文化為核心，全方位開發其內在價值，通過深度孵化藥膳、康養、運動等系列產品，推動中醫藥產業鏈的蓬勃發展，向世界展示其獨特的魅力和深厚的底蘊。

國醫大師　孫光榮

二〇二四年六月

前言

習近平總書記高度重視中醫藥事業的發展和古籍版本的收集、整理和保護工作，指出『中華民族的一些典籍在歲月侵蝕中已經失去了不少，留下來的這些瑰寶一定要千方百計呵護好、珍惜好，把我們這個世界上唯一沒有中斷的文明繼續傳承下去』。總書記的重要指示，為我們推進中醫藥事業的發展，做好歷史古籍版本的收集、整理和保護事業指明了方向。長沙馬王堆漢墓出土的醫學文獻是我國中醫史上最早、最重要的醫學經典古籍，早於《黄帝内經》，具有重要的醫學價值。自上世紀70年代出土以來，研究出了不少醫學成果，受到了海内外學者的高度關注和青睞。為了更好地貫徹落實黨的二十屆三中全會提出的『完善中醫藥傳承創新發展機制』要求，以及習近平總書記對古籍版本保護收集整理的重要指示精神，在馬王堆漢墓考古發掘50周年之際，我們依託湖南省中醫藥和中西醫結合學會馬王堆醫學專業委員會，整理出版《馬王堆漢墓出土醫書十六種》，擬將其打造成我國當代具有重要影響力的中醫古籍典範。

馬王堆漢墓的發掘，是中國考古史上的里程碑，這座位於長沙市芙蓉區的古墓，是西漢初期長沙國丞相、軑侯利蒼的家族墓地。20世紀70年代起，考古學家們先後三次深入發掘這座墓葬，其結構之宏偉，設計之複雜，令人歎為觀止。馬王堆漢墓共有三座墓葬，墓葬中出土了精致的棺槨、華麗的絲織品、神秘的帛畫、精美的漆器、珍貴的中草藥及醫書等，共計三千餘件文物。這些珍貴的文物如一把鑰匙，打開了西漢初期社會風貌的大門，彰顯了西漢時期的文明成就，為研究古代喪葬制度、手工業、科技和醫學的發展，以及長沙國的歷史、文化和社會生活等方面提供了寶貴的資料。這座墓葬不僅具有極高的歷史研究價值，更因其豐富的文物和獨特的文化魅力，成為旅遊者們爭相探訪的勝地。2016年馬王堆漢墓被評為世界十大古墓稀世珍寶之一，2021年榮登全國『百年百大考古發現』的榜單，向世人展示着它不可估量的價值與魅力。

馬王堆三號漢墓出土了一批珍貴的醫書，共計十六種，約兩萬三千餘字。醫書包括《足臂十一脈灸經》、《陰陽十一脈灸經》（甲本、乙本）、《脈法》、《陰陽脈死候》、《五十二病方》、《養生方》、《房內記》、《療射工毒方》、《胎產書》、《去穀食氣》、《十問》、《合陰陽》、《天下至道談》、《雜禁方》、《導引圖》共十六本。內容廣泛，涵蓋了中醫基礎理論、診斷、婦產科、兒科、五官科、方藥、房中、藥膳等多個方面。其中，《足臂十一脈灸經》和《陰陽十一脈灸經》對經脈的生理、病理和治療方法進行簡要而完整的描述，可認為是中醫經絡學說的雛形；《五十二病方》是中國已知最早的一部醫方書，載有病名一百餘種，方劑二百八十多首，其中多為外科、皮膚科疾病，也涵蓋了內科、兒科、婦科疾病，反映了當時醫學實踐的豐富性和多樣性，真實地記載了先秦兩漢時期的醫療水準和疾病狀況；《導引圖》是現存最古老的氣功導引書，記錄了多種導引術式圖像，這些術式既有治病的作用，又有保健的功效，反映了當時人們對於運動和健康關係的理解；《養生方》和《去穀食氣》為養生保健著作，是研究導引和氣功的源流發展的重要文獻；《雜禁方》《十問》《合陰陽》《天下至道談》為竹簡本，載有藥方以及神仙、房中之術。馬王堆出土古醫書是已發現的最早的醫學文獻，體現了先秦兩漢時期的醫學發展狀況，具有相當高的歷史地位及學術價值。

馬王堆漢墓的發掘，改寫了先秦時期湖湘醫學史，填補了中國古代醫學史的空白。這些醫書對於研究古代醫學史和傳統中醫的源流具有重要的學術價值，為我們理解中醫理論體系的形成和發展提供了重要線索。在現存的醫書中，學者認為其成書時間早於《黃帝內經》，彌補了先秦時期僅有理論醫學，而無臨證文獻的空白，也證明了《黃帝內經》等醫學經典並不是憑空產生的，而是建立在長期醫療經驗與實踐基礎之上的。醫書中豐富的方藥和治療方法，對於研究古代藥物的來源、配製方法以及療效具有重要價值。馬王堆漢墓醫書的出土證明了中醫文化的源遠流長和博大精深，對於傳承和發揚中醫文化具有深遠的影響。

在馬王堆漢墓出土後，參與考古研究的單位有中國科學院考古研究所（現中國社會科學院考古研究所）和湖南博物院。這兩個單位合作發掘了馬王堆漢墓的二號、三號墓，共同推動了這一重要考古發現的研究工作。漢墓中出土了大量的帛書，引起了學術界的高度重視，帛書出土不到半年，國家文物局組織成立了馬王堆漢墓帛書整理小組，對帛書進行修復。整理小組緊鑼密鼓地開展研究，對文字的釋讀、篇名的擬定、文獻的寫定年代進行了深入的探討。研究者進行了大量富有成效的考釋工作，其中馬繼興、周一謀、蕭佐桃、裘錫圭等學者對出土醫書逐篇進行了考注，在修復殘文、訓釋通假、訂正訛誤和注釋疑難上取得了較多成果；同時，馬王堆醫書專題研究也取得了不少成績，主要集中在藥物、方劑、經絡、養生和巫醫等方面，其中以《五十二病方》和《導引圖》的研究成果尤為突出，這兩本帛書在方藥和養生上具有較高的研究和實用價值。

隨着時間的推移和研究的深入，更多的單位和研究機構參與到馬王堆漢墓的研究中。在籌備紀念馬王堆漢墓考古發掘五十周年國際學術研討會的過程中，湖南博物院（湖南省文物鑒定中心）、湖南省文物考古研究院等多個單位都發揮了積極的作用。同時，湖南博物院還計劃與中國數字圖書館連袂打造『生命藝術——馬王堆漢代文化沉浸式多媒體大展』，進一步推動馬王堆漢墓文化的傳播和研究。

2024年是馬王堆漢墓醫書出土50周年，此次籌備出版的《馬王堆漢墓出土醫書十六種》將馬王堆漢墓古醫書修復編纂成冊，將帛書、竹簡及木簡原圖呈現，每章分有導論、原圖、原文和注釋四節，整理最新的研究進展，將成為我國詳盡且全面的馬王堆漢墓出土醫書專著之一。除了紙質圖書形式外，本書還通過數字技術將馬王堆醫書內容進行深度提取和『活化』，將古醫書以最真實的形態重塑呈現。例如，運用3D技術還原竹簡醫書《十問》原貌，製作導引圖、足臂經脈的動態圖譜及相關視頻，配套馬王堆醫書知識庫，等等。這次編寫彙集了湖南省中醫藥研究院、湖南中醫藥大學、湖南博物院的專家教授，帶領各自的團隊對馬王堆醫書學術成果、研究現狀進行調查。

為了使體例一致，又保留各自特色，編寫過程中多次召開編寫會，大家各抒己見，互相借鑒，因此十六本醫書既具有整體性，又具有各篇章的風采。希望本套圖書的出版能引起中醫界對馬王堆醫學的重視，提高廣大中醫同行對馬王堆醫學的認知，吸取精華，服務於當代中醫的傳承與創新發展。

凡例

本書收錄了馬王堆漢墓出土醫書十六種，包括《足臂十一脈灸經》、《陰陽十一脈灸經》（甲本、乙本）、《脈法》、《陰陽脈死候》、《五十二病方》、《去穀食氣》、《導引圖》、《養生方》、《房內記》、《療射工毒方》、《胎產書》、《十問》、《合陰陽》、《雜禁方》、《天下至道談》。十六種書原來均無書名，經由馬王堆漢墓帛書整理小組根據其內容試加書名，現均已成通用名。

本書的全部注釋以2014年北京中華書局出版的裘錫圭主編，湖南省博物館、復旦大學出土文獻與古文字研究中心共同編纂的《長沙馬王堆漢墓簡帛集成》為底本進行校對、注釋。本書體例為繁體豎排。本書所用異體字、通假字等，隨文注出其通用字形，外加「（）」，括號內「-」之前為異體字、通假字等，「-」之後為正字或現在通用字形；錯字隨文注出正字，外加「〈〉」；衍文保留，外加「{}」；可以確定的脫文，隨文補出，外加「【】」；無法補出的殘缺文字，用「□」表示，缺字數目根據旁邊行的文字位置進行推定，不一定完全符合原貌，但亦嚴格按照古籍校勘準則確定缺字數量。殘缺嚴重、無法辨認識別且殘缺字數根據旁邊行文字無法推定的，用「☒」表示；後附殘片存在無法確認字形的情況用符號「？」表示；書寫錯誤塗去，或加鉤、圈、點等表示作廢之字，以及未寫全的廢字，直接略去，或用「○」表示，並在注釋中加以說明。句首的黑圓點「●」，以及重文符號、合文符號「=」予以保留。竹木簡及帛書中的折角符號「ㄴ」，考慮到其在原文中應為斷句符號，今亦保留。本書遵循以上例則，力求保持原貌。

本書的體例分為導論、原圖、原文、注釋四個部分。

（1）導論：將馬王堆醫書的出土概況、整理研究工作等作了綜合性的介紹和述評。

（2）原圖：對馬王堆醫書出土帛書每張原圖的行數或竹、木簡原圖的簡數均用阿拉伯數字（1、2、3等）進行了編號，並在原文段中以1、2、3、4、5等順序符標記於每項內容所相對應的句末字左下角。

（3）原文：以《長沙馬王堆漢墓簡帛集成》為底本進行校對，繁體豎排，古體字、異體字、通假字等，則予以保留。

（4）注釋：根據原文順序，對古體字、異體字、通假字及僻難字、詞、句，逐條加注，用〔一〕〔二〕〔三〕〔四〕〔五〕等順序符號標記於每項注釋內容的句末字右下角，在每段原文後逐條加注作釋。注釋內容遵循字詞、章句之義，症狀、證候之義，治則、方藥之義三者相一致的原則，結合現存的醫經、歷代本草、方論闡述；凡有不同意見者，則擇其善者而從之，或並列眾說，表明各注家傾向性意見。

本書每章節後都附有參考文獻，其引用文獻較全面，且以馬王堆漢墓帛書整理小組的內容為多，其他引用文獻亦一一注明出處，力爭準確無誤。

目錄

陰陽十一脈灸經（甲本）

陰陽脈死候……九五

五十二病方……一〇七

去穀食氣

導引圖……四〇五

養生方……四五九

天下至道談

跋

去穀食氣

導論

《去穀食氣》是長沙馬王堆三號漢墓出土的帛書，出土時與《陰陽十壹脈灸經》（乙本）和《導引圖》寫在高約50釐米的整幅帛書上，該篇字數在478至485之間，其中能清楚辨別字形者計272個，缺失估計200餘字。原書早就散佚，著者不詳，該篇是我國迄今為止現存最早的氣功文獻，馬王堆漢墓帛書整理小組根據內容將此篇命名為《去穀食氣》。

帛書記載了古代醫家祛病強身的處方，不是『食穀者智而不壽，食氣者神明不死』的『行氣者一家之偏說』，去穀食氣法的真諦在於通過氣功導引之術求得益壽延年。帛書中包括了卻穀、食氣兩部分內容，第一部分是講述『去穀』的方法，即不吃穀物，食用石韋，並提出服用石韋的具體方法『與月進退』；第二部分是講述『食氣』的方法，即通過呼吸有益於人體的氣以此獲得延年益壽。並大篇幅具體描述出適合呼吸的六氣，即朝霞、輸陽、正陽、銧光、輸陰、沆瀣，以及不可食之五氣，即清風、霜霧、濁陽、湯風、淩陽。

《去穀食氣》是最早有關『辟穀行氣』的書籍，是一部充滿道家思想的養生學著作，儘管帛書殘缺較多，但根據殘存的內容分析，其內涵已相當豐富，深入、實事求是地考證本篇，不僅對弄清導引、氣功的源流發展有很大的意義，而且對指導今人的氣功鍛煉也有一定的價值。

原圖

帛書一（1—9行，後為《陰陽十一脈灸經乙本》1—18行）

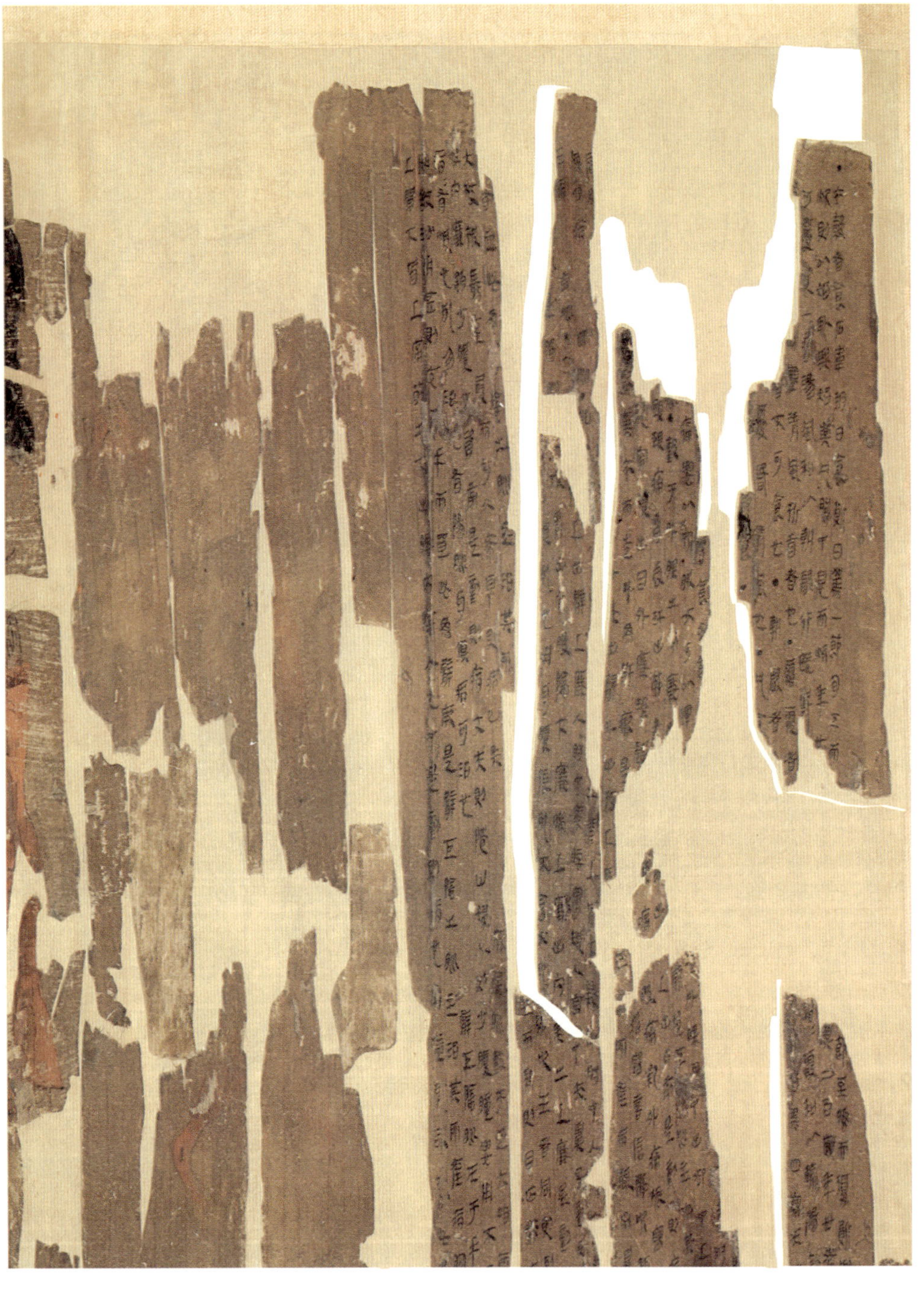

原　文

一、去穀者

【原文】

去穀〔一〕者食石韋〔二〕，朔日〔三〕食質〔四〕，日駕（加）一節〔五〕，旬五而【止〔六〕；旬】六〔七〕始銧（匡）〔八〕，日□【一】節〔九〕，至晦〔一〇〕而複〔一一〕質〔一二〕，與月進復（退）〔一三〕。為首重〔一四〕足〔一五〕輕體（體）〔一六〕軫〔一七〕，則昫（呴）炊（吹）之〔一八〕，視利止〔一九〕。

【注釋】

〔一〕去穀：唐蘭（1975：15）：帛書寫作「去穀」，也叫做「辟穀」，是不吃糧食的意思。長沙馬王堆醫書研究會（1981：50）：帛書原文為「去穀」，帛書整理者釋「去」為「卻」，「去穀」「卻穀」是一個意思，就是不吃穀物。馬王堆漢墓帛書整理小組（1985：85）：去穀，即卻穀。馬繼興（1992：822-823）：去，讀「卻」。「卻」字義為停止，不用，除去。裘錫圭（2014：1）：「去穀」之「去」當如字讀。「去」可理解為避、除，「去穀」即「辟穀」。

〔二〕石韋：唐蘭（1975：15）：本篇一開頭提到的「石韋」，是一種利小便的藥，見《神農本草經》。長沙馬王堆醫書研究會（1981：50）：草藥名，見於《神農本草經》。馬王堆漢墓帛書整理小組（1985：85）：《山海經・大荒西經》：「有人名曰石夷，來風曰韋。」此處石韋有可能指一種氣。魏啓鵬、胡翔驊（1992：3）：石韋，是一種藥，服食石韋可以除小便赤黃，安利五臟，便於益精氣。馬繼興（1992：823）：從下文「日加一節」「曰□一節」來看，此處「石韋」當是藥名。

〔三〕朔日：馬王堆漢墓帛書整理小組（1985：85）：朔日，即指陰曆每月一日。馬繼興（1992：823）：陰曆每月初一為朔日。

〔四〕質：長沙馬王堆醫書研究會（1981：50）：按文意，「朔日食質，日加一節」「至晦而複質」「食穀者食質而□」，「質」字當是食石韋的劑量。馬王堆漢墓帛書整理小組（1985：85）：質，指有形體的東西。魏啓鵬、胡翔驊（1992：4）：質，物質的本體，指石韋的莖葉。馬繼興（1992：823）：『質』字，可以有兩種解釋：其一，質是周代貴族射箭時量測箭靶面積的一種組織。相當於周制的四平方寸。在本書中『質』的組織（四平方寸）來確定石韋的用量。其二，釋為物質，實質。《説文解字義箋》：『質必有物，故質為質實之義。』此處的『質』字系指石韋而言，但未記具體用量。李零（2006：274）：質是指有形體的東西。與『氣』相反的東西。但在古代訓詁中，『質』還有精要之義，這裡也可能是指作為代用食品的精華之物。裘錫圭（2014：2）：説『質』為劑量組織（本指四寸的箭靶），物質的本體，食品的精華之物，均可供參考。

〔五〕日駕（加）一節：馬王堆漢墓帛書整理小組（1985：85）：日加一節，每日新增一個組織。周一謀、蕭佐桃（1988：230）：全句意為每日新增一個組織。馬繼興（1992：824）：加字義為新增，添加。節，義為莖節，即植物在莖部生葉或分枝的部分。

〔六〕旬五而【止】：馬王堆漢墓帛書整理小組（1985：85）：一旬為十日，旬五，十五日。馬繼興（1992：824）：《説文・勹部》：『旬，徧也。十日為旬。』『旬五』為十五日。

〔七〕【旬】六：馬王堆漢墓帛書整理小組（1985：85）：旬六，十六日。

〔八〕銚（匡）：長沙馬王堆醫書研究會（1981：50）：同『晀』，指明亮的月光。馬王堆漢墓帛書整理小組（1985：85）：『銚』讀為『匡』。《國語・越語》：『月盈而匡。』注：『虧也。』周一謀、蕭佐桃（1988：230）：『銚』同『晀』。《説文》：『晀，明也。』指明亮的月光。與下文『至晦而復質』相對。馬繼興（1992：824）：匡，義為虧缺或損壞。裘錫圭（2014：2）：同馬王堆漢墓帛書整理小組，『銚』讀為『匡』。

〔九〕日□【一】節：馬王堆漢墓帛書整理小組（1985：85）：此句當為『日捐一節』，意為每日減少一個組織。周一謀、蕭佐桃（1988：230）：同馬王堆漢墓帛書整理小組，意為每日減少一個組織。魏啓鵬、胡翔驊（1992：3）：缺字可補為『減』或『損』。馬繼興（1992：824）：缺字補為『去』。『去』字本義為弃除、損失，引申義為減少。『日去』即每天減少。李零（2006：274）：缺字可參攷為『捐』。裘錫圭（2014：2）：『日』後字補作『減』『損』『捐』似皆有可能。

〔一〇〕晦：周一謀、蕭佐桃（1988：230）：陰曆每月的最後一天（二十九日或三十日）叫晦。馬繼興（1992：824）：晦，陰曆月終。

〔一一〕複：馬繼興（1992：829）：複，恢復，重複。

〔一二〕至晦而複質：周一謀、蕭佐桃（1988：230）：全句意為待到月晦無光之時，又重新開始生光，逐漸恢復光明。

〔一三〕進復（退）：周一謀、蕭佐桃（1988：230）：根據月亮盈虧的規律確定食質的增減。馬繼興（1992：825）：進退，義為增減。《周禮・秋官・小司寇》：『以圖國用而進退之。』鄭注：『進退，猶損益也。』即損益變化。

〔一四〕首重：馬繼興（1992：825）：首，頭也。首重，指頭部昏沉。

〔一五〕足：馬繼興（1992：825）：足，泛指下肢。

〔一六〕體（體）：馬繼興（1992：825）：『體』假為『體』，即身體。

〔一七〕軫：長沙馬王堆醫書研究會（1981：50）：古醫書也常把『軫』作『疹』字用。馬王堆漢墓帛書整理小組（1985：85）：胗，《素問・奇病論》注：『謂久病。』馬繼興（1992：825）：『疹』字在古籍中又書作『胗』。魏啓鵬、胡翔驊（1992：3）：胗有兩種意思：一、『胗』通『腫』。二、『胗』通『疹』，癮疹搔癢。服氣者常有此症狀。裘錫圭（2014：2）：『軫』讀為『胗』，意為腫；或讀為『疹』，指癮疹，均可供參考。

〔一八〕昫（呴）炊（吹）：長沙馬王堆醫書研究會（1981：51）：指呼吸。《祛病延年六字法》：『噓、呵、呼、呬、吹、嘻』（分別與肝、心、脾、肺、腎、三焦等臟腑經絡相應）。就是六種不同的吐氣法。馬王堆漢墓帛書整理小組（1985：85–86）：呴是呼出暖氣，吹是吹出冷氣。馬繼興（1992：825–826）：呴吹都是用口出氣與用鼻子吸氣的方法配合進行養生鍛煉。

〔十九〕視利止：長沙馬王堆醫書研究會（1981：51）：『利』指好轉或者通利，本句意思為視病情好轉而止。馬王堆漢墓帛書整理小組（1985：86）：視利止，直到痊癒為止。『利』可作好轉或通利解。周一謀、蕭佐桃（1988：231）：指見到效益為止，即直到痊癒為止。馬繼興（1992：827）：視：觀察，審察，或看。利：在此處為其引申義，好轉，痊癒。

二、食氣者

【原文】

食穀〔一〕者食質而【□】〔二〕，食氣者〔三〕為昫（呴）、炊（吹），則以始臥與始興〔四〕。凡昫（呴）中息〔五〕而炊（吹）。年廿【者朝〔六〕廿暮〔七〕二，二日之】莫（暮）二百，○年卅者朝卅莫（暮）卅，三日之莫（暮）三百，以此數譁（誰－推）〔八〕之。

【注釋】

〔一〕食穀：馬繼興（1992：829）：『食』字義為吃，又可為接受、吞沒之義。『穀』即糧食的總稱。『食穀』即吃糧食。李零（2006：274）：『食〈卻〉穀者食質而已』『食』是『卻』字之誤。『食』或涉下句『食氣者』而誤。

〔二〕【□】：馬王堆漢墓帛書整理小組（1985：86）：原帛書『而』字據唐蘭同志釋文。馬繼興（1992：829）：『而』字後原缺一字，疑為『已』字。其義為截止。裘錫圭（2014：2）：『而』後一字，補作『已』。

〔三〕食氣者：馬王堆漢墓帛書整理小組（1985：86）：『食□者』缺字疑應為『氣』字。馬繼興（1992：829）：『食氣者』，『氣』字原缺，今據全書文義補。其字義泛指空氣而言。『食氣』是古代養生家為了健康目的進行練功的一種呼吸方法，在本書中的『食氣』主要是以吸濡空氣中的精華之氣為主。

〔四〕始臥與始興：長沙馬王堆醫書研究會（1981：51）：始臥與始興，『興』即『起』，本句可作晚上剛睡和早晨剛起身。周一謀、蕭佐桃（1988：231）：興，起床。馬繼興（1992：829-830）：『始』字義為開始，最初。『臥』為睡眠。『始臥』指夜臥臨睡之前。『興』字義為起床。『始興』指早上剛起床後。

〔五〕息：長沙馬王堆醫書研究會（1981：51）：『息』指吸的意思。此句作呼吸解。周一謀、蕭佐桃（1988：23）：一呼一吸為一息。馬繼興（1992：830）：『息』字義為呼氣和吸氣的總稱。

〔六〕【朝】：馬繼興（1992：830）：朝，義為早晨。

〔七〕【暮】：馬繼興（1992：830）：字古寫為『莫』，義為日落時。

〔八〕誰（誰-推）：長沙馬王堆醫書研究會編（1981：51）：此句意為其他年齡的人按此標準類推。馬繼興（1992：830）：『推』字義為推算，求得。馬王堆漢墓帛書整理小組（1985：86）：誰，同『誰』，《釋名·釋言語》：『推也。』裘錫圭（2014：2）：誰，同『誰』，為『推』。

三、六得食

【原文】

春食〔一〕一去〔二〕濁陽〔三〕，和〔四〕以【銧】光〔五〕、朝暇（霞）〔六〕，【昬（昏）清】2〔七〕可。夏食一去湯風〔八〕，和以朝暇（霞）、行（沆）暨（瀣）〔九〕，昬（昏）【清可〔一〇〕。秋食一去□□】、霜=霚（霧）〔一一〕，和以輸陽〔一二〕、銧〔一三〕，昬（昏）清可。冬食一去淩陰〔一四〕，【和以端】陽〔一五〕、銧光、輸陽、輸陰〔一六〕，【昬（昏）清可】〔一七〕。

【注釋】

〔一〕春食：馬繼興（1992：832）：『春食』二字在此處系承接上文，指在春天時的『食氣』方法（或要求）。下文的『夏食』『秋食』及『冬食』之義均仿此。

〔二〕一去：長沙馬王堆醫書研究會（1981：52）：一去，一概避去，即『切記』的意思。馬王堆漢墓帛書整理小組（1985：

86）：一，皆，參看楊樹達《詞詮》卷七。周一謀、蕭佐桃（1988：231）：一，專也，皆也。去，出去和避開之意。馬繼興（1992：832）：「一」，字義為完全、皆。「去」，字義為離開、排除。這裡的「一去」二字系指完全禁忌，不可。

〔三〕濁陽：長沙馬王堆醫書研究會（1981：51）：意為天氣晦暗不明，渾濁不清。馬繼興（1992：833）：「濁」字義為汗、混，但本書此處所說的「濁陽」則系指天空中對人體不利的氣候現象說的，故「濁陽」一詞具有清朗之天為混濁之氣所干擾之意義。

〔四〕和：長沙馬王堆醫書研究會（1981：52）：和，是相應和相合的意思。馬繼興（1992：833）：和，本義為和諧。

〔五〕【銚】光：長沙馬王堆醫書研究會（1981：52）：「銚」同「晀」，「銚光」指明朗的月光。魏啓鵬、胡翔驊（1992：4）：「銚」讀為「黃」，「銚光」即日西至黃昏時之氣，為陽中之陰。馬繼興（1992：833）：「銚」假為「匡」。「匡光」即缺光，虧光。李零（2006：277）：銚光是日出氣（與天相配），相當於《陵陽子明經》等之「天氣」「玄氣」「列缺」。周波（2019：100）：帛書「銚光」可能也應讀為「匡光」，即缺光，虧光。

〔六〕朝暇（霞）：周一謀、蕭佐桃（1988：231）：此指早晨吸入新鮮空氣。馬繼興（1992：833-834）朝指清晨。霞是在日出或日落前後雲層上出現的彩色光象。朝霞指在清晨天剛亮時，太陽將要從地平面升起以前東方天空出現赤黃色之時。

〔七〕【昬（昏）清】：長沙馬王堆醫書研究會（1981：51）：昏，黃昏，可泛指晚間；清，清晨，可泛指白天。本句意為早晚均可。魏啓鵬、胡翔驊（1992：4）：「昏」即「銚光」，地黃之氣、地氣。「清」為天氣。馬繼興（1992：834）：「昏清」二字原缺，據本條下文文例「昏」字義為日沒後天色初黑時。

〔八〕湯風：長沙馬王堆醫書研究會（1981：51）：熱為陽，寒為陰。陽風即熱風。後文有「熱而中人」句，就是指這種陽風。周一謀、蕭佐桃（1988：231）：據後文「熱而中人」句，可知「湯風」即夏令之熱風，亦為致病之邪氣。馬繼興（1992：834）：「湯」字義為熱水。《說文・水部》：「湯，熱水也。」「湯風」即酷熱的風。

〔九〕行（沆）暨（瀣）：長沙馬王堆醫書研究會（1981：52）：沆瀣，為先秦食氣的術語，指冬天的清露。一種解為沆瀣是冬天「北方夜半氣也」。一種解為「沆瀣清露，朝霞赤雲」。本文「沆瀣」與「淩陰」相對而言，指冬日夜半水氣方清露路時刻，而朝霞在春夏兩季都提到，同而其意為後者相近。周一謀、蕭佐桃（1988：231-232）：即沆瀣，指露氣。馬王堆漢墓帛書整理小組（1985：86）：行暨，即沆瀣。馬繼興（1992：834-836）：「沆瀣」一詞的含義有以下幾種：其一，指在夜半時北方天空的大氣而言。其二，單指夜半而言。其三，指日沒後的露水而言。其四，遥指為露水。其五，指水徐流之狀。其六，指水之形狀。其七，指常見的天空中一種大氣。其八，指海洋上的大氣。其九，指傍晚的雲霞。

〔一〇〕昏（昏）【清可】：馬繼興（1992：837）：昏清可，『清可』二字原缺，今依本條文例補。

〔一一〕【秋食一去□□】、霜〃霚（霧）：長沙馬王堆醫書研究會（1981：51）：釋文作『昏清可。秋食一去□□、霜霧，和以輸陽、銚光』。馬王堆漢墓帛書整理小組（1985：86）：『昏【清可。秋食一去】□□、霜霚（霧）、霜霚（霧）和以輸陽、銚光』。本句『霜霧』應系衍文，是誤加了重文號。周一謀、蕭佐桃（1988：232）：本句『霜霧』應系衍文，誤加了重文號。馬繼興（1992：837）：本書所說的『霜霧』即系指天降霜霧的氣候而言。彭浩（2005：94）：從圖版看，『霜』字下有重文號，『霧』字下並無重文號。整理小組因帛書缺損在『霜』字前補有『□□』，與其他三句在『去』後皆只有一種氣名不同，可疑。推測帛書原來的文字是『〔秋食一去〕霜霧』。

〔一二〕輸陽：長沙馬王堆醫書研究會（1981：52）：『輸』字當補益、補養解，即養陽、養陰之意。馬繼興（1992：838）：『輸』字義為改變，更改。『陽』字義為太陽。『輸陽』一詞即指由陰（夜）向陽（晝）轉變之時。

〔一三〕銚：魏啓鵬、胡翔驊（1992：4）：『銚』字後當脫『光』字。馬繼興（1992：838）：『光』字原文應缺失，按意應補為『銚光』。

〔一四〕淩陰：長沙馬王堆醫書研究會（1981：52）：淩，冰淩；陰，寒也。『淩陰』指冬天夜間極冷時刻。周一謀、蕭佐桃（1988：232）：指藏冰的冰室。馬繼興（1992：838）：『淩』字義為冰。『陰』字義為夜間。本書中的『淩陰』指冬季大地冰凍的夜間。

〔一五〕【和以端】陽：長沙馬王堆醫書研究會（1981：52）：『陽』字前缺一字，應補為『端陽』，同『正陽』。周一謀、蕭佐桃（1988：232）：據後文疑應補寫『端陽』。馬王堆漢墓帛書整理小組（1985：86）：『陽』字前缺一字，疑應補為『端陽』。馬繼興（1992：838）：『和以端』三字原缺。據本條春、夏、秋三季之文及『和以端陽』補。『正』字原作『端』，系避秦始皇嬴政的名諱所改，『正』字義為正中。『陽』字義為太陽。『正陽』即中午12點整，太陽位於天空正中之時。

〔一六〕輸陰：周一謀、蕭佐桃（1988：232）：輸陰，即淪陰。魏啓鵬、胡翔驊（1992：4-5）：輸陰，猶言瀉陰，與淪陰同。

馬繼興（1992：838-839）：『輸』字義為改變，更改。『輸陰』一詞在傳世古籍中又被稱為『淪陰』。輸、淪二字古音雖异，但『輸』指由陽轉陰，而『淪』指陽沒於陰，故其所指氣候現象全同。『淪』字義為沉沒。『陰』字義為日沒西斜之義。李零（2006：277）：『輸陰』『輸陽』之『陽』『陰』應指陽氣、陰氣，『輸』或即輸注之義。

〔一七〕【昏（昏）清可】：馬繼興（1992：839）：『昏清可』三字原缺，今依本書文例補。

四、五不食

【原文】

【□□】□[3]〔一〕【□□□□】四塞〔二〕，清風折首者也〔三〕。●霜霚（霧）者，【□□□□□□也】〔四〕。•濁陽者，黑四塞〔五〕，天之乳（亂）氣〔六〕也，及〔七〕日出而霚（霧）也。【湯風者】〔八〕，□風〔九〕也，熱而中〔一〇〕人者也。日【□淩陰】〔一一〕者，入骨[4]【□□也〔一二〕。此五】者不可食也〔一三〕。

【注釋】

〔一〕【□□】□：長沙馬王堆醫書研究會（1981：52）：開頭三字疑為『四不食』。馬繼興（1992：842）：□□□，此處原缺三字，據本段文義，疑是『五不食』三字。

〔二〕【□□□□】四塞：長沙馬王堆醫書研究會（1981：52）：此句當補為『淩陰者，寒四塞』，即天地天寒地凍之氣充滿四方。馬繼興（1992：842）：補充為『清風者，□四塞』。系本書中六氣之一的名稱。『□四塞』，『□』字原缺。據本條下文『濁陽者，黑四塞，』此處所缺疑為『黃』字，全句似即『清風者，黃四塞』。

〔三〕清風折首者也：馬繼興（1992：842-843）：『清風』即寒風、涼風。『折』字義為折斷、損傷。這裡是用折首來形容寒冷的西北大風，使人蕭瑟縮首之狀。

〔四〕霜霚（霧）者，【□□□□□也】：馬繼興（1992：843）：『者』後原缺七字，文義不詳。

〔五〕黑四塞：馬繼興（1992：843）：四塞，即充塞。『黑四塞』應系指白晝被异常風雲所籠罩，掩蔽日光，而天色呈現一片黑暗之象。

〔六〕乳（亂）氣：馬繼興（1992：843）：亂氣，不正之氣。

〔七〕及：馬繼興（1992：843）：義為與，和。

〔八〕【湯風者】：馬繼興（1992：843）：『湯風者』，此三字原缺。據書文義補。

〔九〕□風：長沙馬王堆醫書研究會（1981：52）：缺字應補為『熱』字，全句的意思是，陽風是一種熱風，熱風容易傷人。馬繼興（1992：843）：『□風』『□』字原缺，疑為『暑』字。

〔一〇〕中：馬繼興（1992：843）：『中』字義為傷，或擊。

〔一一〕日【□淩陰】者：馬繼興（1992：843）：『日』後缺一字，不詳。『淩陰』二字原缺，據本書文義補。彭浩（2005：92）：『者』前之字很可能是氣名。『日』『者』之間只能有一字之空，應補入何字，待研究。

〔一二〕入骨【□□也】：馬繼興（1992：843）：『骨』後原缺三字，據本書文義補最後一『也』字。

〔一三〕【此五】者不可食也：長沙馬王堆醫書研究會（1981：53）：此句為『四者不可食也』。馬王堆漢墓帛書整理小組（1985：86）：此句疑應補為『此五者不可食也』。周一謀、蕭佐桃（1988：232）：此句補為『此五者不可食也』。馬繼興（1992：843）：『此五』二字原缺，今據本書文義補。

五、六氣

【原文】

朝暇（霞）者，□【□□□□□□□□□也〔一〕。□□】者〔二〕，日出二干〔三〕，春為濁【□□□□】□〔四〕雲如蓋〔五〕，蔽【□□□□】者【也〔六〕。□□】者，苑5【□□□〔七〕□□□】〔八〕夏昏（昏）清風也〔九〕。

【注釋】

〔一〕朝暇（霞）者，□【□□□□□□□□□也】：馬繼興（1992：845）：斷讀作「朝霞者，□□□□□也。□□者，□□□□也。輪陽者，□□□□□也。」朝霞者，「者」字後有七字缺文。末一字缺文之後又一「者」。根據本條文例，在第二「者」字前二字應為本書中的六氣名稱之一。屬於「正陽」或「輪陰」二氣中的一種。由於此後仍有三字缺文，故尚不能確定為何氣。李零（2006：276）：帛書此部份殘缺較甚。疑是解釋「六氣」中的「朝霞」「銚光」「輪陽」「輪陰」四氣。即：①朝霞。「朝暇（霞）者，……」②銚光。（缺）③輪陽。「（輪陽）者，日出二干，春為濁（陽，不可食，□）雲如蓋，蔽□□□□者也。」④輪陰。「（輪陰）者，苑□□□□□□夏昏清風也。」

〔二〕【□□】者：馬繼興（1992：844）：輪陽者，「輪陽」二字原缺。據其下有「日出二竿」之文，正值輪陽之時，故予補入。

〔三〕日出二干：馬繼興（1992：845）：斷讀作「日出二竿，春為濁□□。匡光者，雲如蓋，蔽□□□□者也。□□者」。「日出二竿」指太陽剛升起後不久。張德芳（2004：192-193）：「日出二干」，是一種俗稱，同民間所謂「日出三竿」一樣，是對太陽升起高低的一種形容。裘錫圭（2014：4）：此處作「日出二干，春為濁□□□□雲如蓋，蔽□□□□者【也】。□□者」。「日出二干」，時段名。據敦煌懸泉遺址所出木牘，「日出二干」當在「日出」之後，「蚤食」之前。周波（2019：100-101）：此氣時段既在「日出二干」，其順序又緊接在「朝霞」之後，當即作為日出之氣的「銚光」。

〔四〕【□□□□】□：馬繼興（1992：845）：「濁」字後有缺文三字，其義不詳。「匡（銚）光者」原缺。據其下有「雲如蓋，蔽……者也。」之文乃本書六氣中匡光之氣的特徵，故予補入。

〔五〕蓋：馬繼興（1992：845）：「蓋」字義為遮蓋，或物體上的蓋子。

〔六〕蔽【□□□□】者【也】：馬繼興（1992：845）：蔽……者也，「蔽」字義為障，隱。「蔽」字後有四字缺文，應系指如蓋狀的大片雲層將太陽遮蓋起來，而使天色陰暗不彰。「也」字原缺，今補。

〔七〕【□□】者，苑【□□□】：馬繼興（1992：845-846）：「者」字前二字缺文應為本書中六氣名稱之一，屬於「輸陰」或「正陽」二氣中的一種。「苑」字後有缺文三字，所指不詳。

〔八〕【□□□】：馬繼興（1992：846）：補為「沆瀣者」。

〔九〕夏昏（昏）清風也：長沙馬王堆醫書研究會（1981：53）：就其殘存文字來看，似乎於上段相對，上段講「四不食」，此段主要說明「四可食」的原因。馬繼興（1992：846）：「昏」字義為夜間，「夏昏清風」即夏季夜間的涼風。

六、凡食

【原文】

●凡食〔一〕【□□□□□□□□□□□□□□□□□□□】方〔二〕，食氣者食員=（圓〔三〕，圓）者天也，方【者地也〔四〕。□□□】者北鄉（嚮）6【□□□□□□□□】多食。

【注釋】

〔一〕凡食：李零（2006：276）：帛書此部份殘缺較甚。疑是解釋「六氣」中的「沆瀣」「端陽」二氣。前者是「地氣」，後者是『天氣』。可補為『凡食端陽、沆瀣，□□□。端陽者，天氣也。沆瀣者，地氣也。地氣者食方，天氣者食員（圓），員（圓）者天也，方者地也。食地氣者北鄉（向），食天氣者南向，□□多食。』

〔二〕【□□□□】方：馬王堆漢墓帛書整理小組（1985：86）：此處作『食穀者食方，食氣者食圓，圓者天也，方者地也』。周一謀、蕭佐桃（1988：232）：根據帛書整理小組所說，以疑應補為『食穀者食方，食氣者食圓，圓者天也，方者地也』。馬繼興（1992：847）：『食穀者食方』，此原缺，今據下一句對文補。

〔三〕食氣者食員（圓）：周一謀、蕭佐桃（1988：232）：所謂食氣者食圓，即是服食天之精氣。馬繼興（1992：847）：『圓』與『員』上古音均匣母，文部韻。同音通假。

〔四〕方【者地也】：馬繼興（1992：847）：『者地也』，此三字原缺。今據上一句對稱文補。『也』字後原缺三字。

七、（缺題）

【原文】

●【□□□□□□□□□□□□□□□□□□□】則和以端陽〔一〕。夏氣□〔二〕【□□□□□□□□□□□□】□多陰，日夜分□ 7【□□□□□□□□□□□□□□□□□□□□□□□□□□□失氣】為青＝附＝〔三〕（青附，青附）即多朝暇（霞）。朝日〔四〕失氣〔五〕為白＝【附＝】〔六〕（白【附】，白【附】）即多銧光。昏（昏）失氣為黑＝附＝〔七〕（黑附，黑附）即多輸 8【□〔八〕。□□□□□□□】□食毋□ 9〔九〕。

【注釋】

〔一〕則和以端陽：馬王堆漢墓帛書整理小組（1985：86）：端陽，即正陽。《陵陽子明經》：『夏食正陽，正陽者，南方日中氣也。』『正』改為『端』，系避秦始皇諱的遺跡。馬繼興（1992：847）：『則』字前原缺約二十一字。

〔二〕夏氣□：馬繼興（1992：847）：『氣』後一字補『霞』，『霞』後缺十三字。

〔三〕【□□失氣】為青附：周一謀、蕭佐桃（1988：232）：『青附』當指黎明之氣，故言『青附即多朝暇（霞）』。魏啓鵬、胡翔驊（1992：9）：補此句為『沆瀣失氣為青附』，並讀『附』為天符之『符』。馬繼興（1992：846–848）：指出按照五行配伍的理論，除了青、白、黑三附外，似乎尚缺『赤附』『黄附』二附。彭浩（2005：93）：『失氣』前二字當是時段名。

〔四〕朝日：劉樂賢（2004：173–181）：『朝日』，是時段名稱。彭浩（2005：93）：朝日，是日出之時，也稱『旦』。裘錫圭（2014：5）：『日』，原釋文作○，將之看作塗改的錯字，恐非是。『朝日』，時段名。又見馬王堆帛書《養生方》《五十二病方》等。

〔五〕失氣：馬王堆漢墓帛書整理小組（1985：86）：失，疑讀為『佚』，與『逸』字通。

〔六〕白【附】：周一謀、蕭佐桃（1988：232）：白附，當指白晝之氣。全句謂朝氣逸散而成為白晝之氣。馬繼興（1992：848）：白附，此處二『附』字均缺，今據下文文例補。

〔七〕黑附：周一謀、蕭佐桃（1988：232）：黑附，即天黑以後所附之氣，當指夜暮之氣。聯系上下文，謂呼吸吐納要根據晝夜早晚的不同特點來進行。

〔八〕黑附即多輸【□】：馬繼興（1992：847）：『黑附即多輸陰』，『陰』字原缺，今據前原文『輸陰』文補。李零（2006：276）：補『輸』後一字為『陰』。裘錫圭（2014：5）：此處『昏失氣為黑附，黑附即多輸□』，可與《靈樞·營養生會》『日入陽盡而陰氣受矣』相參看。據此『輸□』當補作『輸陰』。

〔九〕□食毋□：馬王堆漢墓帛書整理小組（1985：86）：『食』字上一字不清，『毋』字下一字從『食』旁。馬繼興（1992：847）：末四字釋為『得食毋食』。

參考文獻：

〔一〕馬王堆漢墓帛書整理小組．馬王堆漢墓出土醫書釋文（一）［M］．北京：文物出版社，1975．

〔二〕長沙馬王堆醫書研究會編．馬王堆醫書研究專刊 2［M］．湖南中醫學院，1981．

〔三〕馬王堆漢墓帛書整理小組．馬王堆漢墓帛書（肆）［M］．北京：文物出版社，1985．

〔四〕周一謀，蕭佐桃．馬王堆醫書考注［M］．天津：天津科學技術出版社，1988．

〔五〕馬繼興．馬王堆古醫書考釋［M］．湖南：湖南科學技術出版社，1992．

〔六〕魏啓鵬，胡翔驊．馬王堆漢墓醫書校釋（貳）［M］．成都：成都出版社，1992．

〔七〕劉樂賢．馬王堆天文書考釋［M］．廣州：中山大學出版社，2004．

〔八〕張德芳．懸泉漢簡中若幹『時稱』問題的考察［M］// 出土文獻研究：第六輯．上海：上海古籍出版社，2004．

〔九〕李零．中國方術正考［M］．北京：中華書局，2006．

〔一〇〕裘錫圭．長沙馬王堆漢墓簡帛集成（六）［M］．北京：中華書局，2014．

〔一一〕唐蘭．馬王堆帛書《去穀食氣篇》考［J］．文物，1975（06）：14–15．

〔一二〕吳志超，沈壽．《去穀食氣篇》初探［J］．北京體育大學學報，1981（03）：13–18．

〔一三〕魏啓鵬．帛書《去穀食氣》研究［J］．四川大學學報（哲學社會科學版），1990（02）：98–101．

〔一四〕劉士敬，張曉陽，錢超塵．『去穀食氣』試釋［J］．按摩與導引，1991（05）：5–6．

〔一五〕彭浩．馬王堆漢墓帛書《去穀食氣》篇校讀［J］．出土文獻研究，2005（00）：88–94．

導引圖

導論

《導引圖》長沙馬王堆三號漢墓出土的西漢初年的帛畫，是迄今我國最早的導引圖譜。該帛畫出土時與醫書《去穀食氣》《陰陽十一脈灸經》乙本同繪在一幅帛上，大部分已破損，經馬王堆漢墓帛書整理小組多方綴合拼複。畫高50釐米，上有44個各種人物的導引圖像，分上下4層，每層繪有11幅小圖。每個圖像側旁都有題字，據其所書字體判斷，其繪製年代應是西漢初年，即漢高祖十一年（公元前205年）左右。從《隋書·經籍志》中有『《導引圖》三卷』、《去穀食氣》篇部分文字，以及圖中人物的運動姿態與所標文字的內容推定，故命名此帛畫。

『導引』就是『導氣會和』『引體會柔』之意，是呼吸運動與體育運動相結合的一種醫療體育方法。《導引圖》工筆彩繪四十四個人物全身像，每幅小圖高9~12釐米不等。每小圖為一人像，有男有女，有老有少，或有衣著，或裸背，除個別人像作器械運動外，多為徒手操練。其中，涉及動物的有8圖，鳥最多，占4圖，計有鳥、鷂、鶴、鸇；猿猴次之，計2圖；此外為1龍、1熊。與五禽戲相對照，缺鹿和虎。通過研究發現，可將44图内容分為四個方面：一、呼吸運動。馬王堆《導引圖》所描繪的呼吸運動與古代傳統練功的『胎盤法』（丹田呼吸法）不盡相同。文字説明中有兩處直接提到呼吸，如『印（仰）渾（呼）』與『籠（猿）渾』。古代『印渾』具有仰身鳴叫的含義，『籠渾』是猿猴嘯叫的聲音。圖的形態是胸部擴張，雙手向後舉，其動作是加強對心肺功能的鍛煉。二、肢體運動。《導引圖》中除極個別的蹲式與跪（坐）式外，其餘全部為立式運動。現在，我國第五套廣播操的八個動作基本概括了《導引圖》的精華部分。如上肢運動有『龍登』，沖拳運動有『螞（占）』，擴胸運動有『印渾』，體側運動有『螳螂』，腹揹運動有『滿政』，跳躍運動有『引頸』『坐引八維』，以及有圖缺文的踢腿運動和體轉運動。同時，像《五禽戲》中鳥、熊、猿也有相似圖文，説明華佗的《五禽戲》與馬王堆《導引圖》有一定歷史淵源。三、器械運動。《導引圖》除徒手術式外，還有使用棍仗式運動，輔佐做屈身轉體運動狀，雙手持杖，文字説明見『以丈（杖）通陰陽』。也還有折腰式轉體運動，譬如腳下有一球狀物，也是器械運動的形態。四、導引與治痛關係。《導引圖》文字説明中直接提到治病的項目共有『煩』『痛明』『引聾』『引温病』等12處，説明導引對膝痛、消化系統的腹中、五官的耳目，甚至某些傳染病的治療有著密切關係。其中，31圖有題記，13圖以無題顯示，例如圖41的題記『熊經』見於戰國莊周的《莊子・刻意》『吹呴呼吸，吐故納新，熊經鳥申……養形之人，彭祖壽考者之所好也』。熊經原為像熊一樣懸掛於枝頭，這是此圖定名的最主要根據。

《導引圖》的初步整理成果第一次發表於《文物》1975年第六期。1979年4月，在圖片復原與題記釋文上做了進一步修改，《馬王堆漢墓帛書導引圖》由此出版。1983年12月，張家山漢簡234號漢墓中竹簡《引書》的出世，給《導引圖》的研究帶來了一個轉折點。其中關於『折陰』『引積』『引聾』『引膝痛』『熊經』等記載與《導引圖》的題記相同，且兩者所出土墓葬的年代也很接近，所以兩者可看作同一時代的書籍。正如李學勤所言『《導引圖》有圖像而缺少説明，《引書》卻有説明而無圖像，兩者雖有異同，對照起來仍是相得益彰。』同時，在1986年3月出版的《馬〔肆〕》也對《導引圖》的圖版及題記釋文進行了收錄。

原圖

導引圖（原始圖）

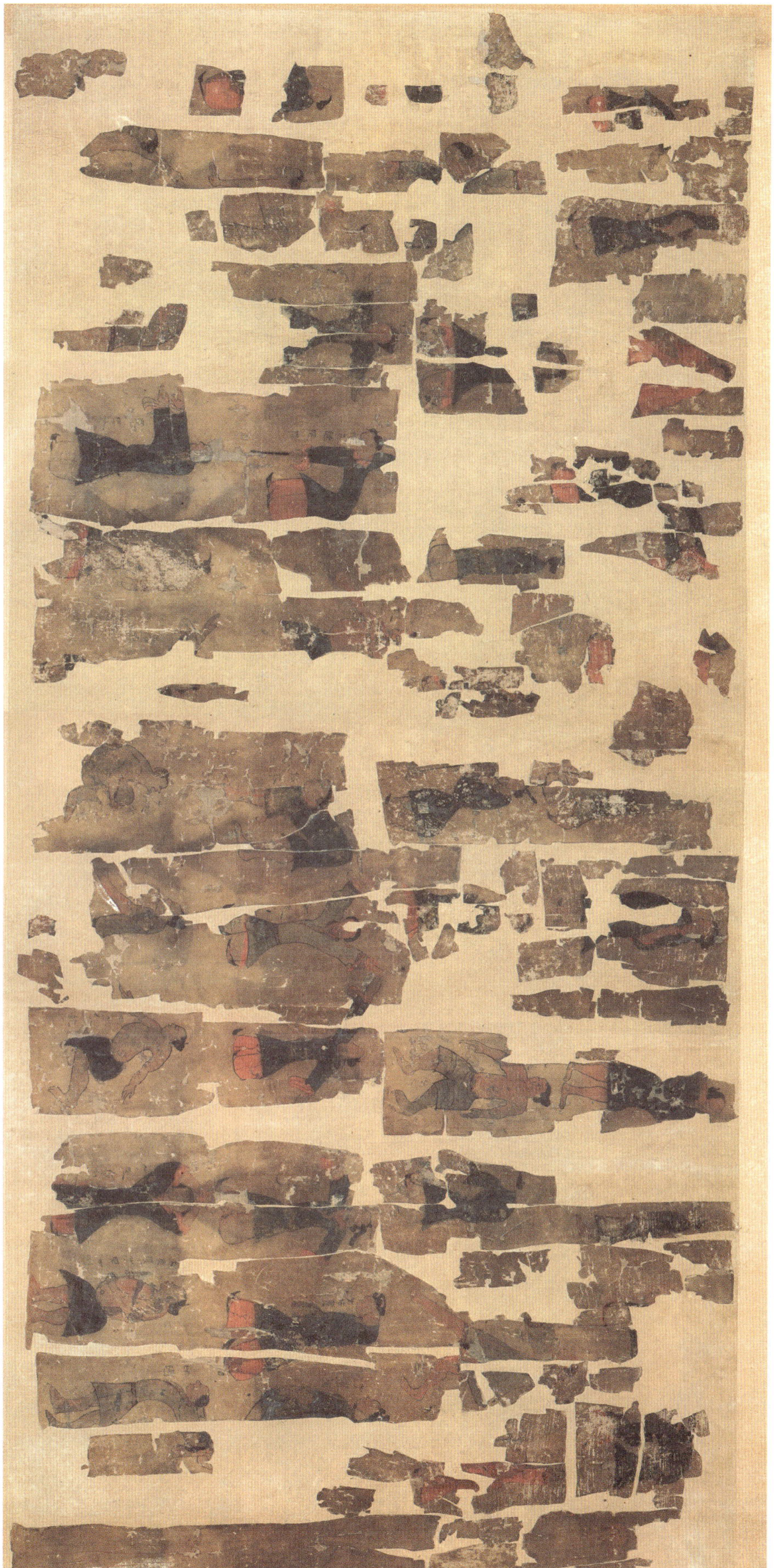

導引圖（修復圖）

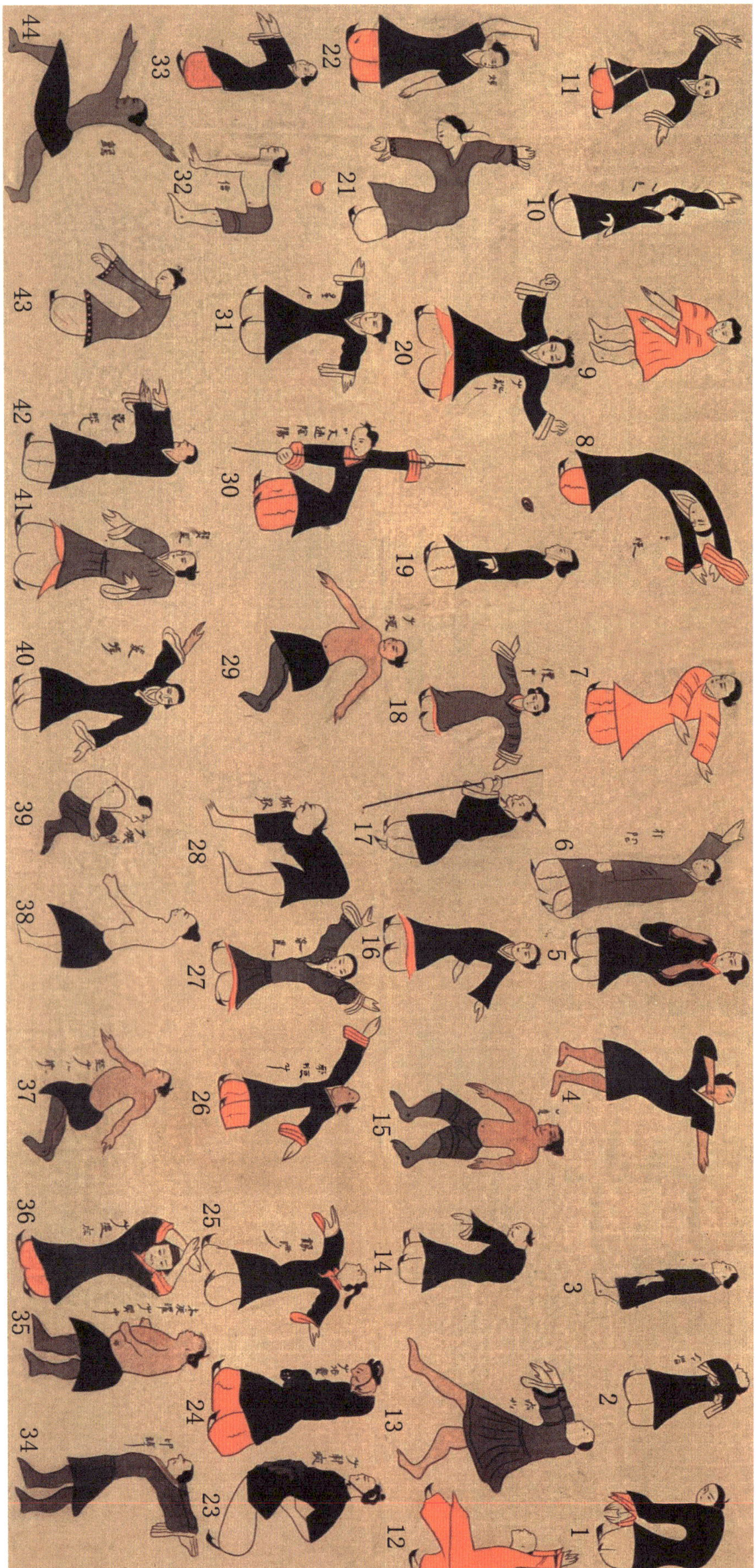

原文

圖一（缺題）

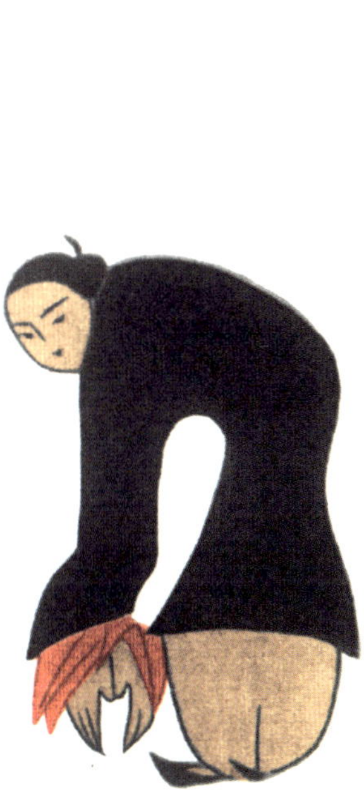

【圖像說明】

著藍色長服，向前彎腰，後弓背下俯，如作持物狀。

【圖解】

〔一〕沈壽（1980）：俯身彎腰，垂臂轉頸；待兩手指尖將及地時，作抱拳勢，猶如雙手齊力握物；然後隨起立之勢，上提至胸腹前，頸項轉正，還原重做。其功效以壯腰固腎為主，兼利頸脊、明眼目。

〔二〕吳志超（1996）：此式須兩足併攏，自然站立，上身緩緩前俯，抬頭目視前方，兩手自然下垂；以鼻吸氣，慢慢將全身繃緊，原先自然下垂的雙手指尖上翹。掌根用力下壓，並且盡力將背拱起；然後緩緩將上身直起，同時以鼻呼氣；如此循環往復，早晚各做九次為佳；做後輕搓雙手，稍微散步，再恢復原來工作。

〔三〕邱丕相（2005）：此動作為雙腳並立，吸氣，雙手做抱拳式放在胸前，俯身彎腰，垂臂，待雙手將及地時，轉肩頸，還原起身。

〔四〕王誠喜（2024）：此式俯身彎腰，做持物狀，屬於步引類引體目腰功，治腰痛係疾病，故可定名為『引腰』。

圖二 □□

【圖像說明】

題名及原圖均殘，此圖乃仿敬慎山房繪《導引圖》『理淤血圖』復原。著藍色長服，仰頭睜目，兩手向後作捶背狀。

【圖解】

〔一〕沈壽（1980）：本圖為仿敬慎山房《導引圖譜》『理瘀血』圖式補闕，捶背以理氣血。《敬慎山房導引圖》原文中記載：『或曰理瘀血如何？曰：宜立反兩手，拳捶背四十九下，扣齒四十九下，能散壅腫而血脈貫通然。』因此，這種方法能消除因淤血停滯而產生的各種腫脹，使血流暢通。

〔二〕王誠喜（2024）：反手背扣膏肓穴。唐代孫思邈《備急千金要方》所輯《婆羅門按摩法》及清代王祖沅編著的《內功圖說·分行外功》均載。雙手背部所叩之穴，為足太陽膀胱經之膏肓穴，被眾醫家稱為『增益正氣之門』，唐代孫思邈認為『其穴在第四椎下，第五椎上，旁開三寸』。也有『膏肓穴，無所不治』的說法。又《易·巽》爲『鷄，羽蟲也』，此式猶如雄雞司晨之狀，故可定名為巽羽。

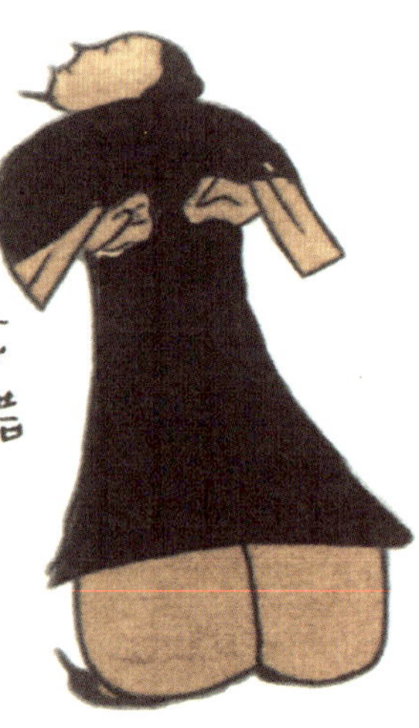

圖三　□□

【圖像說明】

著藍色長服，直立，轉體向右，上肢於兩側下垂。

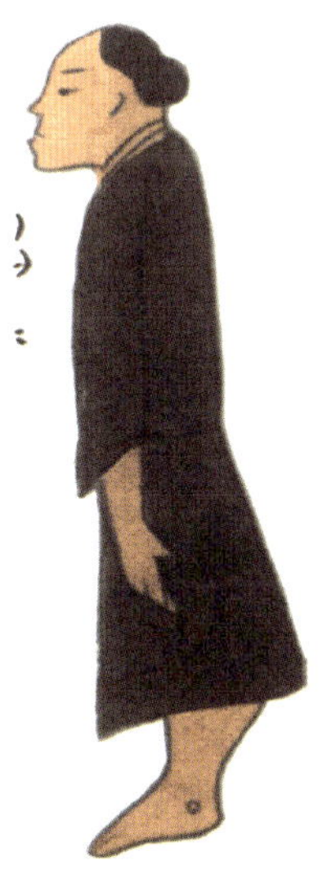

【圖解】

〔一〕沈壽（1980）：圖三可名為引腎病。在《素問·刺法論》：『所有自來腎有久病者，可以寅時面向南，淨神不亂，思閉氣不息七遍，以引頸咽氣順之，如咽硬物，如此七遍後，餌舌下津，令無數』。所述與本圖『引頸咽氣』的描繪相合。此式包括閉氣、咽氣、吞津，與《抱朴子·別旨篇》《內功圖說》所記方法均略同。《抱朴子·雜應篇》記有用於聰耳的『龜咽』式名，疑即本式。《靈樞·脈度篇》：『腎氣通於耳，即腎和則耳能聞五音矣。』說明『聰耳』與『固腎』的功效是分不開的。在《十二段錦》及《八段功》中，也有相類的以攪舌、咽氣、吞津為內容的術式。

〔二〕王誠喜（2024）：與前者觀點不同，釋者認為本動作屬於吐息動作，此圖為立式導引，最突出的特點是人物頭面的嘴部為撅起狀，似作呼吸運動。上肢在兩側為背向下垂，有理氣之意。足少陰腎，循喉嚨，夾舌本，本式可益腎氣、聰耳目，腎開竅於耳，故可定名為『引腎疾』。

圖四（缺題）

【圖像說明】

著藍色長服，直立，向左轉身，頭微上仰，兩臂平肩，似做拉弓狀。

【圖解】

〔一〕沈壽（1980）：圖四可名為『挽弓』，首見《婆羅門按摩法》『如挽五石弓，左右同』。又見於《分行外功》：『兩手一直伸向前，一曲回向後，如挽五石弓。』原注：『除臂腋邪。』而《八段錦》『左右開弓似射雕』及《八段功》『彎弓射虎勢』，均由此發展而來。功效為舒肝、利肺、增臂力。同時，也對醫治慢性支氣管炎和防治感冒，都有一定療效。

〔二〕吳志超（1996）：換手左右，如引硬弓，各六七度。可治腰腎腸胃虛邪積滯、耳前熱、苦寒、耳聾、嗌痛、頸痛不可回顧、肩拔臑折、腰軟及肘臂諸痛。

〔三〕王誠喜（2024）：同意前者觀點。此動作左右挽弓如射箭，故可定名為『挽弓』。

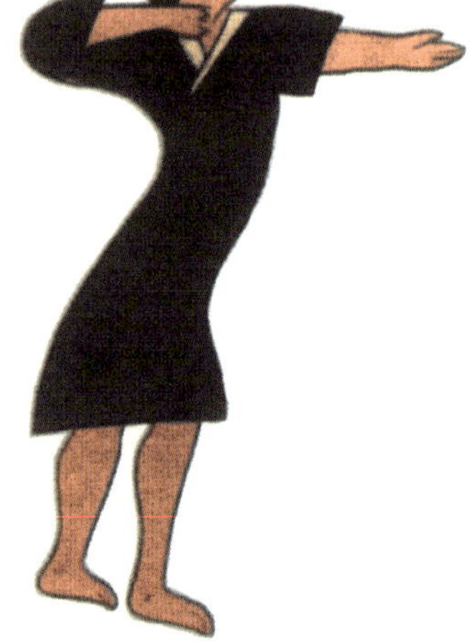

圖五（缺題）

【圖像說明】

著藍色長服，赤襟，側立，屈肘向前，呈半握拳貼胸上。

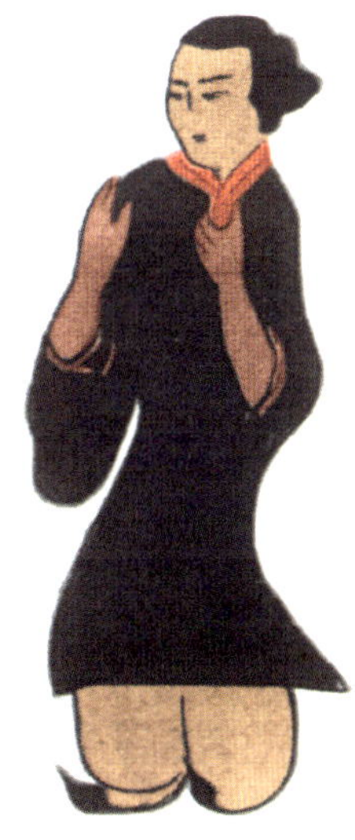

【圖解】

〔一〕沈壽（1980）：本圖沉肩垂肘，舉兩手於胸前，掌心朝裏，與『內振手』導引式相似。溯源可見，《老子按摩法》《備急千金要方》及明代高濂《遵生八箋》中都記有『振手』一式。

〔二〕王誠喜（2024）：同意前者觀點。此式以手部動作為主，掌心相對，以靜催動，陰陽調和，可定名為『振手』。

圖六　折陰

【圖像說明】

著灰色長服，側身漫步狀，右臂前舉，左臂下垂。

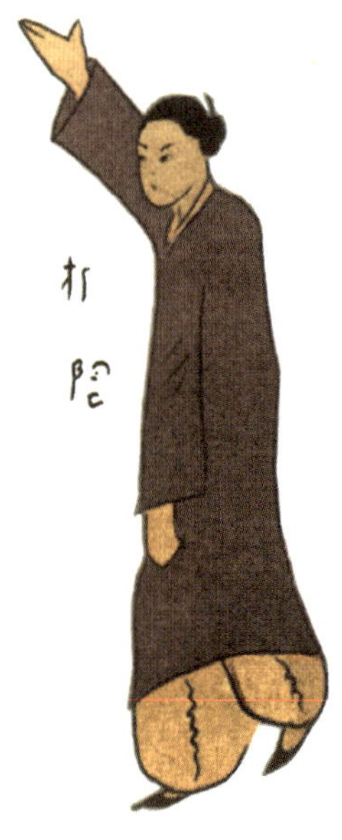

【圖解】

〔一〕沈壽（1980）：背爲陽，腹爲陰。折陰，可理解為指折疊腰腹。

〔二〕馬王堆漢墓帛書整理小組（1985）：『折陰』二字，原圖版、新圖版都漫漶不清，無法辨認，此根據《復原圖》釋。此圖右臂完全殘缺，原整理者復原爲『右臂前舉』，與《引書》『折陰』的記載不一致，有待進一步考究。

〔三〕周一謀（1989）：陰是陰脈之病，病勢較重，折陰是治療陰脈病的導引方法。

〔四〕李學勤（1991）：《引書》言『折陰者，前一足，錯手，俛而反鉤之。』與前圖一對照，此動作或為開始處尚未俯身的情景。

〔五〕馬繼興（1992：850）：《素問・金匱真言論》中有言：『夫言人之陰陽，則外爲陽，內爲陰。言人身之陰陽，背爲陽，腹爲陰。』『折陰』一詞有使軀體向胸腹方向前屈以達到活動肢體之義。該動作與馬王堆《導引圖》有所不同，後者可能是彎腰俯身之前的姿勢。

圖七（缺題）

【圖像說明】

著赤色長服，赤褲，作恭身前趨狀，上肢平行左右擺動。

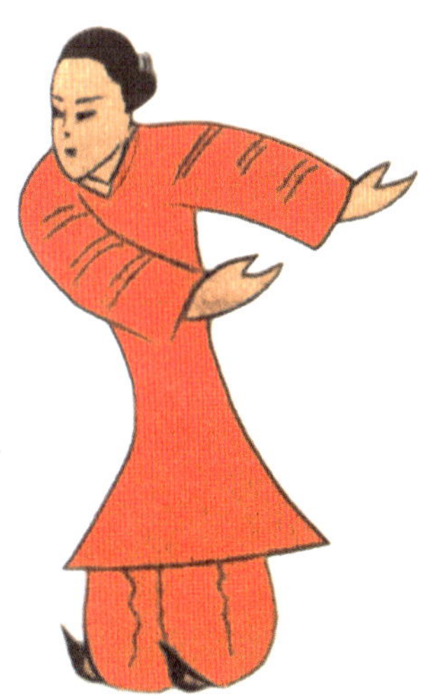

【圖解】

〔一〕沈壽（1980）：此動作為直立，兩手並行地向一側撥去，同時向另一側轉頸。姿勢宛如鳧浴，故借名。《淮南子・精神訓》中有言：『是故真人之所遊，若吹呴呼吸，吐故內（納）新，熊經鳥伸，鳧浴蝯躩，鴟視虎顧，是養形之人也』。『鳧浴』為模仿野鴨在水面嬉戲的動作，是一種以鍛煉形體筋骨的養生術。

〔二〕王誠喜（2024）：《淮南子・精神訓》作『鳧浴』，張家山漢簡《引書》有『鳧沃』記載，『鳧沃者，反錯手背而揮頭』，該動作姿勢與馬王堆導引術『鳧浴』不盡相同，二者均是模仿野鴨戲水的姿勢。張家山漢簡《引書》中，『引瘀』『引辟』兩病用到『鳧沃』動作，還提到『鳧沃以利首』。可見『鳧浴』可以治療四肢厥冷、口眼喎斜及頭面部疾患等。從現代醫學角度看，『鳧浴』可以治療亞健康狀態、面癱等疾病。此式猶如野鴨嬉戲於水中，故可定名為『鳧浴』。

圖八　堂（螳）狼（螂）

【圖像說明】

著藍色長服，赤袖，赤褲，作側身起舞狀。雙臂向左上方舒展，雙目注視足下一盤狀物。

【圖解】

〔一〕沈壽（1980）：應為『睿（壡）狼』，原題第一字近似『睿』『窬』，又似『堂』。三字均可解：『睿』為山壡之狼；『窬』為穿窬或窬牆之狼，見於《論語》《抱朴子》等；『堂』為庭堂之狼，略為牽強，但古人筆記文載有『養狼於堂』的故事，故亦可解。至於釋作『螳螂』，似不妥。因古人認為許多禽獸是長壽的，而昆蟲乃是短命的可憐蟲。導引『為壽而已矣』，故絕不會去仿效昆蟲的。《抱朴子・對俗篇》說得明白：『知龜鶴之遐壽，故效其道引以增年耳。』本式當是『狼顧』的同式異名，或其祖式。圖示動作為下肢成開立步，以腰為軸，舉兩臂隨腰翻騰旋轉之勢，恰似狼之回首反顧。

〔二〕馬王堆漢墓帛書整理小組（1985）：張家山漢簡《引書》二八號簡內有『度狼』一詞，曰『度狼，或說即馬王堆漢墓帛書《導引圖》「螳螂」，但動作不同』。

〔三〕王誠喜（2024）：本式應為堂狼，而非螳螂。以達到強腰固腎之功。圖示動作為下肢成開立步，以腰為軸，舉兩臂隨腰翻騰旋轉之勢，恰似狼之回首返顧注視盤中物。此乃圖譜示意繪法，指示身法騰轉及眼法環視所至，而不屬於器物導引類。

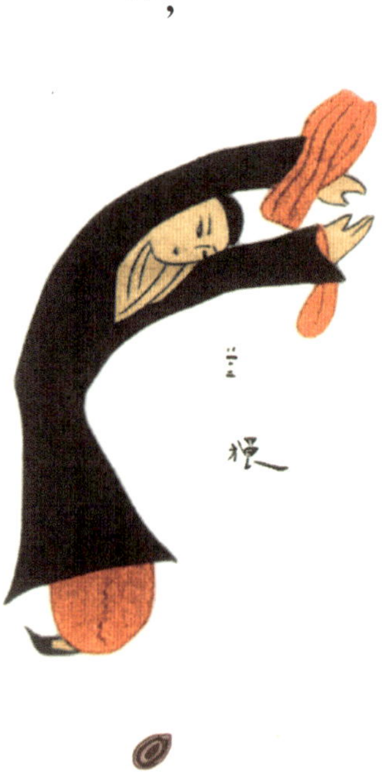

圖九（缺題）

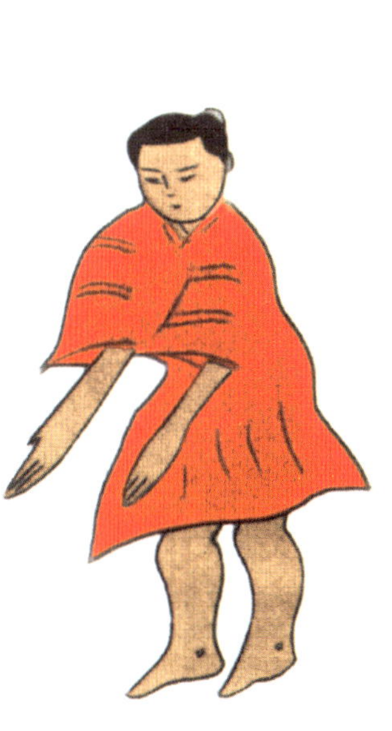

【圖像說明】

著赤色單衣，作恭身前趨狀。

【圖解】

〔一〕沈壽（1980）：此為行氣圖，與《八段功》『金蟾樁式』（又名『雙仰樁式』）巧合。《導引圖》共有行氣圖六式，復原後均為站式，可分為直立式與半蹲式。明代以來，稱半蹲式行氣為『站樁』，但凡站樁，都屬靜功，與動功導氣有別。古代行氣名目繁多，按呼吸法分，有胎息、固神、吐氣、閉氣、用（運）氣等；按集意法分，則有數息、守一、內視、反聽、握固等。

〔二〕王誠喜（2024）：同意前者觀點。此式形似於金蟾行功●八卦九宮樁之巽卦樁。巽卦主風，風與雷相應，萬物始萌動，則渾元一氣在樁功的靜中培育，而渾元的整體力則在樁功的動中發生。所謂靜為太極的體，動為太極的用，靜是常存，動是時變，而互為其根者也。以此酌情補題，可定名為『蟾息』。

圖一〇 □□

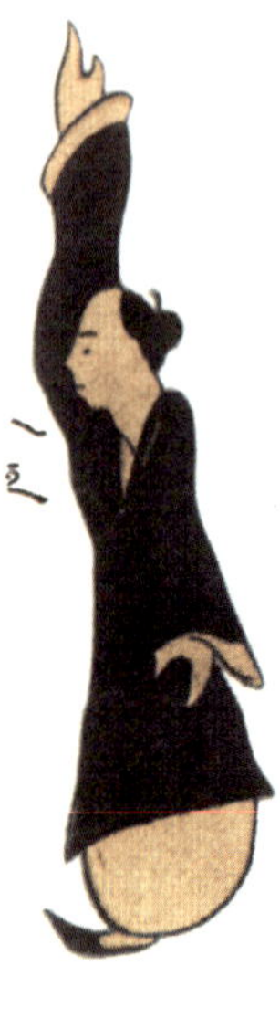

【圖像說明】

著藍色長服，側身而立，右臂上舉，左臂下垂。

【圖解】

〔一〕唐蘭（1979）：第二字似『腹』字的右半部分，尚未詳。

〔二〕沈壽（1980）：此式為『轉肩』，古譜一般稱為『捩肩』。直立，一臂以肩為軸，作順或逆時針方向的直臂旋轉。左右同。其上肢動作與《八段功》『風車飛舞勢』同。可治『漏肩風』等肩、臂疾患。

〔三〕馬王堆漢墓帛書整理小組（1985）：同意陳斯鵬（2004）認爲是此图是『要』的观点。

〔四〕李學勤（1991）：《導引圖》第一列第十圖與《引書》中『支落』解說相似，看題記殘筆，可能是『支落』二字。

〔五〕王誠喜（2024）：同意沈壽之觀點。此式以扭動肩部為主，『捩』有扭、轉動之意。韓愈《送窮文》：『捩手覆羹，轉喉觸諱。』又《寄崔二十六立之》詩：『四座各低面，不敢捩眼窺。』酌情可定名為『捩肩』。從圖像也可以看到手臂的活動並非伸直展開，而是有一定的柔韌與彎曲度。

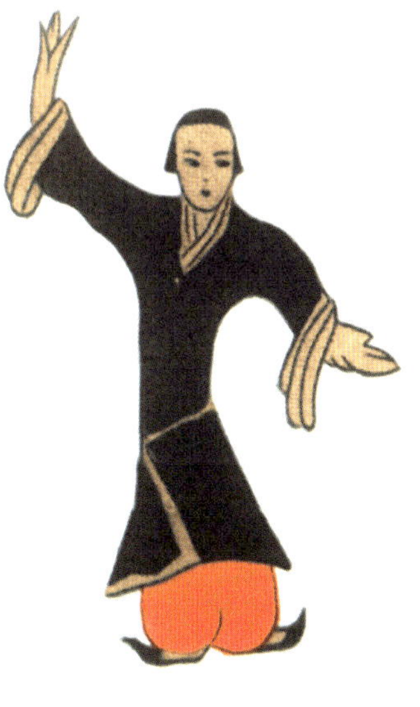

圖一一（缺題）

【圖像說明】

著藍色長服與赤褌，直立，右手向外上方斜舉，左手向外下方斜伸。

【圖解】

〔一〕沈壽（1980）：圖一一兩手在腹前上下相合，隨即兩臂皆內旋，一手上舉，反手亮掌；另一手扭臂下伸。與太極拳『白鶴亮翅』式略似，唯導引術式皆左右交替。因《導引圖》已有鶴勢，故借名『燕飛』。

〔二〕王誠喜（2024）：《保生心鑒》載：『寒露九月節，運主陽明五氣，月令鴻雁來賓，雀入大水為蛤，菊有黃華，時配足太陽膀胱寒水。行功：每日丑寅時，正坐，舉兩臂，踴身上托，左右各三五度，叩齒、吐納、咽液。治病：諸風寒濕邪，脅腋經絡動，沖頭苦痛之疾。』此式通過身體左右的轉動達到調平氣血、寧心神之效，猶如大雁南飛之舉，需要力量的推動，雁較燕而言，體大如鵝，故定名為『雁飛』，與沈壽觀點有出入。

圖一二（缺題）

【圖像說明】

著赤色長服，束腰向前。雙臂上舉，左足向前略抬做抬腿行走樣。

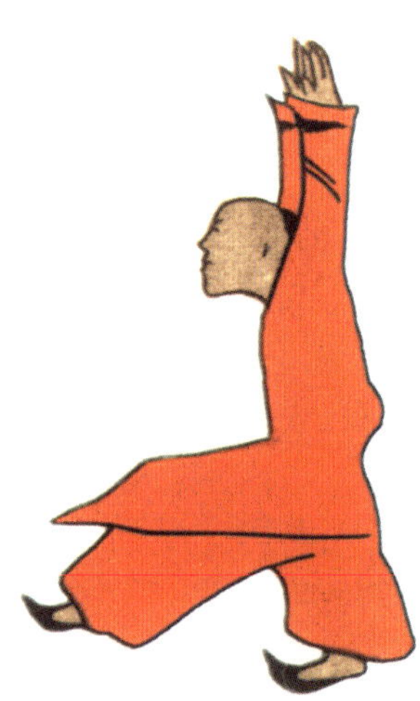

【圖解】

〔一〕沈壽（1980）：伸下肢以踢腳，舉上肢以舒脅。有增腿力、利關節、舒胸脅等功效。

〔二〕李德驤，魏大鴻（1980）：提出了關於導引圖復原拼接的問題，第一二圖弓步，兩臂上舉，手掌相對，大拇指是向前的，這樣不符合人體結構，應當向後才對。

〔三〕王誠喜（2024）：《淮南子・精神訓》：『是故真人之所遊，若吹呴呼吸，吐故內（納）新……鴟視虎顧，是養形之人也。』《後漢書・華佗傳》載：『是以古之仙者，為導引之事，熊經鴟顧，引挽腰體，動諸關節，以求難老。』『鴟視』一名應源於此。該式似老鷹注視前方，以身立住，用兩手托天，腳跟向地，緊撮穀道，運氣九口，參考圖四一『熊經』之名，此式可定名為『鴟視』，可治腹部膨隆腹脹、周身疼痛。

圖一三　痛明（明）

【圖像說明】

似有巾幘，著棕灰色單衣，側身前趨，右腿向前，左腿彎曲，兩臂前伸，作行步狀。

【圖解】

〔一〕沈壽（1980）：「引痛肋」原釋「痛明」。據原題字形及圖像分析，似以「痛肋」為是。「肋」字從肉旁刀，不從力，但古籍中以「刀」為「力」的字例甚多，如「幼」「功」等字在《抱朴子》等書中均以「刀」代「力」，俗體而已。此圖行功者一邊邁步，一邊將兩手向胸腹前直臂揮出，手背朝前。就其動作來說，可引痛肋，而與「痛明」關係較遠。

〔二〕《馬王堆漢墓研究》（1981）：痛明，當指眼珠疼痛的症狀。

〔三〕馬王堆漢墓帛書整理小組（1985）：明，唐蘭（1979）釋作「肋」，此論難以成立，張家山漢簡《引書》有「引目痛」的說法，可以進行參考。

〔四〕王誠喜（2024）：「痛肋」言論難以成立。就圖形而言，其更似「明」也。

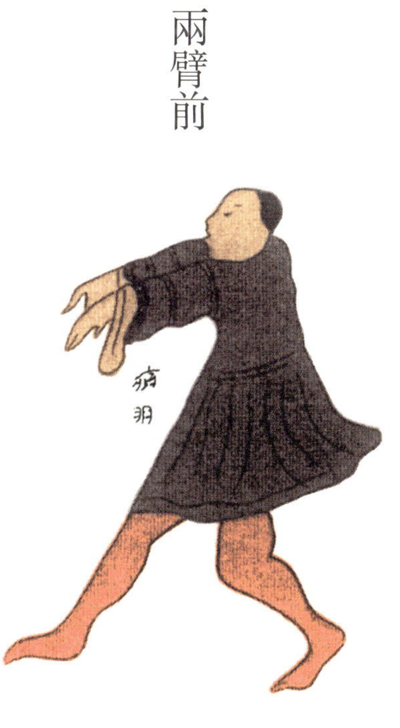

圖一四（缺題）

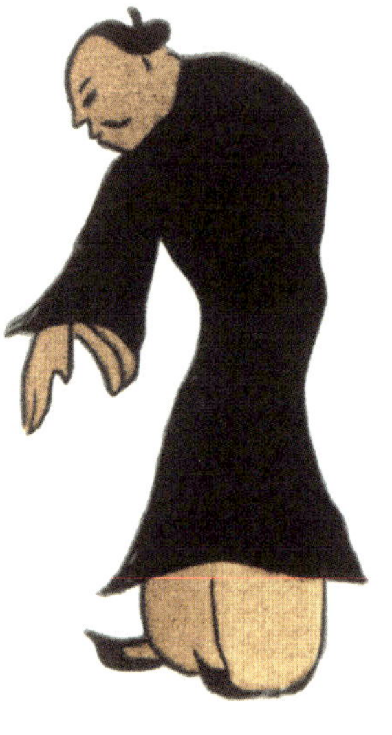

【圖像説明】

著藍色長服，側立恭身，做作揖式，兩臂伸向前下方。

【圖解】

〔一〕沈壽（1980）：此式手下伸、背上拱，為拱背直臂插掌之式。鍛煉時功力集中作用於背部，而不在腰部，故屬背功。莊子所説『導氣令和，引體令柔』之『和』與『柔』，即是導引的最高法則。故導引之術是要使身體各部分能達到氣血以和、骨骼肌肉以柔的境地。而此動作以舒展背部肌肉而達柔和之效。

〔二〕馬王堆漢墓帛書整理小組（1985）：此《復原圖》原無題記摹本，此為修復後之摹本。

〔三〕王誠喜（2024）：此式背部上拱成弓形，似引背疾，與圖一引腰類似，但發力側重點在背部，故可定名為『引背』。

圖一五　引嘳（穨）

【圖像說明】

裸上體，著棕色短褲，赤足，雙手下垂於兩側，雙膝微屈。

【圖解】

〔一〕李德驤、魏大鴻（1980）：本圖題目的『穨』字可能是『隤』字，指陰中腫痛。又可借作『頹疝』之『頹』，頹疝即『膀胱疝』。從導引圖的人形表現來看，確像下身有病痛的樣子。本式與《內家八樁》的『養氣樁』式同，屬『內家渾元樁』範圍。

〔二〕沈壽（1980）：原題第二字左旁殘去，原釋『引穨』。而原題極可能是『引嘳』。嘳，音蒯，太息，也見《說文》《集韻》等。《晏子·雜篇》『嘳然而歎』。《內經》各篇所記『善太息』，都是指病理性的頻頻歎氣，見《靈樞·邪氣藏病形》《脹論》等，多數是由肝膽鬱結等病所引起的一種症狀。引嘳正是輔助醫治『善太息』的站樁術式。

〔三〕《馬王堆漢墓研究》（1981）：據帛書《五十二病方》中的『穨』字均爲『㿗』字之通假字，意為㿗疝。

〔四〕馬王堆漢墓帛書整理小組（1985）：『引穨』亦見於張家山漢簡《引書》七〇—七一號簡。

〔五〕王誠喜（2024）：綜合各醫家所言，此式可疏肝理氣、暢鬱結，為行氣導引式類。

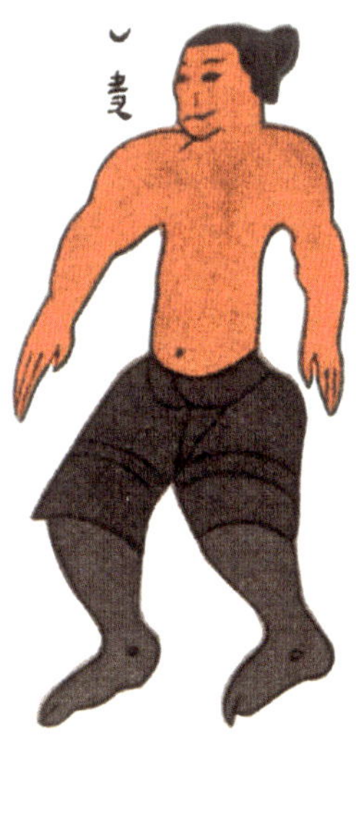

圖一六（缺題）

【圖像説明】

著藍色長服，直立，雙臂左右平行的擺動。

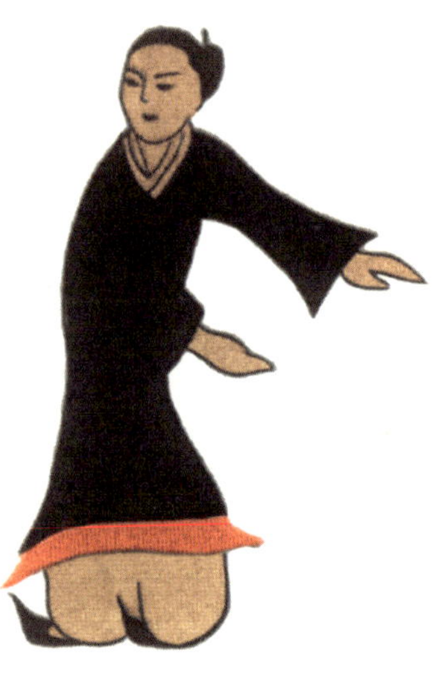

【圖解】

〔一〕沈壽（1980）：圖一六「擺臂」原圖殘存不多，據「直立，雙臂平行左右擺動」的動作，當屬引體目臂功。屬於引體類動作之一，以舒展肩臂肌肉為主。與圖七「梟浴」動作相似而大有不同，圖七「梟浴」動作更大，以鍛煉腰部核心力量為主，而此圖以舒展肩部肌肉為主，發力點集中於肩臂。

〔二〕王誠喜（2024）：同意前者觀點。此式與圖七相比，一著赤衣，一著藍衣，且此圖作用發力點於肩臂關節，故可定名為「引臂」。

圖一七（缺題）

【圖像說明】

戴冠，著藍色長服，雙手持一長棍而側立，頭部向前。

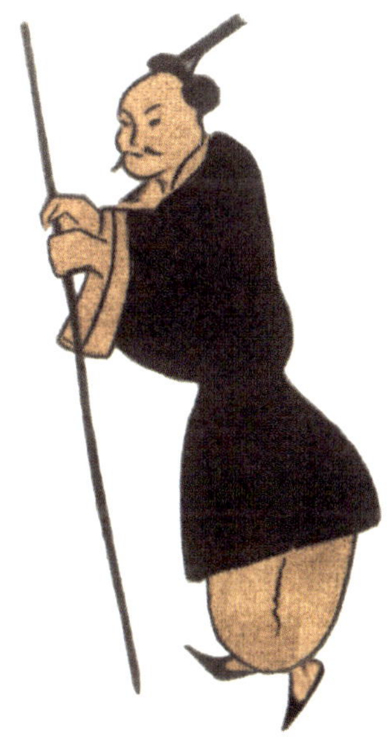

【圖解】

〔一〕沈壽（1980）：圖一七『以杖通經脈』此為器械導引類，今比照圖三〇補名。據圖看，似為搖櫓支篙一類術式，即模擬艄公，以杖支地，前後往復輕搖身軀。若以呼吸為主，配合動作，則屬導氣目身功。

〔二〕劉樸（2009）：《導引圖》第三〇式的『陰陽』已包括經脈，陰陽與十二經脈之理貫穿於《導引圖》，故不可能再對第一七式做重復的命名。與《引書》第二五式『引心痛』中雙手握杖動作相同，推斷帛畫《導引圖》一七式的式名為『以杖引心痛』。

〔三〕王誠喜（2024）：此式與圖三〇『以丈（杖）通陰陽』同屬器械類導引式，圖三〇動作幅度較大，此式模仿船夫搖船槳的方式，以通絡全身經絡，參考圖三〇，故將此式定名為『以杖通經』。

圖一八 覆（腹）中

【圖像說明】

著棕色長服，直立，上肢向左右外方平伸，右掌上仰，左掌下俯。

【圖解】

〔一〕唐蘭（1979）：《雲笈七籤》有關『腹中』記載：『左手據腰，右手極上引，復以右手據腰，左手極上引，五息止。引腹中氣。』此說法與此圖不合。故此圖仍有待考究。

〔二〕沈壽（1980）：圖一八引腹中：觀《素問・腹中論》，此式可用於祛除腹中脹滿一類症狀。《雲笈七籤》卷三十四記有『引腹中氣』式，近似《八段錦》『調理脾胃須單舉』。而此式復原為：兩臂側平舉，隨微微擺髖之勢，作拗式旋臂動作。也能輕柔而不劇烈地引動腹部，有疏導腹部氣血的作用。

〔三〕《馬王堆漢墓研究》（1981）：在《黃帝內經・素問》中，有《腹中論》篇，專討論腹中諸病。可做相關參考。

〔四〕馬王堆漢墓帛書整理小組（1985）：張家山漢簡《引書》七二—七三號簡有『引腹痛』，云：『引腹痛……兩手據挾上，稍舉頭及膺而力引腹』。

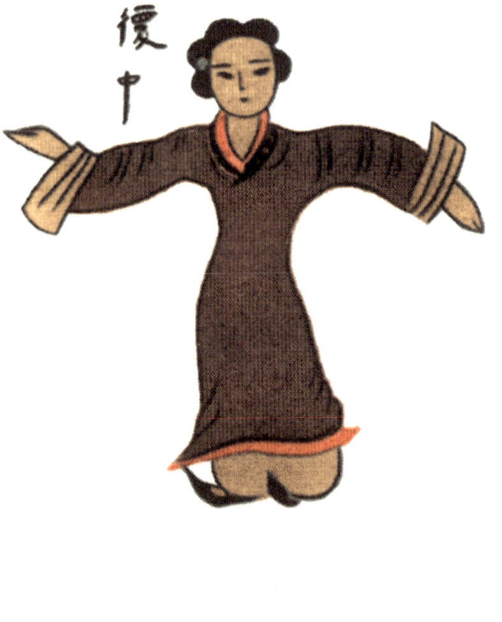

圖一九（缺題）

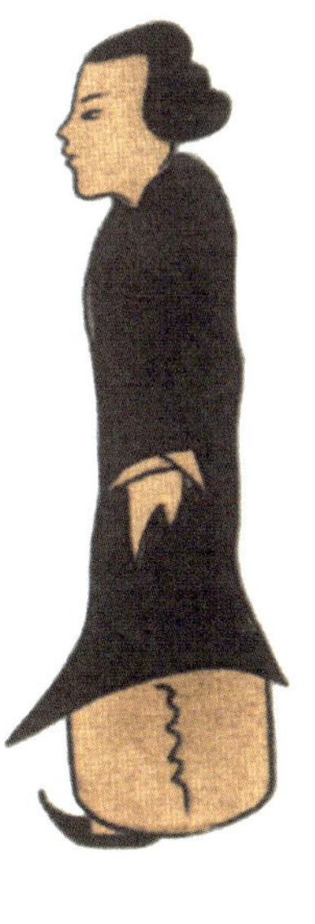

【圖像說明】

著藍色長服，似作屏息狀，側身直立，凝神而定，雙臂下垂。

【圖解】

〔一〕沈壽（1980）：圖一九『胎息』，此為行氣圖。《抱朴子·釋滯篇》記胎息法甚詳，此處借名而已。參見圖九。此圖注重呼吸運動，為導引術中呼吸療法一類。

〔二〕王誠喜（2024）：此式與圖三相似，二圖皆缺題，細究兩圖，形似一男一女，圖三轉體向右以引腎疾，此式側身直立，雙臂下垂，屏息而立，以氣通經，故定名為『胎息行氣』。葛洪有言：『人在氣中，氣在人中。自天地至於萬物，無不須氣以生者也。』葛洪認為『胎息法』是在吸氣後，逐次延長閉氣的時間，以提高內臟功能與呼吸機能。葛洪認為閉氣和充氣的轉換，可以衝開體內鬱結之處，變不通為通，而『胎息法』的最高境界，為呼吸似有似無，如同胎兒在母體內不用口鼻呼吸一樣。

圖二〇 引聾

【圖像說明】

著藍色長服，雙臂微彎，向兩側上舉，兩足分開，似跳躍狀。

【圖解】

〔一〕唐蘭（1979）：在《巢氏諸病源候論》卷二十九《耳聾候》中：『坐地交叉兩腳，以兩手從曲腳入，低頭叉項上，治久寒不能自温，耳不聞聲。』系坐式動作，與此圖不同。

〔二〕沈壽（1980）：圖二〇『引聾』以兩手心按抑耳門數下，隨即突然把手鬆開，使耳鼓勃勃有聲。如此作數遍，久練有聰耳和防治鼓膜內陷等功效。與《八段功》『捫鼓拔耳勢』同，惟復原圖兩手向兩側伸展稍遠。此為古今民間導引中最常見的耳功之一。

〔三〕馬王堆漢墓帛書整理小組（1985）：張家山漢簡《引書》九五號簡對『引聾』有相關記載：『引聾，端坐，聾在左，伸左臂，撟拇指端，伸臂，力引頸與耳；右如左。』也為坐式動作，與《導引圖》不同。根據後整理的《復原圖》，『引聾』二字下還有一豎筆。但此筆畫在原圖版、新圖版中無法確認，又恐非筆畫。

〔四〕周一謀、蕭佐桃（1989：247）：『目病諸侯』亦載引聾之法，皆與本圖所示動作不同。

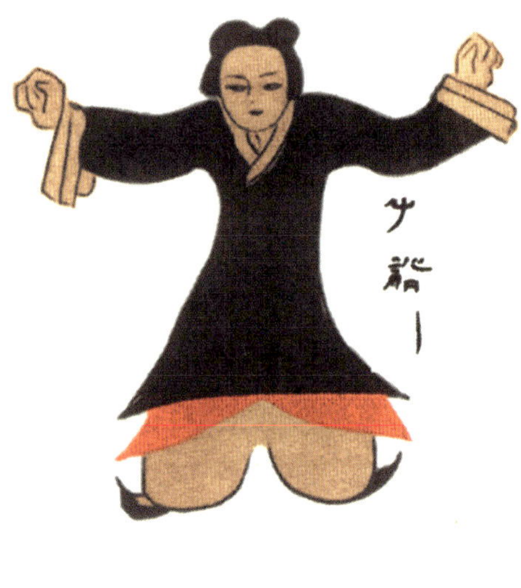

圖二二（缺題）

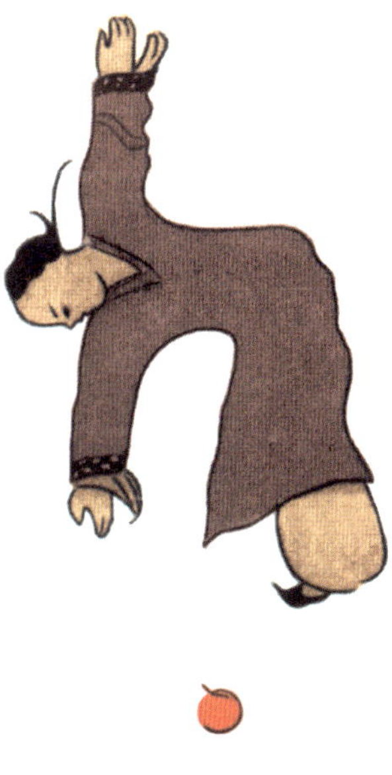

【圖像說明】

著棕灰色長服，束腰，側身折腰，左臂上伸，右臂向下作拾球狀。

【圖解】

〔一〕沈壽（1980）：圖二二『猿戲』直立，兩臂側平舉成一字形，隨俯身轉腰之勢，右手直臂下伸，自右足外側沿地面向左作滾動蘋果狀，直至右手向左足外側盡情伸展；還原，左右同。兩臂須始終相應地保持一字形，眼隨手轉。以鍛煉腰腹為主，並有增強前庭器官功能的效用。因狀如猿戲，故借名。圖中所繪蘋果，又屬圖譜示意繪法，而不屬器物導引類。此式與《八段功》『折腰回轉勢』同，民間同式異名者尚多。

〔二〕劉樸（2009）：據《引書》第一五式『肢尻之上痛』的記載患者仰臥壓鞠，利用患者身體的重量和木鞠的滾動來按摩疾患部位，然後做徒手動作。所以推斷《導引圖》中第二一式動作者是在該木鞠的治療動作後所進行的徒手動作。就其徒手動作來看，其人是在做上身直角前屈，兩手伸展的轉腰動作。這樣的轉腰動作可以治療腰部疾患。因此《導引圖》第二一式的名稱可推斷為『引腰痛』，用於治療腎和腰部勞損所引起的疼痛。

〔三〕王誠喜（2024）：此式屬折腰功，折腰回轉，似猿摘桃，可借名『猿戲』。

圖二二 煩

【圖像說明】

著藍色長服，赤褌，直立，右手向上作托物狀，又似抛物，左手下垂。

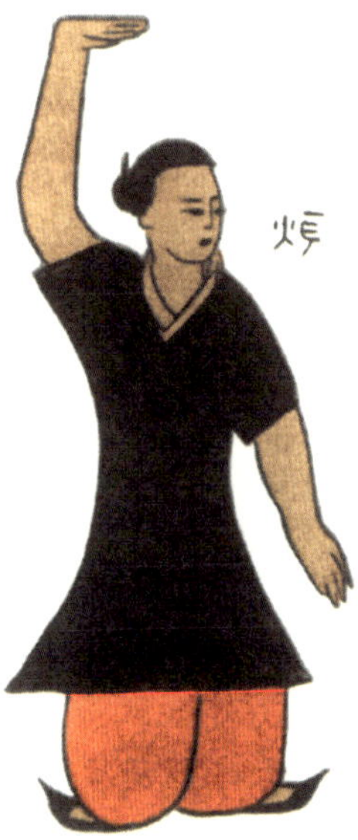

【圖解】

〔一〕《導引圖論文集》（1979）：原圖殘缺太多，此圖是導引圖整理者參照現存的古代相近導引圖形進行還原。

〔二〕唐蘭（1979）：此圖已殘缺。就此圖相關記載言，《雲笈七籤》卷三十四中引《太清導引養生經》：『兩手叉胸前，左右極引，除皮膚中煩氣。』同書卷三十六引葛洪《玄鑑導引法》：『治皮膚煩，以左右手上振兩肩極五息止。』正巧此圖兩手一上一下。

〔三〕沈壽（1980）：此圖原圖殘存不多，復原圖由《易筋經》『摘星換斗勢』或《八段錦》中『調理脾胃需單舉』動作。古今導引中單舉式甚多，皆大同小異。原題『煩』，據《內經》，當指煩心或心煩的症狀，可由多種疾病引起。導引通過行功，能轉移大腦皮層的興奮點，所以一般都有引煩的作用，只是療效不同而已。

〔四〕《馬王堆漢墓研究》（1981）：『煩』是先秦以來醫家慣用的病症名稱之一，意為心胸煩悶。《內經》中也有『心煩』『煩悗』『煩冤』『心悗』等說法，同時《金匱要略》中也有『虛煩』症狀的記載。由此推算，這是一幅用於治療心煩的導引圖像。

〔五〕馬王堆漢墓帛書整理小組（1985）：『煩』字，原圖版、新圖版都漫漶不清，難以辨認，此從《復原圖》摹本釋。

圖二三　引郄（膝）痛

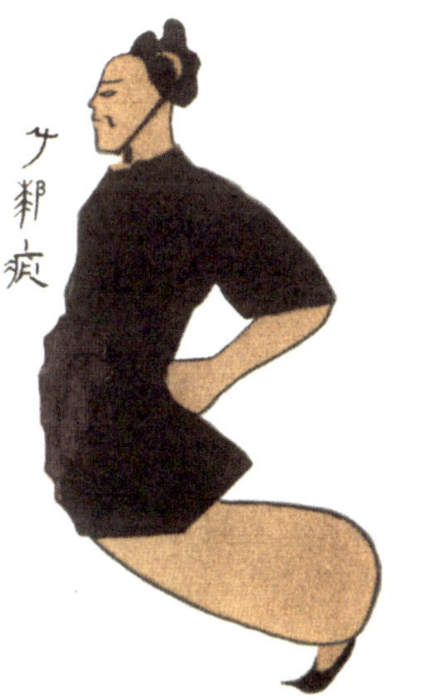

【圖像說明】

戴冠，著藍色長服，側身挺立，双手握拳以搓腰眼。

【圖解】

〔一〕《馬王堆漢墓研究》（1981）：《内經》中『膝痛』又作『膝中痛』或『膝髕腫痛』。本圖中所繪的導引圖式，雖然畫面不完整，明顯可認出屈膝之狀。《養生方導引法》：『舒兩足坐，散氣向湧泉，可三通……數尋，去腎内冷氣，膝冷，腳疼也。』『一足屈之，足指仰，使急……兩足跟出氣向下。』故可見兩種治療膝痛的方式與此圖極其相似。

〔二〕馬王堆漢墓帛書整理小組（1985）：『引膝痛』亦見張家山漢簡《引書》四五—四六號簡：『引膝痛，右膝痛，左手據權，内揮右足，千而已；左膝痛，右手據權，而力揮左足，千而已。左手勾左足趾，後引之，十而已；又以左手據權，右手引右足指，十而已。』其中所記動作與《導引圖》中的動作不同，故需辨證而視。

〔三〕王誠喜（2024）：據原殘圖摹本看，此為旋膝式，即：屈膝半蹲，兩手撫膝，以踝關節為軸，循圓周旋轉兩膝。這是古今導引中最常見的膝功。《祛病延年二十勢》《八段功》以及1976年上海版《練功十八法》均載，且均有插圖可供對比。今從『引膝痛』原圖或題名考察，皆屬膝功。

圖二四　引胠責（積）

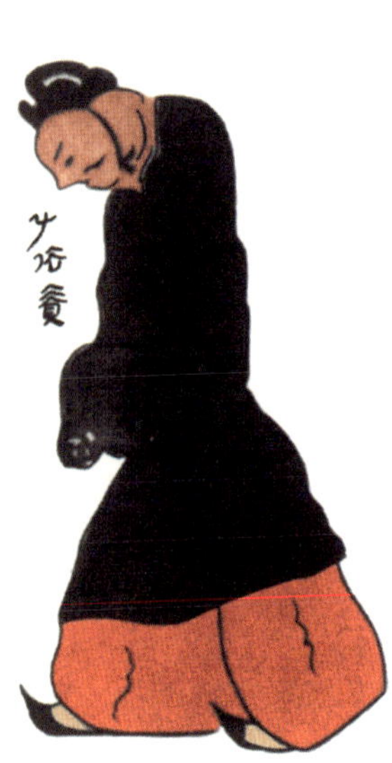

【圖像說明】

戴冠，著藍色長服，赤褌，低首漫步，雙手奉於胸前作相拱狀，如持一袋狀物。

【圖解】

〔一〕李今庸（1978）：『引胠積』的『胠』字解釋為『側胸部』。『腋下謂之脅』，『脅』是通稱，『胠』是脅的別名，其位置在腋下側胸部，不包括腹部。積是疾病，積之為病有氣積、血積、水積、食積、蟲積等；就發病部位而言，則有胸積、脅積、腹積等之分。『胠積』就是氣積於脅，從而出現兩脅滿作痛的症狀。『引胠積』就是『胠積引導』，以達到通過此導引式祛積的目的。

〔二〕沈壽（1979）：『胠積』就是氣積於脅，從而出現兩脅胠滿作痛的症狀。《素問・五藏生成論》：『青脈之至也，長而左右彈，有積氣在心下支胠，名曰肝痹。』青脈，即肝脈；積氣於胠，即胠積。故胠積是肝痹必具的症狀之一。

〔三〕唐蘭（1979）：『責』讀爲『積』，『胠積』是脅下積聚。《說文》：『胠，腋下也。』《廣雅・釋親》：『胠，脅也。』《雲笈七籤》卷三十四引《王子喬導引法》有云『除脅下積聚』，但其是坐式，與此不同。《馬王堆漢墓研究》中從『胠積』的症狀特徵來看，又與《內經》中所記的『息積』相同。《內經》在《素問・奇病論》中不但記述『息積』的症狀較詳細，而且還主張用導引加服藥的綜合療法，強調了導引對於治療此病的重要作用。至於本圖中操練者雙手所持之袋狀物，似即後代民間運動所用沙袋之類。

圖二五　鶴訁□

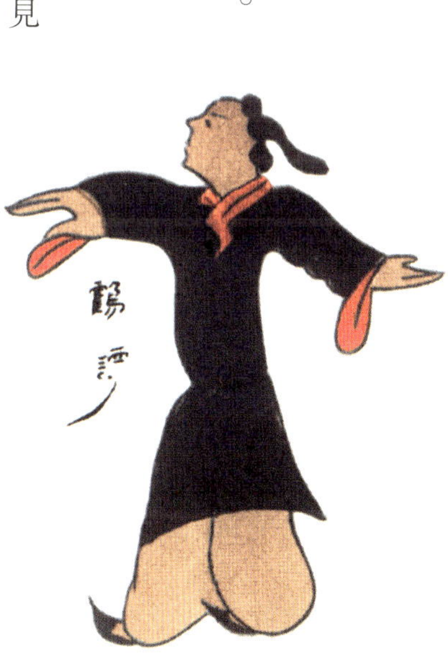

【圖像說明】

著藍色長服，束腰，赤襟，頭向側上方微仰，兩臂平展於身兩側。

【圖解】

〔一〕唐蘭（1979）：鶴，釋作『鶴』。下一字疑當讀爲『聽』，在唐人詩中可見『鶴聽』。

〔二〕沈壽（1980）：此圖應為『鶴譚』，原題第二字右下部殘缺，從字形分析似為『譚』字。在古導引模擬動物類式名中，也常見有擬人的動詞，如『犬恐』『仙鶴徘徊』等皆是。因此，鶴譚似可解為『鶴唳』，圖像亦恰似鶴之舉翅引項而唳。動作：直立，隨著向左轉腰之勢，兩臂徐徐向前後平舉，右手覆掌伸展在前，左手仰掌伸展在後，眼看前手。隨即向右轉腰，同時兩臂拗轉，即在前的右手臂外旋，由覆掌漸漸變成仰掌，先屈肘經同側腰間，再向後直臂伸展；而在後的左手臂內旋，由仰掌漸漸變成覆掌，先屈肘經同側耳旁，再向前直臂伸展。視線若專注前方，則由於轉腰、擰腰，產生『引頸左右挽』的效果，有鍛煉頸項的作用；視線若隨兩手前後轉動，則偏重於鍛煉視力。

〔三〕馬王堆漢墓帛書整理小組（1985）：鶴，筆畫已不清晰，難以辨認，此暫從原釋文。

圖二六　虎扣引

【圖像說明】

著藍色長服，束腰，赤褲，側身直立，右臂向前上方斜舉，左臂向後下方斜伸。

【圖解】

〔一〕沈壽（1980）：此式曾在民間導引中稱為『平血』，是流布極廣的一式，氣功專著中多見摘載。《八段功》『心平氣和勢』與此同：兩臂側平舉，兩手上仰，一臂漸漸上舉，另一臂相應傾斜，兩臂始終保持一字形，視線隨上舉一手轉移（如圖）。還原，左右同。

〔二〕馬王堆漢墓帛書整理小組（1985）：『虎』『引』二字，原釋文中缺釋，此根據新拼合的殘片釋。拼合此殘片後發現，『虎引』的筆畫密合；殘片上端猶見衣紋片段，其衣著的顏色、手腕的角度都一致。題記摹本是《導引圖》整理者根據拼合結果重新製作的，與以往《復原圖》不同。

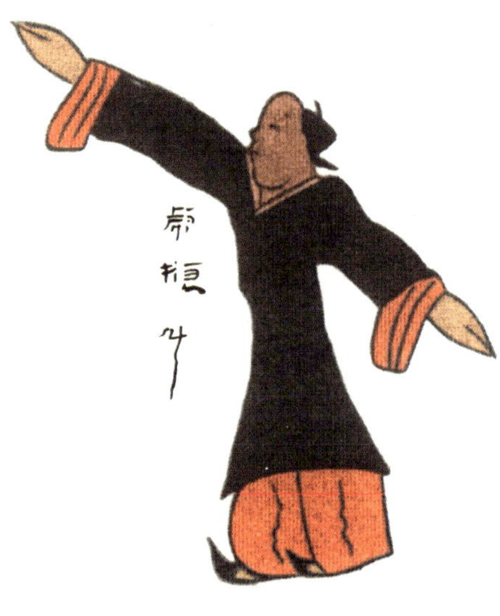

圖二七　蠪（龍）登

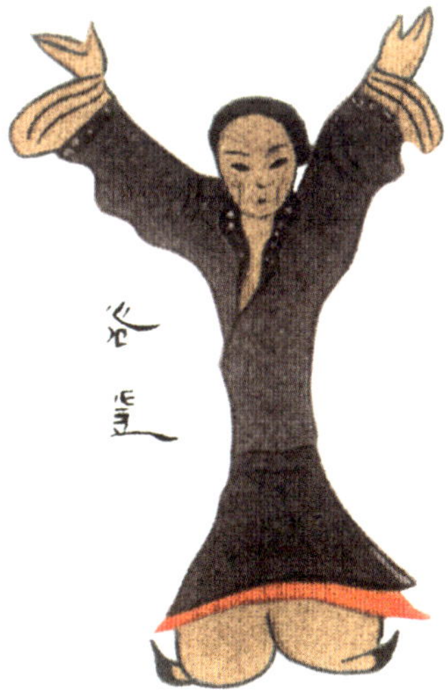

【圖像說明】

戴巾幘狀，著棕色長服，束腰，直立，雙臂向外上方高舉作飛翔狀。

【圖解】

〔一〕沈壽（1980）：圖名『龍登』，顧名思義，如龍登天。其動作及功效與現代體操中深呼吸運動相仿。圖像中兩足雖未踮立，但舉臂肘全身可盡情向上伸展拔升。

〔二〕《馬王堆漢墓研究》（1981）：圖像顯示兩臂外展如飛翔之狀，其中《養生方導引法》所記導引術式有『龍行氣』治『風疥惡瘡』，可以作為參考。

〔三〕馬王堆漢墓帛書整理小組（1985）：張家山漢簡《引書》一七號簡有『龍興』，記載道：『龍興者，屈前膝，伸後，錯兩手，據膝而仰。』同時，連劭名（1991）指出《導引圖》『龍登』與《引書》『龍興』異辭同義。

圖二八　偹（俛）欮

【圖像說明】

著藍色單衣，赤足，屈身，昂首，兩手觸地。

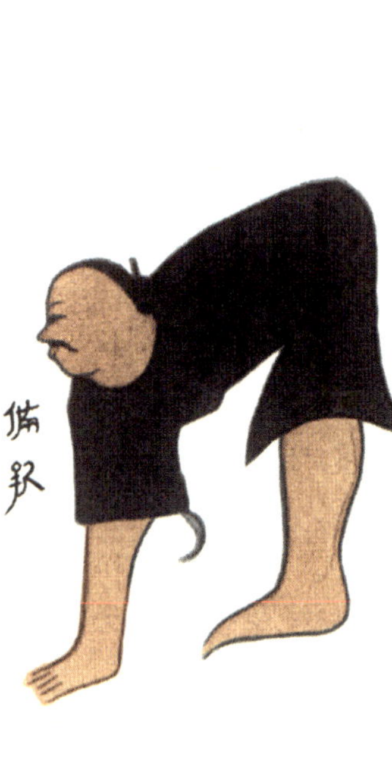

【圖解】

〔一〕唐蘭（1979）：『偹』字記載極少，或者可讀爲『滿』。『欮』為『厥』字。《內經·厥論》：『厥或令人腹滿』『陰氣盛於上則下虛，下虛則腹脹滿』。所以太陰和少陰之厥皆含有腹滿之意，且少陰厥逆、厥陰厥逆和手太陰厥逆為虛滿。《馬王堆漢墓研究》（1981）：『俛厥』一詞在《內經》等古醫書難以查閱到，僅有『厥病』的病名。故本圖名的『俛』字，似指操練時作屈身俯地姿勢。

〔二〕沈壽（1980）：此式見於《婆羅門按摩法》『兩手據地，縮身曲脊，向上三舉』。又見於《分行外功》『背功』條。由此直接發展，雖稍有改革而仍屬臥引類的，有《原始易筋經》『臥虎撲食勢』及武術基本功『鐵牛耕田』式。而後世《易筋經》及《少林內功》均有將此式由臥引改為步引者，即兩手不再著地支撐，而變為彎腰前撲動作；並易名為『餓虎撲食勢』，以有別於屬臥引類的祖式。參見1979年第1期《文物》所載拙作《談西漢帛書〈導引圖〉中的『貓蹶』》。沈壽贊同貓蹶之說，其發現圖中所繪不但動作如貓曲背拱脊之態，而且手指也近似貓的趾爪。從近古導引考察，《內功圖說·分行外功》中有『背功』一條：『兩手據床，縮身，曲背，拱脊，向上十三舉。』原注：『除心肝邪』。其動作姿勢與『貓蹶』完全相同，只是沒有『貓蹶』這個模擬動物的形象化式名而已。

〔三〕馬王堆漢墓帛書整理小組（1985）：參看《文字學概要》『偹』是『俛』的異體字，銀雀山漢簡《尉繚子·兵談》有『偹者不得迎』之文，應讀爲『俛者不得迎』。

〔四〕廖明春（1994）：『偹欮』爲同義複詞。欮，即屈；偹欮，即俛屈。『偹（俛）欮』的解釋總結為以下四種：一說此即『瘚厥』，是先秦時的古病名；二說『偹』當讀為『滿』，『欮』就是『厥』字，是一種腹脹滿的疾病；三說『偹（俛）欮』即

『俛厥』，『厥』為病名，『俛』指操練時作屈身俯地姿勢而言；四說應釋為『貓蹶』，即一種模仿貓的練功姿勢。

〔五〕周世榮（2005）：對『貓蹶』之說持反對意見，贊同『滮厥』說和『俛厥』說，可解釋為『俯仰』。

〔六〕王誠喜（2024）：《素問·評熱病論》勞風病治法有『以救俛仰，巨陽引，精者三日，中年者五日，不精者七日』的記載。『俛仰』一詞歷代注解不一，主要有兩種，一是指呼吸困難。如《醫學讀書記》：『肺主氣而司呼吸。風熱在肺，其液必結，其氣必壅，是以俛仰皆不順利，故曰當救俛仰也。』二是指項背強急，俛仰不便。如王冰注『俛仰謂屈伸也』。前一種注解依據《素問·陰陽應象大論》篇『喘粗為之俛仰』之句，後一種注解依據《靈樞·雜病》『項痛不可俛仰』之句。總之，兩種解釋都把『俛仰』釋為勞風病的伴隨症狀，且張家山《引書》在原文六十五中有『引蹶』記載，故釋者更傾向於『俛蹶』之說。詳析其動作，又可看作是圖一四『引背』與圖一『引腰』的進一步延伸，動作幅度明顯增加，以拉伸四肢關節為主，由背及腰，再到四肢關節，達到運行周身氣血的效果。

圖二九　引項

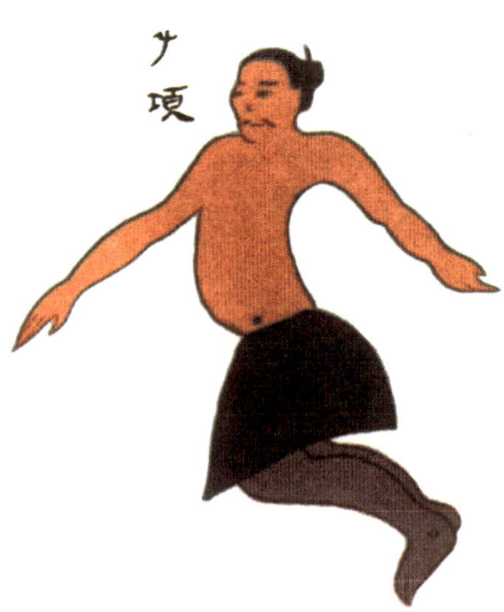

【圖像說明】

裸上體，藍裳，赤足，雙臂微張，似雞，作展翅飛翔狀，兩足合併微屈，作蹺屈跳躍狀。

【圖解】

〔一〕沈壽（1980）：此為醫治落枕或因受風引起的項部強直等症象之術式。在古今導引中，引項的動作不外乎扭頸轉項、托頦上舉、左右反顧、手項爭力等等；若採用自我按摩，則有捏肩井、撥天宗、揉頸項、掐落枕穴等等。此式據題名結合殘圖考察，很可能是以左手揉摩項部等簡易動作。現復原為『雙臂微張，作展翅飛翔狀，兩足合併，作蹺屈跳躍狀』，似難醫治項部疾患。

〔二〕馬王堆漢墓帛書整理小組（1985）：張家山漢簡《引書》三一—三二號簡有關於『項痛』的記載，『項痛不可以顧，引之，偃臥……令人從前後舉其頭，極之，因徐直之，休，復之十而已……須臾之頃，汗出腠理，極已。』

〔三〕王誠喜（2024）：由於《引書》關於項痛記載的殘缺，故歷來爭議不斷。《說文·頁部》有言『項，頭後也』，及《釋名·釋形體》『項，確也，堅確受枕之處也』。釋者以為此動作應以靜推動，前後最大限度活動頭部，後慢慢扶正，需配合行氣法，用力屏息，以氣通孔竅，入太陽經，達腠理而汗出。

圖三〇　以丈（杖）通陰陽

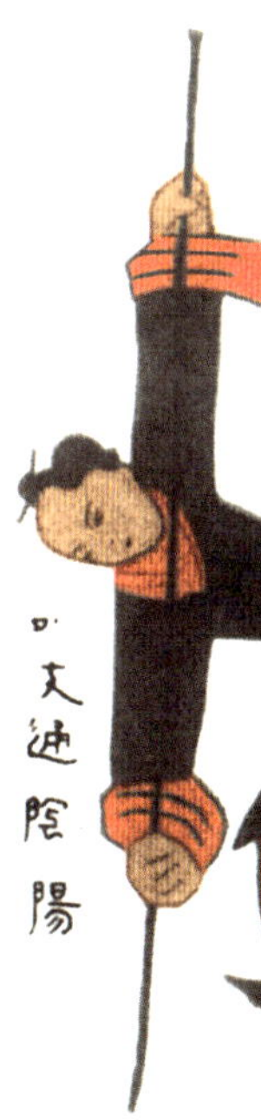

【圖像說明】

著藍色長服，束腰，赤襟，赤褲。持長杖兩臂分向上下伸開，作彎腰柱地狀。

【圖解】

［一］唐蘭（1979）：「丈」同「杖」字。導引法中利用杖作輔助工具的器械類動作。《雲笈七籤》卷三十二引《導引按摩》說：「以一長拄杖策腋，垂左腳於床前，徐峻盡勢掣左腳五七回，右亦如之。療腳氣痛悶、腰腎冷氣、冷痺及膝冷，並主之。日夕三掣彌佳。」故此式乃藉杖力以通導陰陽，與王冰注《內經·血氣形志》篇中「按摩者所以開通閉塞，導引陰陽」類似。

［二］沈壽（1980）：圖三〇以杖通陰陽，原題第二字按篆文釋為「丈」，借為扶行之杖。通，疏導；陰陽，氣血也。結合圖像分析，杖似擎天柱支地通天，借杖之助可俯可仰；此式功效在於疏導氣血，貫通任督，壯腰固腎，皆不離「通陰陽」三字，故名。

［三］劉樸（2009）：圖中人物兩手上下盡力伸直握杖用以牽拉和伸展左右兩臂的姿態。中國古代也把人的左右臂稱之為陰陽二臂，如男左臂是陽，而女則是陰。此人動作身體前傾應是用杖拄地以維持身體平衡，然後上臂的手緊握杖，下臂盡力下伸用以伸展兩臂和胸部，以擴大動作範圍而達治療效果；為達練習的動作左右平衡，當復以另一端和另一臂向下做相同動作。並且提出一七圖動作為女子所做，第三〇圖動作為男子所做，與其「名稱」中的陰陽相呼應。《導引圖》第一七式中的木杖比該式的站立者身高略高 10 釐米左右，因此木杖長度約是 175 釐米左右，直徑應是手能握住的 2.5 釐米左右。

［四］趙丹（2020）：張家山《引書》有「引陰」文及「引陽」文。「引陰者，反昔（錯）撟手而（俛），極之」；「引陽者，前昔（錯）手而卬（仰），極之」。引陰為前俯，引陽為後仰。「陰」指人的腹面，「陽」指人體背部。若引陰，兩手指於身後交叉，兩手上舉，身體前俯，達到最大限度；若引陽，兩手指身前交叉，身體後仰到最大程度。故用此來通陰陽。

圖三一　嗂（搖）弘（肱）

【圖像說明】

著藍色長服，束腰，兩臂向外方铺平展开。

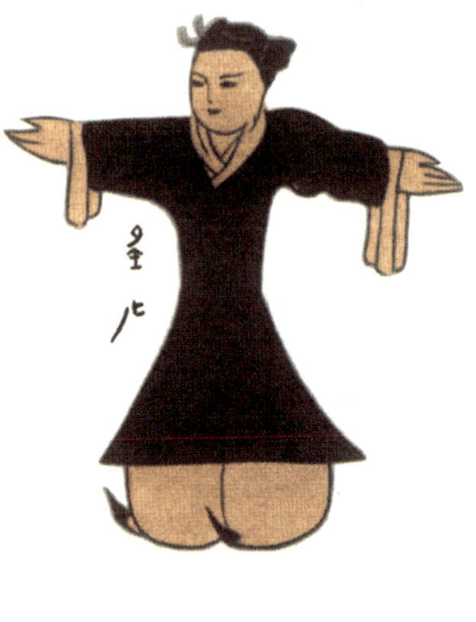

【圖解】

〔一〕唐蘭（1979）：嗂，原釋文釋作『鵠』，應為『䍃』；弘，原釋文釋爲『北（背）』，此同李學勤（1991）釋。

〔二〕沈壽（1980）：此圖當是面南向北轉腰，呈擰腰勢，同時隨轉腰之勢徐徐平舉兩臂，宛如鵠向北飛。由此可證，原殘圖摹本圖二所繪較為切題。此式動作與《八段功》『大鵬展翅勢』同。

〔三〕馬王堆漢墓帛書整理小組（1985）：『嗂弘』二字，原圖版、新圖版都漫漶不清，無法辨認。根據《復原圖》的摹本，同意李學勤（1991）的意見。

〔四〕李學勤（1991）：《引書》有『搖弘（肱）』，云：『前揮兩臂，如擊狀。』原釋文『鵠北（背）』有誤，圖像是一穿藍色長服的人，兩臂左右伸出，類似準備擊掌的姿態。

〔五〕趙丹（2020）：張家山《引書》有（二十八）『榣（搖）弘（肱）』者，前揮兩臂，如擊狀搖肱，搖動手臂，向前揮動兩臂，如同在小船上，兩臂前後揮動搖櫓的情景，故稱『搖肱』。該式導引法為：搖肱，兩臂向前揮動，好像擊打物體的樣子。

圖三二　信（伸）

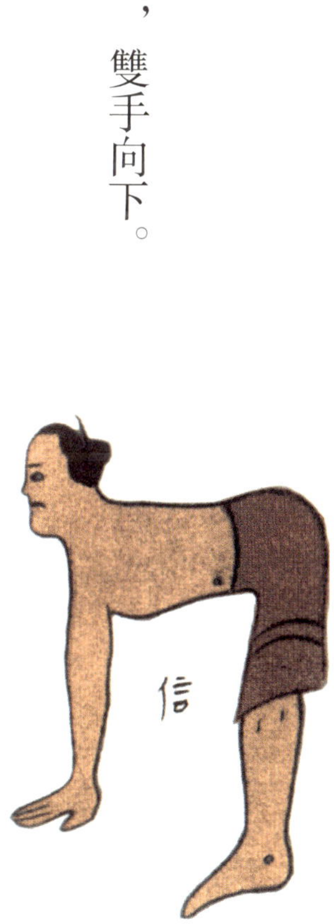

【圖像說明】

裸上體，著棕灰色短褲，昂首伸頸重呼氣，彎腰前趨，雙手向下。

【圖解】

〔一〕沈壽（1980）：原題為一『信』字，此式為『鳥伸』無疑。《古本華佗五禽戲》包括虎撲、鹿行、熊經、猿摘、鳥伸五式，全卷有正面圖十幅，人禽對照，每式兩圖。其中熊經、鳥伸與《導引圖》切合。鳥伸練法：兩足開立，身先不動，兩眼向四周回顧輪睛一周；隨即兩手向身後回環，再略向上、向前劃一弧線，最後隨彎腰之勢直臂向前方地面下撲，同時發聲吐氣，昂首前視（如圖）；還原重做。彎腰後兩手不及地，若手能及地，則須向前移位。演練或立或走，可據情互變。禽類對照圖繪一貓頭鷹（即鴟鵂）在月夜垂翅俯衝，作撲食狀。因而推想《三國志》《後漢書》所記『鴟顧』，或即鳥伸的異名同式。《易筋經》『掉尾勢』式、《八段錦》『左右攀足』式、《修真秘要》『治腰腿痛』式，以及《八段功》『觀天按地勢』等等，大都由此演化而來。因此，可擬訂『鳥伸演化表』如下：東周《莊子》鳥伸→西漢《導引圖》鳥伸→西漢劉安《六禽戲》鳥伸→東漢華佗《五禽戲》鳥勢→晉代《抱朴子》鳥伸→南北朝《易筋經》掉尾勢→南宋《八段錦》左右攀足。

〔二〕馬王堆漢墓帛書整理小組（1985）：若《馬王堆漢墓研究》的說法能成立，張家山漢簡《引書》一〇一號簡『雞伸以利肩髀』或與此有關。

〔三〕李零（2000）：《馬王堆漢墓研究》有言『伸』字之上當缺『鳥』字，即『鳥伸』之式。從圖像上看，俯地彎腰，狀若鳥之伸軀。信（伸），不能肯定是『鳥伸』。

〔四〕趙丹（2020）：張家山《引書》有『（十五）雞信（伸）以利肩婢（髀）』。『婢』，在《說文解字》中『婢』與『臂』音同，指胳膊。《導引圖》三二題名為『伸』，從圖形姿勢可以看出，該術式有利於拉伸肩臂。該句意為：『雞伸』用以利於鍛煉肩臂。

圖三三（缺題）

【圖像說明】

著藍色長服，赤褌，束腰，側立，雙下肢微彎曲，雙臂前伸。

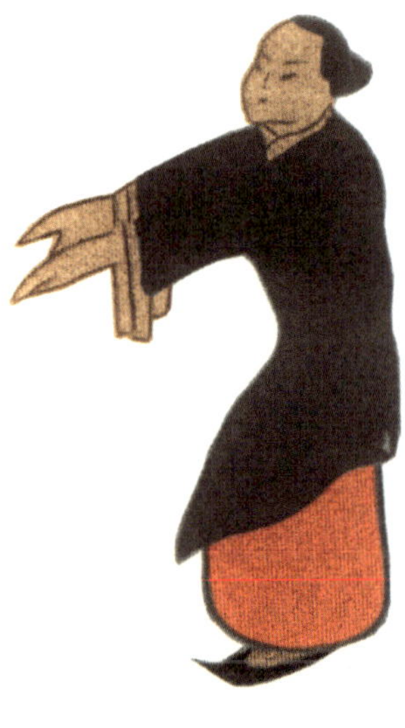

【圖解】

〔一〕沈壽（1980）：圖三三『雁息』，此為行氣圖。

〔二〕王誠喜（2024）：同意前者觀點，此圖主要活動部位為雙臂。與《八段功》『金蟾樁式』（又名『雙仰樁式』）巧合。《導引圖》共有行氣圖六式，復原後均為站式，可分為直立式與半蹲式兩目。此式與圖九『蟾息』有相似之處，但此圖手臂前舉，與軀幹垂直，下肢半蹲形，運氣於下，借名『行禪』。

圖三四　卬（仰）謼（呼）

【圖像說明】

著灰褐色單衣，束腰，挺胸，雙腿張開而立，雙臂向後上方伸舉，作深呼吸狀。

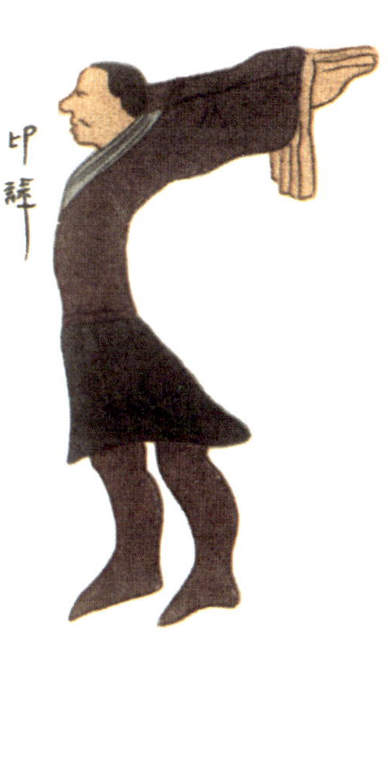

【圖解】

〔一〕唐蘭（1979）：應讀爲『仰呼』，從圖中可見導引者高舉兩臂，手掌向上，仰面呼氣。

〔二〕沈壽（1980）：圖三四仰呼：原題第一字為『卬』，為『昂』之正字，亦『仰』之古字。我國傳統導引都主張採用腹式呼吸法，因此，本式練法當是：直立，兩臂由下垂至前平舉，含胸鼓腹吸氣；兩臂繼續上舉過頭，直至盡情向後伸展，昂胸收腹呼氣（如圖），故名『卬呼』。還原時動作及呼吸之方向均與此相反，本式屬導氣目肺功。『卬』通『仰』，『謼』為『呼』之古字，故此題應讀為『仰呼』。此式為深吸氣後，雙臂後舉，挺胸昂頭，呼氣而出。

〔三〕馬繼興（1992）：『仰』字義為舉、抬。『呼』字義有二，其一即呼吸時的呼氣；其二即呼喊，大聲呼叫。此題的『呼』為其第二義，即仰面高呼之義。

〔四〕周世榮（2005）：同馬繼興觀點，作呼叫狀。圖中見於文字說明而直接提到呼吸的有『卬（仰）滹』等圖形。『罅』『滹』與『呼』音近義通，意為叫喊，即伴隨喧嘩之聲。說明見於文字的諸導引，均屬『開聲呼吸法』。馬王堆導引圖除了極個別蹲跪（坐）式外，其餘全部為立式運動，現在成年人與兒童廣播操中的八種動作基本都有，如擴胸運動有『仰呼』。

圖三五　木（沐）矦（猴）讙引旲〈炅〉中

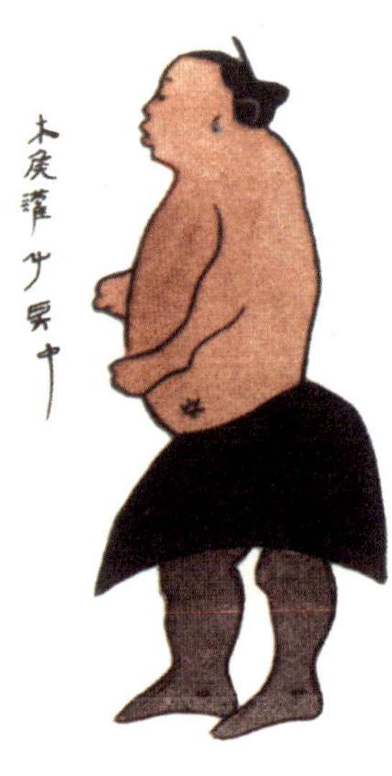

【圖像說明】

裸上體，藍裳，赤足，作轉體動作，噘嘴，口部作嘯呼狀。

【圖解】

〔一〕唐蘭（1979）：『木侯』應讀爲『沐猴』。《史記·項羽本紀》：『人言楚人沐猴而冠耳。』集解：『沐猴，獮猴也。』獮猴也叫做母猴或馬猴。『讙』是暄叫的意思，這是模仿大馬猴暄叫的形狀，用以引炅中的病。『炅』中即『熱中』。『炅』字本應從日從火，此誤爲從大。帛書常用『炅』代『熱』字。《內經·舉痛論》五見『炅』字，也都當『熱』字用，此圖前《去穀食氣》篇厥陰脈『主治其所産病熱中』，醫書常見此病名。

〔二〕沈壽（1980）：原題『木侯灌引戾中』系雙重式名。原釋『沐猴讙引炅中』。在古籍中，『獮猴』的『獮』字有寫作木、沐、母、馬、彌等，皆音轉。『灌』有喧囂呼噪的意思。後三字初釋『引戾中』，後改釋『引炅中』。查『戾』『炅』二字古醫書中均常見。戾，戾氣，有時氣、疫氣等多種解釋，多半指『天行時氣』，但也可作燥氣解。炅，即熱，暑氣也。燥、暑皆屬『六淫』邪氣，六淫隨季節而生，時氣初中，站樁行氣有一定療效。而從原題字形辨析，以釋『彌猴喚引戾中』為好。本圖行功者兩手握固，撮口吐氣，顯系兼采握固與吐氣法，說明漢初時期，這種行氣方法已相當流行了。

〔三〕《馬王堆漢墓研究》（1981）：《內經》有云：『血並於陽，氣並於陰，乃爲炅中。』熱中是熱性疾病的一種。在本圖病名標題前尚有『沐猴讙』三字，是指在做此導引術的同時，還要發出呼嘯之聲。

〔四〕馬王堆漢墓帛書整理小組（1985）：『木侯』可讀爲『沐猴』，《胎産書》第5行有『不觀木（沐）（猴）』，可以參考。

〔五〕周世榮（2005）：此圖作呼叫狀，為行氣圖。

圖三六　引温病

【圖像說明】

戴巾幘狀，著藍色長服，赤襟，赤褲，直立，雙手向前上舉，相交於額上。

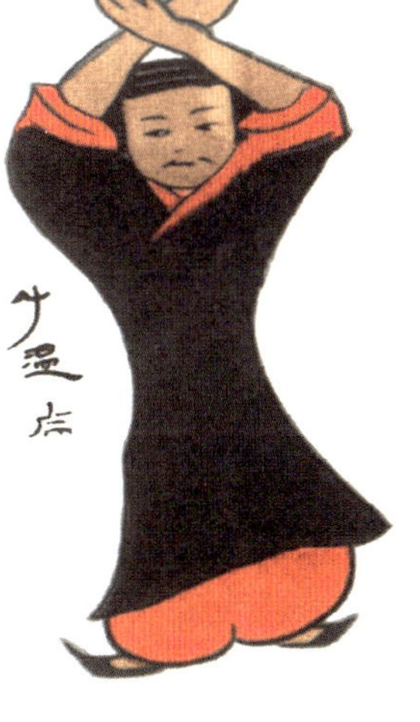

【圖解】

〔一〕沈壽（1980）：『温病』是指對感受四時不同的温邪所引起温熱病。秦漢時温病所指範圍較窄，《傷寒論·温病篇》說『太陽病，發熱而渴，不惡寒者，為温病』。後世温病名目繁多，然其共同特點仍不外乎發病較急，初起多見熱象偏盛，一般有口渴、咽乾、內熱、頭痛、煩躁等症狀。此式動作：直立，雙臂在腹前交錯，徐徐向頭頂高舉（如圖），然後向兩側分手還原。行功以深呼吸為主，密切配合柔緩的動作，與《八段功》『鴻雁南歸勢』同。

〔二〕《馬王堆漢墓研究》（1981）：『温病』在《內經》和《傷寒論》中均有此稱，又稱『病温』。但治法主要是用藥物，這種利用導引治療温病的方法也是迄今僅見的。

〔三〕周世榮（2005）：馬王堆導引圖的文字說明中直接提到導引治病的專案共有十二處，此圖為其一，說明導引不僅對四肢部位的膝痛、消化系統的腹中、五官系統的耳目起作用，甚至與某些傳染病的治療有著密切關係。

圖三七　坐引八維

【圖像說明】

裸上體，藍裳，赤足，雙膝微曲，雙手一手向前、一手向後下方分開。

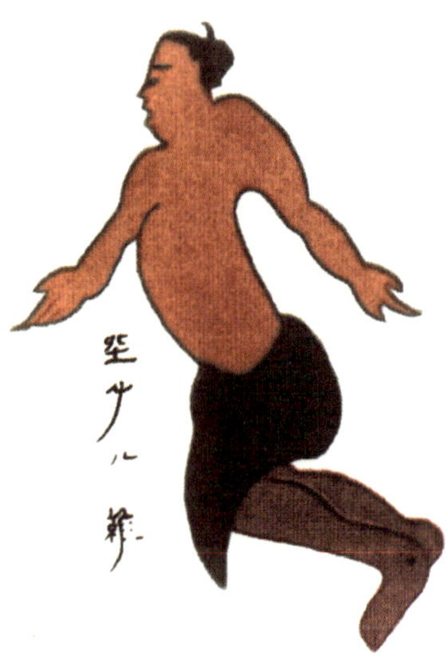

【圖解】

〔一〕沈壽（1980）：坐引，即坐式導引，古人以跪坐為主要坐式。『八維』，四方四隅之謂。傳統導引凡兩臂隨轉腰之勢向四面八方揮動，並始終與人體縱軸保持45°角的，稱為『甩八角』，含義與『引八維』略同。

〔二〕馬王堆漢墓帛書整理小組（1985）：張家山漢簡《引書》三三—三四號簡有『八經之引』，有言道：『引癉病之始也，意回回然欲步，體浸浸痛。當此之時，急治八經之引，急呼急呴，引陰。漬顔以寒水，如餐頃，去水，以兩手據兩顫，上撫顔而上下搖之，口呼。呼，皆十而已。』彭浩（1990）、連劭名（1991）、高大倫（1995：37）等認爲『坐引八維』可能就是《引書》所說的『八經之引』。

〔三〕周一謀、蕭佐桃（1989）：《楚辭·七諫·怨思》：『引八維以自道兮，含沆瀣以長生。』王注：『天有八維以爲綱紀也。道，一作導。言己乃擥（攬）持八維以自導引，含沆瀣之氣以不死也。』可見『引八維』『含沆瀣』是把握天地方位，吸食自然精氣的導引行氣法。《卻穀食氣》中亦有：『夏食一去湯風，和以朝霞、行暨（即沆瀣），昏清可。』此處坐引八維，可能也包括『含沆瀣』的意思。

〔四〕周世榮（2005）：馬王堆導引圖除了極個別蹲跪（坐）式外，其餘全部為立式運動，而『坐引八維』仿佛作跳躍狀。

〔五〕王誠喜（2024）：《八段功》『手甩八角勢』與本式上肢動作相同，但下肢成開立步勢。兩者的淵源關係一脈相承，僅僅是下肢由跪坐演變為站式而已。《八段功》另有揮臂拍擊身軀的『貨郎擊鼓勢』，當也由此衍生。此兩式在民間流傳極廣，惟坐引已屬罕見。

圖三八（缺題）

【圖像說明】

裸上體，藍裳，赤足。側身前視，雙臂向前下方伸展，或做懷抱狀。

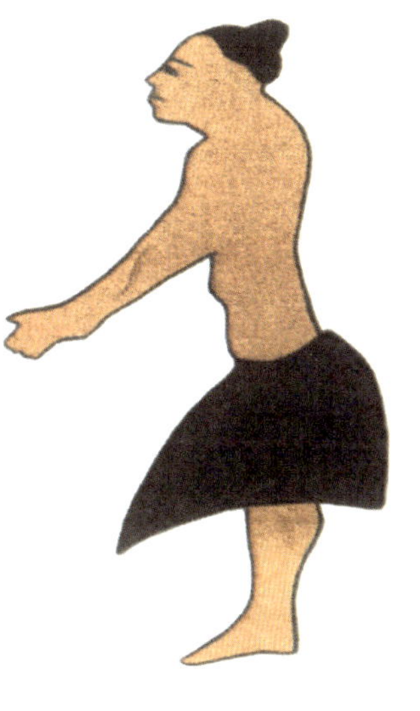

【圖解】

〔一〕沈壽（1980）：此圖為行氣圖，與《原始易筋經》『三盤落地勢』及《八段功》『三盤樁式』的姿勢基本相同。《易筋經》雖已化靜為動，但仍不難看出其演變的痕跡，將呼吸真正做到靜、緩、勻、細、微、松、深、長。南北朝名醫陶弘景認為吸氣和吐氣一樣重要，吐氣方式不容忽視，他根據不同的病症列出了六種相應的吐氣方法，『吹、呼、唏、呵、噓、呬』，即為『吐氣六字訣』，與人體內臟一一對應，即『吹腎、呼脾、唏膽、呵心、噓肝、呬肺』，使氣血暢通，達到祛病強身健體之功。

〔二〕王誠喜（2024）：此式與圖三三『行禪』同為側立，此舉似收功動作，雙臂向前下方伸展，吸腹聚氣於胸中，以排出濁氣，固守養靜，為呼吸類導引式，可定名為『龍息』。

圖三九　引（痹）痛

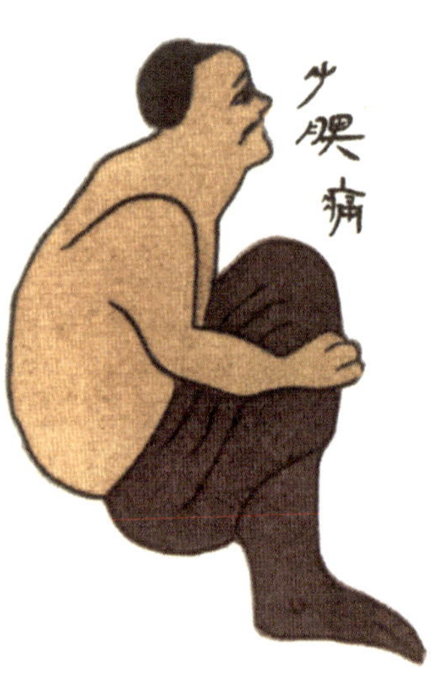

【圖像說明】

裸上體，棕灰裳，赤足，屈膝向上，下蹲，雙手抱舉。

【圖解】

［一］唐蘭（1979）：圖中第二字原釋文釋作『脾』，此從裘錫圭（1992）關於二六四頁『脾』字條的意見。『脾』應讀爲『痹』。《雲笈七籤》卷三十四引《王子喬導引法》說：『踞，兩手抱兩膝頭，以鼻內氣，自極，七息。除腰痹背痛。』與此圖略相似。

［二］沈壽（1980）：此為卧引類引體目背功。有醫治感冒初起、腰酸背重，以及消除腰背等部受風寒濕引起的痹痛等作用。其動作：團身抱膝深蹲（如圖），隨即向後翻身滾倒，再借運動慣性向前還原如初。圖中人重心已經越出底盤，此乃圖譜示意向後滾倒的繪法。

［三］李德驤（1980）：黃帝內經《素問·痹論》中說：『風、寒、濕三氣雜至，合而為痹也』『痛者，塞氣多也，有寒故痛也』。即寒則凝，凝則不通，不通則痛。症狀是肌肉筋骨麻木疼痛，甚至關節腫脹。痹，有的解釋為氣血不通，而另一說法為風濕病。實踐證明這類病症通過導引術鍛煉確實有一定療效。

［四］王誠喜（2024）：《醫學源流論》言『臟腑有病而現於肢節，肢節有病而反現於臟腑』，故通過『引痹病』式術的練習可使全身氣血調達、臟腑調和、經絡疏通而疾病得愈。

圖四〇　笺〈爰（猨）〉嫭（呼）

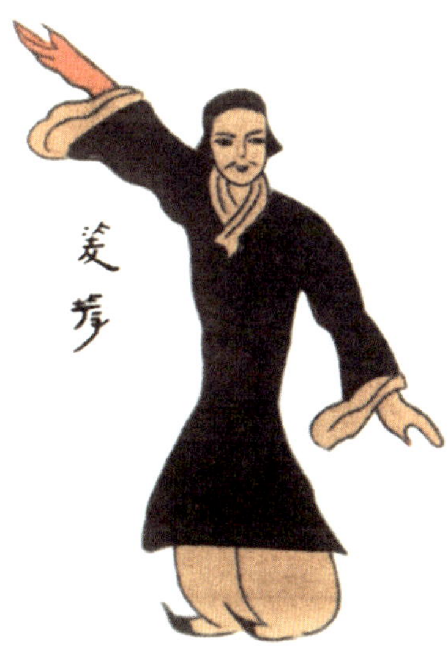

【圖像說明】

著藍色長服，束腰，右手向右上方斜伸，左手向外下方斜展，似作嘯呼狀。

【圖解】

〔一〕唐蘭（1979）：笺，原釋文逕釋作『猨』，應釋作『爰』，『爰』字似有蟲旁，應讀爲『猨呼』，『猨』即『猿』字。《淮南子》有『猨玃』，《抱朴子》作『猿據』，象猿用爪抓物。此圖據題似作猿之呼嘯。

〔二〕沈壽（1980）：從原題字形看，後一字似像『壉』或『據』字。《抱朴子》記有『猿據』式名，含有猿據山林為王而不離登攀的意思。原圖疑為半側面圖，胸西背東，左手前上高舉，右手向後下伸，頭項轉向左側，下肢直立。其上肢動作與《易筋經》『倒拽九牛尾勢』及《八段功》『猿猴攀緣勢』略同，模擬猿類兩臂交替向前上方伸展，用爪抓樹以攀緣；抓握後隨即鬆開，兩手一前一後，一張一弛。惟此圖定式均成掌式。

〔三〕《馬王堆漢墓研究》（1981）：五禽戲中有『猿戲』，即：『猿戲者，攀物自懸，伸縮身體，上下一七，以腳拘物自懸。左右七，手鉤卻立，按頭各七。』

〔四〕馬王堆漢墓帛書整理小組（1985）：唐蘭（1979）所引《淮南子》是《精神》：『吹呴呼吸……鳧浴蝯躩，鴟視虎顧，是養形之人也。』《抱朴子內篇・雜應》：『能龍導虎引，熊經龜咽，鷰飛蛇屈鳥伸，天俛地仰。』張家山漢簡《引書》二一號簡見『受〈爰（猨）〉據者，右手據左足，撟左手負而俛左右』。古籍中都可見相關記載。

〔五〕馬繼興（1992：863）：應作『笺』，從《馬王堆漢墓研究》見『笺』，認爲『笺』是『爰』之形訛。

圖四一　熊經

【圖像說明】

著棕灰色長服，束腰，半側身作轉體運動狀，兩臂微屈抬於胸前。

【圖解】

〔一〕沈壽（1980）：圖四一「熊經」相同圖式見於《古本華佗五禽戲》，其獸類對照圖繪為棕熊，作人形直立在山間古松下的岩石上，前肢按攀在橫生的低枝上，晃身作戲。近代練法：直立，以腰為軸，顛晃全身，同時兩臂一伸一屈，兩手在胸腹前劃兩個相互連環的水準或側立的圓圈，連環圈相互交錯的中心點應與胸腹中線相對。行功時心中想象如熊攀樹自懸作戲，並使動作與呼吸協調一致。屬引體目身功，可促使全身氣血奔注。熊經的「經」字當作「懸」字解，然只是想像中的懸；又可借為痙攣的「痙」，表示搖擺顛晃發抖的熊戲。

〔二〕《馬王堆漢墓研究》（1981）：這幅圖像和五禽戲中的「熊戲」也有很大不同，「熊戲者，正仰，以兩手抱膝下舉……蹲地以手左右托地」。

〔三〕馬王堆漢墓帛書整理小組（1985）：張家山漢簡《引書》五〇號簡：「引背痛，熊經十，前據十，端立，跨足，前後俛，手傅地，十而已。」一〇一號簡：「熊經以利脢背。」此外，沈從文（1990）對出土文物介紹中可能與「熊經」有關的圖畫，可以做相關參考。

〔四〕李懷之（1995）：將「熊經」解釋為「如熊之攀枝自懸」，大概是惑於「經」有「溢」義的緣故。《荀子·仲尼》：「辟之是猶伏而活天，救經而引其也。」楊倞注：「經，縊也。」「縊」今言「上吊」。

〔五〕王誠喜（2024）：「熊經」之「經」實非懸掛之義，「經」者，徑也，行也。《廣雅·釋言》「經，徑也」；《孟子·盡心》「經德不回」，趙岐注「經，行也」，經之為行是直行。《文選·左思魏都賦》：「延閣擀宇以經營。」李善注：「直行為經」。故「熊經」，便是指像熊一樣直立行走。高誘注《淮南子·精神訓》「熊經鳥申」云「經，動搖也」。故此圖之「經」應為活動之意。

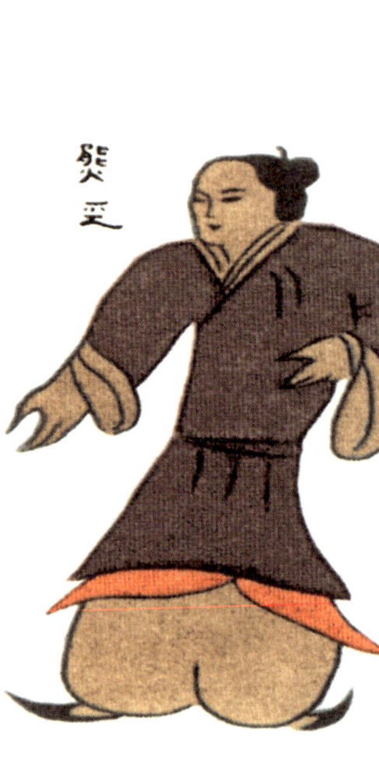

圖四二　蠅懇

【圖像說明】

著藍色長服，側立，雙手向前平舉，直目作屏息狀。

【圖解】

〔一〕唐蘭（1979）：蠅，原釋文中缺釋。懇，原釋文逕釋作『恨』。上圖中左邊似是蟲旁，疑亦動物名。『恨』字疑當讀爲『墾』，象墾地發土的樣子。然此說可供參考，仍有待進一步研究。

〔二〕沈壽（1980）：『西漢帛畫《導引圖》解析』認為此圖題名為『犬懇』，並解釋為此式效仿犬之後肢站立，翹首注目懇望，若有求於人。此術要求直目屏息，而葛洪在《葛洪·抱朴子·內篇》中提到屏息並非強忍閉氣，而是保持『呼之綿綿、吸之微微』的狀態，個體不但聽不到自己的呼吸聲，而且置於鼻下羽毛也不為所動。

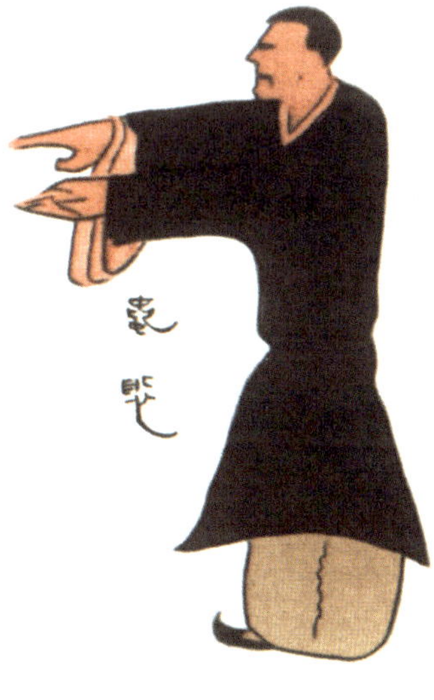

圖四三（缺題）

【圖像說明】

著棕灰色長服，屈身側俯，下腰，兩手向前而伸。

【圖解】

〔一〕沈壽（1980）：此動作類似於五禽戲虎戲中關於虎撲之術，引腰前伸，牽拉腰脊，提高脊柱的柔韌性和伸展度，利於脊柱保持正常的生理弧度。

〔二〕王誠喜（2024）：虎戲者，四肢距地，前三擲，卻二擲，長引腰，乍卻仰天，即返距行，前、卻各七過也。故可借名為『虎伏』。此圖與圖一四『引背』動作類似，不同點在於圖一四為男圖，而此圖為女圖，由此可推斷此圖強調其柔韌性，借叩擊雙下肢足三裏達到補益氣血、活血通經的作用。

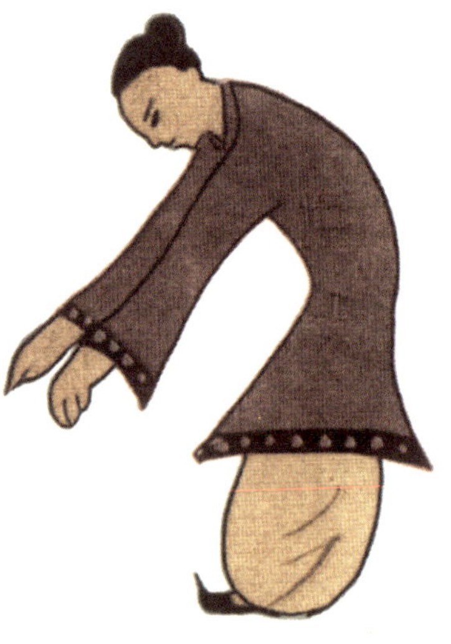

圖四四　鷂

【圖像說明】

裸上體，藍裳，赤足，弓步，動作幅度大，作展雙臂前撲狀。

【圖解】

〔一〕唐蘭（1979）：此圖應是一臂高舉，一臂下揚，猶如鷹鷂側翼迅疾下飛的形態。

〔二〕沈壽（1980）：鷂屬鷹類的猛禽，飛行矯健迅速。沈壽補作『鷂勢』，認為此圖按傳統習慣，凡一字式名下可補一『勢』字，以便成誦。據原殘圖及全譜的精神格調觀察，此式下肢當為直立或半蹲式，而僅用上肢隨轉腰之勢分舉兩臂，仿效鷂之飛揚。五禽戲中『鳥戲』由此沿襲而來。

〔三〕馬繼興（1992）：補作『鷂視』，比喻鷂飛在高空目光向下，注視所要襲食小鳥類動物的形態。

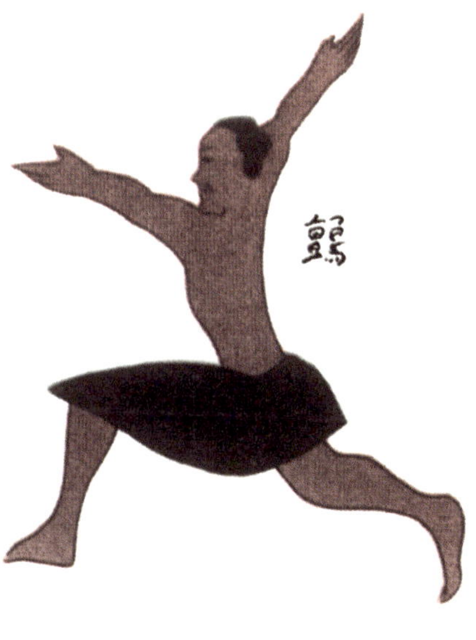

參考文獻：

〔一〕周潛川. 峨眉十二莊釋密［M］. 太原：山西人民出版社，1960.
〔二〕馬王堆漢墓帛書整理小組. 導引圖論文集［M］. 北京：文物出版社，1979.
〔三〕湖南省博物館. 馬王堆漢墓研究［M］. 長沙：湖南人民出版社，1981.
〔四〕馬王堆漢墓帛書整理小組. 馬王堆漢墓帛書（肆）［M］. 北京：文物出版社，1985.
〔五〕四川省國醫氣功研究所；陸錦川. 氣功傳統術語辭典［M］. 成都：四川科學技術出版社，1988.
〔六〕周一謀，蕭佐桃. 馬王堆醫書考注［M］. 天津：天津科學技術出版社，1988.
〔七〕王蔔雄. 中國氣功學術發展史［M］. 長沙：湖南科學技術出版社，1989.
〔八〕趙邦柱. 諸病源候論導引新解［M］. 貴陽：貴州人民出版社，1990.
〔九〕陳永正. 中國方術大辭典［M］. 廣州：中山大學出版社，1991.
〔一〇〕裘錫圭. 古文字論集［M］. 北京：中華書局，1992.
〔一一〕馬繼興. 馬王堆古醫書考釋［M］. 長沙：湖南科學技術出版社，1992.
〔一二〕丁光迪. 諸病源候論養生方導引法研究［M］. 北京：人民衛生出版社，1993.
〔一三〕高大倫. 張家山漢簡《引書》研究［M］. 成都：巴蜀書社，1995.
〔一四〕吳志超. 導引養生術論稿［M］. 北京：北京體育大學出版社，1996.
〔一五〕張永言，等. 簡明古漢語字典［M］. 成都：四川人民出版社，2001.
〔一六〕李經緯，等. 簡明中醫辭典［M］. 北京：中國中醫藥出版社，2001.
〔一七〕李學勤. 簡帛佚籍與學術史［M］. 南昌：江西教育出版社，2001.
〔一八〕李零. 中國方術考［M］. 北京：東方出版社，2001.
〔一九〕費振剛，仇仲謙. 漢賦辭典［M］. 北京：北京大學出版社，2002.
〔二〇〕葛洪. 抱朴子內篇［M］. 北京：華齡出版社，2002.

〔二一〕周世榮．馬王堆導引術〔M〕．長沙：岳麓書社，2005．
〔二二〕周世榮．馬王堆養生氣功〔M〕．長沙：岳麓書社，2005．
〔二三〕張家山二四七號墓竹簡整理小組．張家山漢墓竹簡：二四七號墓（釋文修訂本）〔M〕．北京：文物出版社，2006．
〔二四〕中國社會科學院科研局．沈從文集〔M〕．北京：中國社會科學出版社，2007．
〔二五〕白杉悅雄，阪內榮夫．馬王堆出土文獻譯注叢書：去穀食氣、導引圖、養生方、雜療方〔M〕．東京：東方書店，2011．
〔二六〕裘錫圭．裘錫圭學術文集第3卷：金文及其他古文字卷〔M〕．上海：復旦大學出版社，2012．
〔二七〕裘錫圭．長沙馬王堆漢墓簡帛集成（陸）〔M〕．北京：中華書局，2014．
〔二八〕李今庸．談帛畫《導引圖》中的『胠積』〔J〕．文物，1978（2）：88．
〔二九〕沈壽．談西漢帛畫《導引圖》中的『引胠積』〔J〕．文物，1979（3）：72．
〔三〇〕沈壽．西漢帛畫《導引圖》解析〔J〕．文物，1980（9）：70–76．
〔三一〕李德驥，魏大鴻．從馬王堆三號漢墓帛畫導引圖看我國古代體操〔J〕．華中師院學報（自然科學版），1980（1）：129–137．
〔三二〕彭浩．張家山漢簡《引書》初探〔J〕．文物，1990（10）：87–91+106．
〔三三〕連劭名．江陵張家山漢簡《引書》述略〔J〕．文獻，1991（2）：256–263．
〔三四〕廖名春．帛書導引圖題記『俛欮』考〔J〕．古漢語研究，1994（2）：60–61．
〔三五〕廖名春．帛書導引圖題記『滿欮』考〔J〕．古漢語研究，1994（2）：60–61．
〔三六〕李懷之．『熊經』新解〔J〕．古漢語研究，1995（4）：69．
〔三七〕樊賢進．馬王堆《導引圖》部分功法淺析〔J〕．安徽中醫臨床雜誌，2002（5）：345–346．
〔三八〕陳斯鵬．張家山漢簡《引書》補釋〔J〕．江漢考古，2004（1）：74–77．
〔三九〕世界最古老的體療圖——《導引圖》〔J〕．亞太傳統醫藥，2006（1）：81．
〔四〇〕鄭署彬．馬王堆漢墓帛畫《導引圖》〔J〕．歷史學習，2007（1）：12–13．
〔四一〕裘玲珍．對馬王堆導引圖中引腰痛動作的剖析〔J〕．湖北體育科技，2008（2）：161–162+135．
〔四二〕孫群．馬王堆導引功法在中醫內科疾病的運用〔D〕．江蘇：南京中醫藥大學，2008．

〔四三〕劉樸．對西漢帛畫《導引圖》和竹簡《引書》中的器械治療導引式的比較研究［J］．山東體育學院學報，2009，25（5）：21–23．

〔四四〕張繼，沈澍農．中國傳統哲學與中醫導引五禽戲發展探源［J］．南京中醫藥大學學報（社會科學版），2011，12（1）：26–29．

〔四五〕沈丙妮，閆炳才．古代養生體育『行氣術』考略［J］．蘭臺世界，2013（33）：54–55．

〔四六〕夏林煒．基於形氣神三位一體生命觀對《敬慎山房導引圖》養生導引法的研究［D］．南昌：江西中醫藥大學，2019．

〔四七〕趙丹．導引專著肇啓［D］．上海：上海中醫藥大學，2020．

〔四八〕蔣艷，張顯成．張家山漢簡《引書》劄記［J］．簡帛，2021（1）：153–161．

養生方

導論

帛書《養生方》出土於馬王堆三號漢墓，揭裱為17片，呈褐色，長56釐米，寬31釐米，出土時殘缺相當嚴重，根據整理情況分析，估計原書大約有6 000字左右，現存僅3 000餘字。出土時單獨抄在一幅帛上，字體是介於篆隸之間的古隸體，未標書名，其抄寫年代大致在秦漢之際。根據該書所述內容均以養生為主，馬王堆漢墓帛書整理小組命名為《養生方》。

《養生方》內容主要為男女性治療或保養、房中術和補益等養生藥方，是世界上現存最古老的有關養生學的專科文獻之一。帛書記載了33種疾病或事項的90余個養生方，其中有食療、食養方，有內治、外治方。主要是通過藥物的攝養或治療，以消除某些性功能障礙的方法，也有少量房中導引養生理論的內容附於全卷之末。《養生方》的核心養生理論是「聚精、養氣、存神」。書中指出精、氣、神是維持人體生命的關鍵，強調了通過攝生、調理生活方式來保持身體健康。書中不僅包含了藥物和飲食的調理方法，還涵蓋了導引、房中術等養生實踐，顯示出其內容的全面性和深度。除了藥物和飲食調理，還總結了重要的養生方法，如導引養生法等。這些方法不僅涉及身體的調養，還包括了心理和精神層面的養護，反映了古代中國人對養生的全面理解。

《養生方》對於研究先秦兩漢時期的醫學文化、社會風俗、人文思想等具有重要意義，具有相當高的歷史地位及學術價值。它不僅記錄了當時人們對性生活的認識和實踐，也體現了對人體生理、病理、藥物等方面的知識和經驗，為我們探索人類性本質、性健康、性幸福等問題提供了有益的啓示。

原圖

帛書一（1—19行）

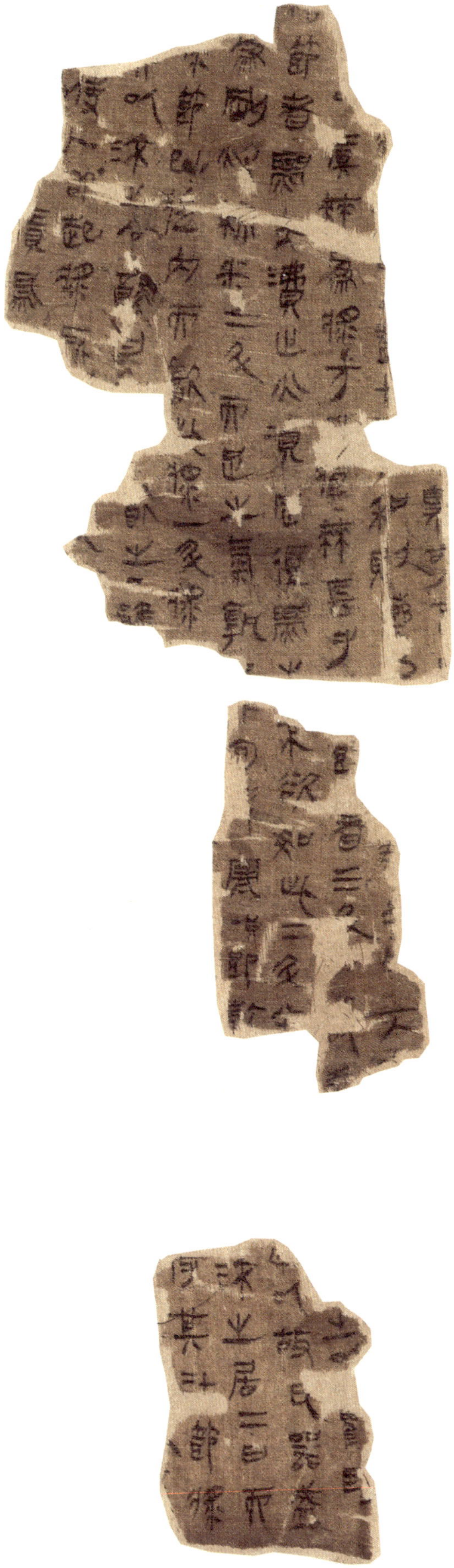

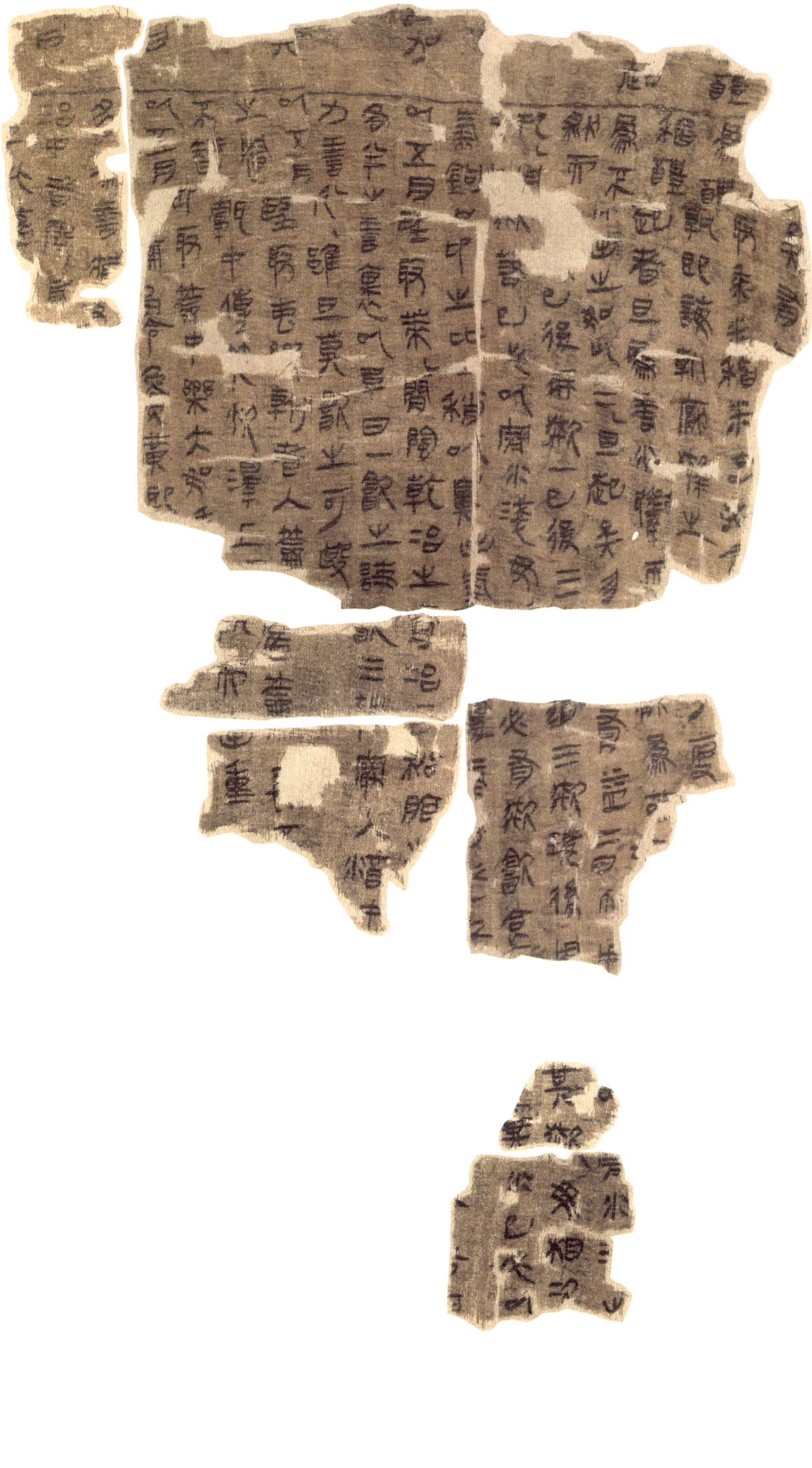

帛書二（10—27行）

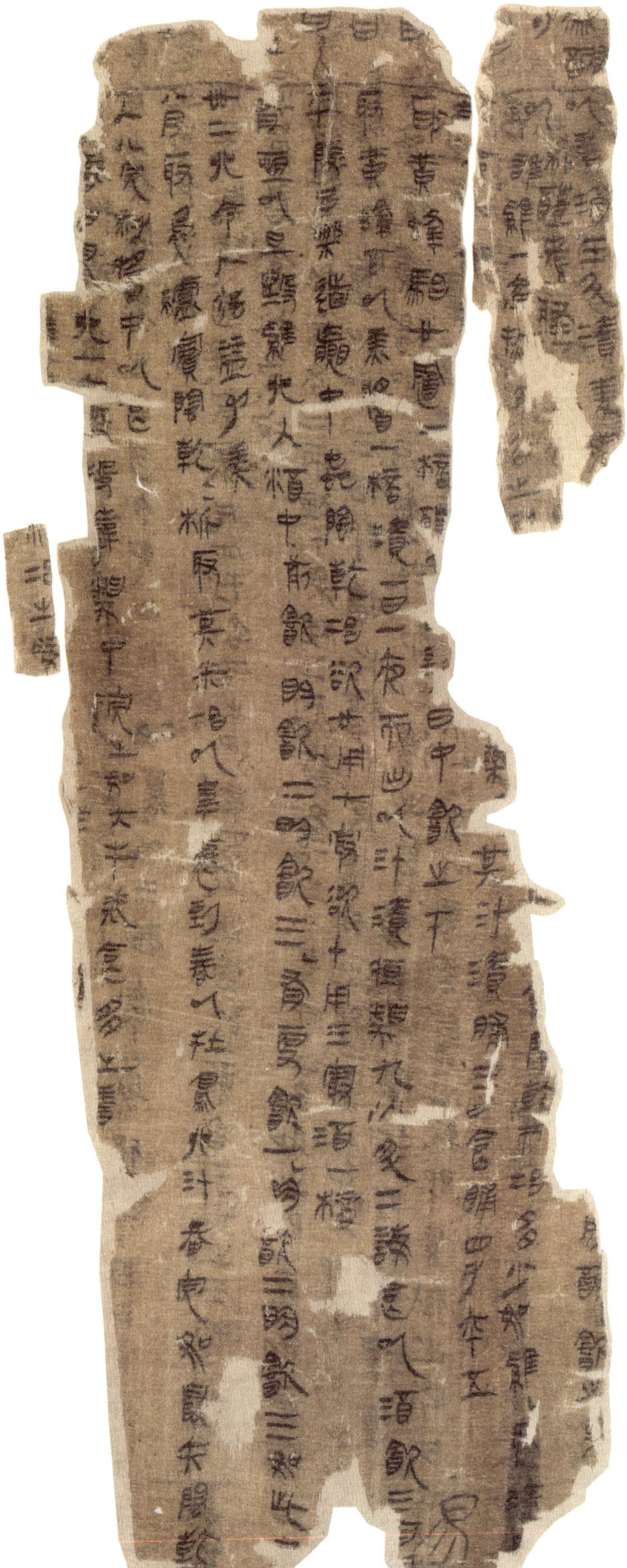

帛書三（28—40行）

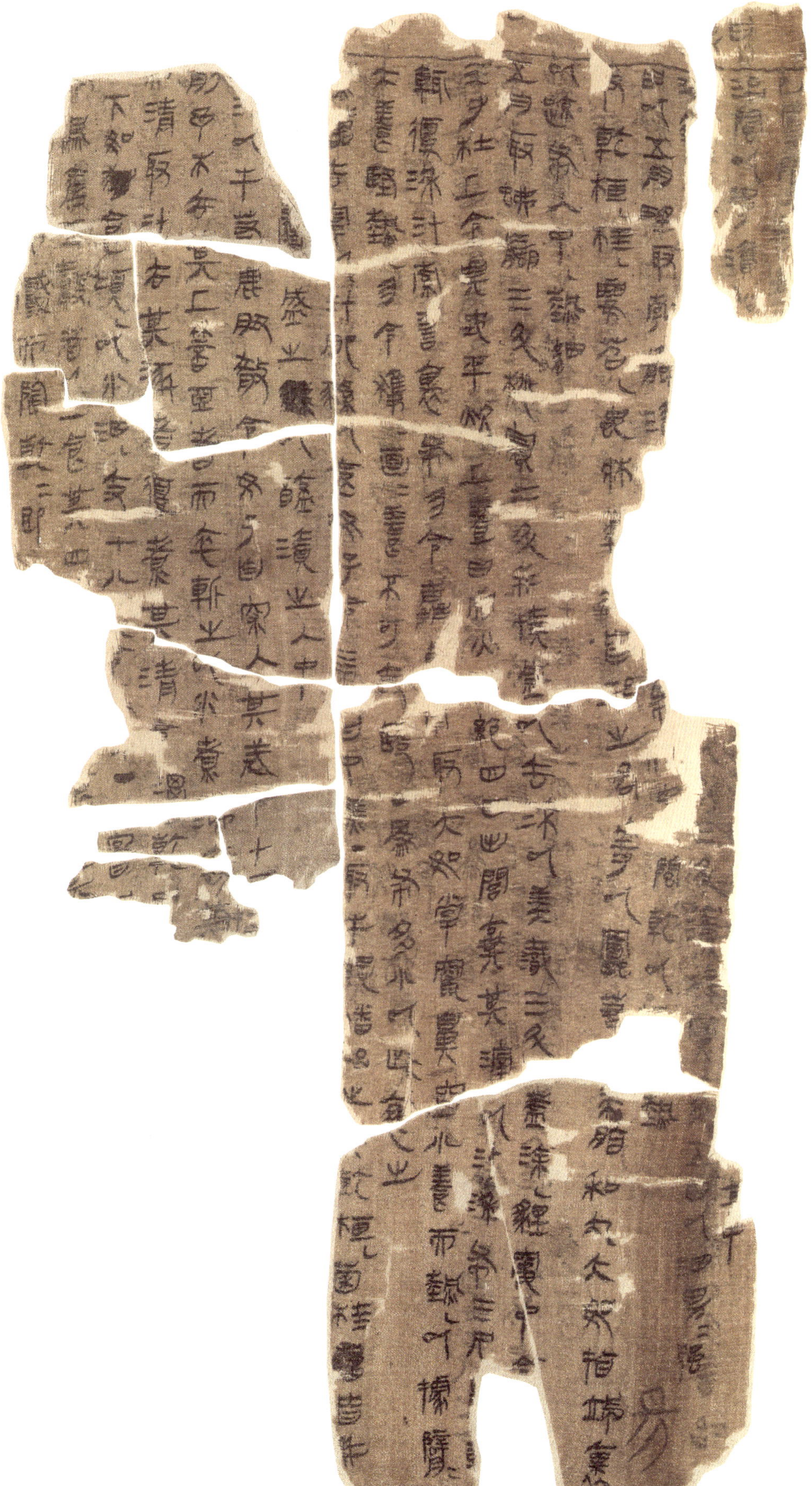

帛書四（41—58行）

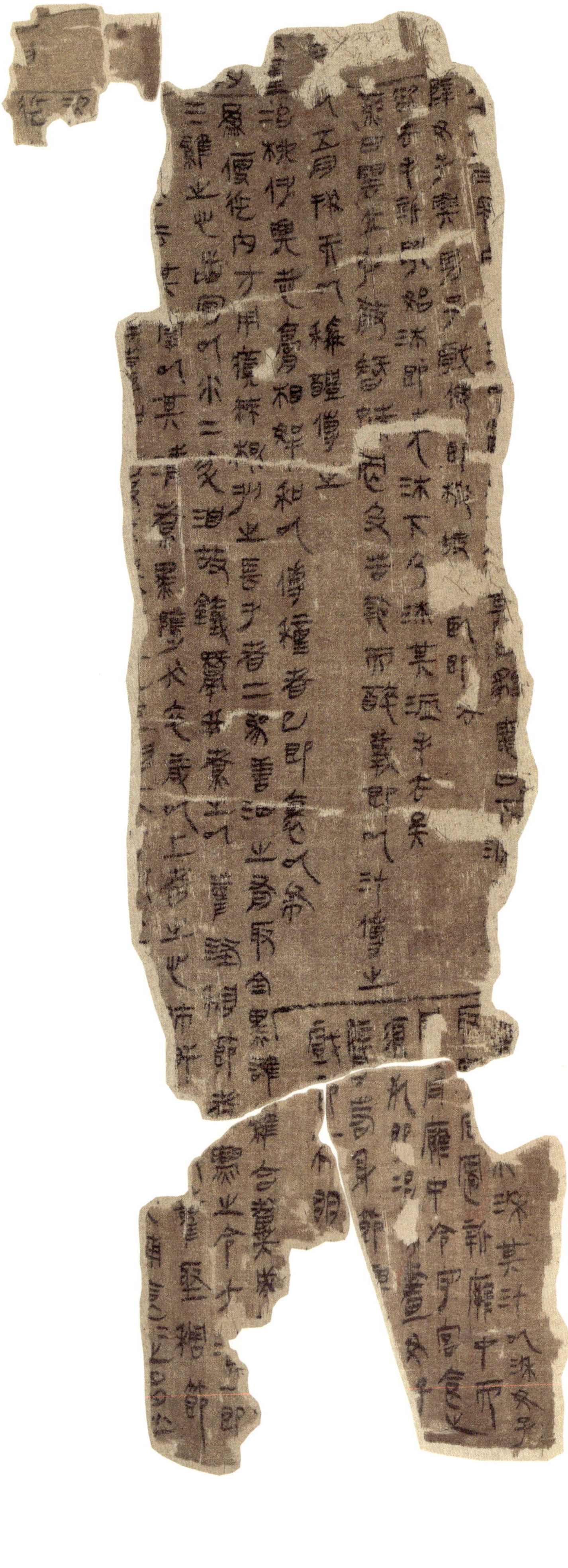

帛書五（59—70行）

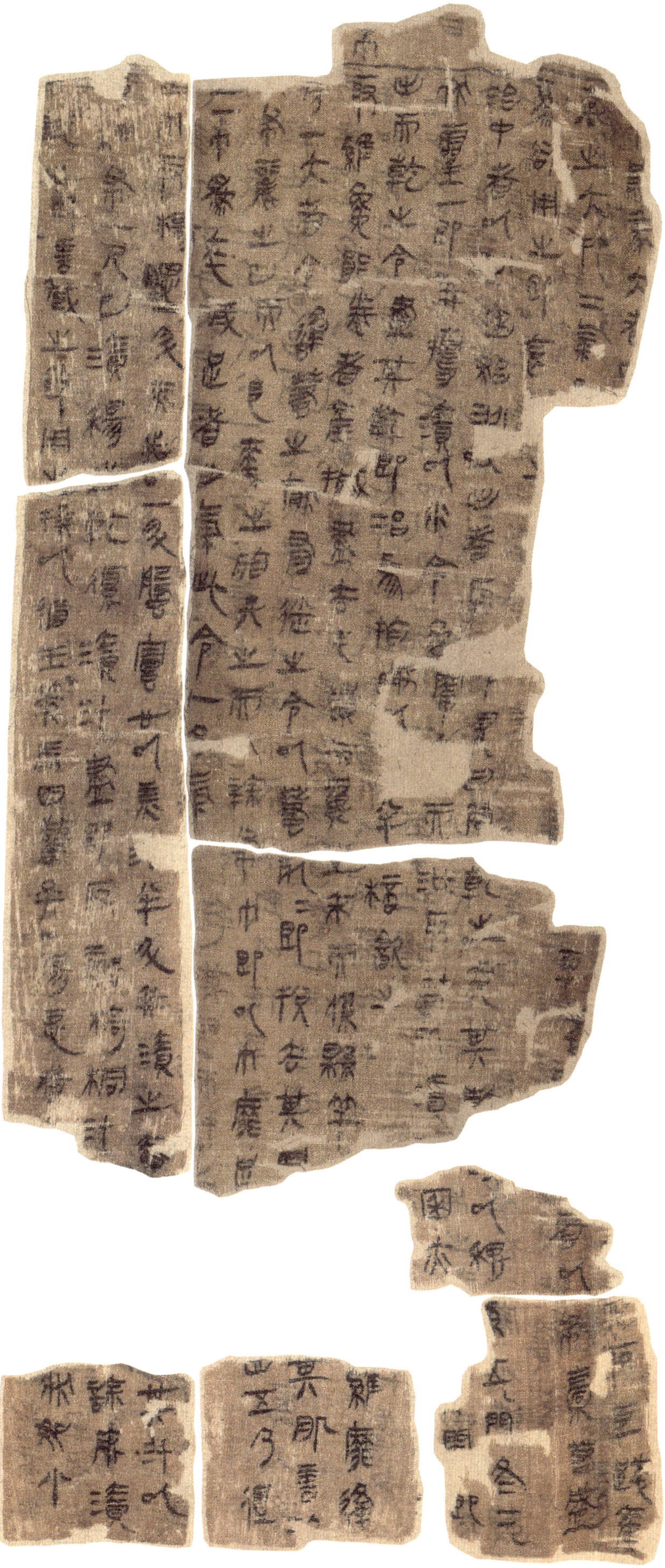

帛書六（71—83行）

帛書七（84—97行）

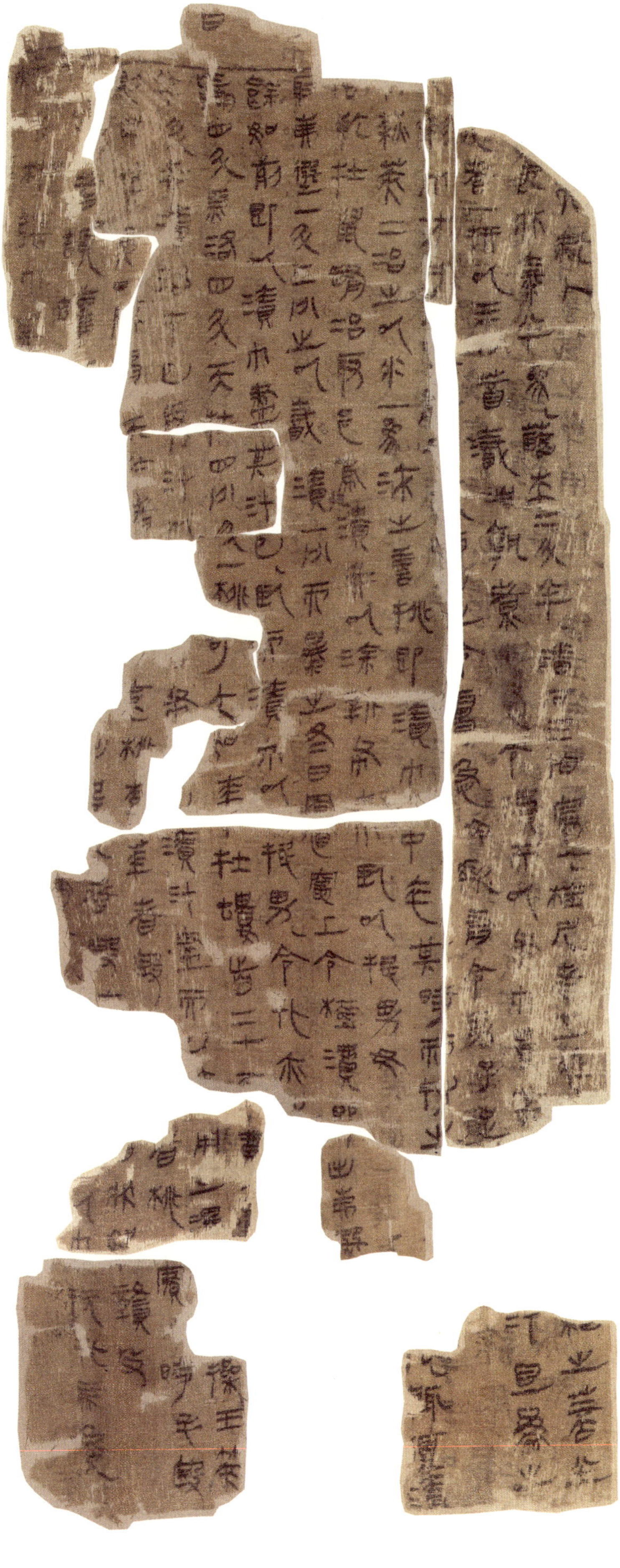

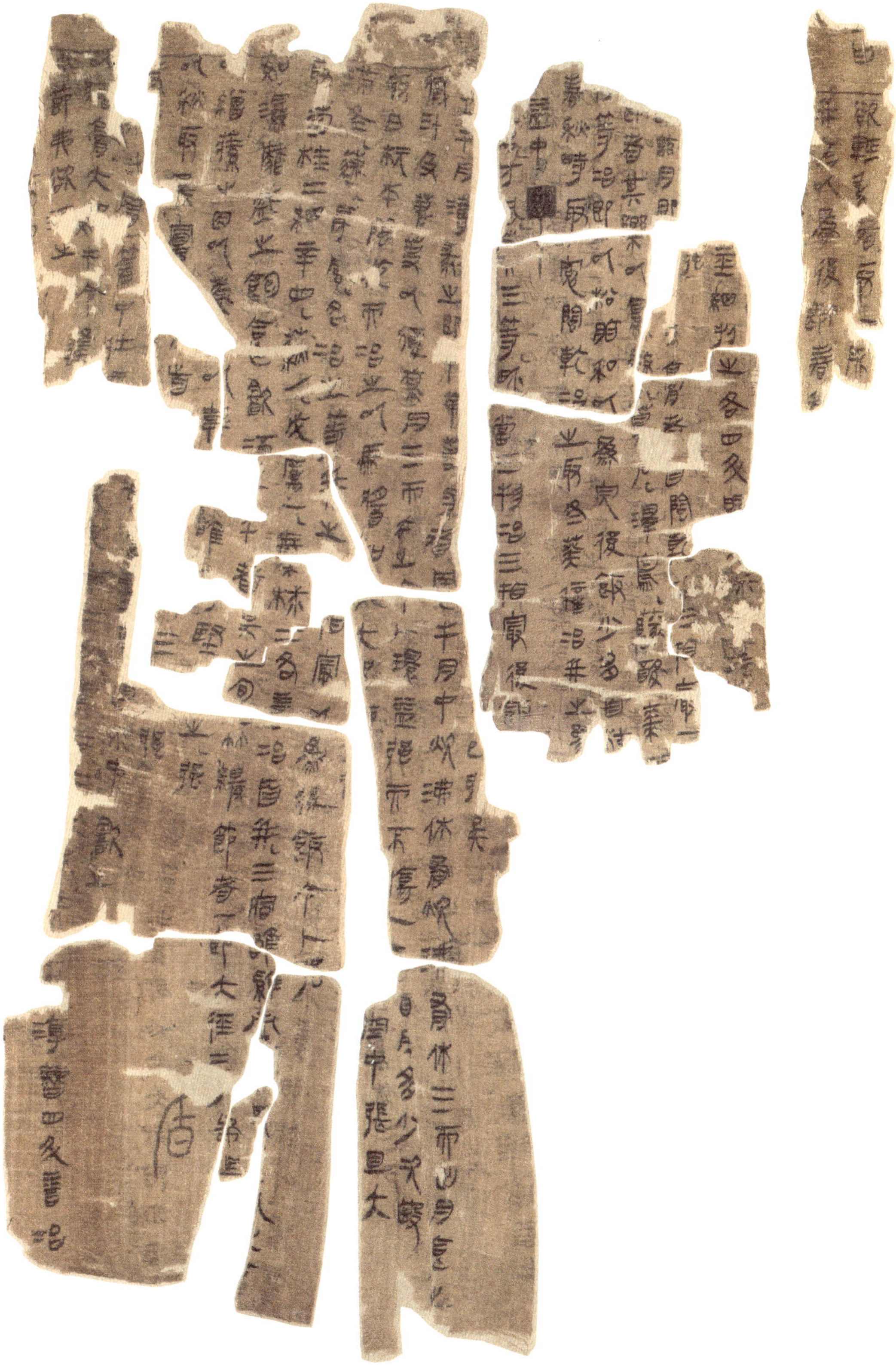

帛書八（98—120行）

帛書九（121—134行）

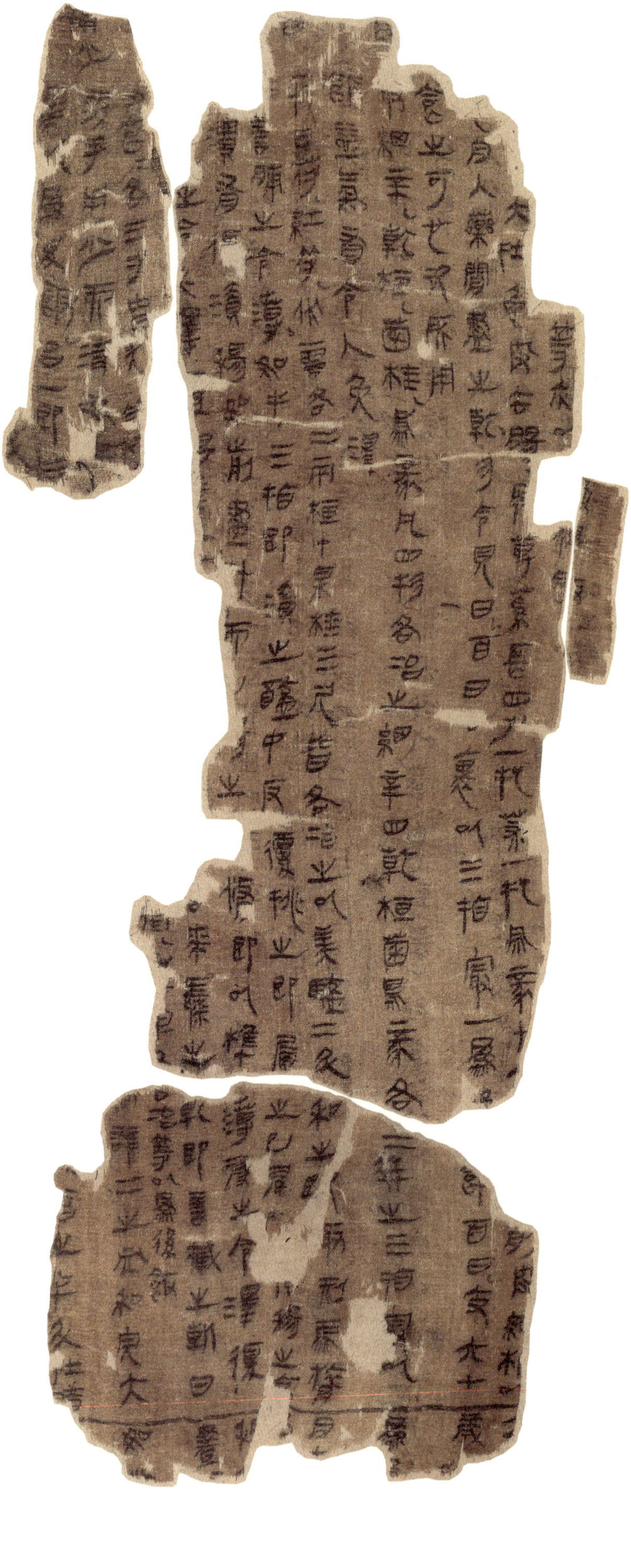

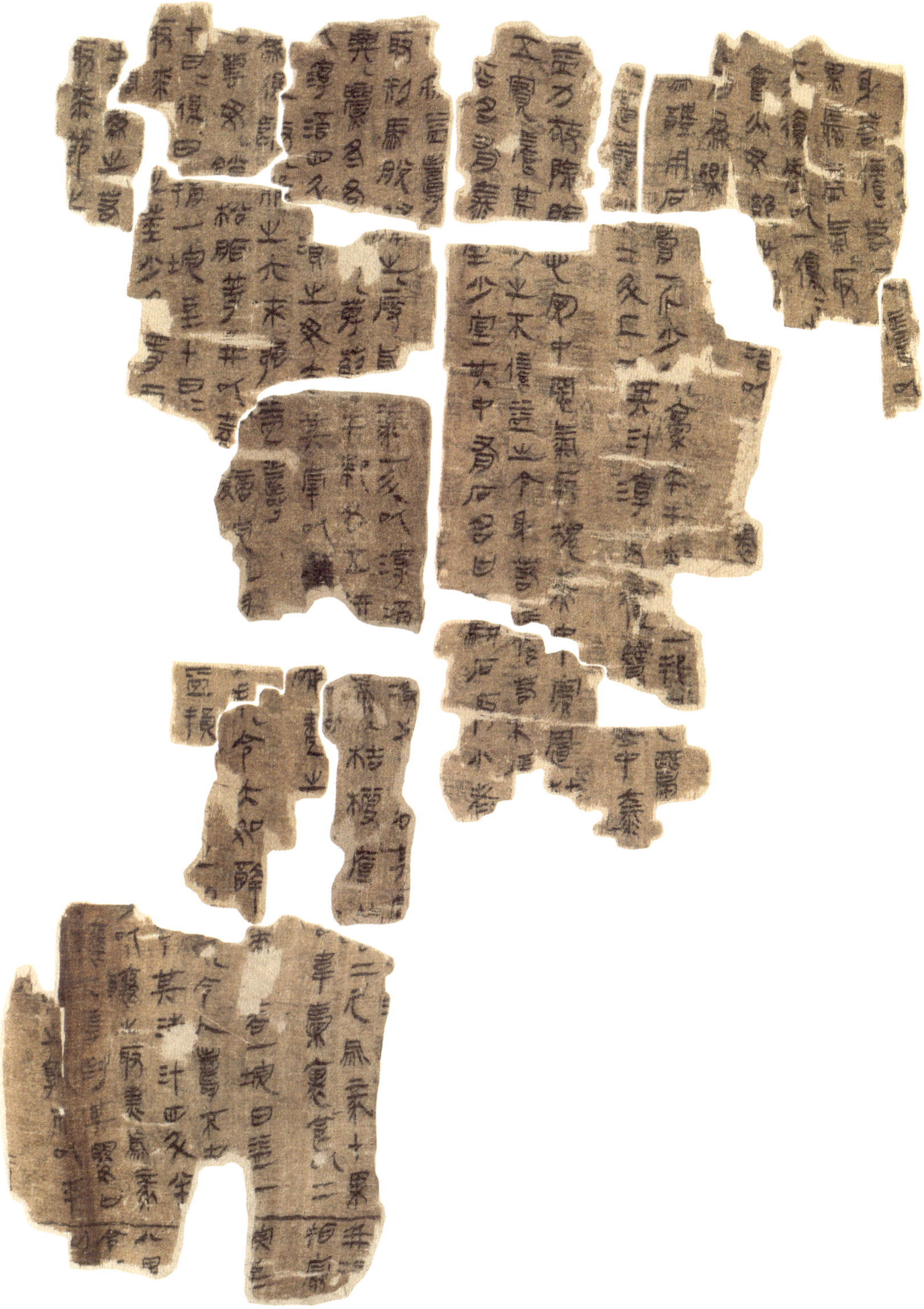

帛書一〇（135—157行，158、159殘缺）

帛書一一（160—184行）

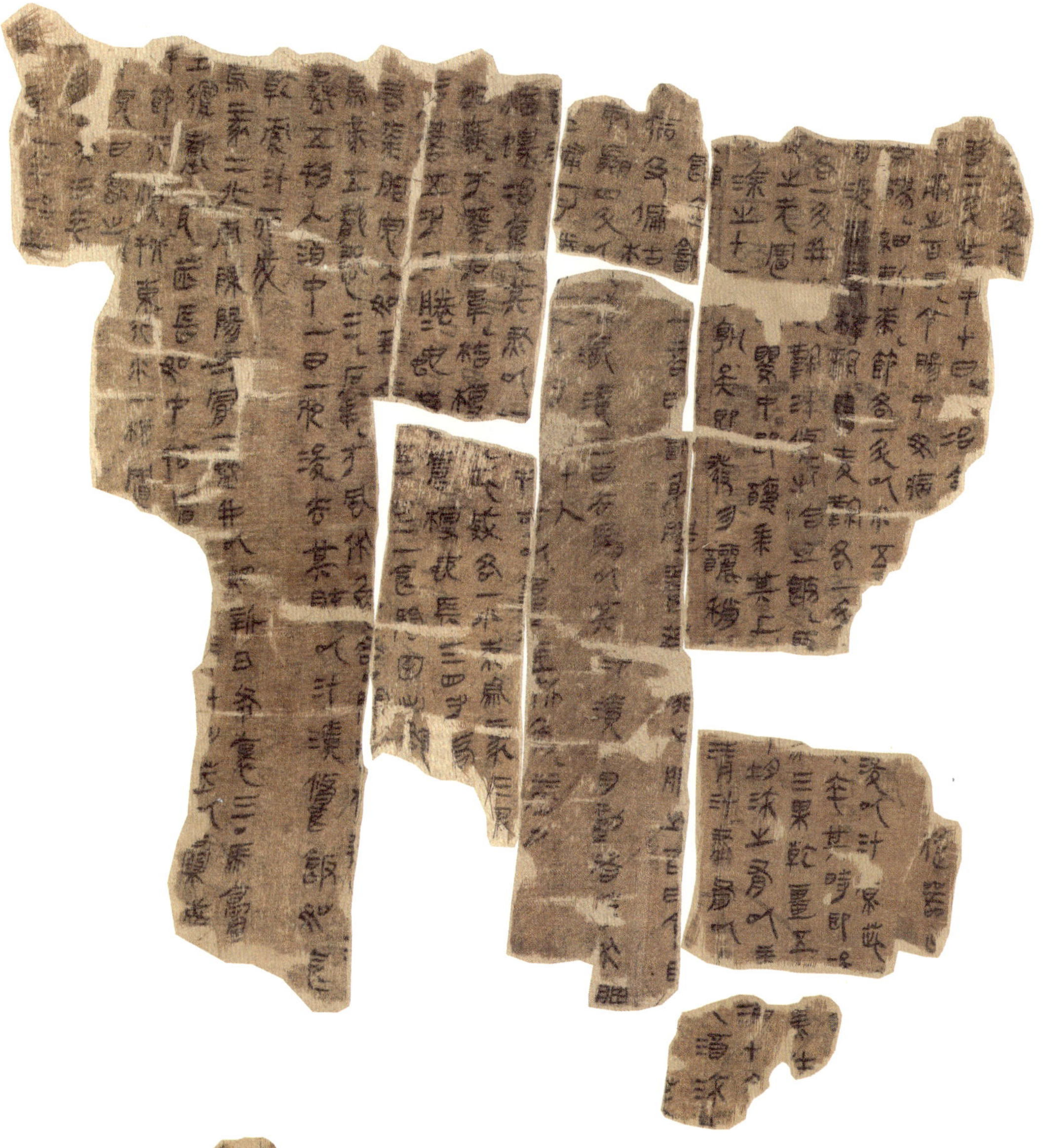

帛書一二（185—210行）

帛書一三（211—224行）

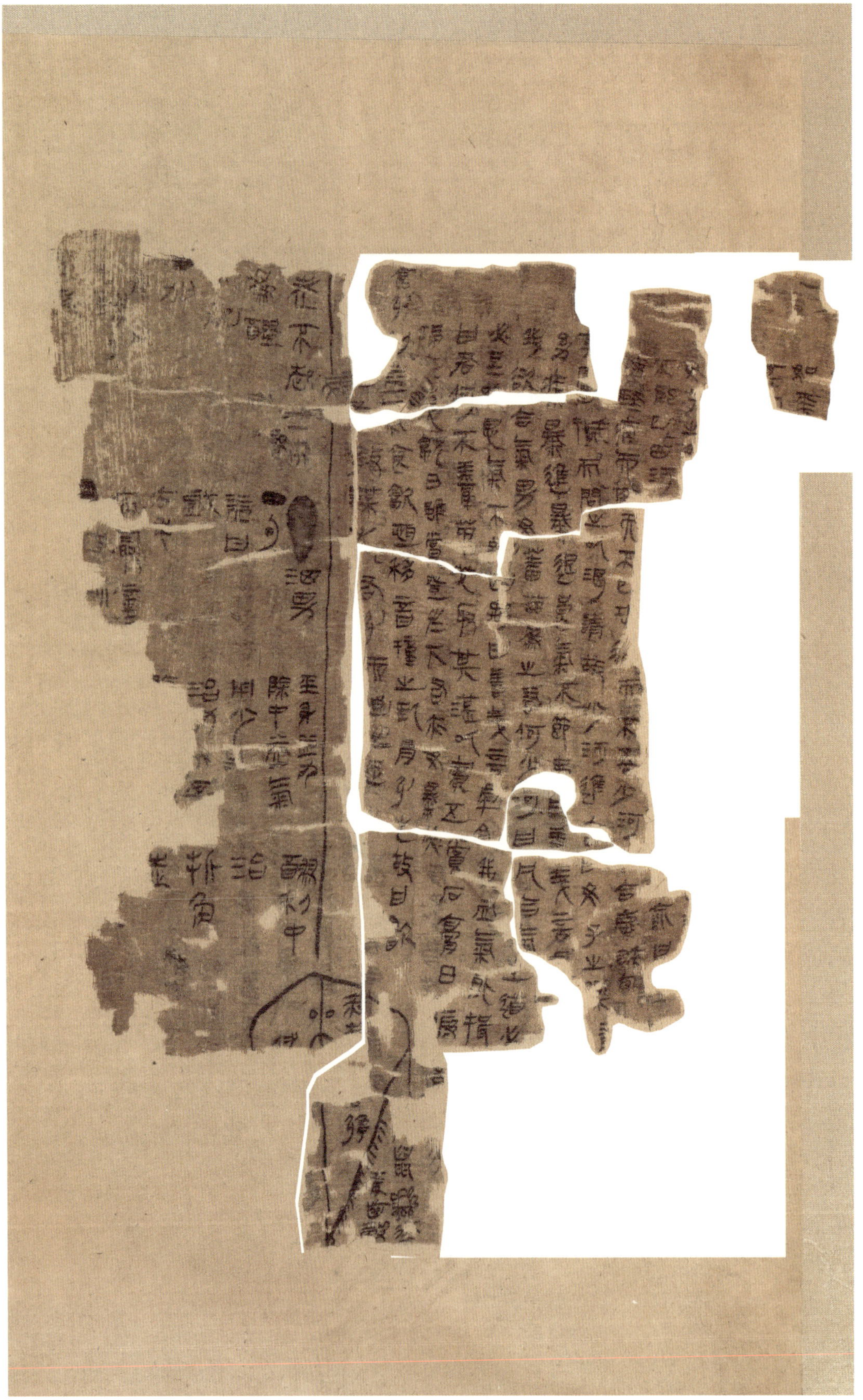

原文

目錄

老不起	○○洒（洗）男	巠（輕）身益力	醪利中
為醴	●勺	除中益氣	治
【不】起	益甘	用少	折角
●加	戲	治力	走
筭	去毛	□〔三〕☒	【疾行】
雖醪勺（酌）〔一〕	病最種（腫）	☒	☒
治〔二〕	【便近內】	☒	【●語】
麥卵	【☒巾】	☒	【食引】

【注釋】

〔一〕雖醪勺（酌）：馬王堆漢墓帛書整理小組（1985：119）：雖，疑「蜀」字，讀為「濁」。馬繼興（1992：654）：制醪酒法。

〔二〕治：馬王堆漢墓帛書整理小組（1985：119）：本題補寫在左右兩題之間上方，又與下第二十六題重複，當系後加。

〔三〕□：裘錫圭（2014：37）：首字據殘筆疑即「腹」。

一、老不起

【原文】

【老不起〔一〕：□□□□□□□□】臭可□□【□□□□□□□□□□□□□□□□□□】1【□□□】

□□□□□□和則藥乃【□□□】□□□入〔二〕□〼〔三〕2

【注釋】

〔一〕老不起：馬王堆漢墓帛書整理小組（1985：100）：老不起，小標題，據本書卷末目錄補。本書共有三十二個小標題。周一謀、蕭佐桃（1988：258）：當指年老體衰、腎虛不足所引起的性機能減退的病症。魏啓鵬、胡翔驊（1992：10）：老不起，小標題，帛書整理小組據本書卷末目錄補，並指出「本帛書開端殘缺，本方是否第一方不能確定」。「不起」即「陽不起」，「老不起」指因年老性機能衰退引起的陽萎。

〔二〕藥乃【□□□】□□□入：裘錫圭（2014：37）：「藥」，原缺釋，此從陳劍（2013：501）說。「入」，馬王堆漢墓帛書整理小組（1985：100）釋文作「下」，陳劍（2013：501）改釋為「一入」。此處所在的帛片如下圖，右上部與其上方帛片並不相連，此帛片位置可疑。所謂「一」字筆畫太長，有可能屬帛書下欄線。

〔三〕〼：馬王堆漢墓帛書整理小組（1985：100）：本帛書開端缺損，本方是否第一方不能確定。全書行序均依現存行數計算。

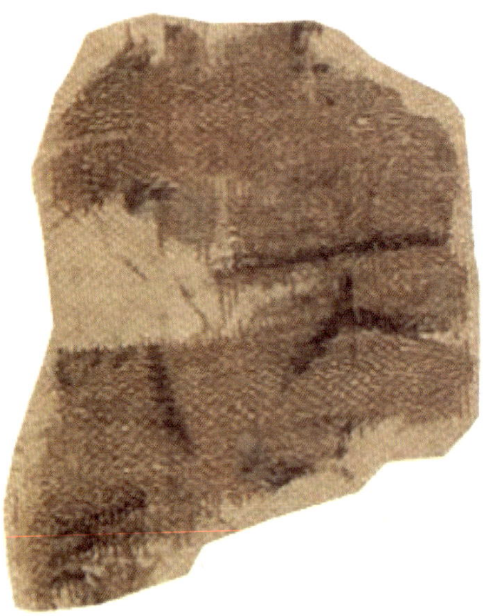

【原文】

【一曰：□□】以瘨（顛）棘為漿方〔一〕：扌〔二〕瘨（顛）棘長寸【□】節者三斗□□以善【□□□□□】之，以藿（藿）堅$_{3}$【稠】節者爨〔三〕，大潰（沸），止火，潰（沸）定，複爨之。不欲如此〔四〕，二斗半【□□□□□】□，以故瓦器〔五〕盛$_{4}$，【□】為剛炊秫米二斗而足之〔六〕。氣（汔）孰（熟）〔七〕，□旬□寒□即乾【□□□□□】沃之〔八〕，居二日而$_{5}$【□】漿。節（即）已（已），近內〔九〕而歓（飲）此漿一升。漿【□□□□□□□□□□□□□】侍（偫）其汁〔一〇〕，節（即）漿$_{6}$【□】□以沃之，令酸甘□□歓（飲）之。●雖【□□□□□□□□□□□□□□□□□□】$_{7}$【□□】使人欲起〔一一〕。漿所〼$_{8}$

【注釋】

〔一〕以瘨（顛）棘為漿方：馬王堆漢墓帛書整理小組（1985：100）：顛棘，即天門冬；漿，是一種酸味的飲料。周一謀、蕭佐桃（1988：258）：顛棘是天門冬的別名。方，方法。以顛棘為漿方，意為用天門冬制漿的方法。魏啓鵬、胡翔驊（1992：11）：所見同上。馬繼興（1992：656）：漿為酒類的一種。

〔二〕扌：周一謀、蕭佐桃（1988：258）：截斷。魏啓鵬、胡翔驊（1992：11）、馬繼興（1992：656）：所見同上。

〔三〕以藿（藿）堅【稠】節者爨：馬王堆漢墓帛書整理小組（1985：100）：藿，即《說文》之『萑』，古書多寫作『萑』或『藿』。周一謀、蕭佐桃（1988：258）：藿，應即『萑』，音椎，指蘆葦。一說，《爾雅·釋草》：『萑，蓷。』蓷，音推，即益母草。稠節，即莖節較密者。『藿堅稠節』者，謂莖節稠密而堅實的蘆葦杆子。爨，炊也。此處指用火煮制。魏啓鵬、胡翔驊（1992：11）：以用莖杆堅實、莖節稠密的蘆葦燒火烹裂。藿，或作『萑』，一種較細小的蘆葦。馬繼興（1992：657）：藿有兩種含義，其一，仍依原文作『藿』字解釋時，藿為蔓生草本植物蘿薩之異名。其二，以『藿』假為『萑』字解釋時，萑為水草蘆葦。鑒於此處的『藿堅稠節者』系指作為灶中的燃料用途，當以第二說葦草之義更長。故今據以作釋。

爨，燒火煮物（飯或藥）。

〔四〕不欲如此：周一謀、蕭佐桃（1988：258）：如果不用這種方法。

〔五〕故瓦器：周一謀、蕭佐桃（1988：258）：陳舊的瓦制炊具。

〔六〕剛炊秫米二斗而足之：周一謀、蕭佐桃（1988：258-259）：秫，多指黏高粱，古籍對其他植物之小黏者有時亦稱『秫』。剛炊，指不加水乾炒。馬繼興（1992：657）：『足』當讀為『捉』，即絞渣取汁。裘錫圭（2014：38）：馬王堆帛書《五十二病方》『□爛者方』題下云：『闌（爛）者，爵（嚼）糵米，足（捉）取汁而煎』，可供參考。

〔七〕氣（迄）孰（熟）：周一謀、蕭佐桃（1988：259）：以炒秫米的氣味斷定秫米已經炒熟。

〔八〕沃之：周一謀、蕭佐桃（1988：259）：澆潑在熟秫米上。

〔九〕近內：周一謀、蕭佐桃（1988：259）：行房事。

〔一〇〕侍（偫）其汁：馬王堆漢墓帛書整理小組（1985：100）：偫其汁，將汁儲放起來。周一謀、蕭佐桃（1988：259）：偫，儲備。偫其汁，將所得汁液儲存起來。

〔一一〕使人欲起：周一謀、蕭佐桃（1988：259）：服用此方藥，能使陰莖勃起。裘錫圭（2014：38）：『欲』，馬王堆漢墓帛書整理小組（1985：100）釋文作『即』。

【原文】

【一曰：□□□□□】漬烏▨〔一〕9【□】□矣。有□▨10

【注釋】

〔一〕烏▨：馬王堆漢墓帛書整理小組（1985：100）：帛書此行以下缺損，行數不明。周一謀、蕭佐桃（1988：259）：『烏』字後疑缺一『豙（喙）』字，本書多處以烏喙作壯陽之用。

二、為醴

【原文】

【為】醴[一]：為醴，取黍米[二]、稻米□【□□□□□□□□□□□□□□□□□□□□□□□】11稻醴孰（熟），即誨（每）朝厭欼（歠）[三]【□□□□□】□更▨12

【注釋】

〔一〕【為】醴：馬王堆漢墓帛書整理小組（1985：100）：醴，一種甜酒。周一謀、蕭佐桃（1988：259）：為醴，製備醴劑的方法。醴，古代的一種甜酒。

〔二〕黍米：周一謀、蕭佐桃（1988：259）：黍，穀物名，即黃米，性黏，古代常用來釀酒，稱黍酒。

〔三〕厭欼（歠）：馬王堆漢墓帛書整理小組（1985：100）：飽飲。

三、【不】起

【原文】

【不】起：為不起者[一]，且為善水鬻（粥）[二]而【□□，以】厭為故[三]，□【□□□□□□□□□□□】13然，而□出之，如此三，且起矣。勿【□□】有益二日而用【□□】以寒水淺（濺）之[四]，【□□□□□□】14把，用【□】□，巳（已）後再欼（歠）一，巳（已）後三

【□〔五〕，不】過三欼（歠），□〔六〕後用【□□】。其欼（歠）毋相次【□□□□□】15□□欼（歠）。若巳（已）此，以寒水淺（濺），毋□【□】必有（又）欼（歠）。㱃（飲）食【□□□】棄水，巳（已），必以【□□□□□】16氣鉤〔七〕口卬（仰）之，比□，稍以鼻出氣，【□□】複氣。□老者〼17

【注釋】

〔一〕為不起者：周一謀、蕭佐桃（1988：260）：治療陽痿不起的方法。

〔二〕旦為善水鬻（粥）：周一謀、蕭佐桃（1988：260）：旦，朝也，早晨。善水，潔淨甘甜的水。全句謂清晨用上好的水煮粥。馬繼興（1992：660）：為，有治療、治癒之義。善水，淨潔澄清的水。

〔三〕【以】厭為故：周一謀、蕭佐桃（1988：260）：以飽足為度。一説，『故』通『固』，有固護陰氣或使陽氣堅固的作用。

〔四〕以寒水淺（濺）之：馬繼興（1992：661）：用冷水灑洗。

〔五〕三【□】：裘錫圭（2014：39）：『三』後一字，喻燕姣補為『欼（歠）』，可資參考。

〔六〕□：馬王堆漢墓帛書整理小組（1985：100）：原文為『珵』，疑讀為『挺』。裘錫圭（2014：39）：釋為『珵』恐不可信。

〔七〕氣鉤：馬王堆漢墓帛書整理小組（1985：100）：鉤，疑讀為『呴』。周一謀、蕭佐桃（1988：261）：鉤，當為『呴』，開口出氣。

四、●加

【原文】

加〔一〕：以五月望取萊、蕳〔二〕，陰干，治〔三〕之，有（又）治白松脂〔四〕之【□□□□□□□□□

□□□□□□】18各半之，善裹以韋〔五〕，日一歙（飲）之。誨（每）歙（飲），三指最（撮）〔六〕入酒中，
【□□□□□□□□□□□□】19力善行。雖旦莫（暮）〔七〕歙（飲）之，可毆20。

【注釋】

〔一〕加：馬王堆漢墓帛書整理小組（1985：100）：在此義為補益。周一謀、蕭佐桃（1988：262）：加，猶益也。此處為補益身體的意思。

〔二〕萊、蕑：馬王堆漢墓帛書整理小組（1985：100）：萊，《爾雅·釋草》作『厘』，云即蔓華。蕑，《詩·溱洧》傳『蘭也』。周一謀、蕭佐桃（1988：262）：萊，即一年生草本藜科植物藜。蕑是一種香草。

〔三〕冶：周一謀、蕭佐桃（1988：262）：冶，碎也。馬繼興（1992：663）：冶，本意是熔煉金屬，在帛書醫書中均引申為研末。

〔四〕松脂：馬王堆漢墓帛書整理小組（1985：100）：松脂，見《神農本草經》，云『久服輕身不老延年』。《名醫別錄》謂『煉之令白』。周一謀、蕭佐桃（1988：262）：松脂，即松香。馬繼興（1992：663）：松樹樹脂的加工品，白松脂系將赤色松脂再提煉而成。

〔五〕善裹以韋：周一謀、蕭佐桃（1988：262）：韋，加工過的皮子。魏啓鵬、胡翔驊（1992：14）：用皮革好好包裹收藏。

〔六〕三指最（撮）：周一謀、蕭佐桃（1988：262）：以拇指、示指、中指捏取細碎藥物。

〔七〕莫（暮）：周一謀（1992）：不作否定副詞講，而是用的『莫』字的古義。『莫』的本義就是『暮』，『莫』即古『暮』字，而『暮』是後起字，自從『暮』字流行以後，『莫』的本義反而廢了。『旦莫飲之』即早晚飲之。

五、筭

【原文】

筭〔一〕：以五月望取蚩鄉軵者入籥□盈〔二〕，籥長五【□□□□□□□□□□□□□】21之，置甗〔三〕中，傅□炊澤上，□孰（熟）而出〔四〕，重【□□□□□□□□□□□□□□□□】22不智（知）〔五〕，即取籥中樂（藥）大如黍，☐23

【注釋】

〔一〕筭：馬王堆漢墓帛書整理小組（1985：100）：筭，疑讀為『孱』，軟弱。周一謀、蕭佐桃（1988：263）：筭，古代的一種計數之器，即籌碼。此義於此處不通。魏啓鵬、胡翔驊（1992：14）：這裏指肢體痿軟無力，緩縱不收一類病症，如痿躄，偏枯等。王群（2019）：其音譯似與『孱』字無涉，因其所在條文缺失過半，義理難明。若以《五十二病方》中『筭』字互考，則可知先秦『筭』『算』通用，在本條文中似有『益智』之義。

〔二〕蚩鄉軵者入籥□盈：馬王堆漢墓帛書整理小組（1985：100）：釋文為『蚩鄉軵者籥』，待考。籥，此處義為竹管。周一謀、蕭佐桃（1988：263）：籥，古代如簫、笛一類的樂器，此處意即竹管。魏啓鵬、胡翔驊（1992：14）：蚩，蟲向前爬行。鄉軵，猶言趨附。這裏指小蟲聚集的竹管，當爲竹蚩。馬繼興（1992：664）：蚩鄉軵者，藥品，待考。籥。用竹管製造的樂器。盈，充滿。裘錫圭（2014：40）：『蚩』，馬王堆漢墓帛書整理小組（1985：100）釋文作『蚩』。『蚩鄉』疑為蟲名或藥名，『軵』為其修飾語。

〔三〕甗：周一謀、蕭佐桃（1988：263）：古炊具。甗以青銅或陶製成，上若甑，可以炊物；下若鬲，可以承水，可以飪物。馬繼興（1992：664）：古代一種炊飯用蒸具，其下方有三足，內部分兩層，上層可蒸，放置食物下層盛水。

〔四〕傅□炊澤上，□孰（熟）而出：馬繼興（1992：664）：炊澤上，在水澤（聚水處）上方煮物。裘錫圭（2014：40）：此處馬王堆漢墓帛書整理小組（1985）釋文作『傅笵（策）炊，澤上□□而出』。『傅』下一字有可能是『箕』，施謝捷懷疑即上文提到之『箅』。待考。『孰（熟）』字釋讀及句讀從周波（2012）文。周文指出，『孰（熟）』前一字據殘筆有可能即『氣』，『氣』可讀為『迄』。

〔五〕不智（知）：周一謀、蕭佐桃（1988：263）：不知，沒有效果。魏啓鵬、胡翔驊（1992：15）：不智，指麻木不仁。馬繼興（1992：664）：知字之義有二：其一，是指病狀減輕；其二，是指病癒。

【原文】

【一】曰：以五月□備□〔一〕，毚（纔）黃〔二〕，即【□□□□□□□□□□□□□□□□□□□

□□□】24多為善臧（藏）□▨〔三〕25

【注釋】

〔一〕備□：馬王堆漢墓帛書整理小組（1985：101）：釋為『備巹』，即茯苓。周一謀、蕭佐桃（1988：264）：釋為『備巹』，疑即茯苓。馬繼興（1992：665）：釋為茯兔。據《本經》，茯苓的別名為茯菟，故茯菟即茯苓。

〔二〕毚（纔）黃：周一謀、蕭佐桃（1988：264）：藥名，待考。馬繼興（1992：665）：『毚』假為『才』。茯苓是生長在松林附近地下的塊狀菌類植物，外皮呈黃棕色，內部白色。『才黃』二字似指其外皮形態而言。

〔三〕多為善臧（藏）□▨：馬繼興（1992：665）：善，《詞詮》卷五：『表示副詞。今言「好好地」。』藏字義為儲藏，保存，善藏，即妥善保管。裘錫圭（2014：40）：此處馬王堆漢墓帛書整理小組（1985：101）釋文作『多為善臧（藏）▨』，據原圖版，『臧』下仍有一字。不過帛片（見下圖）與其上部帛片並不相連，此帛片位置可疑。

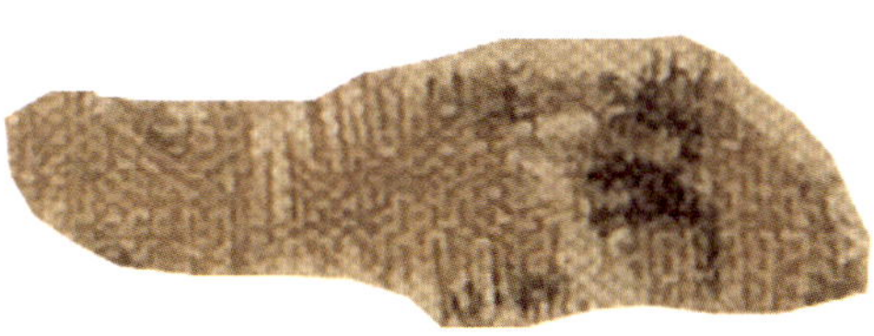

【原文】

【一】曰：治中者〔一〕，段烏【□〔二〕□□□□□□□□□□□□□□□□□□□□□□□□□□□□□】26□此醯〔三〕⧄〔四〕27

【注釋】

〔一〕治中者：周一謀、蕭佐桃（1988：264）：治，理也，調理的意思。此處『中』疑指陰莖。『治中者』謂調理和加強性機能的方法。馬繼興（1992：666）：治中，疑與『補中』同義。

〔二〕段烏【□】：馬繼興（1992：666）：『烏』後一缺字當是『喙』字，『段』字義為敲擊。

〔三〕醯：周一謀、蕭佐桃（1988：264）：醋，古又稱苦酒。

〔四〕⧄：裘錫圭（2014：40）：帛書此行以下缺損，行數不明。

六、為醪酌

【原文】

為醪勺（酌）〔一〕：以善〔二〕酒三斗漬麥□【□□□□□□□□□□□□】成醪歙（飲）之。男【□□□】28以稱醴〔三〕煮韰（薤）⧄29

【注釋】

〔一〕為醪勺（酌）：馬王堆漢墓帛書整理小組（1985：101）：醪，《説文》：『汁滓酒也。』《齊民要術》引《食經》有作白醪法，以秫米與曲合作，云『酒甘如乳』。周一謀、蕭佐桃（1988：264）：酌，原意為飲酒、斟酒，此處引申為酒。醪、醴相類，可並稱醪醴。魏啓鵬、胡翔驊（1992：16）：制藥酒。《説文》：『醪，汁滓酒也。』即汁渣混合的酒，又稱濁酒，也加醪糟。馬繼興（1992：666）：酌，為酒的代稱。醪，酒類的一種，酒汁濃濁或帶滓者。

〔二〕善：裘錫圭（2014：40）：『善』，馬王堆漢墓帛書整理小組（1985：101）釋文誤作『美』。

〔三〕稱醴：馬王堆漢墓帛書整理小組（1985：101）：稱醴，又見下『去毛』條。周一謀、蕭佐桃（1988：264）：稱醴，藥醴名，又見本書『去毛』題。魏啓鵬、胡翔驊（1992：16）：稱醴，猶言美酒。馬繼興（1992：666）：稱醴，酒類的一種。

七、治

【原文】

【治】〔一〕：取雄雞一，產摵〔二〕，□穀〔三〕之□【□□□□□□□】，陰乾而治，多少如〔四〕雞，○○○ 30 □令大如【□□□□□□□□□】藥，□其汁漬脯〔五〕三日。食脯四寸，六十五〔六〕 31。

【注釋】

〔一〕【治】：馬王堆漢墓帛書整理小組（1985：101）：治，小標題，原脱，據目錄補。目錄上這一標題也是補插的。周一謀、蕭佐桃（1988：265）：該題以治陰之道為主要內容。『麥卵』題下有『治陰』一詞。魏啓鵬、胡翔驊（1992：16）：從所用方藥看，當爲精神倦怠，身體羸弱，性機能衰退一類病證。裘錫圭（2014：40）：治，屬治陰，即壯陽。

〔二〕產摵：馬王堆漢墓帛書整理小組（1985：101）：摵，《玉篇》：『《莊子》云揃摵，拔除也。』產摵，即生摵，意為使雞活著把羽毛拔除。周一謀、蕭佐桃（1988：265）：產，生也。產摵，謂讓雞活著而生拔其毛。

〔三〕穀：馬王堆漢墓帛書整理小組（1985：101）：穀，疑讀為『浴』。馬繼興（1992：667）：『浴』字義為洗滌。

〔四〕多少如：馬繼興（1992：667）：即多少適量。

〔五〕漬脯：周一謀、蕭佐桃（1988：265）：浸漬雞肉脯。馬繼興（1992：668）：脯，加工製造的肉乾。

〔六〕六十五：馬王堆漢墓帛書整理小組（1985：101）：六十五，以下數方之末也有一十、廿、十等數字，疑均與《醫心方》卷二十八引《玉房指要》所云『十餘不息』同意。周一謀、蕭佐桃（1988：266）：誇耀服藥後可以多次交接的壯陽效果。具體數字恐系無稽之談。

【原文】

【一】曰：取黃蜂駘〔一〕廿，置一桮（杯）醴中，□到日中歙（飲）之，一十32。易〔二〕

【注釋】

〔一〕黃蜂駘：馬王堆漢墓帛書整理小組（1985：101）：黃蜂駘，疑即黃蜂蜜。周一謀、蕭佐桃（1988：266）：黃蜂駘，一說『駘』與『飴』通假，黃蜂駘即『黃蜂蜜』。一說『駘』『胎』相通，黃蜂駘即『黃蜂子』。此處似以後說為是。帛書《五十二病方》『加』題『蜂駘』一名，又似以前說為宜。待詳考。魏啓鵬、胡翔驊（1992：17）：『駘』借為『治』，蜂治即蜂房。馬繼興（1992：668）：黃蜂，今通稱胡蜂，其藥效《本經》云『大黃蜂子，主心腹脹滿痛，輕身益氣』。

〔二〕易：馬王堆漢墓帛書整理小組（1985：101）：帛書本行及下第44行下方，各書一『易』字。周一謀、蕭佐桃（1988：266）：易，本方及後面『勺』題下第一方後各書一『易』字，意義待考。可能是帛書抄寫者所作的標識。魏啓鵬、胡翔驊（1992：17）：方末書『易』字，相當於後世所謂簡易方、便方。『易』即難易之『易』。此字與44行下方之『易』均為後書。

【原文】

【一】曰：取黃蜂百〔一〕，以美醬〔二〕一桮（杯）漬，一日一夜而出，以汁漬疸糗〔三〕九分升二。誨（每）食，以酒歙（飲）三指最（撮）33。

【注釋】

〔一〕黃蜂百：周一謀、蕭佐桃（1988：266）：黃蜂百，疑指露蜂房，即大黃蜂巢。魏啓鵬、胡翔驊（1992：16）：古人取黃蜂或胡蜂為飲食或入藥，多系蜂子、蜂兒，即蟬蛹。

〔二〕美醬：周一謀、蕭佐桃（1988：266）：醬，醯、醢的總稱。醢特指肉醬。美，品質上乘也。馬繼興（1992：669）：醬，有二義。其一為用穀類發酵而成的調味品。其二，指醋（醯）和肉醬（醢）而言。此處當指第一義。

〔三〕疸糗：馬王堆漢墓帛書整理小組（1985：102）：疸，讀為『饘』。糗，《說文》：『熬米麥也。』饘糗，稠厚的炒米粉或炒麵。周一謀、蕭佐桃（1988：266）：疸，通『饘』，稠厚之粥。糗，米麥之粉，用作乾糧。《尚書・費誓》：『峙乃糗糧。』疏：『鄭玄云：糗，搗熬穀也，謂熬米麥使熟，又搗之以為粉也。』疸糗，稠厚的炒米粉或炒麵。馬繼興（1992：669）：饘的本義是濃稠的粥，饘糗為濃稠的炒米粉。

【原文】

【一】曰：平陵呂樂道〔一〕，贏（蠃）中蟲〔二〕陰乾，冶，欲廿用七最（撮），欲十用三最（撮）酒一桮（杯）34。

【注釋】

〔一〕平陵呂樂道：馬王堆漢墓帛書整理小組（1985：102）：平陵，地名。《漢書·地理志》右扶風有平陵，系昭帝時置。此處『平陵』當為《地理志》濟南郡東平陵，在今山東曆城縣東。呂樂，人名。周一謀、蕭佐桃（1988：266）：平陵，地名。相傳為殷帝乙所都，漢改名東平陵，屬濟南郡，故地在今山東曆城。漢昭帝死所置平陵縣已在帛書下葬年代以後，非是。呂樂，人名。道，言說也。馬繼興（1992：670）：平陵，地名。今據史常永氏對此地名有較全面之考證（載1990年《中華全國首屆馬王堆醫書學術討論會論文集》）。史氏認為『平陵』地名，古代共有五處。分別在陝西、河南、山東、廣東等境。惟其中四個其始置年代均在漢代之後。其中只有《水經注·汝水》所記的平陵，位於河南新蔡縣者始與本書所說『平陵』相符。呂樂，人名。據史常永氏考證，以為系呂國樂人。道，說。

〔二〕贏（蠃）中蟲：馬王堆漢墓帛書整理小組（1985：102）：蠃中蟲，當為蝸牛肉。周一謀、蕭佐桃（1988：266）：疑即蝸牛肉。魏啓鵬、胡翔驊（1992：18）：蠃中蟲，即桑螵蛸中圓形者，即團螵蛸，又名元螵蛸。

八、麥卵

【原文】

【麥】卵〔一〕：有恆以旦毀雞卵〔二〕入酒中，前歙（飲）〔三〕。明歙（飲）二，明歙（飲）三；有（又）更歙（飲）一，明歙（飲）二，明歙（飲）三，如此【盡】35卌二卵〔四〕，令人強益色美〔五〕36。

【注釋】

〔一〕【麥】卵：馬王堆漢墓帛書整理小組（1985：102）：本題各方均以雞卵或雀卵為主，參看《十問》竹簡『黃帝問大成』條。

本方與帛書《雜療方》「益内利中」條相似。魏啓鵬、胡翔驊（1992：19）：本題名麥卵，殆即取其服食冬麥返青至抽穗時雞雀之卵能令人强壯、益精生子之意。馬繼興（1992：671）：本篇目名為「麥卵」之「麥」字取義不詳，或指在篇内各方均有用雞或鳥卵拌以「麥」的加工製造品。

〔二〕有恆以旦毀雞卵：周一謀、蕭佐桃（1988：267）：恆：常也。毀雞卵：毀破雞蛋取内液。古人認為雀卵或雞卵具有壯陽的作用。馬繼興（1992：671）：有恆，經常。毀，打碎。雞卵，《本經》名雞子。

〔三〕前歙（飲）：馬王堆漢墓帛書整理小組（1985：102）：前飲，飯前飲服。馬繼興（1992：672）：前飲，飯前服。

〔四〕如此【盡】卌二卵：馬王堆漢墓帛書整理小組（1985：102）：如此【盡】卌二卵，即飲服二十一天。周一謀、蕭佐桃（1988：267）：照此吃了二十一天雞卵。魏啓鵬、胡翔驊（1992：19）：即飲服二十一天。一説，或許以六枚卵為一療程，七個療程為四十二枚卵。

〔五〕强益色美：周一謀、蕭佐桃（1988：267）：身體機能得到振奮，身體更强壯，容顏更健美。

【原文】

【一曰】：八月取兔（菟）纑〔一〕實陰乾＝（乾，乾）析取其米〔二〕，冶，以韋裹。到春，以牡鳥卵汁畚（弁）〔三〕，完（丸）如鼠矢〔四〕，陰乾，□37入八完（丸）叔（菽）醬中，以食38。

【注釋】

〔一〕兔（菟）纑：馬王堆漢墓帛書整理小組（1985：102）：釋為「毚纑」，即菟纑，《神農本草經》云為菟絲子别名。周一謀、蕭佐桃（1988：267）：毚纑，當即兔蘆，《神農本草經》云兔蘆為菟絲子别名。後世房中書亦多以此藥為壯興陽道之品。馬繼興（1992：672）：菟蘆為菟絲子的别名，系寄生植物，見《本經》。

〔二〕取其米：馬王堆漢墓帛書整理小組（1985：102）：取其米，謂去皮取其内實。馬繼興（1992：672）：「米」字原義為粟種。

此處則系指菟絲子的種子。

〔三〕以牡鳥卵汁畚（弁）：馬王堆漢墓帛書整理小組（1985：102）：牡鳥卵，當即雀卵。周一謀、蕭佐桃（1988：268）：牡鳥卵即雀卵，因有壯陽作用，故名牡鳥卵。弁，通『拚』，撫手也，此處作攪拌、調和講。魏啓鵬、胡翔驊（1992：19）：此句疑鈔寫有脫誤，牡烏為雄，安得有卵？疑此處為牡鵝肝、雀卵汁兩物，然誤而為一。一說，牡鳥卵當即雀卵。馬繼興（1992：673）：泛指一般的雀卵。

〔四〕完（丸）如鼠矢：周一謀、蕭佐桃（1988：268）：做成像鼠屎大小的藥丸。馬繼興（1992：673）：丸，即丸藥。

【原文】

【一曰：□】春日鳥卵〔一〕一，令被（破），投孼（糵）糗〔二〕中，捖（丸）之如大牛戒〔三〕，食多之善 39。

【注釋】

〔一〕春日鳥卵：馬王堆漢墓帛書整理小組（1985：102）：春日鳥卵，指雀卵。

〔二〕孼（糵）糗：馬王堆漢墓帛書整理小組（1985：102）：糵糗，抄糵米粉。周一謀、蕭佐桃（1988：268）：糱，『糵』的俗字，釀酒或制醬時引起發酵的物質。糵糗，當是加有糵的熟米（或麥）粉。馬繼興（1992：674）：糵，又稱糵米，泛指穀、豆類種子初生之芽。一說，糵為釀酒的曲。此處的糵糗是指用麥芽、稻芽之類加工煎熬而成的一種食品。

〔三〕大牛戒：馬王堆漢墓帛書整理小組（1985：102）：牛戒，疑即《五十二病方》帛書『牝痔』條的牛蟣。周一謀、蕭佐桃（1988：268）：此處意在以大牛戒比喻丸藥的大小。牛蟣，一種可咬牛的蟣虱，小者如黃豆，大者如蠶豆，這裏是說做成蠶豆大的丸藥。馬繼興（1992：674）：『戒』假為『蟣』。蟣即蝨子，是一種橢圓形的有翅昆蟲。大牛蟣即大的牛虱。

【原文】

【一曰：□□□□□□陰乾】而治之，晦（每）【□□□□□□□□□□□□□□□□□□】〔一〕40
巳（已）□乾□者☐41

【注釋】

〔一〕【□□□□□□□□□□□□□□□】：馬王堆漢墓帛書整理小組（1985：102）：帛書本行以下缺損，行數不明。裘錫圭（2014：42）：此處釋文及相應部份圖版拼綴從周波（2012）說。又此行最末一字所在帛書殘片與右部帛片並不相連，此帛片位置可疑。

【原文】

【一】曰：治陰〔一〕，以將（醬）漬松【□□□□□□□□□□□□□】其中42。

【注釋】

〔一〕治陰：周一謀、蕭佐桃（1988：268）：指治療生殖器官或性機能方面的毛病。馬繼興（1992：674）：陰指外陰部。

九、○○洄（洗）男

【原文】

【洄（洗）】男〔一〕：□□【□□□□□□□□□□□□】□□三斗漬梓實〔二〕一斗五日，以洄（洗）男₌（男，男）強〔三〕43。

【注釋】

〔一〕【洄（洗）】男：裘錫圭（2014：42）：『洄（洗）』，馬王堆漢墓帛書整理小組（1985：103）釋文作『灑』。戴子淩（2019）：意為男子外用的洗藥方，以藥水灑洗男子，使其強健有力等等。

〔二〕□□三斗漬梓實：馬王堆漢墓帛書整理小組（1985：103）：《神農本草經》有梓白皮。周一謀、蕭佐桃（1988：268）：《神農本草經》下品有梓白皮，梓樹葉亦入藥。梓實當為梓樹果實。魏啓鵬、胡翔驊（1992：20）：《神農本草經》有梓白皮入藥的記載。現代藥理研究發現，梓實水溶性提取物有利尿作用，乃由於對腎小管的影響所致。馬繼興（1992：675）：梓樹的種實。《本經》有梓白皮及梓葉，無梓實。裘錫圭（2014：42）：『□□三斗』，首字據殘形疑為『以』字。

〔三〕以洄（洗）男₌（男，男）強：周一謀、蕭佐桃（1988：268）：以藥水灑洗男子，使之強健有力。或曰，『男』借指男性外生殖器，謂以此藥水灑洗男子外陰，可使陰莖勃起堅勁有力。

一〇、●勺

【原文】

【勺】〔一〕：曰以五月望取勃蠃〔二〕，漬【□□□□□】布□中，陰乾，以□【□】熱44。易

【注釋】

〔一〕【勺】：馬王堆漢墓帛書整理小組（1985：103）：勺，疑讀為『灼』，有使熱之意。一說，即帛書《雜療方》中的『約』。周一謀、蕭佐桃（1988：269）：根據本題內容並與帛書《雜療方》『約』題相參，『勺』當通『約』。又，本法能使身體部位發熱發癢，『約』或又通『灼』，使發熱也。周一謀（1992）：用辛温藥為丸，布裹塞入陰戶。魏啓鵬、胡翔驊（1992：21）：勺，讀為『灼』，即《名醫別録》所說『男子陰痿不起，強之令熱』之意。

〔二〕勃蠃：馬王堆漢墓帛書整理小組（1985：103）：勃蠃，本帛書又作『蛂蠃』或『茀選』，即《爾雅·釋蟲》的『蚹蠃』，郭注『即蝸牛也』。古書或作蒲蠃、薄蠃等。周一謀、蕭佐桃（1988：269）、魏啓鵬、胡翔驊（1992：21）、馬繼興（1992：676）：所見同上。

【原文】

【一曰】：取乾桓（薑），桂、要苕、蛇牀（床）華（花）〔一〕、□，皆冶之，各等，以靁（蜜）若棗脂和丸〔二〕，大如指端，裹45以疏布，入中〔三〕，熱細〔四〕46。

【注釋】

〔一〕要苕、蛇牀（床）華（花）：馬王堆漢墓帛書整理小組（1985：103）：要苕，即『蔈苕』。《爾雅·釋草》：『苕，陵苕，黃華蔈，白華茇。』《名醫别錄》云陵苕即《神農本草經》的紫葳。後釋文作『蛇床、□□』。周一謀、蕭佐桃（1988：270）：要苕，當即蔈苕。《名醫别錄》云陵苕即紫葳。蛇牀，蛇牀子。後世房中補益亦以為常用之藥。魏啓鵬、胡翔驊（1992：22）：要苕，即蔈苕、陵苕。蛇床，即蛇床子。馬繼興（1992：677）：蔈苕，即紫葳的古别名。

〔二〕若棗脂和丸：馬王堆漢墓帛書整理小組（1985：103）：棗脂，即棗膏，參看帛書《雜療方》中的《約》。周一謀、蕭佐桃（1988：270）：若，或也。棗脂，即帛書《雜療方》『約』題下的棗膏，在此膏、脂義同。魏啓鵬、胡翔驊（1992：22）：棗膏。用蜜或棗膏和藥丸。馬繼興（1992：677）：棗脂，脂字義為膏。棗脂系用煮熟大棗製成的膏狀物。

〔三〕入中：周一謀、蕭佐桃（1988：270）：不詳。一説以布裹藥丸納入陰中，以刺激女子性要求。魏啓鵬、胡翔驊（1992：22）：本帛書各方多指納入生殖器内。馬繼興（1992：677）：此處系指用蜂蜜之類作為輔形劑的坐藥納入女子陰道中之義。

〔四〕熱細：周一謀、蕭佐桃（1988：270）：當為『入中』後的一種微微癢熱的感覺。馬繼興（1992：677）：微熱。

【原文】

【一】曰：五月取蛶蠃三斗、桃實〔一〕二斗，並撓〔二〕，盛以缶〔三〕，沃以美潚（截）〔四〕三斗，蓋塗，狸（埋）灶〔五〕中，令【□□】47三寸，杜上〔六〕，令與地平。炊上晝日而火【□】絕〔七〕，四日出，閭（濾）棄其滓。以汁染布三尺，陰乾48，輒複染。汁索，善裹布，勿令麤。節（即）用〔八〕，取大如掌，竄鼻空（孔）〔九〕，小養（癢）而熱〔一〇〕；以據〔一一〕臂=（臂，臂）49大養（癢）堅熱；勿令獲=面=（獲面，獲面）養（癢）不可支毆〔一二〕。●為布多小（少）以此衰之〔一三〕50。

【注釋】

〔一〕桃實：周一謀、蕭佐桃（1988：270）：桃實，《名醫别録》：『（桃）實味酸，多食令人有熱。』參《神農本草經》下品桃核仁。

〔二〕並撓：周一謀、蕭佐桃（1988：270）：合併上述二藥，撓勻。馬繼興（1992：679）：撓，攪和，攪拌。

〔三〕缶：周一謀、蕭佐桃（1988：270）：《説文》：『瓦器，所以盛酒漿。』馬繼興（1992：679）：缶，盛酒醬的瓦器，小口大腹。

〔四〕沃以美瀐（酨）：周一謀、蕭佐桃（1988：270）：酨，《廣韻》：『醋也。』沃以美酨，即澆上優質醋。魏啓鵬、胡翔驊（1992：22）：用好醋澆淋。馬繼興（1992：679）：美酨，好醋。

〔五〕灶：周一謀、蕭佐桃（1988：270）：此處當指地灶。

〔六〕杜上：馬王堆漢墓帛書整理小組（1985：103）：杜，塞。周一謀、蕭佐桃（1988：270）：杜，塞也。杜上即塞上。魏啓鵬、胡翔驊（1992：22）：杜，塞。此句意為在上面封住。馬繼興（1992：679）：杜，義為塞。

〔七〕炊上晝日而火【□】絶：岳海燕（2021）：『炊上』或指的是從灶的上部燒火，一般燒火是從下部加熱，這樣加速循環，加熱速度快，而灶的上部加熱，加熱速度慢。這一段描述對藥材要進行不間斷地加熱四日，説明用的是小火，是慢加熱。

〔八〕勿令麤。節（即）用：裘錫圭（2014：43）：『勿令麤。節（即）用』，馬王堆漢墓帛書整理小組（1985：103）釋文作『勿令麤□。用』，此從陳劍（2013：505）説。

〔九〕竄鼻空（孔）：馬王堆漢墓帛書整理小組（1985：103）：竄，《荀子·大略》注：『容也。』周一謀、蕭佐桃（1988：270）：竄鼻孔指把藥塞入鼻孔，推測兩鼻孔不能同時塞上。參《史記·倉公傳》『竄其藥』，乃為塞藥陰道之意。魏啓鵬、胡翔驊（1992：22）：竄，通『措』，安放、放置。馬繼興（1992：679）：用藥物熏。

〔一〇〕小養（癢）而熱：馬王堆漢墓帛書整理小組（1985：103）：養，《荀子·正名》注：『與癢同。』

〔一一〕據：馬王堆漢墓帛書整理小組（1985：103）：據，《廣雅·釋詁三》：『按也。』周一謀、蕭佐桃（1988：270）：處也，放置。又《廣雅·釋詁》：『按也。』魏啓鵬、胡翔驊（1992：22）：靠著，按著。馬繼興（1992：680）：放置。

〔一二〕獲＝面＝（獲面，獲面）養（癢）不可支毆：馬王堆漢墓帛書整理小組（1985：103）：獲，讀為『汙』。這一句的意思是說不要使布上的藥觸及面部。周一謀、蕭佐桃（1988：270）：帛書整理小組云『獲』讀為『汙』，甚妥。此處作污染講，即不要讓布上的藥直接沾到臉上。癢不可支毆，奇癢不能忍受。馬繼興（1992：680）：支，支持。

〔一三〕為布多小（少）以此衰之：馬王堆漢墓帛書整理小組（1985：103）：衰，等差。周一謀、蕭佐桃（1988：270–271）：帛書整理小組認為『衰』為等差之意。全句謂用藥布的多少，以既能取效，又可忍受為標準。魏啓鵬、胡翔驊（1992：22）：此句是說藥巾所用大小，應按所達到的癢熱堅挺適度控制程度的用量。衰，等差。馬繼興（1992：680）：衰，等差，按照一定的比例遞減。

一一、益甘

【原文】

【益甘】〔一〕：煮＝（煮豬）靁（苓）〔二〕去滓，以汁肥豯〔三〕，以食女子，令益甘中美〔四〕。取牛腮燔〔五〕，治之，□乾桓（薑）、菌桂○皆並 51【□】，以【□】囊〔六〕盛之，○以醯漬之，入中〔七〕52。

【注釋】

〔一〕【益甘】：周一謀、蕭佐桃（1988：271）：文中『益甘中美』的省文，注見下文〔四〕。魏啓鵬、胡翔驊（1992：23）：益，助、輔助。此處指合陰陽。甘有快意、歡樂之義。帛書此方則指男女酖於交合。

〔二〕煮＝（煮豬）靁（苓）：馬王堆漢墓帛書整理小組（1985：104）：釋為『伏靁』，即茯苓，《史記·龜策列傳》作『伏靈』。周一謀、蕭佐桃（1988：271）：即『便近內』題下『伏靁』，亦即茯苓，為房中補益之常藥。裘錫圭（2014：44）：『煮

（煮豬）靁（苓）」，馬王堆漢墓帛書整理小組（1985：104）釋文作「□伏靁」。

〔三〕以汁肥豯：馬王堆漢墓帛書整理小組（1985：104）：豯，《說文》：「生三月豚。」這一句意為以茯苓汁烹調奶豬。周一謀、蕭佐桃（1988：271）：謂用茯苓汁烹煮乳豬。魏啓鵬、胡翔驊（1992：23）：豯，乳豬。此句意為以茯苓汁烹調乳豬。一說，先以茯苓汁飼乳豬，使之肥美，再烹食之。馬繼興（1992：681）：肥豯，即幼豬。

〔四〕以食女子，令益甘中美：周一謀、蕭佐桃（1988：272）：一說，「益」讀為「嗌」。全句謂令女子吃已烹製好的乳豬肉，使其感到口甜心快。一說，以烹製好的乳豬肉塞入女子陰道，激發其性欲，使陰中有快感。結合本題內容，似以後說為宜。

〔五〕牛腮燔：馬王堆漢墓帛書整理小組（1985：104）：牛腮，《神農本草經》作牛角腮。周一謀、蕭佐桃（1988：272）：牛腮，即牛角腮。一名角胎，即牛角尖中之堅骨。魏啓鵬、胡翔驊（1992：23）：牛腮，即牛角腮。馬繼興（1992：681）：燔，本義為焚燒，引申為烤炙。

〔六〕囊：馬繼興（1992：681）：囊，口袋。

〔七〕入中：周一謀、蕭佐桃（1988：272）：塞入陰道中。是一種直接刺激女子性欲的方法。

【原文】

【一曰：□】□〔一〕，以牛若鹿肚殽〔二〕，令女子自宋（探）入其戒中。十□〔三〕。53

【注釋】

〔一〕□：裘錫圭（2014：44）：馬王堆漢墓帛書整理小組（1985：104）釋文作「汁」，此字原圖版如下圖所示，釋為「汁」可疑。

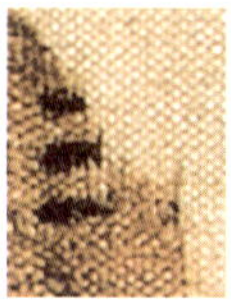

〔二〕牛若鹿䏔殽：馬王堆漢墓帛書整理小組（1985：104）：䏔，《說文》：「食肉也。」周一謀、蕭佐桃（1988：272）：若，或也。䏔，《廣韻》：「䏔，食肉。」殽，混合或拌攪之意。全句謂「以□汁烹調（或混合）牛肉或鹿肉」。魏啓鵬、胡翔驊（1992：24）：若，或，選擇連詞。「䏔」同「衄」。鹿䏔，鹿血。殽，混合。馬繼興（1992：682）：䏔，此處暫譯作肉末。

〔三〕令女子自宩（探）入其戒中。十□：周一謀、蕭佐桃（1988：272）：「戒」通「界」，此疑指玉門。全句使女子自己試着把藥物塞入玉門，置於陰道。魏啓鵬、胡翔驊（1992：24）：戒，讀為「屆」。這裏指陰戶，陰中。裘錫圭（2014：44）：「令女子自宩（探）入其戒中。十□」，馬王堆漢墓帛書整理小組（1985：104）釋文作「令女子自宩（探）入其戒〼」，釋文及相應部份圖版拼綴從周波（2012）說。周一謀、蕭佐桃（1988：272）、馬繼興（1992：682）等學者認為馬王堆漢墓帛書整理小組（1985：104）釋文的「入其戒〼」是指塞入陰道中，可從。「入其戒中」，《養生方》「益甘」題下52行及他處多作「入中」，帛書《雜療方》「約」題下還有「入前中」，意當類同。

【原文】

【一曰】：削予木[一]，去其上箁亞（惡）者[二]，而卒斬之，以水煮沸，□其[三]〼54而清，取汁，去其涿（濁）者，複煮其清，令渴（竭），乾則〼55□下，如○食頃，以水洇（洗），支七八日，令□[四]。嘗〼56

【注釋】

〔一〕予木：馬王堆漢墓帛書整理小組（1985：104）：予木，即柔。即櫟樹，其果實名橡實，見《唐本草》。魏啓鵬、胡翔驊（1992：24）：予木，即杼，即櫟樹。馬繼興（1992：683）：「予」通「杼」。杼，又名栩，今名柞，或櫟樹。後代本草中取其種實，藥名名橡實。

〔二〕去其上箁亞（惡）者：馬王堆漢墓帛書整理小組（1985：104）：箁，即竹皮。此處當指櫟樹之皮。周一謀、蕭佐桃（1988：272）：帛書整理小組認為「亞」通「惡」。一說「亞」當為「椏」，形近而誤，指櫟樹之枝椏。馬繼興（1992：

683）：箬，本義為竹子的外皮。此處當指櫟樹的外皮。

〔三〕□其：裘錫圭（2014：44）：據新綴圖版，『沸』下一字，可能即『去』字。其下一字馬王堆漢墓帛書整理小組（1985：104）釋文作『氣』，當改釋為『其』。

〔四〕支七八日，令□：馬繼興（1992：683）：支，義為支持，持久。本句『八』字後缺文，據本書後量（原文六十一）『支六七歲』之文例，『八』字後當為『日』字。義即藥效可維持七八天。裘錫圭（2014：44）：『支七八日，令□』，馬王堆漢墓帛書整理小組（1985：104）釋文作『支七八□□□』。

【原文】

【一曰】：取鳥產不鷇者〔一〕，以一食其四☐57【□□□】□䁮〔二〕而陰乾=（乾，乾）即☐〔三〕58

【注釋】

〔一〕取鳥產不鷇者：馬王堆漢墓帛書整理小組（1985：104）：鳥產不鷇，當指不能孵化的鳥卵。魏啓鵬、胡翔驊（1992：25）：一說，『鷇』為待母哺食的幼鳥，又可特指幼雀或雞雛。疑『鳥產不鷇者』，本方乃指失去哺育或未能成活的幼雀，其功用當與雀肉壯陽益氣、令人有子，又治血崩帶下等療效相同。馬繼興（1992：684）：鷇，本義為將孵化的鳥卵。『鳥產不鷇』指不能孵化的鳥卵。裘錫圭（2014：45）：睡虎地秦簡《田律》：『取生荔、麛卵鷇。』張家山漢簡《田律》：『取產麛卵鷇。』『鷇』都是指需哺食的幼鳥，疑帛書『鷇』字當與此義同。

〔二〕【□□□】□䁮：馬王堆漢墓帛書整理小組（1985：104）：䁮，即『賤』字，與『則』或作『劓』、『敗』或作『敗』同例，在此讀為『濺』。馬繼興（1992：684）：䁮，為『賤』字之訛，假為『濺』。

〔三〕即☐：裘錫圭（2014：45）：養生方帛片頁4與頁8是互為反印文的關係，保存狀況也接近。對比帛片頁8，頁4左部尚缺一塊帛片。聯繫帛書7199-19殘片（見圖一）的形狀、欄線位置和它的揭裱情況（原本就與58行所在帛片裝裱在一起），我們認為此殘片很可能應遙綴於58行左部，如圖一所示。7199-19殘片與58行中間尚缺一行文字。

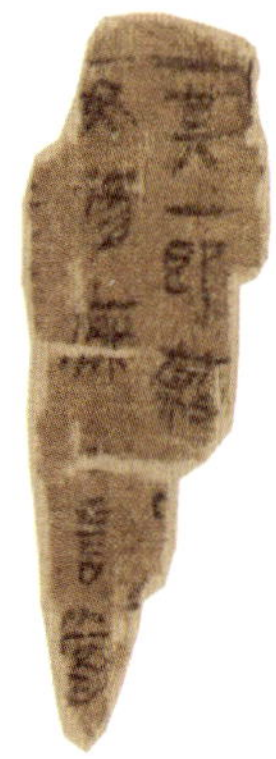

圖一

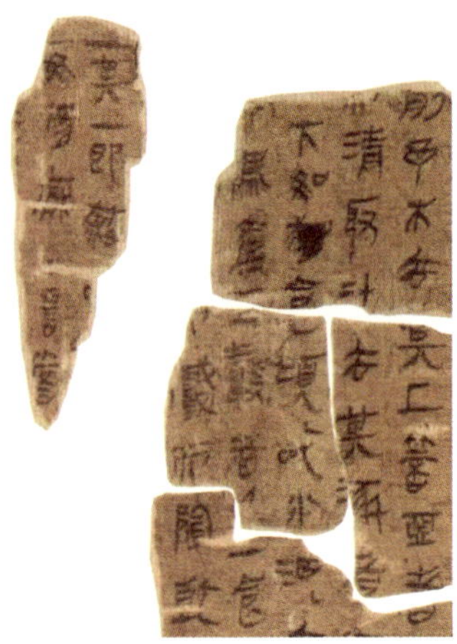

圖二

二二、戲

【原文】

【戲】[一]：【以】七月七日取守【宮】[二]，□以□□□其口[三]，狸（埋）灶口下，深□【□□】○【□□】水染其汁，以染女子59 辟（臂）。女子與男子戲侮，即柀（破）缺[四]；□臥，即去60。

【注釋】

〔一〕【戲】：馬王堆漢墓帛書整理小組（1985：104）：本條所述，與《御覽》卷九四六引《淮南萬畢術》『守宮飾女臂有文章』等兩節相似。周一謀、蕭佐桃（1988：274）：嬉戲也，引申為房事。一說，戲，其事戲謔也。魏啓鵬、胡翔驊（1992：25）：戲，指性行為中的戲嬉、交合。馬繼興（1992：685）：此處指房事。

〔二〕守【宮】：馬王堆漢墓帛書整理小組（1985：105）：守宮，據《名醫別錄》系石龍子別名。周一謀、蕭佐桃（1988：274）：即壁虎，蜥蜴的一種。《名醫別錄》云為石龍子。因常守伏屋壁宮牆，故有守宮之名。魏啓鵬、胡翔驊（1992：

25）：蜥蜴的一種。又名壁虎、蝘蜓。因其經常守伏在屋壁宮牆，捕食蟲蛾，故名守宮。馬繼興（1992：685）：《本經》名石龍子，今名蜥蜴。

〔三〕□以□□其口：裘錫圭（2014：45）：『□以□□其口』，馬王堆漢墓帛書整理小組（1985：105）釋文作『□以□□□甚，已』。

〔四〕女子與男子戲侮，即柀（破）缺：裘錫圭（2014：45）：馬王堆漢墓帛書整理小組（1985：105）釋文作『女子與男子戲，□即柀（破）缺』，此從周波（2012）說。『侮』原寫作『佣』或『毋』。周一謀、蕭佐桃（1988：274）女子與男子有猥褻之事，則染在女子臂上的顏色會出現破缺；如果與男子交接，則所染顏色將全部退去。

【原文】

取守宮置新廱（甕）中，而置丹廱（甕）〔一〕中，令守宮食之〔二〕。須死，即冶，塗畫女子臂若身。節（即）與【男子】戲，即不明〔三〕；〼〔四〕

【注釋】

〔一〕丹廱（甕）：周一謀、蕭佐桃（1988：274）：丹，朱砂。甕，瓦陶所制盛器。丹甕，盛有丹砂的甕。馬繼興（1992：685）：『甕』字同『罋』『瓮』，是一種口大腹小的陶器，盛水或酒用。

〔二〕令守宮食之：周一謀、蕭佐桃（1988：274）：使守宮吞食丹砂。傳說守宮食丹砂後，身體會變成紅色。

〔三〕不明：馬王堆漢墓帛書整理小組（1985：105）：不明，不鮮明。周一謀、蕭佐桃（1988：274）：所染顏色減退，不鮮明。

〔四〕〼：馬王堆漢墓帛書整理小組（1985：105）：本方原補錄在帛書下方，故不計入行數。

一三、去毛

【原文】

【去毛】：欲去毛，新乳始沐〔一〕，即先沐下〔二〕，乃沐，其洫毛〔三〕去矣61。

【注釋】

〔一〕欲去毛，新乳始沐：馬王堆漢墓帛書整理小組（1985：105）：乳，產育。沐，此處疑指剃除毛髮，段玉裁《說文解字注》云『沐』字『引申為芟除之義』。周一謀、蕭佐桃（1988：275）：去毛，去除體毛。此處『去毛』疑指去除女子陰部、腋下及口唇周圍之毛。古代的這種看法是不可取的。乳，生育也。新乳，指婦女剛剛生過小孩。沐，帛書整理小組疑沐為剃除毛髮之意。一說，沐，灑洗也。可能是使用某種藥水進行清洗。魏啓鵬、胡翔驊（1992：26）：似爲産婦剃除毛髮。馬繼興（1992：686）：沐，洗滌。

〔二〕下：周一謀、蕭佐桃（1988：276）：身體的下部，或曰大小便的部位（前後陰）。馬繼興（1992：686）：下，下字在此處指下半身、下肢。

〔三〕洫毛：馬王堆漢墓帛書整理小組（1985：105）：洫，疑讀為『毳』。《書・堯典》正義釋毳毛為附肉細毛。周一謀、蕭佐桃（1988：276）：洫，《莊子・則陽》王注為敗壞，然則洫毛可訓為殘敗的毛髮，又洫毛或指過分粗長的體毛。裘錫圭（2014：46）：喻燕姣指出，馬王堆帛書『溢』多寫作『洫』，此處『洫』似即『溢』字。『溢』，過度之義，『洫（溢）毛』即過多的陰毛。其說可供參考。

【原文】

【一曰】：煎〔一〕白罌（嬰）丘（蚯）引（蚓）〔二〕，殺智（蜘）蛛罔（網）及苦瓠〔三〕，而醉（淬）戴

（鐵）〔四〕，即以汁傅之62。

【注釋】

〔一〕煎：馬繼興（1992：687）：煎，《說文·火部》：『熬也。』

〔二〕白罌（嬰）丘（蚯）引（蚓）：馬王堆漢墓帛書整理小組（1985：105）：嬰，《說文》：『頸飾也。』白嬰蚯蚓，即《神農本草經》白頸蚯蚓。周一謀、蕭佐桃（1988：276）：傳說蚯蚓咬人，形如大風，眉須盡落。古人可能因此認為蚯蚓有使體毛脫落的作用。魏啓鵬、胡翔驊（1992：27）：『嬰』爲頸飾也，帛書整理小組指出此即《神本草經》所載白頸蚯蚓。本方用其除熱解毒之功，以防去毛時創口感染。馬繼興（1992：687）：據《說文·女部》：『嬰，頸飾也。』也可證『嬰』與『頸』互通。白頸蚯蚓即蚯蚓。

〔三〕殽智（蜘）蛛罔（網）及苦瓠：馬王堆漢墓帛書整理小組（1985：105）：蜘蛛網，見《名醫别錄》。苦瓠，見《神農本草經》。周一謀、蕭佐桃（1988：276）：殽，此處為混合拌攪之意。苦瓠，即苦壺盧，見《神農本草經》下品。魏啓鵬、胡翔驊（1992：27）：蜘蛛網，李時珍稱其『療瘡毒』，爲『止血之物』。苦瓠，即苦壺盧，本方取其利水消腫、治癰腫惡瘡之功效。

〔四〕醉（淬）戜（鐵）：魏啓鵬、胡翔驊（1992：27）：淬鐵：將鐵燒紅迅即投入藥汁中。《神農本草經》稱鐵入藥『堅肌耐痛』，本方用意似爲去毛時止痛。馬繼興（1992：687）：淬字義為將礦物類物質燒紅後浸入水中。

【原文】

【一】曰：以五月拔〔一〕，而以稱醴〔二〕傅之63。

【注釋】

〔一〕拔：周一謀、蕭佐桃（1988：276）：拔去腋下、陰部及口唇周圍的體毛。

〔二〕稱醴：張顯成（1996：61）：「稱醴」即「美酒」「醇酒」。稱，美也。

一四、病最穜（腫）

【原文】

【病最】穜（腫）〔一〕：冶柳付〔二〕，與志（職）膏相挐（滓）和〔三〕，以傅穜（腫）者。巳（已），即裹以布64。

【注釋】

〔一〕【病最】穜（腫）：馬王堆漢墓帛書整理小組（1985：105）：最，《五十二病方》帛書《癩》作「䐿」。周一謀、蕭佐桃（1988：277）：最，應即「䐿」，讀為「朘」，或作「峻」。《說文》：「朘，赤子陰也。」魏啓鵬、胡翔驊（1992：27）：最腫，陰莖腫痛。「最」讀爲「䐿」，男性生殖器。馬繼興（1992：688）：朘腫指陰莖腫大。

〔二〕柳付：馬王堆漢墓帛書整理小組（1985：105）：柳付，藥名，不詳。或說「付」讀為「柎」，花萼。周一謀、蕭佐桃（1988：277）：所見同上。馬繼興（1992：688）：柎，字義為花萼。柳柎或即《本經》的柳實，亦即柳絮，《別錄》稱為柳子。

〔三〕與志（職）膏相挐（滓）和：馬繼興（1992：688）：志膏，釋為脂膏。脂膏，帛書醫書中多指以豬油為主的動物性油。滓字義為摻和。滓和，是將藥物（粉末）和油脂類物質摻和之義。

一五、便近內

【原文】

【便近】內〔一〕：為便近內方：用瘨（顛）棘根刌之〔二〕，長寸者二參〔三〕，善洒（洗）之〔四〕；有（又）取全黑雄雞，合翼成□【□□】65三雞之心㟴（腦）旬（肫）〔五〕，以水二升洎故鐵鬵〔六〕，並煮之。以雚（藋）堅稠節者爨之〔七〕，令大潰（沸）一，即66【□□】□去其宰（滓），以其清煮黑騭犬卒歲〔八〕以上者之心肺肝□，以雚（藋）堅稠節67【□□□□】□□□□□□物□□以□【□】□□□□以餔（晡）食〓（時食）〔九〕之，多少68次（恣）〔一〇〕☐69

【注釋】

〔一〕【便近】內：周一謀、蕭佐桃（1988：278）：內，房事。便近內，順利地進行房事的方法。馬繼興（1992：690）：便，便利。近，喜好。

〔二〕用瘨（顛）棘根刌之：馬繼興（1992：690）：顛棘為天門冬別名。《廣雅·釋言》：「刌，切也。」

〔三〕參：周一謀、蕭佐桃（1988：278）：一說為古代容量單位，為三分之一斗。一說「參」通「升」。魏啓鵬、胡翔驊（1992：27）：古代量詞，三升。馬繼興（1992：690）：古量制單位，三分之一斗為參。即一斗的三分之一。

〔四〕善洒（洗）之：周一謀、蕭佐桃（1988：278）：認真洗淨之。

〔五〕㟴（腦）旬（肫）：馬王堆漢墓帛書整理小組（1985：106）：釋文作「匃」馬繼興（1992：690）：釋為腦胸。陳劍（2013：508）：66行云用雞之「心、腦、胸」，「心」「腦」皆為器官名，下文67行用犬之「心、肺、肝」，也都是器官。而「胸」為身體部位名，得很奇怪。從字形可確定全字為「旬」字。「旬」（心母真部）疑應讀「肫」（章母文部）。二者聲韻俱近，可以相通。『肫』指禽類的胃。

〔六〕洎故鐵鬵：周一謀、蕭佐桃（1988：278）：灌入舊的鐵釜。馬繼興（1992：690）：洎，將水注入容器中。鬵，大的釜（鍋）。

〔七〕以藿（萑）堅稠節者爨之：馬繼興（1992：690）：藿，即《說文》之『萑』，古書多寫作『雈』或『藿』。『萑堅稠節者』即堅實緻密的葦草。爨，燒火作飯。

〔八〕黑騭犬卒歲：馬王堆漢墓帛書整理小組（1985：106）：黑騭犬，即黑色牡犬。周一謀、蕭佐桃（1988：278）：騭，原義指公馬，引申為雄性之意。黑騭犬即黑色牡狗。魏啓鵬、胡翔驊（1992：27）：黑色雄犬。狗肉補胃氣，壯陽道，暖腰膝，益氣力，爲醫家公認。馬繼興（1992：690）：卒，終了之義。卒歲，年滿一周歲。

〔九〕餔（晡）食〃（時食）：周一謀、蕭佐桃（1988：278）：餔，通『晡』。《說文》：『日加申時食也。』申時，即午後三時至五時。魏啓鵬、胡翔驊（1992：27）：在下午吃。馬繼興（1992：691）：晡時即古代十二時辰中的申時。裘錫圭（2014：46）：此處馬王堆漢墓帛書整理小組（1985：106）釋文作『□□□□□□□□英□□□□五物□□以□□□□□□以餔食食之』，所謂『英』『五』釋讀皆可疑。

〔一〇〕多少次（恣）：馬繼興（1992：691）：『恣』字義為任意，隨意。『多少恣』即用量不拘。

【原文】

一曰：近【內】□□□□□□□□□□□□□□□□□□□□□□□□□□□□〔一〕70取烏家（喙）〔二〕大者四【□□□□□□□□□□□□□□□□□□】□，取車踐〔三〕，産71𣏎（蒸）之〔四〕，大把二，氣□【□□□□□□□□□□□】車戔□【□□】者，以布橐若〔五〕盛72。為欲用之，即食□之〔六〕73。

【注釋】

〔一〕□□□□□□□□□□□□□□□□□□□□□□□□□□□□：馬王堆漢墓帛書整理小組（1985：106）：帛書此行以下可能有缺損。周一謀、蕭佐桃（1988：278）：帛書整理小組云原帛書此行以下可能有缺損。

〔二〕取烏豙（喙）：周一謀、蕭佐桃（1988：278）：烏喙，即烏頭。烏頭有兩歧相合如烏之喙者，名烏喙。裘錫圭（2014：47）：從其殘筆並結合文義，首字缺文當即『取』字。

〔三〕車踐：馬王堆漢墓帛書整理小組（1985：106）：車踐，本方又稱『車戔』，即車前。周一謀、蕭佐桃（1988：278）：車踐，即車前。本條後言車地，亦即車前。馬繼興（1992：691）：《本經》有車前子。本條中有『大把二』三字，指車前草的全株，統其根、葉而言。

〔四〕產烝（蒸）之：馬王堆漢墓帛書整理小組（1985：106）：產，生。產蒸之，即取鮮車前蒸熟。

〔五〕若：馬王堆漢墓帛書整理小組（1985：106）：『若』字下有脫文。馬繼興（1992：691）：『若』字後疑有缺文。

〔六〕為欲用之，即食□之：周一謀、蕭佐桃（1988：279）：行房之前服用此方。

【原文】

【一曰】：治中者〔一〕，以汾囷始汾以出者〔二〕，取，【勿】令見日〔三〕，陰乾之。須其乾，□以稗□〔四〕五、門冬〔五〕二74、伏靈〔六〕一，即並擣，漬以水，令毚（纔）閹（掩）〔七〕，□而泚取汁〔八〕，以漬【汾】囷，亦【令毚（纔）】閹（掩），即75出而乾之。令盡其乾，即冶，參指最（撮），以□半桮（杯）歙（飲）之76。

【注釋】

〔一〕治中者：馬繼興（1992：692）：『中』，中醫古籍多指人身之『中氣』，即中焦脾胃之氣。本條名治中，似有治療中氣不足之義。

〔二〕以汾囷始汾以出者：馬王堆漢墓帛書整理小組（1985：106）：汾囷，『囷』讀為『菌』，是一種菌類。周一謀、蕭佐桃（1988：279）：『囷』疑通『菌』，汾菌，當是一種菌類。『始汾以出』，即汾地所產者。馬繼興（1992：692）：始汾，『汾』通『墳』。《後漢書・明帝本紀》：『漸就壤墳。』李注：『墳，起也。』張顯成（1996）：上引方的『汾囷』，即香蕈（《日用本草》）。『汾』通『芬』，二者音同，即『芬』的本義為『香、香氣』。菌，『囷』聲，故『囷』通『菌』。菌，即蕈、菌子。芬菌，即芬香的菌蕈，故即『香蕈』。

〔三〕【勿】令見日：裘錫圭（2014：47）：勿，馬王堆漢墓帛書整理小組（1985：106）釋文缺釋，據文例補。『勿令見日』，《養生方》常見。

〔四〕稗□：馬繼興（1992：692）：即『萆薢』。薢字原缺，今補。

〔五〕門冬：馬王堆漢墓帛書整理小組（1985：106）：門冬，即天門冬。周一謀、蕭佐桃（1988：279）：門冬：天門冬，或麥門冬。

〔六〕伏靈：馬繼興（1992：693）：即茯苓。

〔七〕令毚（纔）閹（掩）：馬王堆漢墓帛書整理小組（1985：106）：使液面剛剛蓋過藥物。周一謀、蕭佐桃（1988：279）：使水剛剛淹蓋藥物。

〔八〕沘取汁：馬王堆漢墓帛書整理小組（1985：106）：沘，讀為『排』，《說文》：『擠也。』周一謀、蕭佐桃（1988：279）：擠出其汁。魏啓鵬、胡翔驊（1992：29）：沘，讀為『滗』，濾去渣滓而取汁。

一六、【☐巾】

【原文】

☐巾〔一〕：取雞毚（纔）〔二〕能卷〔三〕者，產摵〔四〕，盡去毛，遺兩翼之末〔五〕，而系縣（懸）竿【□□□□】雞靡（摩）逢（蜂）77房一大者〔六〕，令逢（蜂）蚤（螫）之〔七〕；厭，有（又）徙之，令以蚤（螫）死=（死。死）〔八〕，即捝（脫）去其骨〔九〕【□□□】其肌，善治78，【以】布麗之〔一〇〕，巳（已），而以邑棗之脂〔一一〕弁之，而以塗〔一二〕布巾。即以巾靡（摩）足【□□□】四五乃複79，【以】二巾為卒〔一三〕。歲足者少氣，此令人多氣80。

【注釋】

〔一〕☐巾：周一謀、蕭佐桃（1988：281）：☐巾，本題介紹以藥汁浸漬布巾或塗藥於布巾而製成藥巾的方法。戴子淩（2019：15）：即用布巾塗抹藥膏、浸泡藥液後，製成『藥巾』供外用。

〔二〕毚（纔）：馬繼興（1992：694）：《廣韻·平·咍》：『纔，僅也。』

〔三〕卷：馬王堆漢墓帛書整理小組（1985：106）：卷，疑讀為『讙』。周一謀、蕭佐桃（1988：281）：帛書整理小組疑『卷』讀『讙』，《廣雅·釋詁二》：『鳴也。』魏啓鵬、胡翔驊（1992：30）：這裏指才開始鳴叫的雄子鷄，其補虛壯陽之力甚強。

〔四〕產摵：馬繼興（1992：694）：即活著剔除羽毛。

〔五〕遺兩翼之末：周一謀、蕭佐桃（1988：281）：遺，捨棄也。遺兩翼之末，謂去掉雞兩翼的末端。民間有雞兩翼之末招風惹病之說。

〔六〕而系縣（懸）竿【□□□□】雞靡（摩）逢（蜂）房一大者：馬繼興（1992：694）：系，栓，縛。摩有二義：其一，為摩擦，其二，為按摩。

〔七〕令蠭（蜂）茧（螫）之：周一謀、蕭佐桃（1988：281）：茧，螫也。魏啓鵬、胡翔驊（1992：30）：『茧』同『蠚』，螫刺。這是一種巧取蜂毒入藥的方法。

〔八〕厭，有（又）徙之，令以茧（螫）死＝（死。死）：周一謀、蕭佐桃（1988：281）：厭，滿也。徙，去也，移也，本作『迁』。全句謂使蜂螫已拔毛的活雞，一處完後，再把縣竿上的雞移另處碰摩蜂房，使蜂繼續螫之，直到雞被螫死。另說『令以螫死』，是指蜂死。因螫針有倒生刺，螫刺後可使蜂的腹內臟器隨之拔出。此說似不合本條原意。馬繼興（1992：694）：厭，充分，極，足。徙，遷移。

〔九〕捝（脫）去其骨：周一謀、蕭佐桃（1988：281）：脫，《廣雅·釋詁》：『除也。』馬繼興（1992：695）：捝去，指剔除。裘錫圭（2014）：『骨』，馬王堆漢墓帛書整理小組（1985：106）釋文缺釋，此從陳劍（2013：509）說。

〔一〇〕【以】布麗之：馬王堆漢墓帛書整理小組（1985：106）：麗，疑讀為『曬』。此說可疑。『麗』疑當訓為附著。周一謀、蕭佐桃（1988：281）：麗，帛書整理小組疑讀為『曬』，曝也。或讀為『灑』。魏啓鵬、胡翔驊（1992：30）：一說，『麗』讀爲『摛』，此句意爲用布將擣治後的藥鋪陳、攤開。

〔一一〕邑棗之脂：馬王堆漢墓帛書整理小組（1985：106）：邑棗，不詳。『邑』字可能以音近讀為『雜』，下面『邑鳥卵』同。周一謀、蕭佐桃（1988：282）：當為棗膏之一種。帛書整理小組疑『邑』以音近讀為『雜』。下面『邑鳥卵』之『邑』同。馬繼興（1992：695）：釋為雜棗。『邑雜』即雜棗。劉玉環（2011）：帛書整理者將『邑』讀為『雜』，雜棗、雜鳥卵所指意義不明。我們認為，『邑』指人聚居的地方，『邑棗』指在人聚居的地方生長的棗，即大棗，與酸棗相區別。邑棗經過嫁接改良，棗大而甜。酸棗是野生的，棗小而酸。『邑棗之脂』是指棗膏。用棗膏拌合藥，一方面利用棗的醫藥價值，另一方面用棗的甜味調和諸藥便於嚼咽。

〔一二〕塗：裘錫圭（2014：48）：『塗』，馬王堆漢墓帛書整理小組（1985：107）釋文誤作『跦（塗）』。此字『土』旁位於左下，與馬王堆帛書《稱》149行『塗』字寫法合。

〔一三〕卒：周一謀、蕭佐桃（1988：282）：止也。馬繼興（1992：695）：卒：終止，結束，終於。

【原文】

【一曰】：治巾〔一〕，取楊思一升、赤蛾（蟻）一升、盤蝐廿〔二〕，以美□〔三〕半斗並漬之，奄（掩）〔四〕【□□□□】其汁，以81漬細布一尺。巳（已）漬，楊（暘）之〔五〕，乾，複漬。汁盡，即取穀〈榖〉、椅桐汁【□□□□□】涂（塗）所漬82布〔六〕，乾之，即善臧（藏）之。節（即）用之，操以循（揗）玉筴（策），馬因驚矣〔七〕。●楊思者，【□□□□□】狀如小83【□□】而𧊒（螫）人〔八〕84。

【注釋】

〔一〕治巾：周一謀、蕭佐桃（1988：282）：製作藥巾。

〔二〕楊思一升、赤蛾（蟻）一升、盤蝐廿：馬王堆漢墓帛書整理小組（1985：107）：楊思，據本方描述，是一種咬人的昆蟲。赤蟻，《本草綱目》云：『蟻，處處有之，有大小黑白黃赤數種。』盤蝐，《神農本草經》作『斑貓』，《吳普本草》云或作盤蝥。周一謀、蕭佐桃（1988：282）：楊思，待考。據本方『楊思者……狀如小□□而齕人』，當是一種咬人的昆蟲。赤蟻，即紅螞蟻。盤蝐，即斑蝥，音近相通。魏啓鵬、胡翔驊（1992：31）：楊思，疑即蛅蟴。赤蛾，即蠪，一種大螞蟻，身上赤色斑駁。赤螞蟻內含蟻酸，人的皮膚觸之即易起泡、疼癢。盤蝐，即盤蝥。以上三種蟲皆有毒，接觸不慎則反應劇烈，小則局部充血、灼痛，重則噁心、嘔血、腹絞痛、尿血，甚而導致急性腎功能不全和全身循環衰竭而死亡，本方未經現代科學鑒定前不能使用。馬繼興（1992：696）：楊思，昆蟲藥，今不詳何物。據本文可知系一種咬人的小蟲。赤蟻為蟻的一種。裘錫圭（2014：48）：『蝐』從蟲冒聲，『蝥』從蟲敄聲，『蝐』當為『蝥』改易聲旁之異體。《說文》：『蝥，盤蝥也。』當為『蝥』字異體。

〔三〕□：馬繼興（1992：696）：『□』字據本條文義及其他有關條可知非『酒』即『醋』字，姑暫譯作『醯』字。

〔四〕奄（掩）：馬繼興（1992：696）：掩字義為複蓋。

〔五〕楊（暘）之：周一謀、蕭佐桃（1988：282）：暘，日乾物也。魏啓鵬、胡翔驊（1992：32）：暘之，暴曬。馬繼興

（1992：696）：旸字義為曬乾。

〔六〕即取穀〈穀〉、椅桐汁【□□□□□】涂（塗）所漬布：馬王堆漢墓帛書整理小組（1985：107）：穀，《說文》：『楮也。』《名醫别錄》楮實條云：『皮間白汁療癬。』陶弘景《本草經集注》：『此即今穀（音構）樹也。仙方采擣取汁，和丹用，亦乾服。』椅桐，見《詩·定之方中》，《本草經集注》云：『白桐，……一名椅桐，人家多植之。』周一謀、蕭佐桃（1988：282）：穀，《說文》：『穀，楮也。』亦名構。穀實、枝莖、菜、皮、皮間白汁（穀汁）皆入藥，此處疑指穀實。椅桐，《本草經集注》：『白桐堪作琴、瑟，名椅桐。』《詩經·定之方中》有『椅桐』一名。馬繼興（1992：696）：穀，穀樹，又名穀桑、構、楮。椅桐汁，《本草經集注》陶弘景注：『桐樹有四種。……白桐，一名椅桐。』

〔七〕操以循（揗）玉筴（策），馬因驚矣：馬王堆漢墓帛書整理小組（1985：107）：『玉』字下原誤加鉤識。周一謀、蕭佐桃（1988：282）：循，《廣韻》：『手相安慰。』玉策，即玉莖、陰莖。馬，陽物也，此處亦指陰莖。民間亦以『跑馬』文飾男子夢交遺精之事。驚，起也。全句謂以手操藥巾撫弄摩擦陰莖，陰莖即可勃起。魏啓鵬、胡翔驊（1992：32）：玉策，猶言玉鞭，指陰莖。宋元迄今的俗語、方言，亦呼人或哺乳類動物的雄性外生殖器爲鞭。這裏是說用藥巾順著陰莖撫摩、揗拭。馬繼興（1992：697）：操，《說文·手部》：『操，把持也。』『循』字義為摩擦循行。玉策指陰莖。馬因驚矣，《說文·馬部》：『驚，馬駭也。』此句以『馬驚』喻男子性功能亢進。

〔八〕蝕（螫）人：周一謀、蕭佐桃（1988：282）：咬人。裘錫圭（2014：48）：裘錫圭（1992：534）指出馬王堆漢墓帛書整理小組（1985：107）釋文『蚢（齕）』不確，此字當從『赤』聲，讀為『螫』；此字右旁也非『乞』。說均可從。此字右旁當即『蟲』，可釋為『蝕』，讀為『螫』。

【原文】

【一曰：□□】蛇床泰半參〔一〕、蓲本二斗半、潘石三指最（撮）一、桂尺者五廷（挺）【□□□□】□之菩半 85 尺者一枡（棸）〔二〕，以三【月】莤（糟）瀸（截）洎〔三〕，孰（熟）煮，〇〇令濆（沸），而

以布巾曼（幔）〔四〕其【□□□】汁。且為之〔五〕86，以黎巾方寸入中，一入而出之，令膚急毋歎（垂）〔六〕，

有（又）令男子足☑87

【注釋】

〔一〕泰半參：魏啓鵬、胡翔驊（1992：33）：泰半，大半。馬繼興（1992：698）：太半義同大半。古稱三分之二為太半，三分之一為少半。按：一參即三分之一斗，「泰半參」即三分之一斗強。

〔二〕藍本二斗半、潘石三指最（撮）一、桂尺者五廷（挺）【□□□□】□之菩半尺者一拼（栞）：馬王堆漢墓帛書整理小組（1985：107）：藍本，藥名，不詳。或說讀為「菻」，《說文》云系蒿屬，即陳藏器《本草拾遺》所載藁蒿。潘石，《雜療方》帛書《約》條作「蕃石」，即礬石。周一謀、蕭佐桃（1988：282）：藍，疑即「菣」字，形近而誤。《說文》：「藍，香蒿也」。如青蒿之屬。帛書整理小組云，或說「藍」讀為「菻」，蓋音通也。《說文》謂菻為蒿屬。本，根也。「藍本」具體所指不詳，或云即陳藏器《本草拾遺》之藁蒿。「潘」讀為「礬」，礬石見《神農本草經》上品。帛書《雜療方》「約」題作「蕃石」，亦即礬石。一說即《神農本草經》「滑石」，《名醫別錄》「一名番石」。挺，亦作「脡」，古代量詞，用於計量長而剛直的東西，約與「根」相類、如「脯四脡」「竹千挺」等。「拼」，束也。馬繼興（1992：698）：「廷」通「梃」。梃字義為枚。《說文·木部》：「梃，一枚也。」段注：「一枚，疑當作「木枚」。」帛書醫書中「梃」均用作計算木類植物枝條的單位。「菩」假為「倍」。

〔三〕以三【月】茜（糟）藏（截）洎：周一謀、蕭佐桃（1988：283）：茜酒，指濾酒去滓取清液。此處「茜截」則當指濾出醋的清汁。一說，茜，草名。魏啓鵬、胡翔驊（1992：33）：用三月間採集的白茅去渣滓的酒。馬繼興（1992：699）：茜，乃「莤」字之省，假為「皂」。皂莢樹為喬木，其藥用部分為其果實及棘刺。前者統稱為皂莢，後者稱為皂角，或皂角刺。本條的「三月皂」，應即在三月時採摘的皂角。一說，茜即水草之一的蔓於（見《爾雅·釋草》）。這種水草類的茜，《本草拾遺》及《嘉祐本草》均稱為蕕草。列入草部下品。裘錫圭（2014：48）：《漢書·食貨志》的「醋截」，指釀酒時提取清酒後剩下的帶酸味的有滓的淡酒。「洎」意為添水或其他液體於炊器之中。

〔四〕曼（幔）：周一謀、蕭佐桃（1988：283）：曼，漫也。此處為浸漬之意。馬繼興（1992：699）：幔，義為覆盖。

〔五〕且為之：周一謀、蕭佐桃（1988：283）：即將性交時。

〔六〕令膚急毋軟（垂）：周一謀、蕭佐桃（1988：283）：使陰莖皮膚繃急，陰莖挺直而不垂軟。

【原文】

【一曰】：【取】萩莢〔一〕二，冶之，以水一參沃之，善挑〔二〕，即漬巾中，卒其時〔三〕而拊之〔四〕，

【□□□】乾，輒複漬88。

【注釋】

〔一〕萩莢：馬王堆漢墓帛書整理小組（1985：107）：《雜療方》作『蕉莢』，應即皂莢。馬繼興（1992：700）：『萩』假為『皂』。皂莢為皂莢樹的果實。

〔二〕善挑：馬王堆漢墓帛書整理小組（1985：107）：挑，《說文》：『撓也。』周一謀、蕭佐桃（1988：283）：挑，撓也，拌攪之意。魏啓鵬、胡翔驊（1992：34）：反復攪動。馬繼興（1992：700）：挑，攪拌。善挑，充分攪拌之義。

〔三〕卒其時：馬繼興（1992：700）：『卒』通『晬』。『晬其時』即『晬時』，一晝夜的時間。指一天的某一時辰至次日的同一時辰。

〔四〕拊之：馬王堆漢墓帛書整理小組（1985：107）：拊，讀為『抽』，《太玄·玄攤》注：『出也。』周一謀、蕭佐桃（1988：283）：拊，意義不詳。一說同『刌』，截也。馬繼興（1992：700）：拊，乃『肘』字之形訛，假為『抽』。抽字義為取出。《太玄經·玄攤》注：『抽，出也。』

【原文】

【一曰】：陰乾牡鼠腎〔一〕，治，取邑鳥卵潰〔二〕，並以塗（塗）新布巾。臥，以抿（揩）男女〔三〕89。

【注釋】

〔一〕牡鼠腎：魏啓鵬、胡翔驊（1992：34）：公鼠外腎，即鼠陰莖，又名鼠印，古人曾有佩鼠印於臂，令人媚悅合歡的說法。馬繼興（1992：701）：牡鼠腎，即公鼠腎。此處的『腎』字當指外腎（陰囊）而言。

〔二〕取邑鳥卵潰：馬王堆漢墓帛書整理小組（1985：107）：潰，義同『毀』，打破。周一謀、蕭佐桃（1988：283）：潰，打破、破潰，這裏指破卵取液。魏啓鵬、胡翔驊（1992：34）：『邑』爲里邑，謂居住區。『邑鳥』猶言家雀。馬繼興（1992：701）：『邑』通『雜』。邑鳥卵即雜鳥卵（不限某一種鳥的卵）。

〔三〕抿（揩）男女：周一謀、蕭佐桃（1988：283）：抿，摩也。男女，常借指男女外生殖器。馬繼興（1992：701）：揩字義為撫，摹。

【原文】

【一曰】：取苐選〔一〕一斗，二分之〔二〕，以截潰一分而暴（曝）〔三〕之冬（終）日。置灶上，令極潰（沸），即出苐選，【□□□□】90餘如前，即以潰巾，盡其汁。巳（已），臥而潰巾，以抿（揩）男，令牝〔四〕亦☐91

【注釋】

〔一〕苐選：馬王堆漢墓帛書整理小組（1985：108）：釋文作『弟選』，苐選即蛦蠃。蛦蠃即蝸牛，見上『勺』條注。馬繼興（1992：701）：即蝸牛。陳劍（2013：511）：90行『茀』字馬王堆漢墓帛書整理小組（1985：108）釋文作『弟』。黄文保（2008：70、172~173）已指出其字頭部從『中』不從『山』，『中』係『艸』之省，全字應即『茀』字簡體。其説可信。

〔三〕二分之：周一謀、蕭佐桃（1988：283）：分為兩份。

〔三〕暴（曝）：馬繼興（1992：701）：『曝』字義為在日光下曬晾。

〔四〕牝：周一謀、蕭佐桃（1988：283）：陰也，此處指女子外陰。

【原文】

【一】曰：蠃[一]四斗，美洛（酪）[二]四斗，天牡四分升一[三]，桃可大如棗[四]，牡螻首[五]二七，□黄□【□□□□□□】92半升，並漬洛（酪）中。巳（已），取汁以【□□□】布【□】□漬，汁盡而巳（已）。節（即）用之，濕【□□】操玉筴（策）93，則馬驁[六]矣。●所胃（謂）天牡者，【□□□】食桃李華（花）者殹。【桃可】者，桃實小時毛殹94。牡螻者，頡蠸【□□□□□□□□□】出□□者殹[七]。□【□】者，狀如贛皮[八]95。

【注釋】

〔一〕蠃：周一謀、蕭佐桃（1988：283）：當是『蚺蠃』之簡稱。魏啓鵬、胡翔驊（1992：35）：殆即前文用的勃蠃、娣蠃。馬繼興（1992：702）：蠃，即蝸牛的別名。

〔二〕美洛（酪）：周一謀、蕭佐桃（1988：283）：酪，見《唐本草》。牛乳、羊乳、馬乳等皆可造酪。魏啓鵬、胡翔驊（1992：35）：乳酪。馬繼興（1992：702）：美酪即品質好的酪。《釋名·釋飲食》：『酪，澤也。乳汁所作，使人肥澤也。』酪的藥效，《新修本草》：『酪，味甘酸寒，無毒。主熱毒，止渴，解散，發利，除胸中虛熱，身面上熱瘡，肌瘡。』

〔三〕天牡四分升一：馬王堆漢墓帛書整理小組（1985：108）：天牡，即天社蟲。馬繼興（1992：702）：天牡，昆蟲藥。四分升一，四分之一升。

〔四〕桃可大如棗：馬王堆漢墓帛書整理小組（1985：108）：桃可，據本方系桃李小時毛。桃毛，見《神農本草經》。大如棗，像棗那樣大的一團。周一謀、蕭佐桃（1988：283）：大如棗，謂用量多少如棗子大。魏啓鵬、胡翔驊（1992：35）：桃可，據本方下面說明，即桃實小時毛。馬繼興（1992：703）：桃可，據本文，系未成熟的桃子的毛。

〔五〕牡螻首：馬王堆漢墓帛書整理小組（1985：108）：牡螻首，帛書《胎產書》作『牡狗首』。《方言》云螻蛄『南楚謂之杜狗』。螻蛄見《神農本草經》。周一謀、蕭佐桃（1988：284）：牡螻首，帛書整理小組認為『螻』即《方言》所云螻蛄『南楚謂之杜狗』。《神農本草經》：『一名螻蛄，一名天螻，一名螜。』今湖南農村仍俗稱螻蛄為土（杜）狗子』，據此，牡螻首或指牡螻蛄之頭。又，本條自注：『牡螻者，頡蠸……者也。』螻蛄與頡蠸似無必然聯繫，以此，螻即螻蛄尚不能圓說，有待詳考。馬繼興（1992：703）：牡螻首即螻蛄的頭。

〔六〕馬鶩：周一謀、蕭佐桃（1988：284）：從帛書圖版分析，『鶩』或為『驚』之筆誤。或當釋為『鶩』，《爾雅·釋詁》：『鶩……強也。』所謂『剛強之強』，如弓有力也。

〔七〕頡蠸【□□□□□□□□□】出□□者毆：周一謀、蕭佐桃（1988：284）：頡蠸，當為一種瓜蟲。『蠸』為瓜中黃甲小蟲，故曰守瓜。

〔八〕贛皮：馬王堆漢墓帛書整理小組（1985：108）：贛，疑讀為『⿱艹贛』，薏苡別名。⿱艹贛皮，薏苡果實的殼。周一謀、蕭佐桃（1988：284）：贛，帛書《雜療方》『約』題作『⿱艹贛』，即薏苡。⿱艹贛皮應為薏苡之外殼，去之即得薏苡仁。馬繼興（1992：703）：即薏苡仁果實外皮，略呈灰褐色。

【原文】

【一曰】：燔〔一〕後（厚）柎（朴），張巾其【□□□□□□□□□□】有□□【□□□】，以巾抏〔二〕

牝，馬毚（纔）96☐〔三〕97

【注釋】

〔一〕燔：馬繼興（1992：703）：燔，焚燒，烤炙。

〔二〕抏：裘錫圭（2014：50）：『抏』，馬王堆漢墓帛書整理小組（1985：108）釋文作『玩』。

〔三〕☐：馬王堆漢墓帛書整理小組（1985：108）：帛書此行以下缺損，行數不明。

七、輕身益力

【原文】

一曰：欲輕身〔一〕者，取人所【□□□□□□□□□□□□□□□□□□□□】98並合，以為後飯〔二〕，春秋【□□□□□□□□□□□□□□□□□□□□】99☐100□□□□莖細刌之，各四斗，與□□□□【□□□□□□□□□□□□□□】101□□□□強102。

【注釋】

〔一〕輕身：馬王堆漢墓帛書整理小組（1985：108）：輕身，使身體輕快。周一謀、蕭佐桃（1988：286）：古代養生術語，與道家思想有關，謂身體輕利自如。魏啓鵬、胡翔驊（1992：36）：輕身，身體輕勁有力，神清氣爽。

〔二〕後飯：周一謀、蕭佐桃（1988：286）：飯後服用方藥。馬繼興（1992：704）：飯後服藥。

一八、除中益氣

【原文】

除中益氣〔一〕：□】□茲肉肥【□□□】膏者〔二〕，皆陰乾，治，以三指最（撮）一☑103

【注釋】

〔一〕【除中益氣】：周一謀、蕭佐桃（1988：289）：除，《說文解字注》：『凡去舊更新皆曰除，取拾級更易之義也。』因之可引申為整治致益的意思。此處『除中』即治中、益中之意。魏啓鵬、胡翔驊（1992：36）：除中，這裏指療治陽虛腎虧患者，使之痊癒。

〔二〕茲肉肥【□□□】膏者：馬王堆漢墓帛書整理小組（1985：109）：茲，疑讀為『牸』，《玉篇》：『母牛也。』周一謀、蕭佐桃（1988：289）：茲，帛書整理小組疑讀為『牸』，《玉篇》：『母牛也。』然《說文》：『戴角者脂，無角者膏。』如是，『牸』後不當云『膏』。一說，茲或為乳豬。

【原文】

【一曰：□】飯〔一〕者，其樂（藥）以烏□〔二〕、莫石、澤舄（瀉）、蓫（术）〔三〕、酸棗104☑□等，治，即以松脂和，以為完（丸），後飯，少多自材（裁）☑105

【注釋】

〔一〕飯：裘錫圭（2014：51）：『飯』，馬王堆漢墓帛書整理小組（1985：109）釋文作『節』。

〔二〕烏□：周一謀、蕭佐桃（1988：289）：與《養生方》其他各題相校，所缺當為『卵』字。馬繼興（1992：706）：烏卵，『卵』字原缺。

〔三〕蓫（术）：馬王堆漢墓帛書整理小組（1985：109）：蓫，即蒁。《說文》有『蒁』字，陳藏器《本草拾遺》云即蓬莪茂，但從藥物配伍來看，蓫、蒁仍以讀『术』為宜。周一謀、蕭佐桃（1988：289）：蓫，帛書整理小組認為即本題第111行的『蒁』。《說文》有『蒁』字，陳藏器《本草拾遺》云即蓬莪茂，但從藥物配伍來看，藤、蒁仍以讀『术』為宜。一說，疑作『蓫』，形誤。馬繼興（1992：706）：『蓫』假為『术』。一說『蓫』假為『蒁』，即莪术別名，又名蓬莪术。

【原文】

【一曰】：春秋時取宛〔一〕，陰乾，冶之；取冬葵種〔二〕，冶，並之參【指最（撮）□□□□□□□□□□□□□】106 益中〔三〕。○107

【注釋】

〔一〕宛：馬王堆漢墓帛書整理小組（1985：109）：宛，帛書字從宀，與《說文》從冖不同。宛，讀為『菀』，紫菀，見《神農本草經》。

〔二〕冬葵種：馬繼興（1992：707）：冬葵子。

〔三〕益中：周一謀、蕭佐桃（1988：289）：益，加也，補益也。中，內也。益中，內補身體之意，與帛書《雜療方》『益內利中』題名義近。一說『中』指陰莖，於此似不妥。馬繼興（1992：707）：益中，同補中益氣。

【原文】

【一曰】：【戊（牡）】厲、方（防）風、□三等，界當三物〔一〕，治，三指最（撮）後飯，巳（已），強矣 108。

【注釋】

〔一〕界當三物：馬王堆漢墓帛書整理小組（1985：109）：界，疑讀為『芥』。周一謀、蕭佐桃（1988：290）：據本條原文殘缺字位置分析，似已出現三種藥名，如『界』亦為藥名，則『三物』二字不便釋通。一說，界，境也，可引申為間斷、截斷的意思。當，讀為『斷』。界當三物，即把上述三藥切細（以便治碎）。馬繼興（1992：707）：『界』通『芥』。

【原文】

【一】曰：取牛肉薄剶（劙）之〔一〕，即取萆荚〔二〕寸者，置牛肉中，炊沸，休〔三〕，有（又）炊沸，有（又）休，三而出肉食之 109。臧（藏）汁及萆荚，以複煮肉，三而去之〔四〕。令人環〔五〕、益強而不傷人。

●食肉多少次（恣）毀〔六〕110。

【注釋】

〔一〕牛肉薄剶（劙）之：周一謀、蕭佐桃（1988：290）：剶，《玉篇》：『解也，分割也。』薄剶，即切成薄片。魏啓鵬、胡翔驊（1992：38）：劙，切割，剖開。此句意爲將牛肉薄薄切片。馬繼興（1992：708）：劙字義為剖、割。『劙之』即剖成薄片。

〔二〕萆荚：馬王堆漢墓帛書整理小組（1985：109）：萆薢。周一謀、蕭佐桃（1988：290）：一作萆薢，一作萆蒵，皆同物也。

馬繼興（1992：708）：萆薢是薯蕷科的一種多年生蔓生攀拔植物。後代醫方中藥用均為其地下的塊狀莖。

〔三〕炊沸，休：馬繼興（1992：708）：炊，燒火做飯。休，停止。

〔四〕臧（藏）汁及萆莢，以復煮肉，三而去之：周一謀、蕭佐桃（1988：290）：把原汁及萆莢存留下來，以後煮牛肉再用，用過三次就不要了。

〔五〕人環：裘錫圭（2014：51）：「環」疑當讀為「還」，訓為恢復。周一謀、蕭佐桃（1988：290）：人環，待考。或云即肚臍。

〔六〕食肉多少次（恣）殹：周一謀、蕭佐桃（1988：290）：恣，任也。此處意為食肉的多少，沒有明確規定，可根據具體情況自行掌握。魏啓鵬、胡翔驊（1992：39）：食肉的份量可隨意。馬繼興（1992：708）：「多少恣也」即用量不拘（多少隨意）之義。

【原文】

【一曰】：取白杬本〔一〕，陰乾而冶之，以馬醬和，丸〔二〕，大如指【端，□□□□□】空（孔）中，張且大〔三〕。

【注釋】

〔一〕白杬本：馬王堆漢墓帛書整理小組（1985：110）：白杬本當即白芫花的根。周一謀、蕭佐桃（1988：290）：「杬」即「芫」，本草入草部，即芫花。見《神農本草經》下品。《吳普本草》云花色有紫、赤、白之分。白杬本或指白色芫花之根。馬繼興（1992：709）：「杬」假為「芫」。白芫本即芫花根。

〔二〕以馬醬和，丸：馬王堆漢墓帛書整理小組（1985：110）：馬醬，馬肉醬。裘錫圭（2014：52）：指以馬醬調和，摶之成丸。周一謀、蕭佐桃（1988：290）：此處醬即「醢」，肉醬。馬醬即馬肉醬。

【原文】

【一曰】：滿冬〔一〕、茈、房（防）風，各治之等，並之參指最（撮）以為後飯，令人強112。

【注釋】

〔一〕滿冬：周一謀、蕭佐桃（1988：290）：門冬。魏啓鵬、胡翔驊（1992：40）：天門冬。

【原文】

【一曰】：取菌桂二，細辛四，萩〔一〕一，戊（牡）厲（蠣）〔二〕一，秦栐（椒）二，各善治，皆並，三宿雄雞血〔三〕【□】□【□】以□□113如（茹）〔四〕濕靡（磨），盛之，飽食歙（飲）酒半年者臭（嗅）之旬。竹緩節者〔五〕一節，大徑三寸布，長【□□】114以繒〔六〕橐（裝）之，因以蓋之，以韋【□】雄□堅【□】之，強115。

【注釋】

〔一〕萩：馬王堆漢墓帛書整理小組（1985：110）：萩，據《五十二病方》帛書「牝痔」條，為青蒿別名。周一謀、蕭佐桃（1988：291）：萩，青蒿。一説「萩」通「楸」。馬繼興（1992：710）：萩，青蒿別名。

〔二〕戊（牡）厲（蠣）：馬王堆漢墓帛書整理小組（1985：110）：戊厲，即牡蠣。周一謀、蕭佐桃（1988：291）：讀為「牡蠣」。見《神農本草經》上品。

〔三〕三宿雄雞血：周一謀、蕭佐桃（1988：291）：取雄雞血後放置三夜即成。魏啓鵬、胡翔驊（1992：41）：古籍中「三宿」通常指三夜或三天三夜，此處殆有不同。李時珍用雞冠血時，當謂「三年雄鷄者良」「用三年老雄者，取其氣充溢也」。本方所指，常爲陳年老雄鷄，『三』者泛言其年辰之多，『宿』者謂隔年、前年，與《禮記·檀弓上》『朋友之墓，有宿草而不哭焉』之『宿』，其義相同。

〔四〕如（茹）：馬王堆漢墓帛書整理小組（1985：110）：茹，即茹草。《名醫別錄》云為柴胡別名。本方所用應為柴胡的地上部分。周一謀、蕭佐桃（1988：291）：柴胡，一名茹草。馬繼興（1992：711）：茹即柴胡別名。

〔五〕竹緩節者：馬王堆漢墓帛書整理小組（1985：110）：緩節，指莖的節間較長，與『稠節』相反。竹緩節者，謂節間距離較長的竹子。

〔六〕繒：周一謀、蕭佐桃（1988：291）：繒，絲織品，如帛之屬。

【原文】

【一曰】：以秋取□罿〔一〕、□□首〔二〕【□□□□】□三【□□】強116。

【注釋】

〔一〕□罿：馬王堆漢墓帛書整理小組（1985：110）：□罿，當即『盤罿』。《名醫別錄》云斑貓『八月取』，與本方相合。

〔二〕□□首：裘錫圭（2014：52）：馬王堆漢墓帛書整理小組（1985：110）：『□□首』，周一謀、蕭佐桃（1988：291）補作『牡螻首』，周波（2012）疑當作『牡狗首』。

【原文】

【一曰】：取□□汁置籥中，牡鳥【□□】□□□□置水中，歙（飲）之117。

【原文】

【一曰】：以豬膏大如手，令逢（蜂）【□□□】□□□二升，莫石二升，烏豙（喙）□□，淳（醇）曹（糟）〔一〕四斗，善治118□。節（即）弗欲，洒（洗）之119。【□□】□□□□□120

【注釋】

〔一〕淳（醇）曹（糟）：馬繼興（1992：712）：醇糟即酒糟。

【原文】

【一曰】：□□□□□等，亦以為後飯121。

【原文】

【一曰】：□□□【□】大牡兔〔一〕，皮〔二〕，去腸。取萆莢長四寸一把〔三〕，茉（朮）一把，烏豙（喙）十□【□□】削皮細析〔四〕，以大【牡122兔】肉入藥閒，盡之，乾，勿令見日百日，冶，裹。以三指最（撮）一為後飯百日，支六七歲〔五〕，□123食之可也，次（恣）所用124。

【注釋】

〔一〕大牡兔：周一謀、蕭佐桃（1988：291）：大公兔，兔之頭首、骨、腦、肉皆入藥，此處為兔肉。魏啓鵬、胡翔驊（1992：42）：《海上集驗方》有用兔肉治消渴羸瘦的記載，皆與本方意同。案：從《禮記·內則》始又有『食兔去尻』之說，陳藏器認爲兔尻『大抵久食絕人血脈，損元氣、陽事，令人痿黄』值得研究。本方殆去腸時一併去其尻。馬繼興（1992：713）：牡兔，即公兔。

〔二〕皮：馬王堆漢墓帛書整理小組（1985：111）：皮，《廣雅·釋言》：『剝也。』周一謀、蕭佐桃（1988：291）：通『披』，劈開、剖開的意思。此處指剖開兔腹。一說『皮』為剝皮。

〔三〕取萆蒵長四寸一把：馬王堆漢墓帛書整理小組（1985：111）：萆蒵，即萆薢。馬繼興（1992：714）：把，《說文·手部》：『把，握也。』古本草學中作為估量性藥量單位。

〔四〕細析：馬繼興（1992：714）：析，分析。《說文·木部》：『破木也。』細析，即細切。

〔五〕支六七歲：周一謀、蕭佐桃（1988：291）：支，疑讀為『置』。謂存放六、七年。魏啓鵬、胡翔驊（1992：43）：支持六七年。

【原文】

【一】曰：取細辛、乾桓（薑）、菌桂、烏家（喙），凡四物，各治之。細辛四，乾桓（薑）、菌【桂】、烏家（喙）各二，並之，三指最（撮）以為後 125 飯，益氣，有（又）令人免澤〔一〕126。

【注釋】

〔一〕免澤：馬繼興（1992：714）：『免』通『面』。『面澤』指人之容光煥發。

【原文】

【一】曰：取白苻、紅符〔二〕、伏霝各二兩，桓（薑）十果（顆），桂三尺，皆各治之，以美醯（醯）

二斗和之。即取刑馬膂肉十127□〔二〕，善脯〔三〕之，令薄如手三指，即漬之醯中，反復挑〔四〕之，即扇（漏）之；巳（已）扇（漏），□而暘（煬）〔五〕之，□□【□】128潰（沸），有（又）覆〔六〕漬暘（煬）如前，盡汁而巳（已）。暘（煬）之□脩（修）〔七〕，即以椎薄段之〔八〕，令澤，覆暘（煬）【□129□】之，令□澤，複暘（煬）□□【□□□□□□】以善泰（漆）髹之〔九〕，乾，即善臧（藏）之。朝日晝□130＝【食食】各三寸，皆先□〔一〇〕【□□□□□□□□□】□。□□□各治等，以為後飯131。

【注釋】

〔一〕白苻、紅苻：馬王堆漢墓帛書整理小組（1985：111）：《名醫別錄》載：『五色苻，味苦微温，主欬逆，五藏邪氣，調中益氣，明目，殺虱。青苻、白苻、赤苻、黑苻、黄苻，各隨色補其藏。白苻一名女木，生巴郡山谷。』本方白苻、紅苻疑即五色苻中的白苻、赤苻。《吳普本草》則謂『五色石脂一名青、赤、黄、白、黑苻』，魏啓鵬、胡翔驊（1992：44）：白苻即白苻。白苻即白石脂，紅苻即赤石脂。馬繼興（1992：715）：據《嘉佑本草》注引《吳氏本草》白苻即白石脂別名。紅苻，即赤苻，據《嘉佑本草》引《吳氏本草》，為赤石脂別名。

〔二〕刑馬膂肉十□：馬王堆漢墓帛書整理小組（1985：111）：膂，《廣雅·釋器》：『肉也。』王念孫《廣雅疏證》：『膂，通作旅。《鹽鐵論·散不足篇》云：「肴旅重疊，燔炙滿案。」旅之言臚也，肥美之稱也。《藝文類聚》引韋昭《辯釋名》云：「腹前肥者曰臚。」義與旅相近。』刑馬膂肉，即殺供食用的馬的肥肉。馬繼興（1992：716）：刑，即以刀割頸、宰殺。十□，『十』字後所缺一字系藥用斤、兩單位，但『兩』的單位太小，疑當作『斤』。

〔三〕脯：魏啓鵬、胡翔驊（1992：44）：『善脯之，令薄如手三指』，將肥馬肉製成三指寬的乾肉。馬繼興（1992：716）：『脯』字有二義：其一是晾乾的肉；其二是把肉切成肉塊，攤平後將肌肉纖維析成薄片狀。本條中所制的肉『脯』『令薄如手三指』，就是上述『脯』字的第二義。

〔四〕挑：馬繼興（1992：717）：挑，攪拌。

〔五〕楊（煬）：馬繼興（1992：717）：煬，《廣雅・釋詁》：『煬，爆也，熱也。』即攤開、晾乾（在通風透氣的地方）。

〔六〕覆：裘錫圭（2014：54）：『覆』，馬王堆漢墓帛書整理小組（1985：111）釋文作『複』。

〔七〕脩（修）：馬繼興（1992：716）：『修』字有二義，其一是乾肉，義同『脯』字；其二是經過拌有調味品和椎打加工的肉乾。將這樣的肉脯充分吸收藥汁而晾乾後用椎打方法製成的段脩，就是『修』字的第二義。

〔八〕以椎薄段之：周一謀、蕭佐桃（1988：292）：椎，捶擊之器。段，《說文》：『椎物也。』通『服』，古代在石上捶擊乾肉（修），有時加上薑桂，稱腶修。以椎薄段之，謂用椎子把修捶成薄片。一說，『薄』通『拍』，二字均在陌韻。魏啓鵬、胡翔驊（1992：44）：用椎輕輕捶擊經浸漬、陰乾、烘烤的乾肉。

〔九〕桼（漆）髼之：馬王堆漢墓帛書整理小組（1985：111）：漆，《神農本草經》云：『生漆，去長蟲，久服輕身耐老。』魏啓鵬、胡翔驊（1992：44）：用生漆塗抹。案，陶弘景早已明言『生漆毒烈』，入藥不慎『畏漆人乃致死，外氣亦能使身肉瘡腫』，即今所說接觸性皮炎中之漆瘡。本方未經現代醫學驗證前不可隨意使用。馬繼興（1992：717）：漆是漆樹的液汁。《本經》有『乾漆』和『生漆』二名。前者是漆液的乾燥品，後者是樹液的自然汁，一般用來塗抹在器物的表面，具有經久耐腐的作用。『髼』字具有塗抹漆液之義。本條是在肉修上塗漆，也具有一定的防腐作用。《本經》：『生漆，去長蟲，久服輕身而耐老。』『乾漆，味辛，温，無毒。主絕傷補中，續筋骨，填髓腦，安五臟，五緩六急，風寒濕痹。』

〔一〇〕朝日晝□"【食食】各三寸，皆先□：馬王堆漢墓帛書整理小組（1985：111）：每日三餐前各服所制肉脯三寸。裘錫圭（2014：54）：『先』後一字馬王堆漢墓帛書整理小組（1985：111）釋文作『飯』，恐有問題。帛書《五十二病方》『先食』『後食』常見，結合文意及字形，此字疑為『食』字。

一九、用少

【原文】

用少：男子用少而清〔一〕，□【□□□□□□□□□□□□】□雄二之血和完（丸），大如132□棗，以為後飯，【治】一即□▨133

【注釋】

〔一〕男子用少而清：周一謀、蕭佐桃（1988：293）：當指男子性功能減退，精出清冷稀少。魏啓鵬、胡翔驊（1992：44）：男子因腎虧虛勞，精液量少，稀薄清冷。馬繼興（1992：718）：『用』字本義為施行。此處的『用少』，則系指精液短少而言。『清』又作『請』，此處『清』字指陰寒、陰冷。

【原文】

【□□□□□□□□】斗【□□□□□□□□□□□□□□□】□□□半斗，牡臘【□□】134

二〇、治力

【原文】

▨〔一〕□□□□【□□□□□□□□□□□□□□□□□□□□□□□□□□】135身若癢（癢）若不

儀（癢），以☑136

【注釋】

［一］☑：裘錫圭（2014：55）：『☑』，馬王堆漢墓帛書整理小組（1985：112）釋文作『【治力】』。『【治力】』下原注云：小標題據目錄試補於此。從目錄行數看，在《治力》和《醪利中》兩題之間，還應該有三、四個標題，俱已佚失，以下五方不能確定哪兩方合屬一個標題。135—136兩行，整理者認為屬於目錄中的《治力》條，此暫存疑。

二、☑

【原文】

☑：黑髮益氣，取□【□□□□□□□□□□□□□□□□□□□□□□□□□□□□】137大復盛以一復=（復復）［一］□【□□□□□□□□□□□□□□□□□□□□□□□□□□□□】138食，火毋絕，卅日□治，以【□□】裹，【□□□□□□□□□□□□□□□□□□□□□□□】139八月為樂（藥）140。

【注釋】

［一］大復盛以一復=（復復）：裘錫圭（2014：55）：馬王堆漢墓帛書整理小組（1985：112）釋文此處作『行，復盛，以一復行』。前一『行』字係誤釋，此字圖版左右開裂，經復原當即『大』字。後一『行』字當為重文號之誤釋。據新圖版，重文號下方仍有筆畫，疑為『之』字之殘。

三二、⧄

【原文】

⧄：為醴，用石膏一斤少半，稾本〔一〕、牛栔〔二〕【各】一把置鬵【□□□□□□□□□□□□】141□置蘗米二斗上，□其汁淳〔三〕，反復簮□□中泰【□□□□□□□□□□□□】142⧄143

【注釋】

〔一〕稾本：馬王堆漢墓帛書整理小組（1985：112）：稾本，即藁本，《神農本草經》云有『長肌膚，悅顏色』等功效。

〔二〕牛栔：裘錫圭（2014：55）：『栔』，馬王堆漢墓帛書整理小組（1985：112）釋文作『膝』。

〔三〕淳：裘錫圭（2014：55）：『淳』，或訓為『沃』。

三三、⧄

【原文】

⧄：益力，敬除腹心匈（胸）中惡氣〔一〕：取槐莢中實〔二〕，置□【□□□□□□□□□□□□】144五實，饎（癢）甚，少之；不饎（癢），益之。令身若饎（癢）若不饎（癢）。【□□□□□□□□□□□□】145□谷名有泰室、少室〔三〕，其中有石，名曰駢石〔四〕，取小者【□□□□□□□□□□□】146□病益壽147。

【注釋】

〔一〕惡氣：馬繼興（1992：721）：惡氣，泛指病邪之氣。

〔二〕槐莢中實：馬王堆漢墓帛書整理小組（1985：113）：槐莢中實，《神農本草經》作槐實。周一謀、蕭佐桃（1988：295）：槐莢中實，即槐實。

〔三〕谷名有泰室、少室：周一謀、蕭佐桃（1988：295）：謂藥物『駢石』的產地。谷，山谷。泰（太）室、少室為山名，在今河南省登封縣境，東為太室，西為少室，合稱為嵩山。馬繼興（1992：722）：谷，兩山之間的夾道或流水。泰室、少室，均山名。泰室為五岳之一，即今河南嵩山。泰室、少室均在登封縣北。東為泰室山，西為少室山，相距七十里。

〔四〕駢石：周一謀、蕭佐桃（1988：295）：礦物藥，待考。馬繼興（1992：722）：礦物藥名，不詳。一云，駢，地名，見《論語・憲問》。在今山東臨朐縣境內。張顯成（1996：62）：『駢』通『艵』，二字並為『井』聲，故得相通，所以，『駢石』即『艵石』。艵，字亦作『頩』，本義指『絲織物的青白色』，故可引指『光潤之美色』。故上引方的『艵石（駢石）』即『美石』。

二四、☐

【原文】

☐：取刑馬脫〔一〕脯之。段烏家（喙）一斗〔二〕，以淳酒漬之，□去其宰（滓）〔三〕，□□【□□□□□□□□】148輿、釁（虋）冬〔四〕各【□】□，萆薢、牛栔各五拼（枼），□莢、桔梗、厚箁〔五〕二尺，烏家（喙）十果（顆），並治149，以淳酒四斗漬之，毋去其宰（滓），以○□脯，盡之，即治，□以葦橐裹〔六〕。食以二〈三〉指最（撮）150為後飯。服之六末〔七〕強，益壽151。

【注釋】

〔一〕脫：馬王堆漢墓帛書整理小組（1985：113）：脫，《爾雅·釋器》李注：『肉去其骨曰脫。』本句意為將殺供食用的馬肉去骨，製成肉脯。

〔二〕段烏豙（喙）一斗：馬繼興（1992：723）：『段』字義為敲擊。一說，『段』字可假為『煆』或『鍛』。鍛法在本草學的炮炙中均用於礦物藥。裘錫圭（2014：56）：『斗』，馬王堆漢墓帛書整理小組（1985：113）釋文作『升』。

〔三〕□去其宰（滓）：裘錫圭（2014：56）：『去』前缺文疑即『浚』字。

〔四〕虋（虋）冬：周一謀、蕭佐桃（1988：296）：麥冬。魏啓鵬、胡翔驊（1992：47）：天門冬。

〔五〕厚箁：馬繼興（1992：723）：厚箁為藥名，不詳，疑為厚朴。裘錫圭（2014：56）：『厚』下一缺字可定為『箁』，『厚箁』即『厚朴』。

〔六〕即冶，□以韋橐裹：馬王堆漢墓帛書整理小組（1985：113）：『即冶』二字原缺，此據反印文釋。後一字據反印文殘形疑即『有（又）』。

〔七〕六末：馬王堆漢墓帛書整理小組（1985：113）：指四肢及前後陰。馬繼興（1992：723）：身體遠端的末梢部位。本條記以『六末』系指左、右手、足及前陰、後陰而言。

【原文】

☑：治雲母、銷松脂〔一〕等，並以麥𪍿捖（丸）〔二〕之，勿□手，令大如酸棗，□吞一垸（丸）。日益一垸（丸），至152十日=（日，日）後日捐一垸（丸）〔三〕，至十日=（日，日）【□□□□□□】益損□，□之多日，令人壽不老153。

【注釋】

〔一〕雲母、銷松脂：馬王堆漢墓帛書整理小組（1985：113）：雲母，見《神農本草經》，云能『除邪氣，安五藏，益子精，明目，久服輕身延年』。周一謀、蕭佐桃（1988：296）：銷，熔解。馬繼興（1992：724）：『銷』通『消』。消字義為溶解，溶化。

〔二〕麥麱抏（丸）：馬王堆漢墓帛書整理小組（1985：113）：麥麱是雜有麵的麥麩。周一謀、蕭佐桃（1988：296）：麥麱是麥麩與麥麵夾雜未分的情況。魏啓鵬、胡翔驊（1992：48）：以雜有麵的麥麩爲添加劑，將雲母、溶化了的松脂兩等份制爲丸。據《說文・麥部》段玉裁注，麥麱是雜有麵粉的麥麩。馬繼興（1992：724）：麱，本作麱。麥麱，即雜有麥糠的麵粉。

〔三〕日捐一抏（丸）：馬王堆漢墓帛書整理小組（1985：113）：捐，棄，在此意為減去。周一謀、蕭佐桃（1988：296）：『日捐一丸』與『日益一丸』相對，義為日減一丸。捐，棄也。

二五、醪利中

【原文】

【醪利中】〔一〕：取桼（漆）、【節】之莖〔二〕，少多等〔三〕，而【□□□□□□□□□□□□】□其清汁四斗半，【□□】154【□】之間為之若【□□□□□□□□□□□□□□□□】□以釀〔四〕之。取美烏豙（喙）八果（顆）155，□取桼（漆）、節之【□□□□□□□□□□□□】釀下，善封其甖（罌）口，令□156【□□□□□□□□□□□□□□□□□□□□□□】□之孰（熟），而以平□□157【□□□□□□□□□□□□□□□□□】□158。

【注釋】

〔一〕【醪利中】：周一謀、蕭佐桃（1988：297）：利中之醪。利者，益也。『利中』即益中、內補之意。魏啓鵬、胡翔驊（1992：49）：用藥酒補中益氣。從所用方藥來看，殆著重爲壯陽補陰、保健長壽。

〔二〕桼（漆）、【節】之莖：馬王堆漢墓帛書整理小組（1985：113）：桼，疑卽漆莖，據《名醫別錄》為澤漆別名。周一謀、蕭佐桃（1988：298）：節，帛書整理小組疑為『地節』之簡稱。《三國志·魏書·方技傳》注引《佗別傳》：『青黏者，一名地節，一名黃芝，主理五臟，益精氣。』據《名醫別錄》地節即萎蕤，亦名玉竹。《神農本草經》名女萎，『主中風暴熱不能動搖，跌筋結肉，諸不足，久服去面默，好顏色、潤澤，輕身不老』。黃精、玉竹外形及功用有相似之處，有時容易混淆。馬繼興（1992：725）：漆，原作桼。疑此藥即漆莖。節，當即地節之略。地節在《神農本草經》正名『女萎』；《名醫別錄》稱為『萎蕤』，或『玉竹』。

〔三〕少多等：馬繼興（1992：725）：義同等分。

〔四〕釀：馬繼興（1992：725）：釀，造酒。

【原文】

【一曰】：【□□□□□□□□□□□□□□□□□□□□□□□□□□□□□□□□】□【□□】159

【原文】

⧄□九斗，先【□□□□□□□□□□□□□□□□□□□□□□□□□□□□□□□】160者二升其中十日，治，歓（飲）【□□□□□□□□□□】從器出【□□□□□□□□□】161中，服之百日，令腸中毋（無）病162。

【原文】

【一曰】：為醪，細斬桼（漆）、節〔一〕各一斗，以水五【□□□□】浚〔二〕，以汁煮茈（紫）【威〔三〕□□□□□□□□】163，有（又）浚〇〇〇麴＝（米麴）〔四〕、〇麥麴（曲）各一斗，【□□】□，卒其時〔五〕，即浚□【□□】黐桼稻【□□】164□各一斗，並炊，以麴（曲）汁脩（滫）之〔六〕，如恆飯。取【烏】家（喙）三果（顆），乾畺（薑）五，美桂【□】，凡三物，甫【□□】165投〔七〕之。先置□嬰（罌）中，即釀桼其上，□汁均沃之，有（又）以美酒十斗沃之，勿撓，【□□】166□塗之。十□□孰（熟）矣，即發，勿釃〔八〕，稍□【□】清汁盡，有（又）以十斗酒沃之，如此三而【□□】167。以餔食〔九〕歙（飲）一音（杯）。已歙（飲），身醴（體）養（癢）者，靡（摩）之。服之百日，令目【明耳】蔥（聰），【六】末〔一〇〕皆強，【□□】168病及偏枯〔一一〕169。

【注釋】

〔一〕桼（漆）、節：馬王堆漢墓帛書整理小組（1985：114）：漆、節，亦見上文，疑為澤漆、地節的簡稱。馬繼興（1992：728）：『漆』即澤漆。『節』當即地節（玉竹）之略。

〔二〕浚：周一謀、蕭佐桃（1988：298）：《說文》：『抒也。』段注：『抒者，挹也，取諸水中也。』在此為去（取出）滓留汁的意思。馬繼興（1992：728）：浚，把液體的物質取出。

〔三〕茈（紫）【威】：馬王堆漢墓帛書整理小組（1985：114）：茈威，即紫葳。周一謀、蕭佐桃（1988：298）：紫葳，見《神農本草經》中品，《名醫別錄》云有『益氣』的作用。魏啓鵬、胡翔驊（1992：50）：紫葳，又名陵苕。《名醫別録》稱其『主痿蹶，益氣』。

〔四〕鞠"（米麴）：周一謀、蕭佐桃（1988：298）：用麥做成的酒母。此即藥酒釀制過程所用的發酵物。

〔五〕卒其時：馬繼興（1992：728）：一晝夜。

〔六〕以鞠（曲）汁脩（滫）之：周一謀、蕭佐桃（1988：298）：修，《周禮・司尊彝》：『凡灑修酌。』注：『修，讀如滌濯之滌。』滌，溉也，蕩也。全句謂以麴汁澆黍稻並拌勻，像平時做飯洗米一樣。意在促進發酵過程。帛書整理小組認為『修』通『滫』，馬繼興氏謂『滫』，本義為淘米汁，引申為發酵。馬繼興（1992：728）：滫字有二義。其一，是陳舊而發酸腐氣味的米泔。其二，是淘米汁。此處是指第一義，即令飯食發酵。

〔七〕投：馬繼興（1992：729）：投，相合。

〔八〕勿釃：周一謀、蕭佐桃（1988：298）：釃，音失，或音篩。勿釃，即不要濾酒。馬繼興（1992：729）：釃，將酒液過濾。

〔九〕餔食：馬繼興（1992：729）：即晡時，申時。

〔一〇〕末：馬王堆漢墓帛書整理小組（1985：114）：末，《左傳》昭西元年注：『四肢也。』周一謀、蕭佐桃（1988：299）：末，四末，四肢也。或六末，謂四肢及前後二陰。

〔一一〕偏枯：魏啓鵬、胡翔驊（1992：51）：偏枯：此句殆指本方除補中而外，還可用於中風、痿蹶即偏枯一類病症。馬繼興（1992：730）：偏枯，半身不遂。

二六、治

【原文】

【治】：取蠃〔一〕四斗，以誚（酢）瀸（截）漬二日，去蠃，以其汁漬□肉動（撞）〔二〕者若犬脯〔三〕【□□】，復漬汁，【□□】170食脯一寸勝一人，十寸勝十人〔四〕171。

【注釋】

〔一〕蠃：馬繼興（1992：730）：蠃，蝸牛。

〔二〕動（撞）：馬王堆漢墓帛書整理小組（1985：114）：撞，搗擊，此處指椎打。

〔三〕犬脯：馬繼興（1992：731）：犬脯，狗肉製成的乾肉。

〔四〕食脯一寸勝一人，十寸勝十人：周一謀、蕭佐桃（1988：300）：此極言食脯的壯陽效果。勝，任也，與『禦女』之『禦』，義同。

二七、折角

【原文】

【折角】〔一〕：燔螑〔二〕，冶。裹其灰〔三〕以抿（揞）手，可以翕壺〔四〕折角，益力172。

【注釋】

〔一〕【折角】：馬王堆漢墓帛書整理小組（1985：114）：折角，本方云以藥予牛，可使牛『翕□折角』，當為一種強壯劑。周一謀、蕭佐桃（1988：301）：原文有缺損，方意似是粉碎燔螑，裹其灰以飼牛，可醫牛之折角之疾，並有補益筋力的作用。據此，『折角』當是介紹強壯筋骨之方。

〔二〕螑：馬王堆漢墓帛書整理小組（1985：114）：螑，未詳。周一謀、蕭佐桃（1988：301）：音秀，疑為蟲類藥物，或指臭蟲之類，所指不詳。

〔三〕灰：馬繼興（1992：731）：灰，《說文·火部》：『死灰餘燼也』。此處指烤炙研磨後的炭末。

〔四〕翕壺：馬王堆漢墓帛書整理小組（1985：114）：釋為『翕□』，下一字不全。古書常見翕赫、翕艴，盛貌，疑與此有關。魏啓鵬、胡翔驊（1992：52）：牛角受毀損，乃古人之所忌，參看《春秋·成公七年》《焦氏易林》亦云『黃牛騂犢，東行折角。冀得百祥，反亡我囊。』又云『蹇牛折角，不能載粟。災害不避，年歲無穀。』案本方只飼牛，未及人用，殆爲獸用避災方，使牛強壯，以承受並消化『折角』之患。疑『翕□』，爲『翕受』，《書·皋陶謨》有該詞。

二八、走

【原文】

【走】〔一〕：非廉、方葵〔二〕、石韋、桔梗、茈威各一小束，烏豙（喙）三果（顆）〔三〕，【□□□□□□□】□□大□【□】173后（厚）箁（朴）〔四〕五寸，白膱蛇若蒼梗蛇〔五〕長三四寸，若【□□□□□□□□】，各蠱（冶）〔六〕，並以【□】174若棗脂完（丸），大如羊矢，五十裹一食。陰囷出雒〔七〕【□□□□□□□□】。●七百〔八〕175。

【注釋】

〔一〕【走】：馬王堆漢墓帛書整理小組（1985：115）：走，行走。本條是旅行時增加足力的藥方。周一謀、蕭佐桃（1988：302）：本題介紹加強行走足力的各種方法。魏啓鵬、胡翔驊（1992：52）：走，跑，疾趨。

〔二〕非廉、方葵：馬王堆漢墓帛書整理小組（1985：115）：非廉，《神農本草經》作蜚蠊，《名醫別錄》云能『通利血脈』。方葵，《神農本草經》作防葵，云『久服堅骨髓，益氣輕身』。周一謀、蕭佐桃（1988：303）：非廉，即蜚蠊，俗稱蟑螂、油蟲。見《神農本草經》中品。方葵，《神農本草經》稱防葵，云有堅骨髓、益氣輕身的作用。魏啓鵬、胡翔驊（1992：

52）：非廉，即蜚蠊，今俗稱蟑螂、偷油婆。方葵，即防葵。

〔三〕果（顆）：馬繼興（1992：733）：顆，《說文·頁部》：「顆，小頭也。」

〔四〕箁（朴）：陳劍（2013：513）：《五十二病方》307行有藥名「厚柎」，整理小組（1985：60）注已指出「厚柎」應即「厚朴」，見《神農本草經》。張顯成（1997：70）已疑此96行的「□柎」為「厚柎（朴）」，甚是。「后」「厚」古音同，其相通沒有問題。173行的「箁」研究者多依本字作解，如馬繼興（1992：733）說為「竹皮」或「竹葉」，張顯成（1997：27）說為「竹茹」。既釋出「后」字，則「后箁」題然也應讀為「厚柎（朴）」。

〔五〕白螣蛇若蒼梗蛇：馬王堆漢墓帛書整理小組（1985：115）：螣蛇，見《爾雅·釋魚》《淮南子·泰族》等書。白螣蛇、蒼梗蛇二名不見於古醫書。周一謀、蕭佐桃（1988：303）：白螣蛇、蒼梗蛇，待考。《荀子》等古籍中螣蛇一名多指傳說中的神蛇，非為此處白螣蛇。魏啓鵬、胡翔驊（1992：52）：若，或，選擇連詞。白螣蛇疑即白花蛇。馬繼興（1992：733）：「螣」，古書中傳說的一種能飛的蛇。白螣蛇今屬何種蛇類不詳。

〔六〕蠱（冶）：馬王堆漢墓帛書整理小組（1985：115）：蠱，《後漢書·馬融傳》注：「與冶通。」魏啓鵬、胡翔驊（1992：52）：蠱，通「冶」，意爲擣碎。馬繼興（1992：733）：「冶」字義為研末，與蟲病之「蠱」義不同。馬融《廣成頌》：「古「冶」字作古「蠱」字。」

〔七〕陰囷出雒：馬王堆漢墓帛書整理小組（1985：115）：陰囷的「囷」，疑讀為「菌」。周一謀、蕭佐桃（1988：303）：陰菌出產在雒地。「囷」讀如「菌」。馬繼興（1992：733）：雒，通「洛」。地名。今名洛水，源出陝西洛南縣。

〔八〕七百：周一謀、蕭佐桃（1988：303）：可能是記述方藥效果的標識，云按方服藥可行走七百里。

【原文】

【一曰】：烏家（喙）五，龍憨〔一〕三，石韋、方（防）風、伏兔（菟）〔二〕各□，陰乾，□□【□】□【□□□】□去其⿰羊台【□□】176蠱（冶）五物，入酒中一日一夜，浚去其財（滓），以汁漬饋（滫）〔三〕

飯，如食【頃，□□】乾=（乾，乾）有（又）複【□□】177乾，索汁而成〔四〕178。

【注釋】

〔一〕龍慗：馬王堆漢墓帛書整理小組（1985：115）釋為『龍慨』，疑即龍葵。周一謀、蕭佐桃（1988：303）、魏啓鵬、胡翔驊（1992：53）、馬繼興（1992：734）：所見同上。

〔二〕伏兔（菟）：馬繼興（1992：734）：茯苓的別名。

〔三〕⿱攸食（滫）：周一謀、蕭佐桃（1988：303）：帛書整理小組認為『⿱攸食』通『滫』。一說讀為『滌』。

〔四〕索汁而成：周一謀、蕭佐桃（1988：303）：汁乾或汁盡即成。索，盡也。馬繼興（1992：734）：索汁義為絞盡水汁。

【原文】

【一曰】：烏家（喙）二，北南陳陽□骨一，蠱（冶），並以細新白布裹三。●馬膏〔一〕【□□□□】棲肥雞□【□□】179□，複鬻（煮）瓦茝〔二〕長如中指，置【□□□□】汁，出茝，以囊盛，【□□□□】日棄狸（埋）【□□】180財（滓）。節（即）行，順拼東行水〔三〕一棓（杯），置【□□□□□□□□□□】入二以出之，勿181令見日，歙（飲）之182。

【注釋】

〔一〕馬膏：馬繼興（1992：735）：膏，油脂。馬膏即馬油。

〔二〕瓦茝：馬王堆漢墓帛書整理小組（1985：115）：茝，讀為『苔』，《與說文通訓定聲》所論『瓵』或作『⿰臣瓦』同例。瓦苔，據《嘉佑本草》系屋遊別名。屋遊見《名醫別錄》。陶弘景《本草經集注》云：『此瓦屋上青苔衣，剝取，煮服之。』

〔三〕東行水：馬繼興（1992：735）：東行水，《別録》舊注作『流水』。

【原文】

【一曰】：□□犬三卒【□□□□□□□□□□□□□□□□□□□□□□□□□□□□□】183烏家（喙）一半，冶之，【□□□□□□□□□□□□□□□□□□□□□□□□□□□□□】184為☐185。

【原文】

【一曰】：走者，取女【□□□□□□□□□□□□□□□□□□□□□□□□□□□□□□□□□】186□服一斗，取☐187。

【一曰】：□□】有□【□□□□□□□□□□□□□□□□□□□□□□□□】晦漬〔一〕，晝乾之，盡【□□】188寸行百里189。

【注釋】

〔一〕晦漬：馬王堆漢墓帛書整理小組（1985：116）：晦，《左傳》昭西元年注：『夜也。』周一謀、蕭佐桃（1988：303）：『晦』既可與『朔』對言，亦可與『晝』對言，此處後文有『晝乾之』，故知『晦』指夜晚。

【原文】

【一曰】：行宿〔一〕，自謼（呼）：『大山之陽，天【□□□，□】□先【□】，城郭不完，□以金關。』

即禹步〔二〕三，曰以產190荊〔三〕長二寸周晝〈畫〉中191。

【注釋】

〔一〕行宿：周一謀、蕭佐桃（1988：303）：宿，《說文》：『止也。』行宿指旅途停留，或曰旅行夜宿也。

〔二〕禹步：周一謀、蕭佐桃（1988：303）：巫祝術士施術時的一種步法。近來有研究者認為，禹步可能與氣功中的動功有一定關係。

〔三〕曰以產荊：馬王堆漢墓帛書整理小組（1985：116）：曰字無義。產荊，即生荊。周一謀、蕭佐桃（1988：303）：帛書整理小組認為『曰』字無義。產荊即生荊。荊各部分均可入藥，此處當指牡荊莖杆。魏啓鵬、胡翔驊（1992：55）：曰，句首助詞，無實意。產荊，即荊條。此句意為用荊條畫一個大圓形。

【原文】

【一曰】：東鄉（嚮）謼（呼）：『敢告東君明星〔一〕，日來敢〔二〕到畫所者，席彼裂瓦〔三〕，何人？』有（又）即周【畫】中192。

【注釋】

〔一〕東君明星：周一謀、蕭佐桃（1988：304）：巫術中的天神名。

〔二〕敢：馬繼興（1992：737）：敢，《儀禮·士虞禮》鄭注：『敢，冒昧之詞。』賈疏：『凡言「敢」者，皆是以卑觸尊，不自明之義。』

〔三〕席彼裂瓦：周一謀、蕭佐桃（1988：304）：全句猶言用破瓦片攻擊之。魏啓鵬、胡翔驊（1992：55）：此句意為有敢侵入所畫圓周中者，將被席捲、被裂碎。古代方術家用語中，瓦有破裂之意，見《雞肋篇》卷上『瓦言其破』。

【原文】

【一曰】：走疾欲善先者，取女子未嘗男子者布〔一〕，縣枲〔二〕，懷〔三〕之，見旋風以投之。風止，即【□□】193帶之194。

【注釋】

〔一〕女子未嘗男子者布：馬王堆漢墓帛書整理小組（1985：116）：女子未嘗男子者布，《備急千金要方》卷二十《霍亂第六》稱為『童女月經衣』。周一謀、蕭佐桃（1988：304）：處女月經布。馬繼興（1992：737）：此物即《備急千金要方》卷二《霍亂》所稱『童女月經衣』。

〔二〕縣枲：周一謀、蕭佐桃（1988：304）：枲，本義為麻，此處當讀『枱』。然則『枲』乃木棍之類。這裏疑指牛車上的橫轅。魏啓鵬、胡翔驊（1992：55）：用麻繩系住。馬繼興（1992：737）：枲，《說文·木部》：『枲，麻也。』

〔三〕懷：馬繼興（1992：738）：懷抱，懷藏。

二九、疾行

【原文】

疾行：取牛車枲暴（暈）〔一〕帶之，欲疾=（疾，疾），一約之〔二〕195。

【注釋】

〔一〕枲暴（暈）：馬王堆漢墓帛書整理小組（1985：116）：暈，《說文》：『直轅車轒也。』這裏所說是牛車轅上纏束的麻繩。馬繼興（1992：6738）：『暈』為『暴』字之略。枲暴是指纏繞在車轅上的繩索。

〔二〕約之：周一謀、蕭佐桃（1988：304）：《說文》：『約，纏束也。』約之，可能為纏束褲腿的意思。

【原文】

【一曰】：行欲毋足痛者，南鄉（嚮）禹步三，曰：『何水不越，何道不枯〔一〕，氣（乞）我□□末。』即取突墨〔二〕196【□】【□】□□□內（納）履中197。

【注釋】

〔一〕枯：裘錫圭（2014：61）：陳劍疑『枯』當爲『栝』之誤字，『栝』跟『越』『末』正好押韻。疑『枯〈栝〉』或可讀為『泄（或作跇）』，與上文『何水不越』之『越』訓為越過、渡過義相合。

〔二〕突墨：馬王堆漢墓帛書整理小組（1985：116）：突墨，即灶突墨。周一謀、蕭佐桃（1988：305）：突墨，當即灶突墨，常用名屬百草霜。

三〇、☐

【原文】

☐□【□□】天下□【□□□□□□□□□】宗，有氣則產〔一〕，無氣則死，是□□【□□□□】198。

怒〔二〕而不大者，據（膚）不至也；大【而不堅者】，筋不至也；堅而不熱者，氣不至也。據（膚）不至【而用】199則腄（垂）〔三〕，筋不至而用則避〔四〕，氣不至而用則隋（惰）〔五〕，是以聖人必参（三）致之。湯〔六〕斿（遊）於搖（瑤）臺，陳【□□】200於南宮〔七〕，問○○男女之齊至相當〔八〕、毋傷於身者若可（何）？合（答）曰：益產者食也，損產【者色】201也〔九〕，是以聖人必有法廁（則）〔一〇〕：一曰㲋〈麇〉觬（角），二爰（猨）據，三曰蟬傅，四曰蟾者（諸），五曰魚察（嘬），六曰青□〔一一〕，【七曰兔敄（騖）】202。一曰雲石，二曰拈瓠，三曰燿昏，四【曰】伏□，五曰赤剅。【●一曰】高之，二曰下之，三曰左之，四曰右之，【五曰】203深之，六曰淺之，七曰兔敄（騖）。●一曰疢〈吹〉〔一二〕，二曰[疒齧]（齧）。一曰【□□，二】曰震撞意思（動）。一曰致味，二曰致氣，【三曰勞】204實，四曰侍（待）節〔一三〕205。

【注釋】

〔一〕有氣則產：馬王堆漢墓帛書整理小組（1985：117）：有氣則產，即有氣則生。周一謀、蕭佐桃（1988：306）：產：生也。

〔二〕怒：周一謀、蕭佐桃（1988：306）：陰莖勃起。

〔三〕【而用】則腄（垂）：周一謀、蕭佐桃（1988：306）：用，性交。垂，下垂，衰萎也。下文『避』『隋』意義略同垂。

〔四〕避：馬王堆漢墓帛書整理小組（1985：117）：避，回避。

〔五〕隋（惰）：馬繼興（1992：740）：惰，衰敗。

〔六〕湯：周一謀、蕭佐桃（1988：306）：湯，此處假托為商湯。假託上古帝王及其臣下的言論和行為進行論述和說理，是古醫書和房中書的一種常用方法。馬繼興（1992：740）：湯，即成湯之略。為商代開國之君，子姓，名履，以夏君主桀無

〔七〕陳【□□】於南宮：馬王堆漢墓帛書整理小組（1985：117）：陳□，似為人名。周一謀、蕭佐桃（1988：306）：『陳□□』與『湯遊於瑤臺』相對，『陳□』或為人名，第二個『□』疑為一助詞。馬繼興（1992：740）：南宮，古有數說。如有以為秦、漢宮名者，有作為漢以後官署尚書省之別稱者，有以為漢代所置地名（今河北省界）者。但此處則指南方宮殿而言。

〔八〕男女之齊至相當：周一謀、蕭佐桃（1988：306）：男女交接的最適當的方法。齊，和也。至，最也。

〔九〕益產者食也，損產【者色】也：馬王堆漢墓帛書整理小組（1985：117）：《天下至道談》：『故貳生者食也，孫（損）生者色也。』據補。周一謀、蕭佐桃（1988：306）：產，生也，生命、生機。

〔一〇〕法廁（則）：周一謀、蕭佐桃（1988：306）：法則，方法。主要指以下介紹的性交術式。

〔一一〕一曰堯〈麋〉觮（角），二爰（猨）據，三曰蟬傅，四曰蟾者（諸），五曰魚察（嘬），六曰青□：馬王堆漢墓帛書整理小組（1985：117）：『麋』下一字從見，左半不清。《合陰陽》竹簡作『囷（麕）桷（觸）』。『青』字下一字應為『靈』或『令』。馬繼興（1992：741）：『蜻』與『青』上古音均清母，耕部韻，同音通假。裘錫圭（2014：62）：『堯〈麋〉觮（角）』，馬王堆漢墓帛書整理小組（1985：117）釋文作『麋□』。《合陰陽》之『桷』，馬王堆漢墓帛書整理小組（1985：117）云『疑讀為「角」，意思是觸』。可從。『察（嘬）』，馬王堆漢墓帛書整理小組（1985：117）釋文作『槷（嘬）』。

〔一二〕一曰疢〈吙〉：馬繼興（1992：743）：吙，原作疢。形近而訛。

〔一三〕侍（待）節：馬繼興（1992：743）：待，原作侍。盈，原作節。

三一、語

【原文】

●語：□見三月吉日在□，禹乃□□入於漩（璿）房〔一〕，其狀變，色甚雄以美，乃若臺壯〔二〕。群河見之〔三〕，【□□】206【□□□】□□□【□□□□□□□□】河月之□治扣而見□，凡彼莫不溉（既）蒿有英〔四〕。今人【□□】207【□□□□□□□□□□□□□□□□□□】□我須（鬚）麋（眉）溉（既）化（華）〔五〕，血氣不足，我無所樂，【□□】208【□□□□□□□□□□□□□□□□□□□□】□□【□】欲毋言，王有□色，□【□□□】209【□□□□□□□□□□□□□□□□□□□□□□□】□昏有吾（悟）。南河【□□□□】210如棗【□□□□□□□□□□□□□□□□□□□□□□□□□□□□□□□】211其□【□□□□□□□□□□□□□□□□□□□□□□□□□□□□□□□】212⍁213女子之樂【□□□□□□□□□□□□□□□□□□□□□□□□□□□□□□□】214不能已。西河【□□□□□□□□□□□□】俞曰：【□□□□□□□□□□□□□□】215□堅病而不已，恐過而不吾（悟）。少河【□】合麋（眉）睞【□□□□□□□□□□□□□□】216其□□而問之，以渴（竭）請（情）故。少河進合（答）〔六〕曰：女子之樂有【□□□□□□□□□□□□□】217幼疾，暴進暴退，良氣不節〔七〕。禹曰：善𢦏（哉）言歟（乎）！【□□□□□□□□□□□□□□□□】218我欲合氣，男女蕃茲〔八〕，為之若何？少河曰：凡合氣之道，必【□□□□□□□□□□□】219必至□思，氣不□□。禹曰：善𢦏（哉）言歟（乎）！今我血氣外揖【□□□□□□□□□□】220曰：君何不蒚（羹）茅艾〔九〕，取其

湛〔一〇〕，以實五賞石膏白□〔一一〕【□□□□□□□□□□□□】221，端夜茨就〔一二〕，白雖賞，登左下右，亦毋暴央（殃）222。

【注釋】

〔一〕漩（璿）房：周一謀、蕭佐桃（1988：308）：釋為璇房，亦作「璿」「琁」，美玉名。璇房是以美玉砌成的房子，此處代指宮娥美女的住所。魏啓鵬、胡翔驊（1992：59）：釋為璇房，即璇宮、璇室。璇宮最早當爲古代氏族部落社會中，母系或父系大家族中的大房子及其周國的廂房、客房。本方所稱璇宮，已爲父系氏族社會中一夫多妻聚合之所，與桀、紂荒淫有別。馬繼興（1992：744）：璇房即璇室，為用美玉裝飾之室。

〔二〕乃若臺壯：馬王堆漢墓帛書整理小組（1985：118）：臺，疑讀為「始」。周一謀、蕭佐桃（1988：308）：若，如也。臺，疑讀為「始」。全句可能是描述禹的外貌的變化，「乃若始壯」與後文「鬚眉既花」相對。一說是描述性興奮時的男性外生殖器的形態。

〔三〕群河見之：馬王堆漢墓帛書整理小組（1985：118）：河，疑讀為「娥」。周一謀、蕭佐桃（1988：308）：河，當指代人，下文有西河、南河、少河等屬證。馬繼興（1992：745）：「河」假為「娥」，娥字義為美。此處「群娥」指禹之後宮眾美女。

〔四〕凡彼莫不溉（既）蒿有英：馬王堆漢墓帛書整理小組（1985：118）：卓，原寫為「莫」，又塗改，但從文義看，仍應為「莫」。魏啓鵬、胡翔驊（1992：59）：蒿，借為「歊」，氣蒸出貌。此句殆形容群娥求欲情切，氣氛熾揚。裘錫圭（2014：63）：「卓」即古文「莫」。

〔五〕須（鬚）麋（眉）溉（既）化（華）：周一謀、蕭佐桃（1988：309）：鬚眉已經花白。化，花也。馬繼興（1992：745）：「鬚眉既華」即鬚眉均白之義。按《後漢書·邊讓列傳》李注：「華髮，白首也。」或以「化」假為「花」，有鬚眉花白之義。但「花」與「華」雖古互通，而「花」字晚出，故此處仍釋為「華」字。

〔六〕合（答）：馬王堆漢墓帛書整理小組（1985：118）：合，疑讀為「答」。

〔七〕暴進暴退，良氣不節：周一謀、蕭佐桃（1988：309）：性交動作急暴，精氣不能得到調節。

〔八〕我欲合氣，男女蕃茲：周一謀、蕭佐桃（1988：309）：合氣，交接。蕃茲，蕃滋。『男女蕃滋』謂生兒育女。說指男女雙方身體健盛。

〔九〕茅艾：馬王堆漢墓帛書整理小組（1985：118）：『茅』和『艾』疑為兩藥。茅即茅根，一名白茅，見《神農本草經》。周一謀、蕭佐桃（1988：309）：茅根和艾葉。馬繼興（1992：746）：茅，《本經》名茅根。陶弘景注『此即今白茅』。艾，《別錄》名艾葉。

〔一〇〕湛：馬王堆漢墓帛書整理小組（1985：118）：湛，讀為『瀋』，汁。

〔一一〕白□：馬王堆漢墓帛書整理小組（1985：118）：白字下一字疑為『煆』字。

〔一二〕端夜茨就：魏啓鵬、胡翔驊（1992：60）：『端夜』言中夜。茨，蓋，覆蓋。就，疑讀為『䣢』。孫治讓《正義》：『《釋文》云，䣢，本又作涼』。此句大意殆為上文所述之茅、艾、石膏等藥物所配製的藥物飲料，應在夜時覆蓋之。

三二、食引

【原文】

食引〔一〕：【利】益氣，食歓（飲）恆移音（陰）撞（動）之，臥有（又）引之〔二〕，故曰：歓（飲）223【食】之，有（又）教謀（誨）之〔三〕。右引而曲左足224。

【注釋】

〔一〕食引：周一謀、蕭佐桃（1988：309）：配合飲食進行的導引。

〔二〕臥有（又）引之：周一謀、蕭佐桃（1988：309）：與簡書《十問》『禹問於師發』『覺寢而引陰』一樣，都是指配合睡眠進行的導引鍛煉。

〔三〕教謀（誨）之：馬王堆漢墓帛書整理小組（1985：118）：參看竹簡《十問》堯問舜節。謀，與『誨』通。周一謀、蕭佐桃（1988：310）：教誨之。魏啓鵬、胡翔驊（1992：60）：教謀即教誨，『謀』通『誨』。

卷末圖

【笄】光〔一〕

【□】鼠〔二〕□□

麥齒 穀【實】

赤朱（珠）【琴】弦

付□

【注釋】

〔一〕【笄】光：馬王堆漢墓帛書整理小組（1985：118）：以下帛書卷末圖上的文字，均參看上文第202行。圖上僅存八個名稱，原來可能有十二個。周一謀、蕭佐桃（1988：310）：以下八個名詞附在帛書卷末圖上，原來可能有十二個名詞。卷末圖在帛書正文與目錄相交部位的下部，原圖殘缺嚴重，文字說明既模糊而又殘缺不全，可能是描繪女子外陰部位的示意圖。圖中附注的名詞大多可在《醫心方》卷二十八（房內）的《臨禦第五》及《九法第十二》中找到，其意義似分別指外陰及陰道內的一定結構和部位。

〔二〕【□】鼠：裘錫圭（2014：64）：『鼠』前一字，整理者補作『臭』。

參考文獻：

〔一〕馬王堆漢墓帛書整理小組．馬王堆漢墓帛書［M］．北京：文物出版社，1985．

〔二〕周一謀，蕭佐桃．馬王堆醫書考注［M］．天津：天津科學技術出版社，1988．

〔三〕魏啓鵬，胡翔驊．馬王堆漢墓醫書校釋［M］．成都：成都出版社，1992．

〔四〕馬繼興．馬王堆古醫書考釋［M］．長沙：湖南科學技術出版社，1992．

〔五〕裘錫圭．長沙馬王堆漢墓簡帛集成（陸）［M］．北京：中華書局，2014．

〔六〕周一謀．簡論馬王堆醫書中的通假字［J］．中醫藥文化，1992（3）：2-5．

〔七〕張顯成．馬王堆醫書藥名試考［J］．湖南中醫學院學報，1996（4）：61-64．

〔八〕劉玉環．馬王堆帛書藥名補釋五則［J］．昆明學院學報，2011，33（2）：113-114．

〔九〕魏一葦，何清湖，劉禹希．馬王堆養生理論研究的現狀與展望［J］．湖南中醫藥大學學報，2014，34（9）：62-65．

〔一〇〕王群，熊益亮，趙希睿，等．先秦兩漢簡帛醫書的生育醫方探析［J］．世界中醫藥，2018，13（8）：2048-2051．

〔一一〕戴子淩，雷霆，趙群菊，等．馬王堆醫書方劑用方特色及其價值研究［J］．中醫藥學報，2019，47（6）：13-17．

〔一二〕岳海燕．馬王堆帛書醫藥文獻注釋拾零［J］．太原學院學報（社會科學版），2021，22（5）：103-108．

房内記

導論

在馬王堆西漢初期墓葬發掘出大量醫學簡帛中，包括一卷無名帛書，內容涉及增強性功能、埋藏胞衣、防治蟲蛇毒傷等多個方面，馬王堆漢墓帛書整理小組將其命名為《雜療方》。該卷帛書單獨抄在一幅高24釐米帛上，殘損較嚴重，出土時已斷成許多碎片，經整理者拼合，基本上拼成了六大部分（即折迭成六片的主體部分），尚殘餘40多個小殘片難以拼合，原整理者將這些殘片都附在《雜療方》圖版之後，沒有作釋文。該卷帛書的內容分為兩篇，帛書在兩篇之間（即第四片的後半）留有很大的空隙，所以雖然兩篇書寫在一卷帛上，但從內容上看，應該分成各自命名、互不統屬的兩種書。原《雜療方》的標題是整理者根據內容擬定的，從內容上看並不合適。裘錫圭主編的《長沙馬王堆漢墓簡帛集成》根據內容將其分為《房內記》和《療射工毒方》兩篇，並將這些殘片寫出釋文，並附在《房內記》和《療射工毒方》之後。

《房內記》是一部記載房中養生的方劑學著作，記載了男女性功能保養與強身健體、延年益壽的方法，性質屬於《漢書·藝文志》分類中的房中書。具體是講用外用藥使男子的陰莖增大（加）、女子的陰道緊縮（約）的方法，與《玉房秘訣》《玉房指要》和《洞玄子》中的『欲令男子陰大方』『令陰長大方』『長陰方』和『令女玉門小方』『療婦人陰寬令急小、交接而快方』內容接近。《醫心方》卷二十八《房內記》第二十六為『玉莖小』，第二十七為『玉門大』，兩部分內容與此正可以相對應。現借用《醫心方》的名稱將該篇帛書命名為《房內記》。文中還夾雜一段『禹藏埋胞圖法』，應該屬於另一篇帛書《胎產書》中的內容，可能是抄寫者誤抄而闌入的。

書中記有服食甜酒沖雞蛋等強身祛病之法和產後埋胞衣等仍延續至今的風俗。《房內記》中強調『恒服』，體現中醫因時攝生、擇時施法的時間醫學思想。古人講求春夏養陽，秋冬養陰，由此可見，此種服法可能與時令恰好相適應，體現中醫因時攝生、擇時施法的順應自然規律的時間醫學思想。别致講究的服食法，亦反映了當時人民服用方藥注重保健的風俗習慣。《房内記》反映了秦漢時期人們對於性生活、養生等方面的認識和實踐，充分展示了古人對養生哲學和自然變化規律的積極探索。

原圖

帛書一（1—14行）

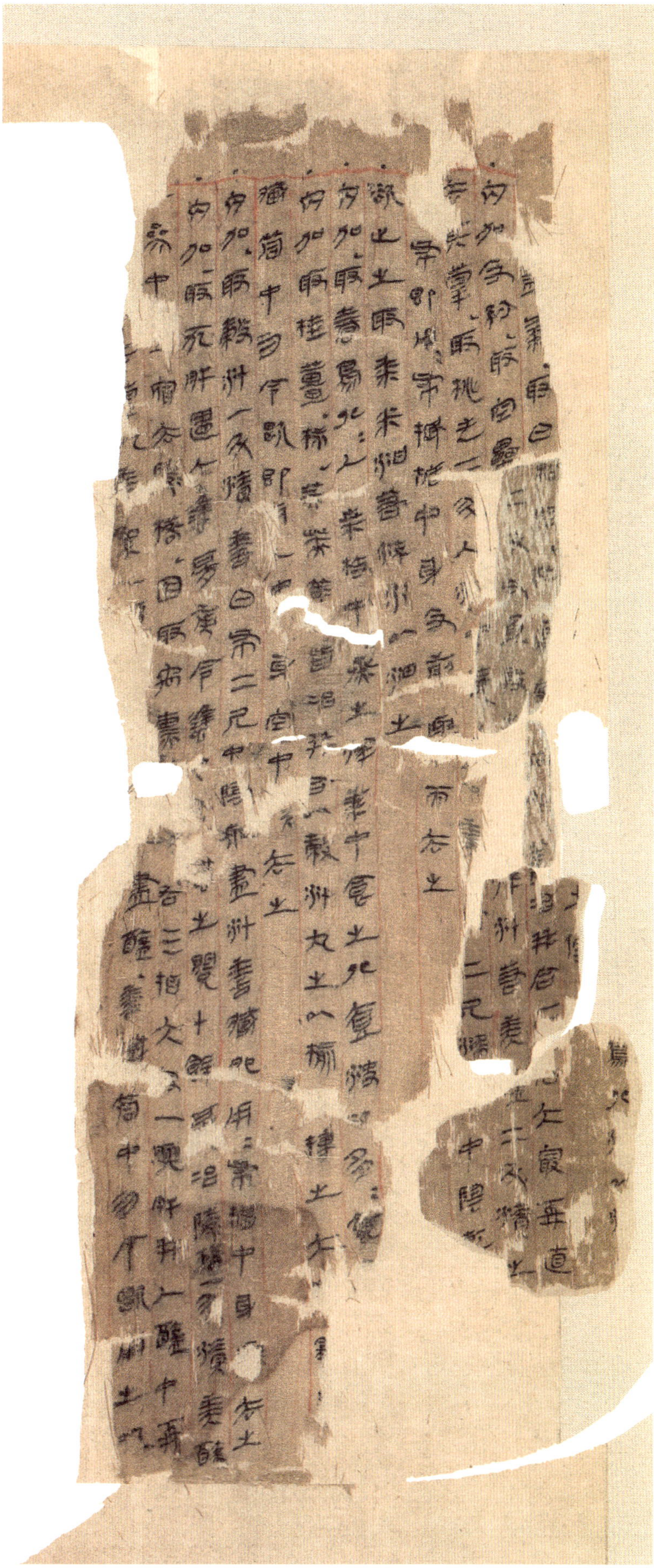

帛書二（15—29行）

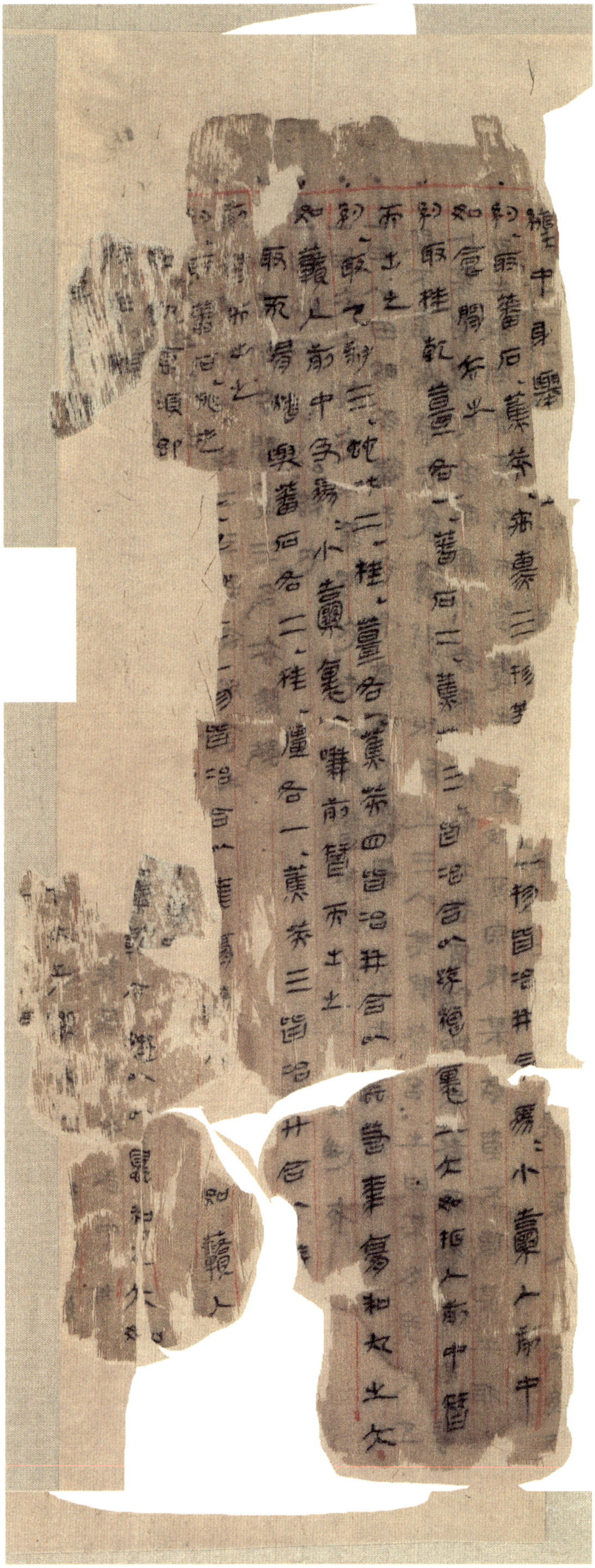

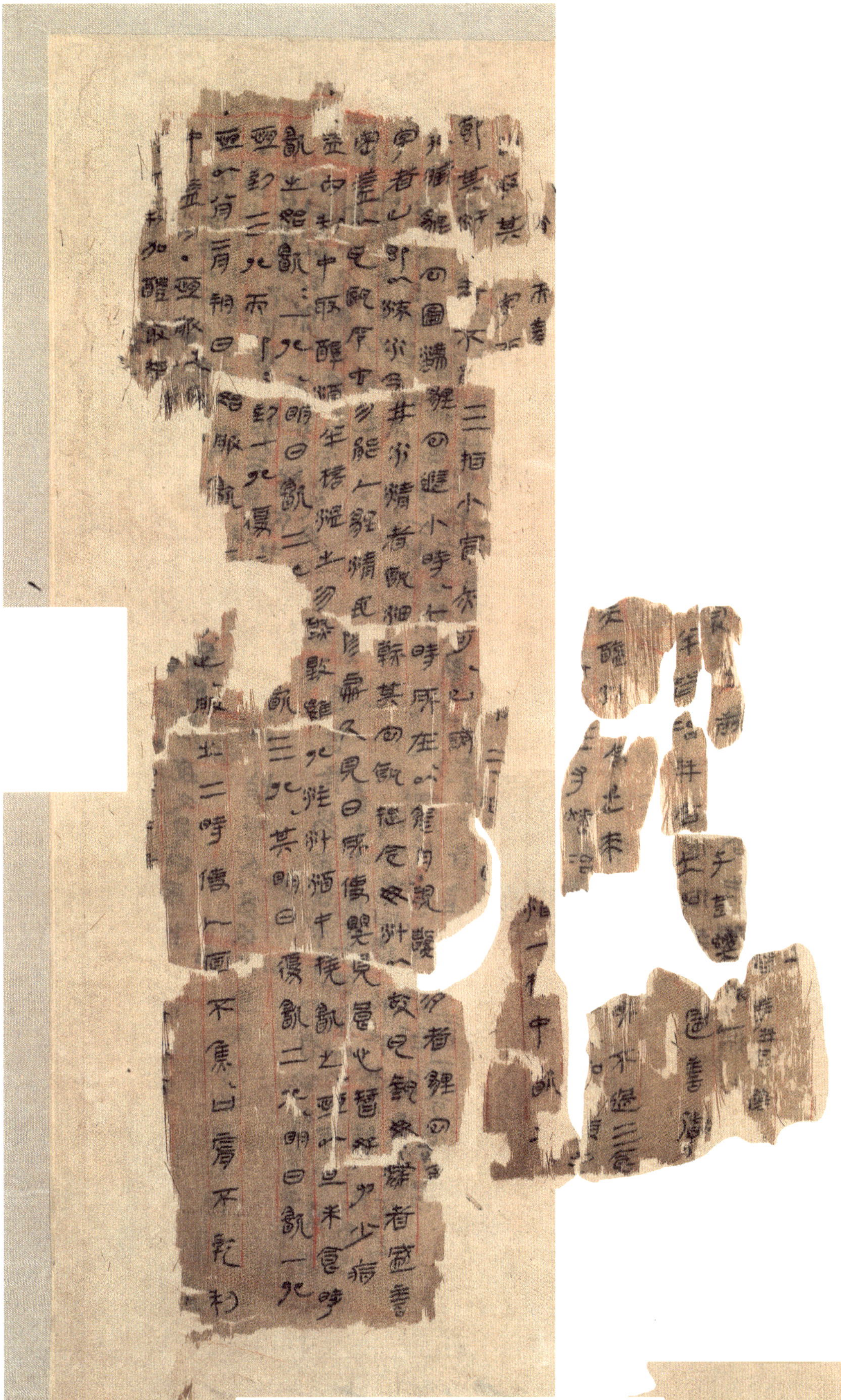

帛書三（30—48行）

帛書四（49—53行）

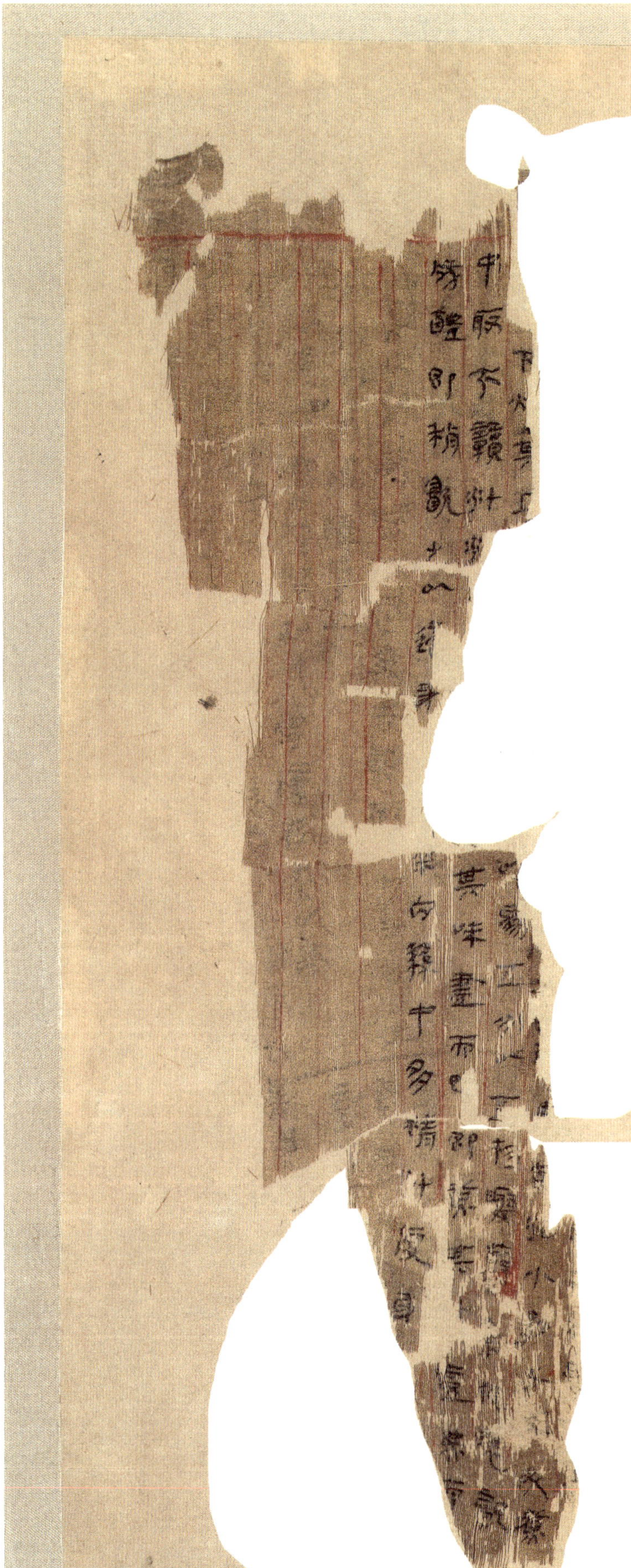

原　文

一、除中益氣

【原文】

【●】□□□□□□□□□□□□□□□□□□□□□□□〔一〕烏卵〔二〕，□以汇〔三〕□□□□1，□□□□□□□□□□□□□□之便2。

【注釋】

〔一〕□□□□□□□□□□□□□□□□□□□□□□□□□：裘錫圭（2014：73）：所補缺文數字為估算，與實際情況可能有出入。下同。

〔二〕烏卵：馬繼興（1992：750）：烏卵，《別錄》稱『雀卵』。

〔三〕汇：裘錫圭（2014：73）：殘留一半的字原釋文未釋，從照片看，字殘留『水』旁。

【原文】

【●】□□益氣〔一〕：取白松脂〔二〕、杜虞〔三〕、□石脂〔四〕等治〔五〕，並合三指大最（撮）〔六〕，再直（置）□3

【注釋】

〔一〕□□益氣：魏啓鵬、胡翔驊（1992：64）：從用藥對症分析，殆與《養生方》『除中益氣』同。馬繼興（1992：750）：『益』字義為增加，富饒。增強體力。裘錫圭（2014：74）：『益氣』前缺文很可能就是『除中』二字。古代醫書中常見『補精益氣』『輕身益氣』『補中益氣』『安中益氣』等關於養生的說法。

〔二〕白松脂：周一謀、蕭佐桃（1988：314）：唐孫思邈《千金翼方》：『松脂，煉之令白，即白松脂。』裘錫圭（2014：74）：古醫方中『松脂』除用於治療『癰疽惡瘡』外，大都有『輕身延年』『辟穀清爽』之功效，謂『久服神仙』，乃當時用於養生的常用藥。

〔三〕杜虞：馬王堆漢墓帛書整理小組（1985：123）：杜虞，藥名，不詳。魏啓鵬、胡翔驊（1992：64）：疑即杜若。馬繼興（1992：750）：杜若，又名杜蘅。

〔四〕□石脂：馬王堆漢墓帛書整理小組（1985：123）：□石脂，《神農本草經》有五色石脂。周一謀、蕭佐桃（1988：314）：□石脂，藥名，《神農本草經》有五色石脂，謂青、赤、黃、白、黑石脂。魏啓鵬、胡翔驊（1992：65）：不知為赤或白石脂。馬繼興（1992：750）：『石』字前缺一字。據《神農本草經》石脂共用五種，稱為五色石脂，即青石脂、赤石脂、黃石脂、白石脂及黑石脂。

〔五〕等冶：馬繼興（1992：751）：等，等分。冶，研末。

〔六〕三指大最（撮）：馬繼興（1992：751）：三指撮是用拇、示、中三指指腹撮取藥末。『三指大撮』在撮取藥量時略多於三指撮。均屬一種估量性的藥物計量法。

二、內加及約

【原文】

●內加及約[一]：取空壘[二]二斗，父（㕮）且（咀）[三]，段之[四]，□□成汁，若美醯[五]二斗漬之。□□□□4去其莘（滓）[六]。取桃毛二升[七]，入氵□中撓[八]。取善布[九]二尺，漬□中，陰乾，□□□□□5□布。即用=（用，用）布抿（揩）揗中身及前[一〇]，舉而去之[一一]6。

【注釋】

〔一〕內加及約：馬王堆漢墓帛書整理小組（1985：123）：內加，與下面第四三、四七行『益內』同義，參看《養生方》帛書中《加》條。周一謀、蕭佐桃（1988：315）：內加，與下文第四三、四七行『益內』同義，當指補益。約，帛書整理小組引《國語・楚語》注，意為『衰也』。似未允當。就帛書原文分析，『內加與約』似指用於男女不同性別治法的總稱。凡言『內加』之條，常以藥布為法，用時多以抿、揾、纏於中身為法，而其顯效則以『舉』字言之，是知『內加』乃用於男性以激發性欲，使性器官勃起的方法。『約』字所領諸條，其用藥多為『小囊裹』，或以蜜、棗膏等物為丸，用法則是『入前中』『嗛前』『□庫中』等，其藥效的發揮則以『知而出之』言之，比較顯見是用於女性。因此，『約』字之義似並非衰、止等意，而是用於激發女子情欲、促進女性性機能方法的代稱。故『內加』『約』均是指激發性欲的方法，僅僅因為一用於男性，一用於女性而別為二名。魏啓鵬、胡翔驊（1992：65）：約，纏束，有迫近、接近之義，本方或指抹拭。這個標題意為內服並外用。一說『約』讀為『灼』，使之灼熱。馬繼興（1992：751）：『加』字義為增益、補益。今就本書多處所記有關『內加』的內容來看，均屬用於男性之壯陽興奮藥劑及其用法。故『內加』一詞即促使男性性功能興奮之義。『約』字古有多義，但在此處其義為美好。今就本書多處所記有關『約』的內容來看，均屬用於女性之壯陰興奮藥劑及其用法。故『約』字即促使女性之功能興奮之義。

〔二〕空壘：馬王堆漢墓帛書整理小組（1985：123）：空壘，藥名，不詳。周一謀、蕭佐桃（1988：316）：藥名，古籍無載。故疑為『蓬虆』之音誤。潘遠根（1989：154）：帛書用『空壘』以治療男子，激發性欲，與《本經》《別錄》所載『蓬虆』的功能亦相合，故疑其即『蓬虆』之誤。魏啓鵬、胡翔驊（1992：65）：疑即葛藟。裘錫圭（2014：75）：此兩說皆可疑，待考。

〔三〕父（㕮）且（咀）：馬王堆漢墓帛書整理小組（1985）：其本意為用口嚼碎，後世改為搗碎，又改為細切。周一謀、蕭佐桃（1988：316）：父且，即㕮咀。其本義為用口將物嚼碎，後世改為搗碎、切細，為制散劑之法。魏啓鵬、胡翔驊（1992：65）：本義為嚼碎，後世指『檮之如大豆，又吹去細末』，後則專指捆切。馬繼興（1992：752）：㕮咀，原作『父且』。㕮咀即用口咀嚼。

〔四〕段之：馬王堆漢墓帛書整理小組（1985：123）：段，椎打。周一謀（1988：316）：『段』即『鍛』，以物椎打之謂。段之，即指椎搗使之碎細。馬繼興（1992：752）：段，義為椎打。

〔五〕美醯：周一謀、蕭佐桃（1988：316）：醯，醋也。美醯，指品質好的醋。馬繼興（1992：752）：醯即醋（酢）的古稱。美醯即品質好的醋。

〔六〕去其宰（滓）：馬王堆漢墓帛書整理小組（1985：123）：宰字原釋文釋為『掌』。馬繼興（1992：752）：掌，本義為手心。又引申為動物之腳掌。裘錫圭（2014：75）：馬說非是。所謂『掌』字自《馬〔肆〕》釋文釋為『掌』後，所有相關著作皆延續其誤。『去其宰（滓）』，即去掉藥汁中的渣滓的意思。

〔七〕桃毛二升：馬繼興（1992：752）：桃毛，桃果實表面上的細毛。陳林（2009：11）：帛書云『取桃毛二升』，桃毛輕細，如果要取『二升』談何容易。所以可能『桃毛』在此處另有所指，待考。

〔八〕撓：周一謀、蕭佐桃（1988：316）：撓，攪拌之謂。馬繼興（1992：752）：攪拌。

〔九〕布：馬王堆漢墓帛書整理小組（1985：123）：原釋文『布』字加『【】』號。從照片看，可直接釋出。

〔一〇〕用布抿（搢）揗中身及前：周一謀、蕭佐桃（1988：316）：抿揗，摩擦之謂。中身，當指小腹部。前，當指前陰。全句指藥布的運用，用布摩擦、撫熨腹部及前陰部。魏啓鵬、胡翔驊（1992：65）：一說『中身』指腰，『中身孔』指臍，『前』指前陰。馬繼興（1992：752）：『前』則系指女外陰部而言。裘錫圭（2014：75）：『中身』即『身中』，以陰莖所處身體的大概位置來指代，是一種委婉語。這與稱肛門為『後』，稱女陰為『前』相似。

〔一一〕舉而去之：周一謀、蕭佐桃（1988：316）：舉，此當指男子陰莖勃起。舉而去之，謂陰莖勃起後去摩撫之藥布。馬繼興（1992：753）：『舉』字本義為抬起，此處則指興奮功能（包括男性勃起功能）。在出現興奮反應後即可停止拭摩，而將藥布拿走（除去藥物）。裘錫圭（2014：75）：前邊既有男子的『中身』，又有女子的『前』，後邊只用一『舉』字，是用『舉』字概括男女雙方的性反應，是一種省略的文法。

【原文】

●欲止之〔一〕，取黍米泔若流水以洶（洗）之〔二〕。7

【注釋】

〔一〕欲止之：周一謀、蕭佐桃（1988：317）：或指陽強不倒時而使之萎軟的處理方法。馬繼興（1992：753）：本書取其引申義作消除解。

〔二〕黍米泔若流水以洶（洗）之：周一謀、蕭佐桃（1988：317）：全句謂以黍米泔或流水滌洗陰莖。疑其以冷水刺激而使陰莖萎軟，即『止之』之法。『洶』字以往皆釋為『灑』，非是。字從『囟』作，應釋為『洶』，讀為『洗』。『洶』字或借為『洗』，或即是『洗』字異體。馬繼興（1992：754）：黍米今俗稱黏米。泔即淘米汁。裘錫圭（2014：76）：『黍米泔』古代醫方中又稱為『黍米汁』，主要用於治療癰疽灼傷等一類症狀。

【原文】

●內加：取春鳥卵〔一〕＝（卵，卵）入桑枝〔二〕中，烝（蒸）之，伏黍中食之。卵壹決〔三〕，勿多＝食＝（多食，多食）☐8

【注釋】

〔一〕春鳥卵：周一謀、蕭佐桃（1988：317）：疑指春季的鳥卵。

〔二〕桑枝：馬繼興（1992：754）：桑汁。裘錫圭（2014：76）：馬說將帛書文中『枝』字徑改為『汁』，甚為不妥。

〔三〕卵壹決：馬王堆漢墓帛書整理小組（1985）：釋為『卵壹呹』，『呹』即『歠』字。周一謀、蕭佐桃（1988：317）：決，定也，此處亦表判定。卵壹決，意指壹卵即足，故下文更謂『勿多食』。馬繼興（1992：754）：『決』乃『呹』字之偽。『呹』為『歠』之異寫。裘錫圭（2014：76）：以上兩種解釋皆可疑，『決』字到底讀為何字待考。潘遠根（1989）：帛書整理小組謂『決』系『呹』字，注即『歠』字，飲也。似未切當。古時飲與食有別。所飲者六清是酒、醴之類的飲料，與所食之六穀不同。而帛書『卵壹決』前謂『黍中食之』，後謂『勿多食』，且前尚言鳥卵蒸之。顯然，蒸熟之鳥卵當是食，而不飲的。故『卵壹決』難作『卵一飲』釋。決，必也。決，判斷也。若以必、定、判斷諸義釋，『決』在此當是數最的限定詞，謂每次服用量限於一卵，因而，下文又強調云『勿多食』。與『卵壹決』呼應。

【原文】

●內加：取桂〔一〕、薑〔二〕、⿰木尗（椒）〔三〕、蕉莢〔四〕等，皆治，並合以穀汁丸之〔五〕，以榆□〔六〕摶〔七〕之，大如⿰金□〔八〕□□9臧（藏）筒中，勿令歇〔九〕。即取入中身空（孔）〔一〇〕中，舉，去之10。

【注釋】

〔一〕桂：馬繼興（1992：755）：《神農本草經》有『牡桂』和『菌桂』二種。陳林（2009：16）：肉桂長於補火助陽，引火歸源，又散寒止痛，溫通經脈，溫煦氣血。下文『薑』『椒』等都是大辛大熱之藥，結合文義，此處應當是肉桂而不是桂枝。

〔二〕薑：馬繼興（1992：755）：乾薑。

〔三〕桸（椒）：馬王堆漢墓帛書整理小組（1985：123）：「桸」乃「椒」字異體。馬繼興（1992：755）：《本經》有蜀椒、秦椒兩種。此處暫釋作蜀椒。裘錫圭（2014：76）：後世醫方中尚有「川椒」一種很常見，亦為壯陽藥，故本方之「椒」到底是「蜀椒」「秦椒」或是「川椒」尚不能斷定。

〔四〕蕉莢：馬王堆漢墓帛書整理小組（1985：123）：應即皂莢。魏啓鵬、胡翔驊（1992：66）：所見同上。裘錫圭（2014：76）：古醫方中「皂莢」多用於消腫止痛散熱，似與本方用途不符。

〔五〕並合以穀汁丸之：魏啓鵬、胡翔驊（1992：66）：穀汁，疑為楮皮汁。馬繼興（1992：755）：穀為糧食總稱。穀汁指煮米的水。裘錫圭（2014：76）：疑為「楮皮汁」，謂「穀乃穀字之訛」則非是，字本即「穀」字。穀即楮樹。楮樹的皮、枝、葉、實皆可入藥。又古代稱「桑、槐、楮、榆、柳」為「五木」，帛書「穀」下緊跟著說到「榆」，兩者都是樹木，亦可證釋「穀」不誤。如釋為「穀」，解為「稻穀」之「穀」，反倒泛而不切。

〔六〕榆□：裘錫圭（2014：77）：從歷代醫方中榆皮「味甘平。主治大小便不通，利水道，除邪氣。久服輕身不饑。其實尤良」的效用來看，「榆」字下的缺文極有可能為「皮」字。

〔七〕摶：馬繼興（1992：755）：聚結，將碎細之物捏聚成形。

〔八〕大如釒□：裘錫圭（2014：77）：「大」經常用為「粗」意。「如」字下殘留一半的字原釋文未釋，從照片看，字殘留「金」旁。

〔九〕勿令歇：馬王堆漢墓帛書整理小組（1985：124）：歇，藥氣散泄。周一謀、蕭佐桃（1988：318）：指無使藥物之氣外泄。

〔一〇〕中身空（孔）：周一謀、蕭佐桃（1988：318）：中身孔之於男性，疑指臍孔。馬繼興（1992：756）：中身即腹部（或少腹部）。故「中身空」系指肚臍部。此句系指將藥物填入臍內。裘錫圭（2014：77）：李零（2000：408）：「指尿道口。《素女經》8提到「夫玉莖意欲施與者，仁也；中有空（孔）者，義也；端有節者，禮也；意欲即起，不欲即止者，信也；臨事低仰者，智也」。顯然「中有空（孔）」是指尿道口，「端有節」是指冠狀溝，可為佐證。」今按：「空」讀為「空」「孔」「腔」皆可。或以為「中身孔」指肚臍，非是。

【原文】

●內加：取穀汁一斗，漬善白布二尺，陰乾，盡汁，善臧（藏）。即用〓（用，用）布揾中身〔一〕，舉，去之11。

【注釋】

〔一〕用布揾中身：馬王堆漢墓帛書整理小組（1985：124）：揾，染。周一謀、蕭佐桃（1988：318）：用布揉擦、按摩中身。潘遠根（1989）：揾，《廣雅・釋言》：『抐擩也。』又注：『抐，擩也。』擩，指將肝、肺等物置鹽醯中攪拌揉搓也。故『揾』為用手揉按搓摩之意。『用布揾中身』，即指用藥布揉擦、按摩中身，即小腹、會陰部位。魏啓鵬、胡翔驊（1992：67）：揾，擦，揩拭。裘錫圭（2014：77）：『用』意為用藥時。『揾』訓為『染』不切。『揾』即『抆』『抿』，皆擦拭、撫拭之意。

【原文】

●內加：取犬肝〔一〕，置入䗓（蜂）房旁，令䗓（蜂）□□螫之〔二〕，閱十餘房〔三〕。冶陵槁〔四〕一升，漬美醯12一參〔五〕中，五宿，去陵槁。因取禹熏〔六〕、□□各三指大最（撮）一，與肝并入醯中，再13□□□□莘（滓）〔七〕，以善絜一〔八〕□□□□□盡醯，善臧（藏）筒中，勿令歇。用之，以14纏中身，舉，【去】之15。

【注釋】

〔一〕犬肝：馬王堆漢墓帛書整理小組（1985：124）：犬肝，《醫心方》卷二十八引《洞玄子》有白犬肝汁。周一謀、蕭佐桃（1988：319）：所見同上。

〔二〕置入蠭（蜂）房旁，令蠭（蜂）□□蛬之：馬王堆漢墓帛書整理小組（1985：124）：旁，四面。蛬，螫。周一謀、蕭佐桃（1988：319）：旁，指四旁、四面。蛬，即螫。全句指使蜂遍螫犬肝之四面。馬繼興（1992：757）：置，放。旁，周圍。裘錫圭（2014：77）：「旁」字原皆屬下讀為「置入蠭（蜂）房，旁令蠭（蜂）□蛬之」，其他諸家注釋大都理解為讓蜂遍螫犬肝的四面。按此說非是。「旁」字應屬上讀，「置入蠭（蜂）房旁」，即將犬肝放到蜂房旁，令蜂螫之。馬繼興《馬王堆古醫書考釋》雖然仍將「旁」字屬下，但語釋這段話為「把狗肝放到蜂房的周圍」，卻是正確的。

〔三〕閱十餘房：馬王堆漢墓帛書整理小組（1985：124）：閱，《漢書·文帝紀》注：「猶更曆也。」周一謀、蕭佐桃（1988：319）：經歷十餘房蜂螫之，集十餘房蜂之毒。魏啓鵬、胡翔驊（1992：67）：連續更替十幾個蜂房，使蜂不斷螫肝，以取更多蜂毒。

〔四〕陵樬：馬王堆漢墓帛書整理小組（1985：124）：陵樬，當即陵藁，據《名醫別錄》系甘遂別名。馬繼興（1992：757）：「藁」與「樬」為同源字。據《名醫別錄》陵藁系甘遂別名。

〔五〕參：周一謀、蕭佐桃（1988：320）：應即「升」字。裘錫圭（2014：78）：「參」字或認為即「升」字，或認為「參」「升」乃同源字，皆非是。「參」為計量單位，乃三分之一之意。具體所指要看其中心詞或語言環境。本文「治陵樬一升，漬美醯一參中」「一參」與「一升」並提，顯然「一參」即「三分之一升」。

〔六〕禹熏：馬王堆漢墓帛書整理小組（1985：124）：禹熏，帛書《五十二病方》中《蟲蝕》條有禹竈□，與此疑均為伏龍肝的別名。周一謀、蕭佐桃（1988：320）：禹熏，藥名，不詳。裘錫圭（2014：78）：劉建民（2010）認為「禹熏」應讀為「禹孫」，禹孫即澤瀉，《本草綱目·草部》卷十九：「時珍曰：『去水曰瀉，如澤水之瀉也。禹能治水，故曰禹孫。』」

〔七〕莘（滓）：裘錫圭（2014：78）：馬王堆漢墓帛書整理小組（1985：124）釋文「以」字上從圖版看，似有一「莘」字，疑讀為「滓」。

〔八〕絮一：馬繼興（1992：758）：絮指棉絮。裘錫圭（2014：78）：『絮』字下從圖版看，似有一『一』字，暫擬補於此，存以待考。

【原文】

●約〔一〕：取蕃石〔二〕、蕉莢、禹熏三物等，□□□一物〔三〕，皆冶，並合。為=（為，為）小囊，入前中〔四〕16，如食閑〔五〕，去之17。

【注釋】

〔一〕約：周一謀、蕭佐桃（1988：321）：帛書用『約』，當是指促進女子發育美好，故以『約』為激動女性情欲的方法。

〔二〕蕃石：馬王堆漢墓帛書整理小組（1985：124）：礬石。周一謀、蕭佐桃（1988：321）、魏啓鵬、胡翔驊（1992：68）、裘錫圭（2014：78）：所見同上。

〔三〕一物：馬王堆漢墓帛書整理小組（1985：124）：從圖版看，『物』字前似殘存一『一』字，暫擬補於此，存以待考。

〔四〕為=（為，為）小囊，入前中：周一謀、蕭佐桃（1988：321）：第一個『為』，指欲性交時。下文『為小囊』指以藥盛於小囊中。前中，於女性當指前陰，即陰道。馬繼興（1992：758）：囊，口袋。

〔五〕食閑：魏啓鵬、胡翔驊（1992：68）：相當於就餐一次的時間。馬繼興（1992：758）：食閑，義同食頃，指吃一頓飯的時間。

【原文】

●約：取桂、乾薑各一，蕃石二，蕉莢三，皆冶，合。以疏繒〔一〕裹之，大如指，入前中，智（知）〔二〕18而出之19。

【注釋】

〔一〕疏繒：裘錫圭（2014：79）：『疏』字以往皆誤釋為『絲』，馬繼興還解釋『絲繒』為『絲綢製品』，其說非是。『疏繒』就是織得比較稀疏的繒。

〔二〕智（知）：周一謀、蕭佐桃（1988：321）：智，即『知』，覺也。本文指女性用藥後的感覺，這種感覺當指女性情動。

【原文】

●約：取巴叔（菽）〔一〕三，蛇牀〔二〕二，桂、薑各一，蕉莢四，皆冶，並合。以蠠（蜜）若棗膏〔三〕和，丸之，大20如蘱（蘱）〔四〕，入前中。及為=（為，為）小囊裹以嗛前〔五〕，智（知）而出之21。

【注釋】

〔一〕巴叔（菽）：馬王堆漢墓帛書整理小組（1985：124）：『菽』義為『豆』，巴菽應即巴豆。巴豆見《神農本草經》。周一謀、蕭佐桃（1988：322）、魏啓鵬、胡翔驊（1992：68）、馬繼興（1992：759）所見同上。裘錫圭（2014：79）：魏啓鵬、胡翔驊（1992：68）：『巴菽，即巴豆。《神農本草經》稱其：「蕩煉五臟六府，開通閉塞，利水穀道。」《日華子本草》稱其：「宣通一切病，泄壅滯，除風補勞，健脾開胃，消痰破血。」案：現代藥理研究中發現，外用巴豆油對皮膚有刺激作用，引起發紅，可發展為膿包甚至壞死；用橄欖油稀釋後可作為刺激劑，但較危險。』《醫心方》卷二八引《葛氏方》有『欲陰痿弱方』，即用水銀、鹿茸、巴豆三味藥調和後塗抹在陰莖陰囊上使其變小，可見『巴豆』有收縮的作用，故在該方中其藥用還是為了收縮女陰。

〔二〕蛇牀：裘錫圭（2014：79）：即蛇床，蛇床乃古醫方中常見的性藥，男女皆可用。

〔三〕棗膏：馬王堆漢墓帛書整理小組（1985：124）：棗膏，即以大棗果肉製成之膏。馬繼興（1992：759）：今俗稱棗泥，系將大棗蒸煮後搗爛呈糊狀者。本帛書中均用作丸藥的賦形劑。

〔四〕贛（贛）：馬王堆漢墓帛書整理小組（1985：124）：薏苡仁別名，見《名醫別錄》。周一謀、蕭佐桃（1988：322）：所見同上。

〔五〕及為〃（為，為）小囊裹以嗛前：馬王堆漢墓帛書整理小組（1985：125）：嗛，銜。周一謀、蕭佐桃（1988：322）：嗛前，將藥囊銜於前陰陰道內。魏啓鵬、胡翔驊（1992：68）：及為，指在性交時。此句意為用前陰銜著小囊所裹藥物。馬繼興（1992：760）：『為』字後疊一『為』字，於義無所解。今據此條前後文疑『及為』二字為『或』字之訛。裹，包纏。

【原文】

●【約】：取犬骨〔一〕燔，與蕃石各二，桂、彊（薑）各一，蕉莢三，皆冶，並合。以棗【膏】□□□22前，智（知）而出之23。

【注釋】

〔一〕犬骨：馬王堆漢墓帛書整理小組（1985：125）：犬骨，《名醫別錄》有犬頭骨。周一謀、蕭佐桃（1988：323）、魏啓鵬、胡翔驊（1992：69）：所見同上。裘錫圭（2014：79）：『犬骨』的藥用也是為了縮陰。

【原文】

●約：取蕃石、桃毛各一，巴叔（菽）一，三物皆冶，合。以棗膏和，丸【之，大】如贛（贛），入□□□24□如孰（熟）食頃〔一〕，即□□□□□□□庫中〔二〕25。

【注釋】

〔一〕如孰（熟）食頃：周一謀、蕭佐桃（1988：323）：如炊熟一頓飯的時間。馬繼興（1992：761）：「熟食頃」或作「食頃」，指炊熟一頓飯的時間。即約半小時左右。

〔二〕即□□□□□□□庫中：周一謀、蕭佐桃（1988：323）：疑為將藥丸包裹以置陰戶中。潘遠根（1989：155）、魏啓鵬、胡翔驊（1992：69）：所見同上。裘錫圭（2014：80）：此說可疑。文中女陰皆稱「前」，於此不應另稱。待考。

三、癢

【原文】

●□痒（癢）〔一〕：羊頭〔二〕□□□□□□□□暴（曝）乾，令迣（凝）〔三〕，以{【以】}〔四〕蠠（蜜）和之，大如□□□ 26 □□指端〼 27

【注釋】

〔一〕痒（癢）：馬王堆漢墓帛書整理小組（1985：125）：癢，《說文》：「瘍也。」周一謀、蕭佐桃（1988：324）：應釋為痛癢之「癢」，指陰癢之病也。魏啓鵬、胡翔驊（1992：69）：本方當指腎虛勞損一類虛證。馬繼興（1992：761）：痒，古有三義。其一，與「瘍」通。其二，指憂慮之病。其三，與「癢」通，義為瘙癢感。此處應指第三義。裘錫圭（2014：80）：「痒」似應讀為「癢」。「痒（癢）」指女性陰道燥熱，春心萌動。此用法常見於明清小說。

〔二〕羊頭：魏啓鵬、胡翔驊（1992：69）：《食療本草》稱羊頭、蹄「緩中止汗補胃，治丈夫五勞骨熱」。裘錫圭（2014：80）：古醫方中偶有用「羊頭」者，但其藥用似與此方不符，待考。

〔三〕遻（凝）：馬王堆漢墓帛書整理小組（1985：125）：凝，疑即『凝』字。周一謀、蕭佐桃（1988：324）、馬繼興（1992：761）：所見同上。裘錫圭（2014：80）：所謂遻字從照片看，似從『辵』，應隸定作『遻』。原直接隸定作從水，非是。

〔四〕以{【以】}：馬王堆漢墓帛書整理小組（1985：125）：下一以字系衍文。

四、女子樂

【原文】

【●】□□□□□□□□□□□□□□中，女子樂，欲之[一]28。

【注釋】

〔一〕女子樂，欲之：周一謀、蕭佐桃（1988：325）：樂指性欲已被激動。欲之，欲得交媾也。

【原文】

【●】⊘29[一]

【注釋】

〔一〕⊘：馬王堆漢墓帛書整理小組（1985：125）：帛書此行以下缺損，行數不明。以下行序依現存行數計算，下麵類似情形同例。

【原文】

【●】☒之[30]。

【原文】

【●】☒皆等，並合，陰☒[31]☒最（撮），入前【中，女】子甚樂，欲之[32]。

【原文】

【●】☒半，皆治，並合，大如□，置善鬻（粥）〔一〕☒[33]☒[34]

【注釋】

〔一〕善鬻（粥）：裘錫圭（2014：81）：美粥。

【原文】

【●】☒美醢汁，食，先來□□所，不過三食☒[35]

【原文】

【●】☒三寸，燔冶□□□□，如【食】頃☒[36]

【原文】

□□□□而莫□〔一〕□□□□□□□□□□□酒一桮（杯）中歙之□□□□37巳（已），取其□家而□□□□□□□□三日□□□□□□桮（杯）中歙之□□□□38。節（即）其汗者不能三指小最（撮）亦可〔二〕。巳（已）試〔三〕39。

【注釋】

〔一〕莫□：裘錫圭（2014：81）：此字原釋文釋『熱』。從照片看，只能肯定左旁從『莫』，到底為何字待考。

〔二〕三指小最（撮）亦可：馬王堆漢墓帛書整理小組（1985：126）：如果藥量還不滿三指小撮，也可以使用。

〔三〕巳（已）試：裘錫圭（2014：81）：該方已經經過嘗試和檢驗。

五、禹臧貍包圖瀌

【原文】

【●】禹臧（藏）貍（埋）包（胞）圖瀌〔一〕：貍（埋）包（胞），避小時、大時所在〔二〕，以產（生）月，視數多〔三〕者貍（埋）〔四〕包（胞）□40。

【注釋】

〔一〕禹臧（藏）貍（埋）包（胞）圖灋：馬王堆漢墓帛書整理小組（1985：126）：禹藏埋胞圖灋，是古代的一種迷信，在婦女生育後，將小兒的胞衣埋藏於一定方位，以為可使小兒健康長壽。古代這種迷信方術托名於禹，故名禹藏。本帛書有文無圖，請參看帛書《胎產書》禹藏圖。周一謀、蕭佐桃（1988：327）：禹藏，謂圖灋屬古時大禹所制藏，托名於禹，以顯其圖，並示珍重之意。埋胞，埋藏胎兒之胞衣。圖，本卷帛書有文無圖，圖繪於帛書《胎產書》卷中。帛書《胎產書》上部繪有二圖，右為『人字圖』，左為『南方禹藏』圖，即『禹藏埋胞圖』。禹藏埋胞圖灋，即根據禹藏圖選擇方位埋藏胞衣的方法，認為這種埋胞法可使小兒健康長壽，顯然是一種迷信。馬繼興（1992：763）：古人認為小兒初生後的胎盤（胞）要按照一定的方位掩埋，才能使新生兒長壽。由於此說托名於禹，所以稱為『禹藏』。帛書《胎產書》有『禹藏』圖，即埋胞的方位圖。

〔二〕避小時、大時所在：周一謀、蕭佐桃（1988：327）：《淮南子·天文訓》：『大時者，鹹池也；小時者，月建也。』『鹹池為太歲。』斗星杓柄所指為建，杓柄旋轉一周為一年，斗柄旋轉所指的十二辰稱為月建。斗星杓柄旋轉一月一辰所代表的時間稱小時，太歲運行所代表的時間稱為大時。大時、小時所在，指太歲運行所在的方位和斗柄所指的方位。全句指避開這兩個方位。魏啓鵬、胡翔驊（1992：71）：古代歲星紀年，其所設太歲所在方位即是『大時所在』，古代方士術數認為是凶方。古代干支紀月，與北斗斗柄旋轉所指的十二辰相對應，月建是該月所屬地支，其地支所在方位即『小時所在』，古代方士亦認為是凶方，皆宜背避之。馬繼興（1992：764）：避『小時所在』的方位，也即避新生兒在降生之時的月建所在。如生於一月者，其月建為寅，其方位為東北。故東北即其『小時所在』。故不可在東北的方向埋胞。而在『禹藏』圖的一月方框內，其東北的寅方位處記以『死』字。避『大時所在』的方位，大時是指每月均按照東、南、西、北四方的順序，由一月在卯位開始，依次是二月在午位，三月在酉位，四月在子位，五月仍在卯，六月仍在午，七月仍在酉，八月仍在子，九月仍在卯，十月仍在午，十一月仍在酉，十二月仍在子。以上這些月份的相應方位在禹藏圖中也都記以『死』字。

〔三〕數多：馬王堆漢墓帛書整理小組（1985：126）：按照生育時的月份，選取圖中計數多的方位埋葬。周一謀、蕭佐桃

（1988：327）：圖中數字大者所代表的方位。圖中所見，排列的數字自廿至百廿，大小不等。數的大小是表示吉凶壽夭的符號。數多者吉而多壽，數小者凶而易夭。全句謂選擇數大的方位埋胞，認為此能使小兒長壽。

〔四〕貍（埋）：裘錫圭（2014：82）：殘缺之字左旁似從『豸』，疑即『貍』字。存以待考。

【原文】

字者巳（已）〔一〕，即以流水及井水清者，孰（熟）汹（洗）斡（澣）其包（胞）〔二〕，孰（熟）捉〔三〕，令毋（無）汁，以故瓦甗毋（無）津者盛〔四〕，善41密蓋以瓦甌，令虫（蟲）勿能入，貍（埋）清地〔五〕陽處久見日所。使嬰兒良心智〔六〕，好色〔七〕，少病42。

【注釋】

〔一〕字者巳（已）：馬王堆漢墓帛書整理小組（1985：126）：字，產。魏啓鵬、胡翔驊（1992：72）：孕婦已生下胎兒。馬繼興（1992：765）：『字』在本帛書中用作臨產、分娩。

〔二〕孰（熟）汹（洗）斡（澣）其包（胞）：周一謀、蕭佐桃（1988：327）：將胞衣仔細洗滌乾淨。魏啓鵬、胡翔驊（1992：72）：反復洗滌胎盤。馬繼興（1992：766）：熟，充分，儘量。澣，原作『斡』，形訛。

〔三〕孰（熟）捉：周一謀、蕭佐桃（1988：328）：『孰捉』指反復擠按，將胞衣中的水擠淨。魏啓鵬、胡翔驊（1992：72）：反復扼盡汁水。馬繼興（1992：766）：捉，握緊，用力掐住。

〔四〕以故瓦甗毋（無）津者盛：周一謀、蕭佐桃（1988：328）：甗，古代炊具。全句指用乾淨的舊瓦甗盛胞衣。裘錫圭（2014：83）：『甗』字寫法與馬王堆帛書中其他『甗』字的寫法差別很大，更像是『甀』字，疑莫能定。『津』字馬王堆漢墓帛書整理小組（1985：126）釋文釋為『無』，讀為『蕪』，非是。『津』意為水汽、濕氣。

〔五〕清地：馬王堆漢墓帛書整理小組（1985：126）：靜地。周一謀、蕭佐桃（1988：328）：將『靜地』之『靜』理解為『僻靜』。馬繼興（1992：765）：『清』假為『靜』。『靜』字義為乾淨整潔。裘錫圭（2014：83）：『清』字不必讀為『靜』，如其讀『靜』，還不如讀『淨』。『清』字自有『潔淨』之意。

〔六〕良心智：馬王堆漢墓帛書整理小組（1985：126）：聰明。周一謀、蕭佐桃（1988：328）、魏啓鵬、胡翔驊（1992：72）、馬繼興（1992：766）：所見同上。

〔七〕好色：周一謀、蕭佐桃（1988：328）：皮膚顏色美好。魏啓鵬、胡翔驊（1992：72）：容顏美好。馬繼興（1992：766）：顏色美好。

六、益內利中

【原文】

●益內利中〔一〕：取醇酒半桮（杯），温之勿熱。毀雞卵，注汁酒中，撓，歙之。恒以旦未食時 43 歙之〔二〕。始歙=（歙，歙）一卵，明日歙二卵，【明日】歙三卵；其明日復歙二卵，明日歙一卵 44 。恒到三卵而卻=（卻，卻）到一卵復益〔三〕45 。

【注釋】

〔一〕益內利中：周一謀、蕭佐桃（1988：330）：內補養生之法。

〔二〕恒以旦未食時歙之：周一謀、蕭佐桃（1988：330）：飲服時間宜在清晨未進食之前。

〔三〕恒到三卵而卻=（卻，卻）到一卵複益：周一謀、蕭佐桃（1988：330）：一般飲到三卵而止，不再加數，遞減到每次飲一卵時複又遞增。魏啓鵬、胡翔驊（1992：73）：飲服量增至三卵時便開始遞減。卻，意為退、減。馬繼興（1992：

767）：卻，減少。

【原文】

●恒以八月、二月朔日〔一〕始服，歙一□□止，服之二時〔二〕，使人面不焦〔三〕，口脣不乾，利46中益內。

【注釋】

〔一〕朔日：周一謀、蕭佐桃（1988：330）：陰曆每月初一稱為朔日。

〔二〕二時：馬王堆漢墓帛書整理小組（1985）：二時，兩季。周一謀、蕭佐桃（1988：331）、魏啓鵬、胡翔驊（1992：73）、馬繼興（1992：767）：所見同上。

〔三〕面不焦：馬王堆漢墓帛書整理小組（1985）：面容不蒼老。魏啓鵬、胡翔驊（1992：73）：顏面不枯燥衰老。馬繼興（1992：768）：焦，本義是物體被火燒成枯焦狀。本條『面不焦』，指面色不蒼老。

【原文】

●恒服⧄47

【原文】

【●】□□□加醴〔一〕：取稻〔二〕□□□□□□□□□□□□□□□□□□□□□48□□□□□□□□□□□□□□□□□□□□□□□□□□□□49□□□□□□□□□□□□□□□□□□□□孰（熟）氵□〔三〕

小（少）多□□升煮50□□下炠〔四〕其上□□□□□□□□□□以為五升。以五物與薜□根〔五〕裝甗51中，取下蘔（蘔）汁〔六〕氵□（漬）〔七〕□□□□□□□□□其味盡而巳（已）。即煮其汁，壹费（沸）而52成醴。即稍歙之〔八〕，以辶□〔九〕身〼米內（納）韓（棘）〔一〇〕中，多精汁〔一一〕，便身〔一二〕〼53

【注釋】

〔一〕加醴：馬王堆漢墓帛書整理小組（1985：127）：壯陽酒。

〔二〕稻：裘錫圭（2014：84）：『稻』字為陳劍先生釋出，馬王堆漢墓帛書整理小組（1985：127）釋文釋為『智』，非是。

〔三〕氵□：裘錫圭（2014：84）：殘留一半的字原釋文未釋，從照片看，字殘留左旁『水』。

〔四〕炠：裘錫圭（2014：84）：殘留一半的字原釋文未釋，從照片看，字殘留左旁『火』。

〔五〕薜□根：馬王堆漢墓帛書整理小組（1985：127）：薜□根，疑即『薜荔根』。周一謀、蕭佐桃（1988：331）：薜荔又名木蓮。

〔六〕下蘔（蘔）汁：馬王堆漢墓帛書整理小組（1985：127）：釋文為『下贛汁』，贛，疑讀為『醬』。周一謀、蕭佐桃（1988：332）：釋文為『下贛汁』，贛汁，苦酒之類。按：根據原文，取下贛汁，然後煮之以成醴。考醴，《前漢楚元王傳》：『元王每置酒，常穆王設醴。』注：『師古曰：醴，甘酒也。少鞠多米，一宿而成。』《玉篇》：『甜酒也。』醴既係甜酒，能以贛汁煮而為之，則贛汁當不為苦酒矣。贛，疑為『醬』，即『蘔』，薏苡仁也。薏苡仁味甘，故『下贛汁』當即薏苡根之汁，或薏苡仁之粥汁。

〔七〕氵□（漬）：周一謀、蕭佐桃（1988：332）：殘留一半的字原釋文未釋，從照片看，字殘留左旁『水』，疑為『漬』字。裘錫圭（2014：84）：所見同上。

〔八〕稍歙之：周一謀、蕭佐桃（1988：332）：將所成之醴少少飲之，分次漸進。

〔九〕辶□：裘錫圭（2014：84）：殘留一半的字原釋文未釋，從照片看，字殘留『辵』旁。

〔一〇〕內（納）韓（𩋚）：裘錫圭（2014：84）：『內』字陳偉武先生認為應讀為『納』。『韓』字馬王堆漢墓帛書整理小組（1985：127）釋為『兼』，似不可信。暫釋為『韓』，存以待考。

〔一一〕多精汁：周一謀、蕭佐桃（1988：332）：飲醴後能使腎精充盈。

〔一二〕便身：周一謀、蕭佐桃（1988：332）：身體靈便。

殘片釋文

1. ●一曰☐
2. ●巳（已）☐
3. ☐中☐
4. ☐魚𠚕（腦）☐石（？石，石）脂等治☐
5. ☐石各（？）☐
6. ☐斗以汩☐
7. ☐醬汁☐
8. ☐三指☐
9. ☐大最（撮）☐
10. ☐飯中☐

11. ⧄日智（知）⧄

12. ⧄伏飯中⧄五日⧄

13. ⧄五（？）日⧄

14. （模糊不清）

15. ⧄二（？）⧄之矢⧄

16. ⧄入前⧄

17. ⧄陽精⧄

18. ⧄唯毋敢作⧄

19. ⧄成云產⧄

20. ⧄十曰⧄

21. （模糊不清）

22. ⧄齊⧄

23. ⧄陰⧄

24. ⧄二⧄

25. ⧄服⧄治⧄

26. ⧄血汁⧄

27. ⧄恒⧄

28. ⧄皆（？）氵□⧄

29.（模糊不清）

30. ⧄兔（？）⧄

31.（模糊不清）

32.（模糊不清）

33.（模糊不清）

34. ⧄斗⧄

35.（模糊不清）

36.（模糊不清）

37.（模糊不清）

參考文獻：

〔一〕馬王堆漢墓帛書整理小組．馬王堆漢墓帛書［M］．北京：文物出版社，1985．

〔二〕周一謀，蕭佐桃．馬王堆醫書考注［M］．天津：天津科學技術出版社，1988．

〔三〕魏啓鵬，胡翔驊．馬王堆漢墓醫書校釋［M］．成都：成都出版社，1992．

〔四〕馬繼興．馬王堆古醫書考釋［M］．長沙：湖南科學技術出版社，1992．
〔五〕裘錫圭．長沙馬王堆漢墓簡帛集成（陸）［M］．北京：中華書局，2014．
〔六〕潘遠根．馬王堆醫書《雜療方》考辨［J］．湖南中醫學院學報，1989（3）：154-155．

療射工毒方

導論

《療射工毒方》主要記載了預防和治療蜮毒傷的方法。書中提到南楚地區氣候温暖潮濕，多蜮蟲蛇蜂之毒，中蜮毒者不到十日即死，醫者通過儀式、咒語、符咒和藥草等方法進行治療。這反映了古代醫學在觀察、實踐和積累知識基礎上不斷發展的過程，體現了古人對生存哲學的積極探索，也為我們瞭解當時的醫學發展程度、天文地理和民俗文化提供了重要線索。

原圖

帛書一（1—24行）

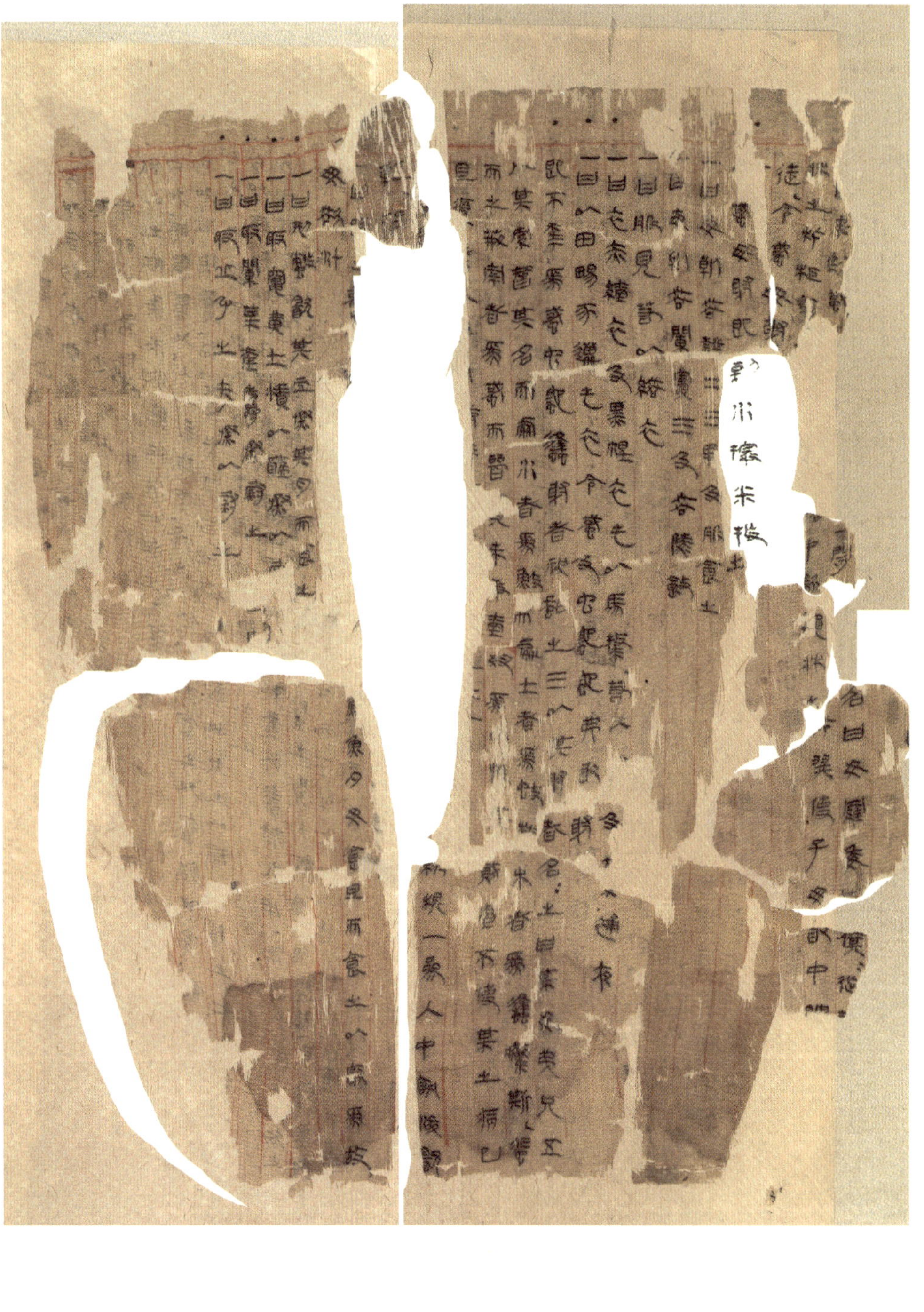

原　文

【原文】

【●】☒曰☒1☒2□□來到蜮〔一〕□□□□□問〔二〕□□□名曰女羅〔三〕，委□旗=從□□□□□3牀之柧櫝□□□□□□□□中歙□牀柧〔四〕，羿（羿）使子毋敢中〔五〕□□□□□4徒，令蜮毋射5。

【注釋】

〔一〕蜮：馬王堆漢墓帛書整理小組（1985：127）：蜮，古代相傳系一種能射人為害的動物。周一謀、蕭佐桃（1988：333）：所見同上。

〔二〕□□□□□問：馬王堆漢墓帛書整理小組（1985：127）：問，古書有兩義，《方言》：『桮（杯）也，其大者謂之問。』本行與下行所在殘片，與上面第30至36行殘片對印，前後均已殘損，行數不明。魏啓鵬、胡翔驊（1992：74）：帛書整理小組指出，此字古書有兩義，一指大杯，一為大開。

〔三〕女羅：馬王堆漢墓帛書整理小組（1985：127）：女羅，見《楚辭·九歌》，《詩·頍弁》作女蘿。《爾雅·釋草》云即菟絲；《神農本草經》則以為松蘿別名，與菟絲為兩物。周一謀、蕭佐桃（1988：333）：菟絲與松蘿皆稱女蘿。馬繼興（1992：770）：在古本草中作為『女蘿』之名有以下二物。其一是菟絲子的別名。《爾雅·釋草》：『唐、蒙，女蘿。女蘿，菟絲。』據邢昺疏引孫炎注以為唐蒙、女蘿和菟絲是一物三名。而據郭璞注則以為唐與蒙二名，故為一物四名。其二是松蘿的別名。惟本條所記的『女蘿』究為以上何物，尚有待進一步考證。

〔四〕牀之柧櫝□□□□□□□□中歙□牀柧：周一謀、蕭佐桃（1988：333）：柧櫝，或即有木刺之柳樹。魏啓鵬、胡翔驊（1992：75）：柧櫝，有棱角的橫木，用於設置阻擋通行的障礙。裘錫圭（2014：87）：『柧櫝』疑指某種植物或『牀』的某一部位。

〔五〕羿（羿）使子毋敢中：馬王堆漢墓帛書整理小組（1985：128）：後羿善射，故此處咒語說後羿使蜮勿射。馬繼興（1992：

770）：羿，古代傳說中的人物。

【原文】

●【令】蜮毋射：即到水，撮米[一]投之6。

【注釋】

［一］撮米：馬繼興（1992：772）：撮，用手指取物。裘錫圭（2014：87）：中國自古即有用『米』驅鬼的記載，用『米』驅『蜮』亦同。

【原文】

【●】一曰：每朝啜（啜）[一]禁（蒜）[二]二三果（顆）及服食之7。

【注釋】

［一］啜（啜）：裘錫圭（2014：88）：『啜』字典籍中皆用為『食』『飲』之義。此文中『啜』字與『服食』並提，疑用為『噙含』義。

［二］禁（蒜）：馬王堆漢墓帛書整理小組（1985：128）：禁，即『柰』字，後世或寫作『棕』。周一謀、蕭佐桃（1988：334）：禁，疑即『蒜』字。魏啓鵬、胡翔驊（1992：75）：禁即『柰』，或稱柰子，為古代栽培的中國蘋果，其質綿，味甜帶酸，不耐貯藏，俗呼『綿蘋果』。

【原文】

【●】一曰：每朝⿱叕日（啜）闌（蘭）實〔一〕三及⿱叕日（啜）陵（菱）⿰飠支（芰）〔二〕8。

【注釋】

〔一〕闌（蘭）實：周一謀、蕭佐桃（1988：335）：疑即藍實。魏啓鵬、胡翔驊（1992：75）：疑即蕙實。

〔二〕陵（菱）⿰飠支（芰）：馬王堆漢墓帛書整理小組（1985：128）：李時珍《本草綱目》載菱可『解酒毒、射罔毒』。周一謀、蕭佐桃（1988：335）：菱芰。裘錫圭（2014）：陵⿰飠支即『菱角』，多生南方水中。

【原文】

【●】一曰：服見〔一〕，若以⿰糹⿱叕日（綴）衣〔二〕9。

【注釋】

〔一〕服見：馬王堆漢墓帛書整理小組（1985：128）：服，佩戴。見，疑讀為『絸』，即『繭』字。裘錫圭（2014：88）：『服』應用為『服食』之『服』。『見』應讀為『莧』，指馬齒莧或赤莧。

〔二〕若以⿰糹⿱叕日（綴）衣：周一謀、蕭佐桃（1988：336）：或用它（絲繭）綴飾衣服。綴，結也，飾也。

【原文】

●一曰：衣赤⿰糹黑（纆）衣及黑涅衣〔一〕，屯（純）以馬楘（⿱敄桼）〔二〕，若以□及□補夜（腋）10。

【注釋】

〔一〕衣赤纏（纏）衣及黑涅衣：馬王堆漢墓帛書整理小組（1985：128）：纏，《說文》作『纏』，《玉篇》寫法與帛書同，系經緯粗細不同的繒。涅，礬石。黑涅衣是使用礬石染黑的衣服。周一謀、蕭佐桃（1988：336）：第一個『衣』字是動詞，指穿衣。纏，指經緯粗細不同的繒布。赤纏衣，染成赤色的繒布衣。黑涅衣，指用礬石染黑的衣服。魏啓鵬、胡翔驊（1992：76）：赤纏衣，紅色的粗絲衣。『纏』同『纏』，《說文》稱『粗緒也』，是一種粗疏的絲織品。黑涅衣，用礬石染制的黑衣。馬繼興（1992：773）：纏，系一種用粗纖維織成的衣料。

〔二〕屯（純）以馬蔡（䔩）：馬王堆漢墓帛書整理小組（1985：128）：純，《儀禮・既夕》注：『飾衣曰純，謂領與袂。』䔩，《說文》：『強曲毛也，可以箸（褚）起衣。』周一謀、蕭佐桃（1988：336）：以馬之毳毛襯於衣中。魏啓鵬、胡翔驊（1992：76）：用富有彈性的馬毛裝飾衣的邊緣。純，通『緣』。馬繼興（1992：774）：純，為衣服周緣的裝飾。馬䔩，指馬毛裝飾的衣服。

【原文】

●一曰：以田暘豕邋（鬣）〔一〕屯（純）衣，令蟚及虫蛇{蛇}〔二〕弗敢射₁₁。

【注釋】

〔一〕田暘豕邋（鬣）：馬王堆漢墓帛書整理小組（1985：128）：邋，疑讀為『鬣』。田暘豕鬣，不詳。周一謀、蕭佐桃（1988：337）：田暘豕，疑指荒田或穀田中之田豕。邋，疑為『鬣』字，指動物之鬃毛。魏啓鵬、胡翔驊（1992：76）：圍獵捕獲的野豬身上的長毛。馬繼興（1992：774）：田暘，野外，原野。

〔二〕虫蛇{蛇}：馬王堆漢墓帛書整理小組（1985：128）：虫，此處讀為『虺』，一種蝮蛇。下一『蛇』字系衍文。周一謀、蕭佐桃（1988：337）：所見同上。

【原文】

●即不幸為蜮蟲蛇蠭（蜂）射者，祝，郵（唾）之三，以其射者名＝（名，名）之，曰：『某！女（汝）弟兄五 12 人，某索智（知）其名〔一〕，而處水者為鮁，而處土者為蚑〔二〕，柎木者為蠭（蜂）、櫐斯〔三〕，蜚（飛）13 而之荊〔四〕南南者為蜮。而晉〔五〕□未□，壐（爾）奴為宗孫。某賊！壐（爾）不使某之病已（已）14 且復□□□□□□□□□□□□□□ 15。』

【注釋】

〔一〕某索智（知）其名：馬王堆漢墓帛書整理小組（1985：129）：索，盡。周一謀、蕭佐桃（1988：338）：某，指射人之蜮名，如下文蜂、蜮等。某索知其名，謂祝者盡知五種蜮之名。索，盡也。魏啓鵬、胡翔驊（1992：77）：你們的名字我全都知道。索：盡。馬繼興（1992：775）：索，完全、充分、儘量。

〔二〕而處水者為鮁，而處土者為蚑：馬王堆漢墓帛書整理小組（1985：129）：《名醫別錄》云蚑為水蛭的別名。陶弘景《本草經集注》謂蚑有數種，中有水中馬蜞及山蚑。《嘉祐本草》載水蛭、草蛭二種；《蜀本草》則在水蛭外，另有石蛭、泥蛭二種。本帛書『鮁』『蚑』當爲兩種蛭。周一謀、蕭佐桃（1988：338）：鮁，或即水蛭之一種。魏啓鵬、胡翔驊（1992：77）：鮁，未見於古字書，當為水蚑，即水蛭。蚑，此處所指即今四川人所稱螞蟥，但不知為石蛭或泥蛭。馬繼興（1992：775）：『鮁』字應即水蛭古名之一。此處『蚑』之字非指水蛭，而應是陶弘景《本草經集注》『水蛭』條下所記的『山蛭』，也即《新修本草》注所記的『草蛭』。

〔三〕櫐斯：馬王堆漢墓帛書整理小組（1985：129）：櫐斯，即蛅蟖，一種螫人的毛蟲。魏啓鵬、胡翔驊（1992：77）：櫐斯：即蛅蟖，俗稱毛蟲。參看帛書《養生方》。

〔四〕荊：馬繼興（1992：776）：荊，周代楚國的國名。

〔五〕晉：馬王堆漢墓帛書整理小組（1985：129）：晉，當讀為『箭』。

【原文】

【●】☐☐☐☐☐☐☐☐☐☐☐☐☐☐☐☐☐☐☐☐根一參入中，孰（熟）浚〔一〕，歃〔二〕16。

【注釋】

〔一〕孰（熟）浚：周一謀、蕭佐桃（1988：339）：善濾其汁。

〔二〕歃：馬王堆漢墓帛書整理小組（1985：129）：帛書此行以下缺損，行數不明。

【原文】

☐17乾=（乾，乾）治☐18

【原文】

【●】一曰：取☐☐☐☐☐☐☐☐☐鮊魚〔一〕，夕毋食，旦而食之，以厭為故〔二〕19，毋歠（歠）汁20。

【注釋】

〔一〕鮊魚：裘錫圭（2014：90）：鮊字原釋文未釋，從照片看，字殘留左旁『魚』。

〔二〕以厭為故：周一謀、蕭佐桃（1988：339）：以食夠為限度。馬繼興（1992：777）：即最大限度。

【原文】

●一曰：刑鳖（鱉），歙其血，烝（蒸）其肉而食之21。

【原文】

●一曰：取竈黄土[一]，漬以醯，烝（蒸），以尉（熨）[二]【之】22。

【注釋】

[一]竈黄土：馬繼興（1992：777）：伏龍肝。

[二]尉（熨）：馬繼興（1992：777）：用温熱物貼附身體患處的一種外治法。

【原文】

●一曰：取闌（蘭）葉[一]，産（生）壽（擣）[二]，烝（蒸），尉（熨）之23。

【注釋】

[一]闌（蘭）葉：馬繼興（1992：778）：蘭葉未見傳世古本草藥用，或是藍葉。魏啓鵬、胡翔驊（1992：79）：《神農本草經》稱蘭草『味辛，平。主利水道，殺蠱毒，辟不詳』。

[二]産（生）壽（擣）：馬王堆漢墓帛書整理小組（1985：129）：産擣，意即生擣。周一謀、蕭佐桃（1988：341）：將生藥擣碎細。

【原文】

●一曰：取丘（蚯）引（蚓）之矢[一]，烝（蒸），以尉（熨）之24。

【注釋】

〔一〕丘（蚯）引（蚓）之矢：馬王堆漢墓帛書整理小組（1985：129）：陶弘景《本草經集注》蚯蚓條云：『蚯蚓，其矢呼為蚓螻。』周一謀、蕭佐桃（1988：341）、魏啓鵬、胡翔驊（1992：79）、馬繼興（1992：778）：所見同上。

殘片釋文

1．☒到蛓肌☒

2．☒祝曰：沃☒羿（羿）使子毋射（？）☒

3．☒敢射☒□☒

4．☒以☒

參考文獻：

〔一〕馬王堆漢墓帛書整理小組．馬王堆漢墓帛書［M］．北京：文物出版社，1985．

〔二〕周一謀，蕭佐桃．馬王堆醫書考注［M］．天津：天津科學技術出版社，1988．

〔三〕魏啓鵬，胡翔驊．馬王堆漢墓醫書校釋［M］．成都：成都出版社，1992．
〔四〕馬繼興．馬王堆古醫書考釋［M］．長沙：湖南科學技術出版社，1992．
〔五〕裘錫圭．長沙馬王堆漢墓簡帛集成（陸）［M］．北京：中華書局，2014．

胎产书

導論

《胎產書》主要以『禹問幼頻』的問答形式，講述了漢代以前人們對孕育新生命和孕期保健的認知水準。其核心內容包括十月養胎和孕育求子兩大部分，涉及孕前及孕期保健、逐月養胎、胎教、種子求子、初生嬰兒保健、藏胞圖、人字圖及埋胞法等內容。《胎產書》體現了早期的胎教和優生學思想，雖有些見解尚不成熟，但在婦產科方面具有極高的學術價值。作為現存最早的有關胎產知識的方技類著作，《胎產書》為研究古代婦產科學、醫學史提供了珍貴資料，也為現代醫學和社會文化研究提供了重要參考。

原圖

帛書一（上部）

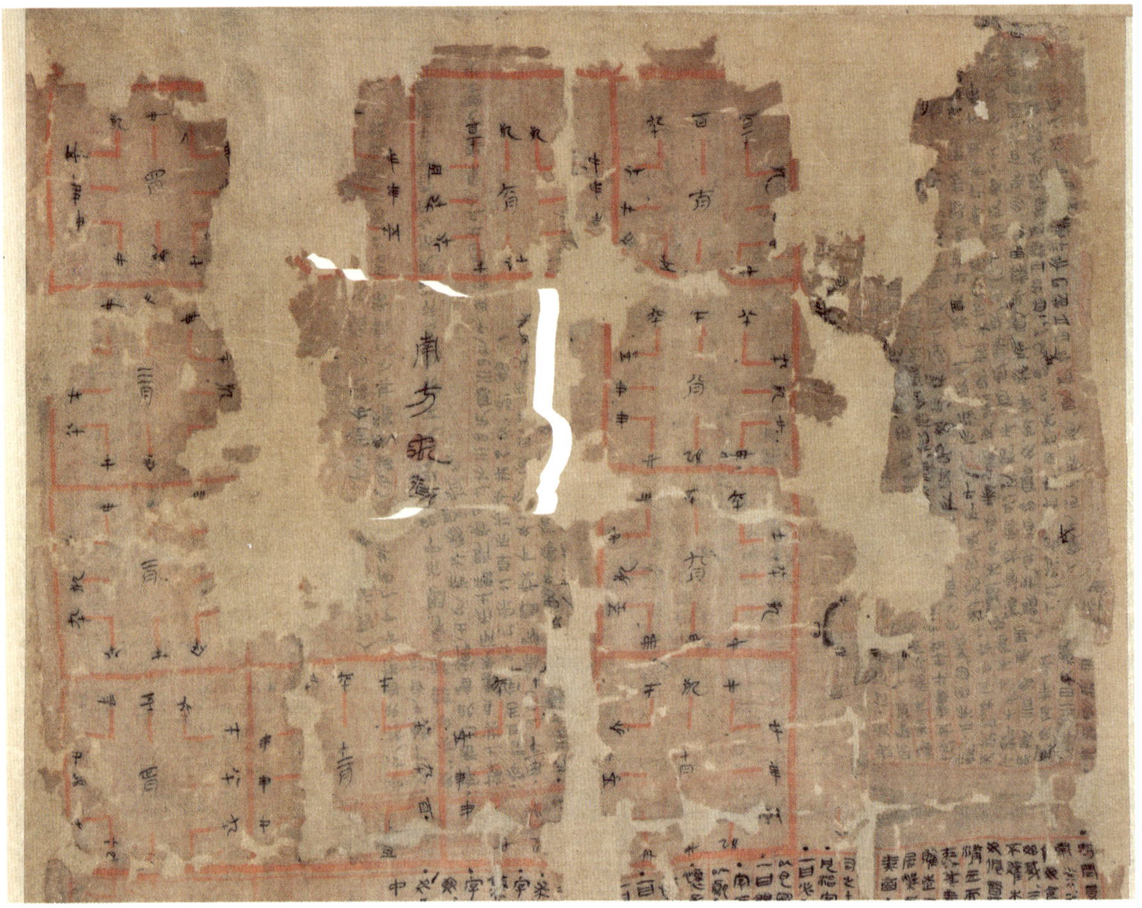

帛書二（下部，1—25行）

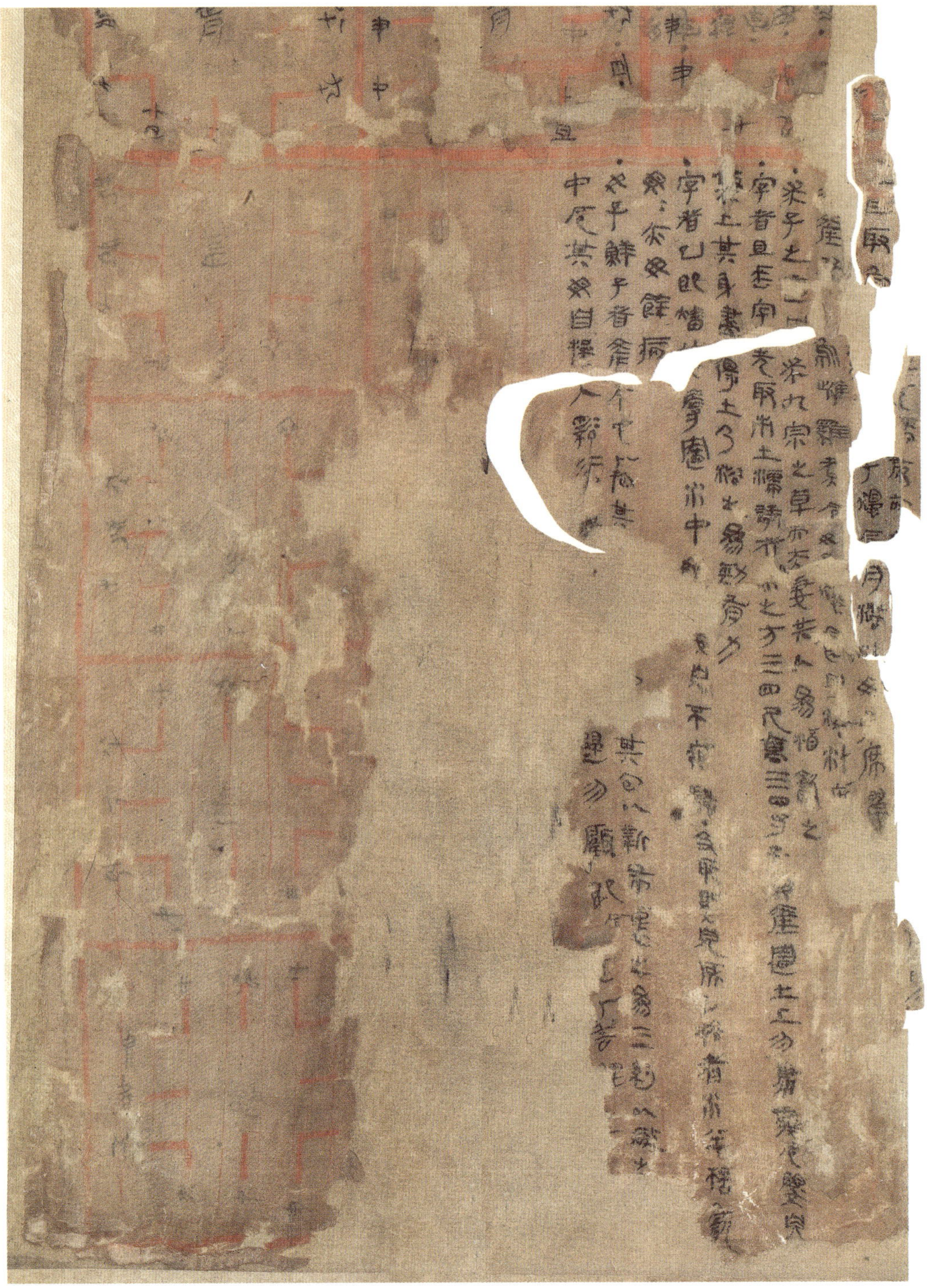

帛書三（下部26—34行）

殘片

帛書四（下部，26—34行殘片）

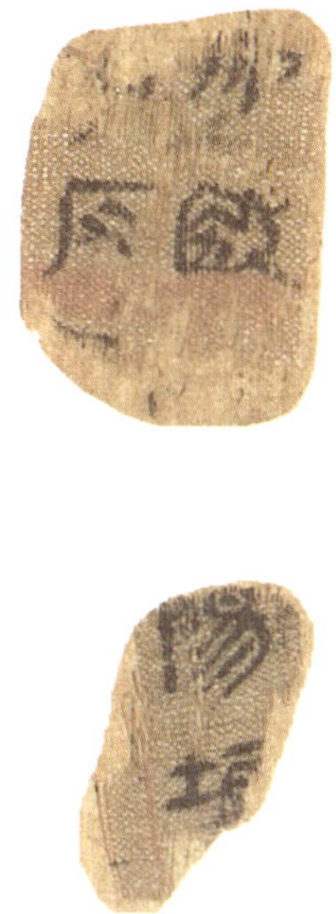

原 文

一、禹問幼頻

【原文】

●禹問幼頻曰〔一〕：我欲埴（殖）人產子〔二〕，何如而有？幼頻合（答）曰：月朔已去汁□〔三〕，三日中從之〔四〕，有子。其一日₁南（男），其二日女殹〔五〕。故人之產殹，入於冥=（冥冥）〔六〕，出於冥=（冥冥），乃始為人。一月名曰留（流）刑〔七〕，食㱃必精，酸羹₂必孰（熟），毋食辛星（腥），是謂財（哉）貞〔八〕。二月始膏，毋食辛臊，居處必靜，男子勿勞，百節皆病〔九〕，是胃（謂）₃始臧（藏）〔一〇〕。三月始脂〔一一〕，果隋（蓏）●宵（肖）效〔一二〕，當是之時，未有定義（儀）〔一三〕，見物而化〔一四〕，是故君公大人，毋使朱（侏）儒₄，不矔（觀）木（沐）侯（猴）〔一五〕，不食茵（蔥）薑，不食兔羹〔一六〕；若欲〔一七〕產₅男，置弧矢，【射】〔一八〕雄雉，乘牡馬，矔（觀）牡虎；欲產女，佩蠶（簪）耳（珥），呻（紳）朱（珠）子〔一九〕，是胃（謂）內象成子。【四月】而水受（授）之〔二〇〕，乃始成血，其食稻麥，蟬（鱓）魚〔二一〕□□₆，清血而明目。五月而火受（授）之，乃始成氣，晏起□沐，厚衣居堂，朝吸天光，辟（避）寒央（殃），【其食稻】₇麥，其羹牛羊，和以茱臾（萸），毋食□，養氣。六月而金受（授）之，乃始成筋，勞□□□，【出】遊【於野，數】₈矔（觀）走犬馬，必食蟄（鷙）鳥殹，未□□□，是胃（謂）變奏（腠）□筋，□□□□。七【月而】木受（授）【之，乃始成骨】₉，居燥處，毋使身安，□□□□□□養〔二二〕□□□□，【歙食】辟（避）寒，□□□□□□□10美齒。●八月而土受（授）【之，乃始成膚革，和】心靜志〔二三〕□□□□，【是】胃（謂）密【腠理。九月而石〔二四〕授之，乃11始成】豪（毫）毛，□□□□□□□□□□□□□□□□□12司（伺）之十月。氣陳□□，以為▨〔二五〕13。

【注釋】

〔一〕禹問幼頻曰：馬王堆漢墓帛書整理小組（1985：136）：『禹』『幼頻』，字上原加硃點，和《禹藏圖》的『禹』字一樣，是表示人名的標記。『幼頻』字面上有多子的意思，當系虛構的人物。周一謀、蕭佐桃（1988：348）：字上原加硃點，《南方禹藏圖》之『禹』字之上亦加有硃點，皆是表示人名的標記。馬繼興（1992：780）：禹，夏王朝的建立者。姓姒，名文命，史書又稱夏禹，此處系托名。

〔二〕埴（殖）人產子：馬王堆漢墓帛書整理小組（1985：136）：殖，生。周一謀、蕭佐桃（1988：349）：埴，摶土為坯也，含有塑造之義。『埴』亦通『植』。『埴人』『殖人』或『植人』產子，皆具有施精使人成孕之義。魏啓鵬、胡翔驊（1992：82）：蕃殖人口，生育子女。馬繼興（1992：780）：殖人，即生育子女。

〔三〕月朔已去汁□：馬王堆漢墓帛書整理小組（1985：136）：月朔，即月經。周一謀、蕭佐桃（1988：349）：月朔已去汁□，指月經乾淨之後。魏啓鵬、胡翔驊（1992：83）：指月經已完畢。

〔四〕三日中從之：周一謀、蕭佐桃（1988：349）：指月經乾淨後三日內行交媾事。

〔五〕其一日南（男），其二日女殹：馬王堆漢墓帛書整理小組（1985：136）：《外臺秘要》卷三十三《男女受胎時日法》認為經絕一日、三日、五日為男，二日、四日、六日為女，過六日不成子，說法與本文類似。這種方法是不科學的。周一謀、蕭佐桃（1988：349）：指經淨後一日交者孕男，二日孕女。

〔六〕冥="（冥冥）：馬王堆漢墓帛書整理小組（1985：136）：冥冥，幽暗不可見。周一謀、蕭佐桃（1988：349）：冥冥，隱約幽暗，莫可言狀。此謂房事皆在夜晚進行，交媾成孕的情況難於把握。

〔七〕留（流）刑：馬王堆漢墓帛書整理小組（1985：136）：留刑，同墓竹簡《十問》作「溜刑」。「刑」是鑄造器物用的陶範。這裏是以金屬的凝鑄比喻胚胎始結。周一謀、蕭佐桃（1988：349）：「留」同「流」，即流刑。魏啓鵬、胡翔驊（1992：84）：留刑，同流形、流刑、溜刑。流布成形。馬繼興（1992：781）：即「流形」。「流形」一詞之義可有三説。其一是泛指物質的形體。其二，指轉化而成為形體（即由無形轉化為成形的過程）。其三，「刑」字可假為「型」。

〔八〕財（哉）貞：馬王堆漢墓帛書整理小組（1985：136）：財，疑讀為「哉」，意思是初。貞，定。周一謀、蕭佐桃（1988：350）：「財」與「才」通。「財」即「才」也。財、才、哉，皆指始也、初也。貞，正，意即定也。故「財貞」「才貞」「才正」，均謂胎之始結、始定。魏啓鵬、胡翔驊（1992：84）：貞，正、定。財貞，猶言初定。

〔九〕男子勿勞，百節皆病：周一謀、蕭佐桃（1988：350）：指此期男子不能與孕婦交合。勞，指房勞，房事。馬繼興（1992：784）：欲生男孩時，則孕婦不宜過勞，否則必將成為導致關節生病的原因。裘錫圭（2014：94）：如按馬説，似乎欲生男孩不能「勞」，而生女孩就可以「勞」，此於理不合。周、蕭之説值得考慮。

〔一〇〕始臧（藏）：周一謀、蕭佐桃（1988：350）：胎元始藏蓄於胞宮。藏，蓄也。

〔一一〕三月始脂：周一謀、蕭佐桃（1988：350）：膏、脂，均為人體組織，常以膏脂並稱。細言之，則二者有別。《禮記·內則》疏：「凝者為脂，釋者為膏。」考《醫心方》所引《產經》為「二月曰胎」，《諸病源候論》《備急千金要方》等醫籍中，為「三月始胎」，均無「始脂」「曰脂」之説。胎、脂形近，疑帛書之「脂」字為「胎」字之誤，當為「三月始胎」。馬繼興（1992：787）：脂為人體內的脂肪組織之一，其與膏的區別主要是根據其凝結的程度。

〔一二〕果隋（蓏）●宵（肖）效：馬王堆漢墓帛書整理小組（1985：137）：與栝樓形似。周一謀、蕭佐桃（1988：350）：喻三月始胎，人形尚未形成，當隨時隨地肖其不同類形的人而化育。魏啓鵬、胡翔驊（1992：84）：果隋同果蓏、果墮。宵，讀爲「肖」。此句意為，那圓而下垂的胚胎已經維妙維肖地出現。馬繼興（1992：787）：按「果隋」之名，古又作果贏、果蓏，亦即栝樓。「肖」字義為相類，相似。

〔一三〕定義（儀）：馬繼興（1992：786）：「儀」字義為尺度，法度。定儀，定型。

〔一四〕見物而化：周一謀、蕭佐桃（1988：351）：胎兒將隨孕婦所遇人物之不同而發生變化。馬繼興（1992：788）：「化」

字義為變。

〔一五〕木（沐）侯（猴）：馬王堆漢墓帛書整理小組（1985：137）：沐猴，陸璣《毛詩草木鳥獸蟲魚疏》：『猱，獮猴也，楚人謂之沐猴。』魏啓鵬、胡翔驊（1992：83）：沐猴即獮猴。馬繼興（1992：788）：沐猴即獮猴，或又稱為猱。

〔一六〕不食茵（蒽）薑，不食兔羹：馬王堆漢墓帛書整理小組（1985：137）：張仲景《金匱要略方論·禽獸蟲魚禁忌並治第二十四》：『婦人妊娠不可食兔肉、山羊肉及鱉、雞、鴨，令子無聲音。』《果實菜穀禁忌並治第二十五》：『妊娠食薑，令子餘指。』張華《博物志》：『妊娠者不可啖兔肉，又不可見兔，令兒唇缺；又不可啖生薑，令兒多指。』都是類似的迷信觀念。周一謀、蕭佐桃（1988：351）：古代相傳食薑則使小兒多指，食兔則豁唇，即上文所謂見物而化。這些說法都是無稽的，並無科學根據。

〔一七〕若欲：裘錫圭（2014：94）：『若』字馬王堆漢墓帛書整理小組（1985：137）未釋出。從反印文看，此處缺文似『若』字，『若欲』連用典籍常見。

〔一八〕【射】：裘錫圭（2014：94）：馬王堆漢墓帛書整理小組（1985：137）未補『射』字，《諸病源候論》卷四一『婦人妊娠病諸候』此處作『射』字，應據以補出。

〔一九〕呻（紳）朱（珠）子：馬王堆漢墓帛書整理小組（1985：137）：紳，《廣雅·釋詁三》：『束也。』周一謀、蕭佐桃（1988：351）：紳，即佩帶珠子。束珠為女飾，古人認為孕婦佩珠子可以使胎化為女。魏啓鵬、胡翔驊（1992：85）：束帶珠鏈。馬繼興（1992：789）：紳字義為約束。珠即珍珠。

〔二〇〕水受（授）之：馬王堆漢墓帛書整理小組（1985：137）：授，稟賦。周一謀、蕭佐桃（1988：351）：《諸病源候論》《備急千金要方》引徐之才語及《醫心方》所載，皆為『始受水精』。下文之火、金、木、土受之，諸書之說有異。

〔二一〕蟺（鱓）魚：馬王堆漢墓帛書整理小組（1985：137）：鱓魚，見《名醫別錄》，今名鱔魚。魏啓鵬、胡翔驊（1992：85）：鱓魚，即鱔魚。馬繼興（1992：792）：鱓魚，又稱鱔魚。

〔二二〕養：裘錫圭（2014：94）：『養』字馬王堆漢墓帛書整理小組（1985：137）未釋，從反印文看似可補出，但具體位置不能確定，暫補於此。

〔二三〕【和】心靜志：裘錫圭（2014：95）：陳劍指出此處可補上一片殘片，為『心靜志』三字。按《諸病源候總論》卷之四十一『婦人妊娠病諸候』相應的文字作『和心靜息』。和心意為使心境平和。疑殘片『心靜志』前可補出一『和』字。

〔二四〕石：馬繼興（1992：801）：泛指金屬以外的礦物質。

〔二五〕以為☐：馬繼興（1992：802）：『為』字下原缺，字數不詳。裘錫圭（2014：95）：以上十三行是一篇獨立文字，是《諸病源候論·妊娠候》的一部分及《備急千金要方》所載北齊徐之才逐月養胎方的祖本。現將兩書有關段落附印本書之後，見典籍對照。

二、治字者

【原文】

●凡治字者〔一〕，以清【水】榦（澣）〔二〕包（胞）☐14。

【注釋】

〔一〕治字者：馬王堆漢墓帛書整理小組（1985：137）：字，生育。自此以下幾條參看帛書《雜療方》中的《禹藏埋胞圖法》。周一謀、蕭佐桃（1988：352）：指對婦人產後的料理。治，理也。字，生產，分娩。魏啓鵬、胡翔驊（1992：87）：指處理生子之後的若干事項。馬繼興（1992：803）：『治』有作、為之義。『治字』一詞即臨產之義。

〔二〕榦（澣）：馬王堆漢墓帛書整理小組（1985：137）：澣，洗滌。馬繼興（1992：803）：澣字義為洗滌。

【原文】

●一曰：必孰（熟）洒（洗）榦（澣）包（胞）〔一〕，有（又）以酒榦（澣）〔二〕□□□□□□□□小㼽〔三〕□□□□□□□□□□15以瓦甌〔四〕，毋令虫蛾（蟻）〔五〕能入而迣（泄）〔六〕□□□□□【久見】日所〔七〕，使嬰兒毋（無）疕騷（瘙）〔八〕，曼理〔九〕，壽□16。

【注釋】

〔一〕孰（熟）洵（洗）斡（澣）包（胞）：周一謀、蕭佐桃（1988：353）：指仔細洗滌胞衣。仍以「孰」字為當，孰，善也。馬繼興（1992：804）：熟字義為充分。

〔二〕有（又）以酒斡（澣）：周一謀、蕭佐桃（1988：353）：以清水洗後複以酒洗之。馬繼興（1992：804）：酒字，《馬王堆漢墓帛書》四集釋文誤排作「灑」，今據圖版改正。

〔三〕㼽：裘錫圭（2014：95）：《玉篇·瓦部》：「㼽，瓦器。今作鬲。」

〔四〕瓦甌：馬繼興（1992：804）：陶土製成的小盆。

〔五〕蛾（蟻）：周一謀、蕭佐桃（1988：353）：「蛾」當為「蟻」。馬繼興（1992：804）：蟻即螞蟻。

〔六〕迣（泄）：裘錫圭（2014：95）：此字於此應讀為「泄」。從殘留筆畫看，右旁仍存「世」字。陳劍認為左旁有是「辵」字之可能，如此應隸定為「迣」，讀為「泄」。

〔七〕【久見】日所：馬繼興（1992：804）：日光照射處。裘錫圭（2014：95）：「日所」前馬繼興（1992：804）補一「毋」字，似非是。《房中記》與《胎產書》有關的部分云：「字者巳（已），即以流水及井水清者，孰（熟）洵（洗）斡（澣）其包（胞），孰（熟）捉，令毋（無）汁，以故瓦甗毋（無）津者盛，善密蓋以瓦甌，令虫（蟲）勿能入，貍（埋）清地陽處久見日所。使嬰兒良心智，好色，少病。」故疑「日所」前可以補出「久見」二字。

〔八〕毋（無）疕騷（瘙）：周一謀、蕭佐桃（1988：353）：泛指小兒瘡瘍。魏啓鵬、胡翔驊（1992：88）：此句意為避免瘡瘍癬疥一類嬰兒多發病。馬繼興（1992：804）：「疕」字原義為頭瘍。裘錫圭（2014：95）：「騷」字馬王堆漢墓帛書整理小組（1985：137）未補，從帛書照片看，「疕」字與「曼」字間還有一字的距離，又從本篇帛書內容看，另有兩處「疕」字，皆與「騷」連言，此處似不應單言「疕」。

〔九〕曼理：馬王堆漢墓帛書整理小組（1985：137）：肌膚柔膩。周一謀、蕭佐桃（1988：353）：曼，美也。理，皮膚之紋理。曼理，指皮膚細膩柔潤。魏啓鵬、胡翔驊（1992：88）：柔嫩潤澤的皮膚。

【原文】

●一曰：貍（埋）包（胞）席下〔一〕，不疕騷（瘙）。內中□□□□以建日〔二〕歙17。

【注釋】

〔一〕貍（埋）包（胞）席下：周一謀、蕭佐桃（1988：354）：席，供坐之草墊。疑指將胞衣用坐席或林席裹埋於地下。

〔二〕建日：周一謀、蕭佐桃（1988：354）：正月建寅，則寅為建，逢寅日為正月之建日；二月建卯，則逢卯為二月建日。以此類推。魏啓鵬、胡翔驊（1992：88）：古代術數家以建除一辰定日之吉凶。《淮南子·天文訓》：『寅爲建，卯爲除，辰爲滿，巳爲平，主生；午爲定，未爲執，主陷；申爲破，主衡；酉爲危，主杓；戌爲成，主少德；亥爲收，主大德；子爲開，主太歲；醜爲閉，主太陰。』這裏即以寅日爲建，主生。故宜埋胞卻嬰兒病。馬繼興（1992：805）：建日，古人北斗星斗柄所指方位稱為建，斗柄旋轉所指的十二辰，稱為十二建。如農曆正月叫建寅，二月叫建卯等。月份有大小，則稱大建、小建。建日是按照北斗星在十二月裏的不同位置而確定的。《淮南子·天文訓》以正月斗建寅，即以寅日為建，如二月則卯為建，三月則辰為建，以此類推。

【原文】

●字而多男毋（無）女者而欲女，後□□□□包（胞）貍（埋）陰垣〔一〕下。多女毋（無）男，亦反〔二〕【包（胞）】貍（埋）陽垣下。一曰18：以甗衣約包（胞）〔三〕，貍（埋）之19。

【注釋】

〔一〕陰垣：馬王堆漢墓帛書整理小組（1985：137）：陰垣，背日的牆垣。下面『陽垣』是受日光暴曬的牆垣。周一謀、蕭佐桃（1988：354）：牆垣之背陽一面。下文『陽垣』指牆垣之向陽一面。馬繼興（1992：805）：垣即牆壁。陰垣即牆垣遮背日光的部分。

〔二〕反：裘錫圭（2014：96）：馬王堆漢墓帛書整理小組（1985：137）在『反』字後用尖括弧括注『取』字，以為『反』字為『取』字的誤字，此說可疑，待考。

〔三〕以甗衣約包（胞）：馬王堆漢墓帛書整理小組（1985：137）：甗衣，見《五十二病方》帛書『穨』條，疑即蓋甗用的布。約胞，將胞衣包束起來。周一謀、蕭佐桃（1988：354）：甗為甑屬，底部有孔，蒸飯時需墊布，甗衣蓋即墊甑底之布。約，包束也。以甗衣約胞，指用蓋墊於甗底的布裹束胞衣。魏啓鵬、胡翔驊（1992：88）：甗爲古代炊具中的蒸鍋，其中間為穿孔之箄，甗衣即蓋在孔箄上的麻布。馬繼興（1992：806）：甗衣即『甑帶』，是用以提攜古代炊具『甗』（或『甑』）的一種繩帶，多以植物類的長纖維製成。約，《說文·糸部》：『纏束也。』

三、懷子者

【原文】

●懷子者，為享（烹）白牡狗首〔一〕，令獨食之，其子美皙，有（又）易出。●欲令子勁者，□時食母馬肉20。

【注釋】

〔一〕白牡狗首：馬王堆漢墓帛書整理小組（1985：138）：牡狗首，《養生方》帛書《☐巾》條作『牡螻首』。周一謀、蕭佐桃（1988：355）：白牡狗首，斷非螻蛄之首，乃白色牡狗，即白色雄狗之首也。馬繼興（1992：806）：螻蛄。魏啓鵬、胡翔驊（1992：89）：白牡狗首，殆即白雄犬頭。一説牡狗首即牡螻首，但螻蛄未聞有白色者，而且方家多云孕婦忌服，惟《神農本草經》用於『主難産』。

【原文】

【●】懷子未出三月者，呻（吞）〔一〕爵（雀）罋（甕）〔二〕二，其子男殹。一曰：取烏罋（甕）〔三〕中虫青北（背）者三，産（生）呻（吞）〔四〕之，必産男，萬全21。

【注釋】

〔一〕呻（吞）：馬王堆漢墓帛書整理小組（1985：138）：呻，讀為『吞』。周一謀、蕭佐桃（1988：356）：對照圖版，前第六行『呻朱子』之『呻』字與此處相較，彼寫作『呻』，而此感則是寫作『呷』，與『呻朱子』之呻字有明顯區別，故疑此處為『呷』，而非『呻』字。馬繼興（1992：807）：吞：原作呻。『吞』與『呻』為同源字。

〔二〕爵（雀）罋（甕）：馬王堆漢墓帛書整理小組（1985：138）：爵罋，即《神農本草經》雀罋。《名醫別録》云：『生樹枝間，蛅蟖房也。』周一謀、蕭佐桃（1988：356）：蛅蟖，注見《雜療方》第六八行『蘖斯』，為一種背毛能螫人的毛蟲。故『爵罋』乃一種毛蟲蛹之繭殼。魏啓鵬、胡翔驊（1992：89）：爵罋，即雀罋，又名蛅蟖房，毛蟲所成繭也。馬繼興（1992：807）：雀甕為昆蟲類藥物。

〔三〕烏罋（甕）：裘錫圭（2014：96）：馬王堆漢墓帛書整理小組（1985：138）釋此『烏』字為『爵』，非是。該字與上文『雀罋』的『雀』字寫法完全不同，應是『烏』字。『烏』『雀』音義皆近，『烏罋』即『雀罋』。

〔四〕產（生）呻（吞）：馬王堆漢墓帛書整理小組（1985：138）：生吞。周一謀、蕭佐桃（1988：357）：意即生服。

【原文】

●一曰：以方苴（咀）時〔一〕，取蒿、牡〔二〕、卑（蜱）稍（蛸）〔三〕三，治，歙之，必產男。巳（已）試。一□曰：遺弱（溺）〔四〕半升，□隨堅而少汁〔五〕。22

【注釋】

〔一〕以方苴（咀）時：馬王堆漢墓帛書整理小組（1985：138）：《管子·水地》云胎兒『三月如咀』，故『方咀時』與上方『未出三月』義近。周一謀、蕭佐桃（1988：357）：方咀，《管子·水地》云胎兒『三月如咀』，指懷孕三月，胎兒開始生與五味相適應的五臟。方咀時，即指懷孕三月之時，與前條『未出三月』同例。魏啓鵬、胡翔驊（1992：90）、馬繼興（1992：808）：所見同上。

〔二〕牡：馬王堆漢墓帛書整理小組（1985：138）：牡，應讀為『杜』。馬繼興（1992：808）：杜字古代有兩種解釋。其一，指杜衡，其二，指甘棠。本書此處的『杜』字當指第一說的杜衡。

〔三〕卑（蜱）稍（蛸）：馬王堆漢墓帛書整理小組（1985：138）：《神農本草經》名桑螵蛸。周一謀、蕭佐桃（1988：357）：蜱蛸應為螳螂卵。魏啓鵬、胡翔驊（1992：90）：即桑螵蛸。馬繼興（1992：808）：蜱蛸即桑螵蛸之別名。

〔四〕弱（溺）：馬王堆漢墓帛書整理小組（1985：138）：《名醫別錄》作人尿。馬繼興（1992：809）：溺即人尿。

〔五〕□隨堅而少汁：馬繼興（1992：809）：堅：堅固。剛強。裘錫圭（2014：97）：馬王堆漢墓帛書整理小組（1985：138）未釋出『隨』字，從殘留筆畫看可以釋出。『隨』字前一字殘缺漫漶，看不出何字，但懷疑為『骨』字。

【原文】

【●】一曰：取逢（蜂）房中子[一]、狗陰[二]，乾而治之，以歙懷=子=[三]（懷子，懷子）產男。●

【一曰】：□鮮鯉魚鬻（粥）令食之23。

【注釋】

〔一〕逢（蜂）房中子：馬王堆漢墓帛書整理小組（1985：138）：《神農本草經》作蜂子。周一謀、蕭佐桃（1988：358）：《神農本草經》作蜂子，即蜂之卵蛹也。魏啓鵬、胡翔驊（1992：90）：蜂蛹、蜂兒。馬繼興（1992：809）：蜂房中子即《本經》之蜂子。

〔二〕狗陰：馬王堆漢墓帛書整理小組（1985：138）：《神農本草經》作牡狗陰莖。周一謀、蕭佐桃（1988：358）、魏啓鵬、胡翔驊（1992：90）、馬繼興（1992：809）：所見同上。

〔三〕以歙懷=子=：周一謀、蕭佐桃（1988：358）：以上述之藥讓懷子之婦女服飲之。

【原文】

【●】□□□□□□埶[一]□乾，冶之，殳（投）酒中，□□□懷子者產□□□三月不可以□24。

【注釋】

〔一〕埶：裘錫圭（2014：97）：馬王堆漢墓帛書整理小組（1985：138）未釋『埶』字，從帛書照片看，尚殘存『埶』字的右旁，可據此補出。

【原文】

【●】□□□□□□□乾帶，故〔一〕□□□□□□□□□□□□產男25。

【注釋】

〔一〕乾帶，故：裘錫圭（2014：97）：馬王堆漢墓帛書整理小組（1985：138）未釋「乾」字和「故」字，從帛書照片看尚殘存部分筆畫，可以補出。「乾」「故」中間一字疑是「帶」字，存以待考。

【原文】

●一曰：取烏【雄雞煮】，【令】〔一〕男子獨食肉潛（歠）〔二〕汁，女子席罳（莞）〔三〕☐26。

【注釋】

〔一〕取烏【雄雞煮】，【令】：周一謀、蕭佐桃（1988：358）：「取烏」後四字，與下條相對照，顯然是將男女與雌雄相對而言，故應補為「取烏【雄雞煮，令】」。裘錫圭（2014：97）：馬王堆漢墓帛書整理小組（1985：138）未補出「雄雞煮」三字，周一謀、蕭佐桃（1988：358）據下一行文意補出「雄雞煮」三字，其說是。馬王堆漢墓帛書整理小組（1985：138）未補出「令」字，周一謀、蕭佐桃（1988：358）據下一行文意補出「令」字，其說是。

〔二〕潛（歠）：馬繼興（1992：810）：「歠」字義為喝。

〔三〕席罳（莞）：馬王堆漢墓帛書整理小組（1985：138）：完（上從羽），疑讀為「莞」，《詩·斯乾》箋：「小蒲之席也。」周一謀、蕭佐桃（1988：358）：罳，故疑為烏雄雞羽所為之席。席罳，當指坐於雞羽所為之席墊上。馬繼興（1992：811）：莞字義為蒲席。

【原文】

●欲產女，【取】烏雌雞煮，令女子獨食肉漻（歠）汁，席▨27。

【原文】

●求子之道曰：求九宗之草〔一〕，而夫妻共以為酒，飲之28。

【注釋】

〔一〕九宗之草：馬王堆漢墓帛書整理小組（1985：139）：九宗之草，疑即《爾雅·釋草》軌鬷。周一謀、蕭佐桃（1988：359）：或是指一種有益於生殖的植物藥。魏啓鵬、胡翔驊（1992：91）：帛書整理小組疑即《爾雅·釋草》之軌鬷，然郝懿行《義疏》亦云形狀未聞。從字面上推測，是一種分蘖多，象徵宗族繁衍冒盛的藥草。馬繼興（1992：811）：九宗之草，疑即《爾雅·釋草》軌鬷。一說九宗為山名，在今湖北孝感境。戴子淩（2019：15）：據已有文獻記載推斷『九宗之草』或為『韭菜類似物』。

四、字者且垂字

【原文】

●字者且垂字〔一〕，先取市土濡請（清）者〔二〕，□之方三四尺，高三四寸。子既產，置土上，勿庸（用）舉〔三〕，令嬰兒29棨〔四〕上，其身盡得土，乃浴之，為勁有力30。

【注釋】

〔一〕垂字：馬王堆漢墓帛書整理小組（1985：139）：垂字，臨產。周一謀、蕭佐桃（1988：360）：即將臨產。馬繼興（1992：812）：垂，接近。「垂字」即臨產。呂亞虎（2009：75）：「字」即生育、分娩之義。「垂」有接近、快要之義。「垂字」指即將臨產。

〔二〕先取市土濡請（清）者：馬王堆漢墓帛書整理小組（1985：139）：濡清，濕潤潔淨。周一謀、蕭佐桃（1988：360）：市，與帛書圖版原文對照，原書「市」字，非「市」也。濡，潤而軟也。清，潔淨也。全句謂取草木茂盛處之濕潤而潔淨的泥土。魏啓鵬、胡翔驊（1992：91）：市土，《本草拾遺》有市門土。濡清，指浸洗乾淨。馬繼興（1992：812）：市，商業集中的城鎮。濡，潤澤，濕潤。清字義為清潔，乾淨。

〔三〕舉：裘錫圭（2014：98）：馬王堆漢墓帛書整理小組（1985：139）未釋出「舉」字，陳劍認為從帛書照片看似可補出。「舉」字也有是「裹」字的可能。

〔四〕⿱臤木：裘錫圭（2014：98）：「⿱臤木」字馬王堆漢墓帛書整理小組（1985：139）未釋，從帛書反印文看可如此隸定。陳劍認為此字為「棃」字，該字到底應讀為何字待考。

【原文】

●字者巳（已），即燔其蓐〔一〕，置水中，□□嬰兒，不疕騷（瘙）。●及取嬰兒所巳（已）浴者水半桮（杯）歙31母＝（母，母）亦毋（無）餘病32。

【注釋】

〔一〕蓐：曠惠桃（1987：42）：指產婦分娩時所臥之席，將之燒毀，漬水浴洗嬰兒，可免生瘡瘍。

【原文】

●女子鮮〔一〕子者產，令它人抱其□，以去谿穀〔二〕濯其包（胞）〔三〕，以新布裹之，為三約以斂之〔四〕，入□33中，令其母自操〔五〕，入谿穀□□□之三，置去，歸勿顧〔六〕；即令它人善貍（埋）之34。

【注釋】

〔一〕鮮：馬繼興（1992：813）：少。

〔二〕谿穀：馬繼興（1992：813）：谿穀，山間的河溝道。裘錫圭（2014：98）：『谿穀』二字馬王堆漢墓帛書整理小組（1985：139）未釋，從帛書反印文看可以補出。

〔三〕濯其包（胞）：周一謀、蕭佐桃（1988：361）：洗滌胞衣。馬繼興（1992：813）：濯，洗滌。

〔四〕三約以斂之：周一謀、蕭佐桃（1988：361）：包束三周以裹緊胞衣。馬繼興（1992：813）：斂，《爾雅・釋詁》：『斂，聚也。』《說文・攴部》：『斂，收也。』

〔五〕令其母自操：周一謀、蕭佐桃（1988：360）：謂讓產婦自攜已束裹之胞衣。操，持也，攜也。馬繼興（1992：813）：操，拿著。

〔六〕歸勿顧：周一謀、蕭佐桃（1988：360）：棄胞後返回時，不能再回頭看胞衣。馬繼興（1992：813）：顧，《玉篇・頁部》：『顧，瞻也。回首曰顧。』

殘片釋文

1. 〼殹〼反〼菻

2. 〼陽垣〼

附圖

附圖一

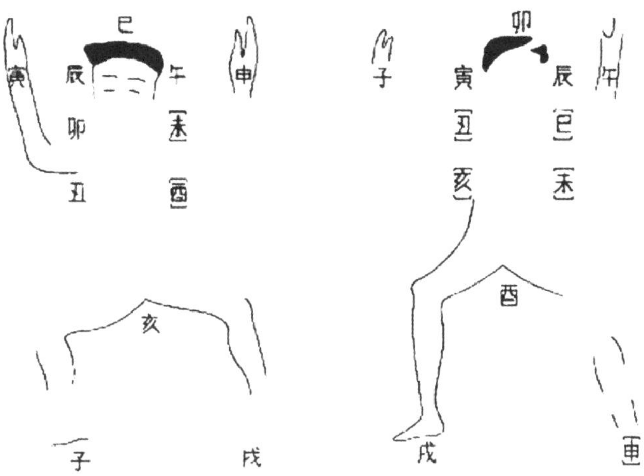

原說明：本圖在帛書右上部，原系彩繪，圖有標題僅餘末字殘筆。同類的圖見《睡虎地秦墓竹簡》中的《日書》甲種，標題為『人字』，說明為『人字，其日在首，富難勝殹，夾頸者貴，在奎者富，在掖者愛，在手者巧盜，在足下者賤，在外者奔亡』。是依胎兒產日預卜命運的迷信方法。簡上相當本圖右方人形的，注為春夏所用，相當左方人形的，注為秋冬所用。

附圖二

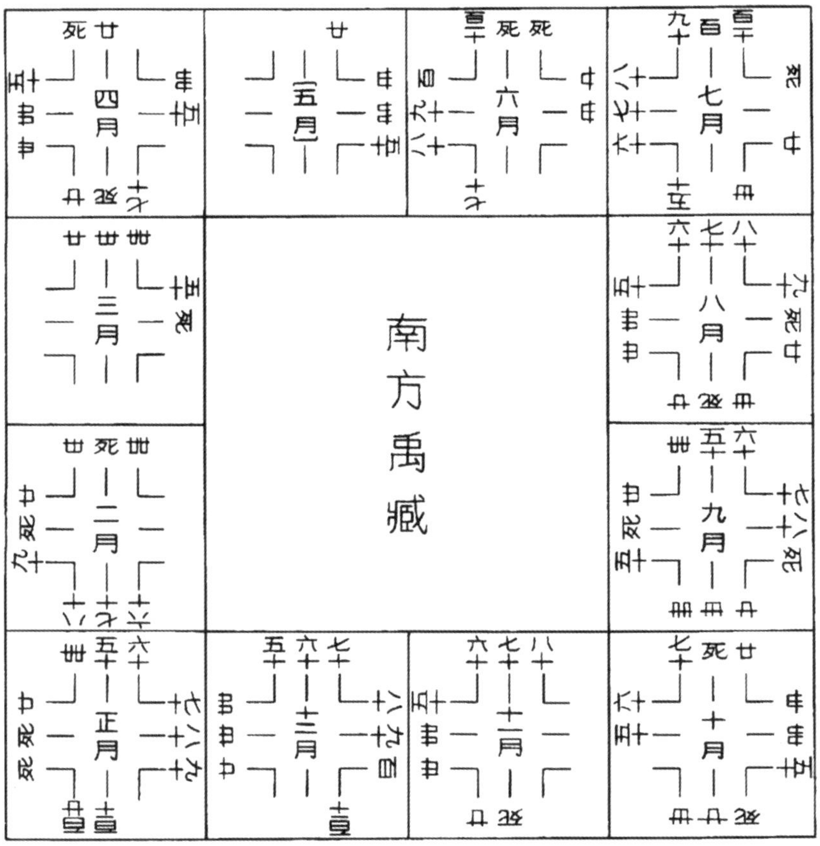

原說明：本圖在帛書左上部，名《禹臧（藏）》，圖上『南方』系標明方位，以上為南，與同墓古地圖同。圖的意義見帛書《雜療方》中的《禹藏埋胞圖灋》。『禹』字原加有硃點。

參考文獻：

〔一〕馬王堆漢墓帛書整理小組.馬王堆漢墓帛書〔M〕.北京：文物出版社，1985.
〔二〕周一謀，蕭佐桃.馬王堆醫書考注〔M〕.天津：天津科學技術出版社，1988.
〔三〕魏啓鵬，胡翔驊.馬王堆漢墓醫書校釋〔M〕.成都：成都出版社，1992.
〔四〕馬繼興.馬王堆古醫書考釋〔M〕.長沙：湖南科學技術出版社，1992.
〔五〕裘錫圭.長沙馬王堆漢墓簡帛集成（陸）〔M〕.北京：中華書局，2014.
〔六〕曠惠桃.馬王堆帛書《胎產書》對優生學的貢獻〔J〕.湖南中醫學院學報，1987（3）：41-42.
〔七〕呂亞虎.帛書《胎產書》所見早期孕育信仰淺析〔J〕.江漢論壇，2009（6）：70-77.
〔八〕王卉.馬王堆漢墓帛書《胎產書》研究綜述〔J〕.湖南省博物館館刊，2013（1）：55-63.
〔九〕李春豔.馬王堆漢墓出土帛書《胎產書》對《周易》優生理論的運用〔J〕.山西檔案，2016（1）：134-136.
〔一〇〕李善韜，張如青.出土簡帛婦產科文獻研究概述〔J〕.中醫文獻雜誌，2017，35（4）：66-69.
〔一一〕戴子淩，雷霆，趙群菊，等.馬王堆醫書方劑用方特色及其價值研究〔J〕.中醫藥學報，2019，47（6）：13-17.
〔一二〕王一花，張如青.《胎產書》研究現狀芻議〔J〕.中國中醫基礎醫學雜誌，2023，29（6）：1032-1035.

十問

導論

在馬王堆漢墓遺址三號墓穴發現的醫學著作中，以性學為主要內容的竹簡書有三部，分別是《十問》《合陰陽》和《天下至道談》。這三部書是目前我國發現的最早的、較完整的古代性學著作。其中，《十問》出土於馬王堆三號漢墓東槨箱57號漆奩內，共101枚，簡長23釐米，寬0.6釐米，上下共兩道編繩，與《合陰陽》合成一卷。關於《十問》的成書年代，張顯成指出，《十問》《合陰陽》《天下至道談》古奧難懂，初讀起來猶如『天書』，這三種古佚醫書可能在先秦就已成書。趙璞珊指出，竹簡《十問》提到了秦昭王，因此《十問》不可能產生在秦昭王之前。結合對當時歷史的考察，《十問》的成書年代很可能就是秦始皇二十六年至三十七年期間。

《十問》主要論述房中養生、服食、呼吸吐納及房中諸法。分為10篇，各篇分別以群臣問答形式編寫，整理者據其體例以『十問』作為篇名。十問分別是：黃帝與天師討論房中養生術的練功要領；黃帝與大成討論房中養生術在服食陰氣時應配合服用的養陰壯陽之類食品；黃帝與曹敖討論房中術之保精法；黃帝與容成討論養生長壽的具體方法；堯與舜關於房中攝生護陰的生理意義及其保健要求的探討；王子喬與彭祖相互問答方式申述採用護精勿瀉等調攝措施，以達到精力充沛、強陰長壽之效果；盤庚與耇老相互問答方式論述男女交合的方法和步驟；禹與師癸相互問答方式討論養生健身之法；文摯與齊威王相互問答方式討論酒與韭二物，以及睡眠對於房中養生的作用；王期與秦昭王相互討論欲長壽者應當呼吸精氣，飲食松、柏、獸乳，以及房中接陰之法則。

《十問》發表後引起了學界的廣泛關注。學者對其文字釋讀、篇名擬定、文獻年代、內容等問題進行了深入討論，取得不少成果。其中，馬繼興，周一謀、蕭佐桃，魏啓鵬、胡翔驊等傾注了大量心血對醫簡展開研究。裘錫圭主編的《長沙馬王堆漢墓簡帛集成》，可以說是目前關於馬王堆漢墓帛書簡牘最權威的整理；易建純同志加以標點考證注釋，為研究論文提供了方便；連劭名對《十問》中部分注釋做了補正，指出，『食』當為『殖』，『疑』讀為『凝』等；何清湖、譚同來以大講堂的形式分别闡述馬王堆漢墓文化、中醫養生理念、具體的養生方藥、氣功導引等内容，以及與現代養生理念結合後的應用；陳小平、何清湖基於民生視角對馬王堆養生文化進行了深入剖析，指出《十問》開篇提出的『食陰（擬）陽，稽於神明』『君必食陰以為當（常），助以柏實盛良，飲走獸泉英，可以卻老復壯，曼澤有光』等論述，充分彰顯了馬王堆養生文化種類的豐富，涵蓋了民眾生育、飲食、行房、日常鍛煉等生活的各個層面，滿足了民眾對頤養生命的需求。《十問》中關於人與自然關係的論述，被認為是現存最早關於天人相應的記錄。論及睡眠，《十問》有『辟（譬）臥於食，如火於金』之說；論及『五味』，有『含其五味，飲夫泉英』『酒食五味，以志治氣』之說，這些論述呈現人體五行的樸素認知；同時，《十問》假託堯舜對話，將陰陽之道視為保全生命的首要法則，呈現陰陽調和的思想萌芽；此外，書中提到『虛而五藏』『實而六府』等句，凸顯當時人的觀察已擴展到内臟生理功能的表現，由此，『藏府』之名不再局限於實質器官。

馬王堆出土簡牘醫書《十問》在對生命的審視中，提出了一些有價值的理論觀點，深刻地影響著漢代中醫核心生命觀形成進程中的道德態度與倫理選擇。馬王堆醫書的養生思想體現了湘楚文化重陰重柔的特點，其發展出動靜結合、形神依存的養生思想，是對先秦形神關係的總結整理和創新發展。

原圖

竹簡一（1—11）

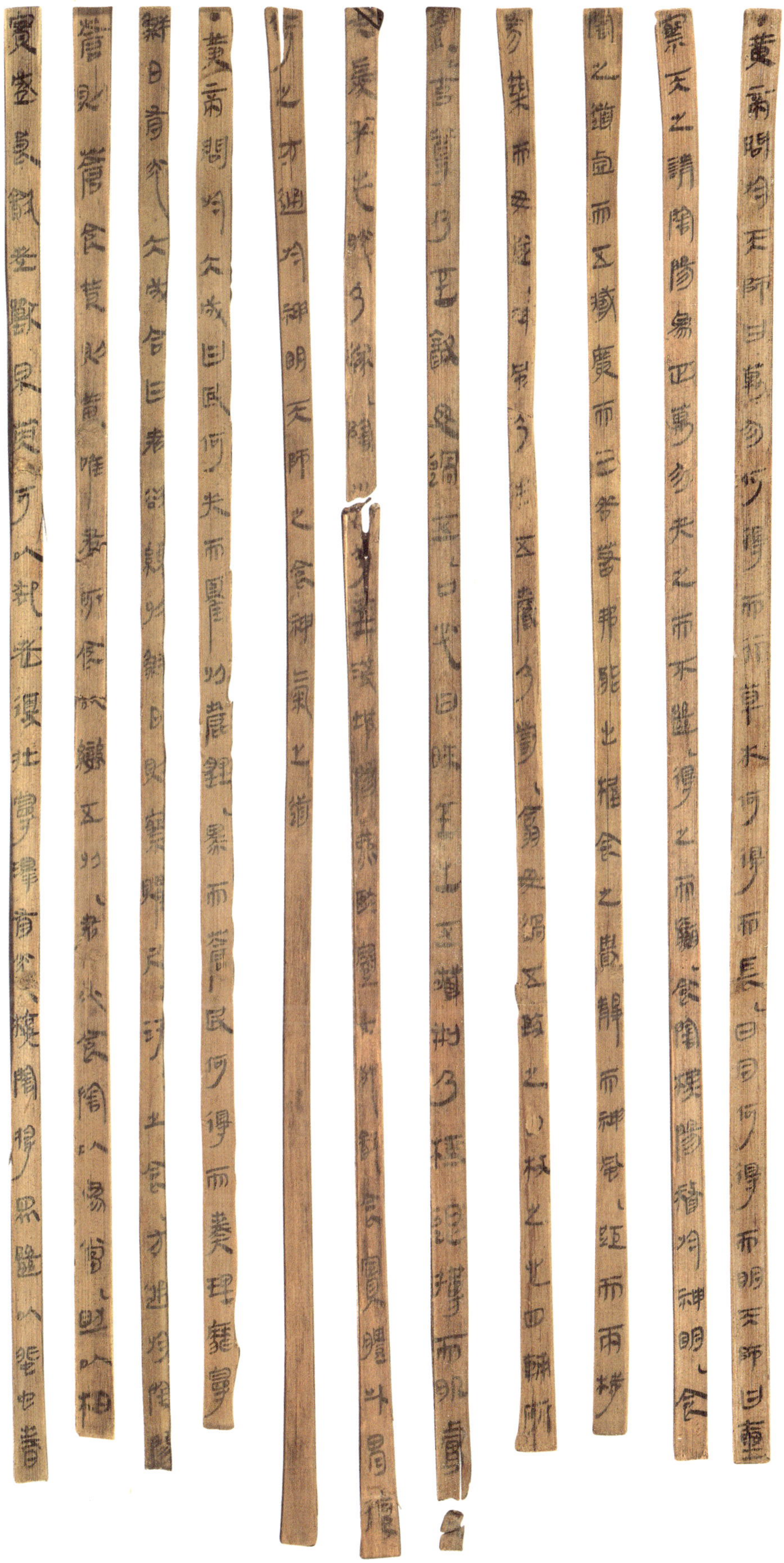

11 10 9 8 7 6 5 4 3 2 1

竹簡二（12—22）

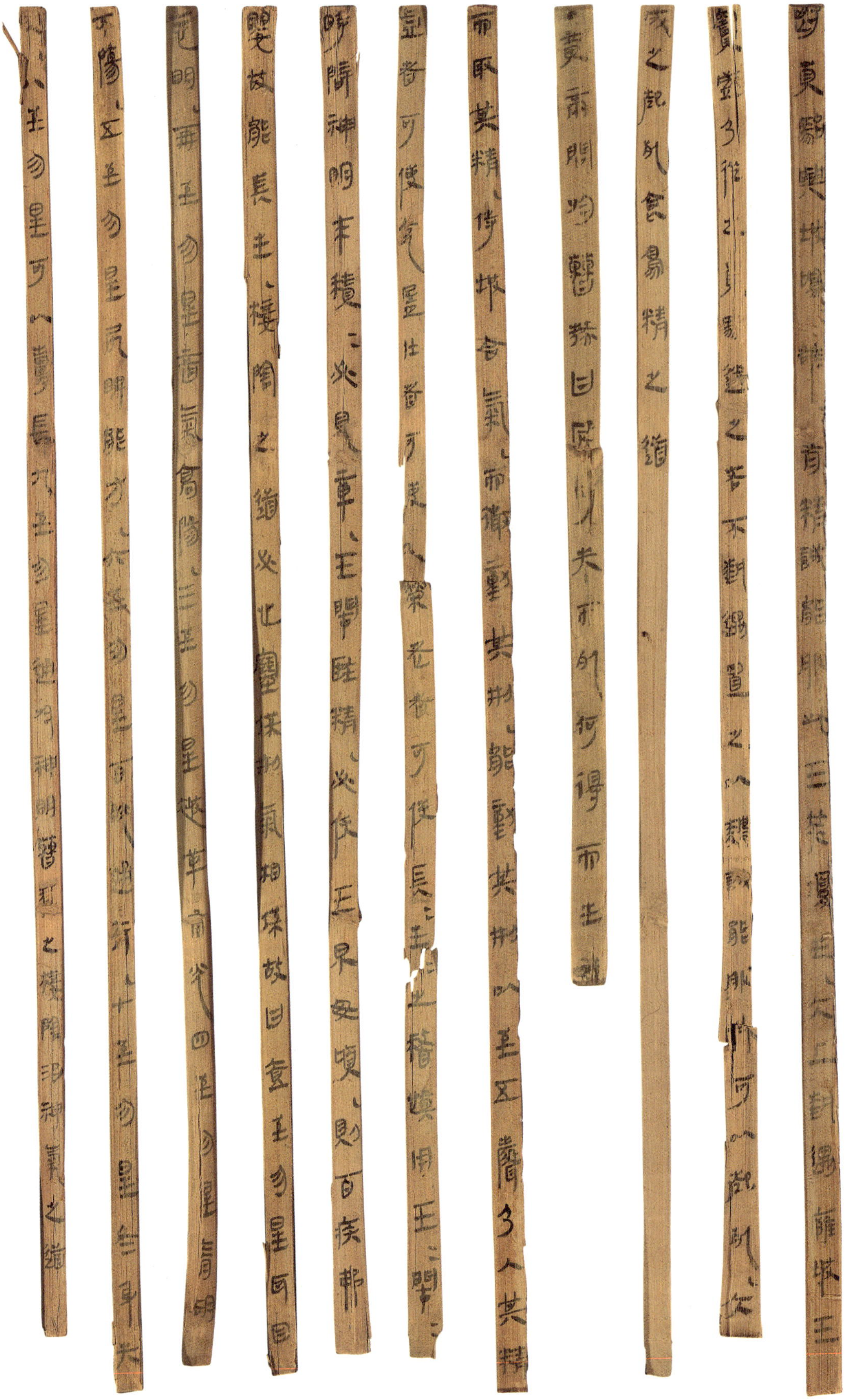

22 21 20 19 18 17 16 15 14 13 12

竹簡三（23—33）

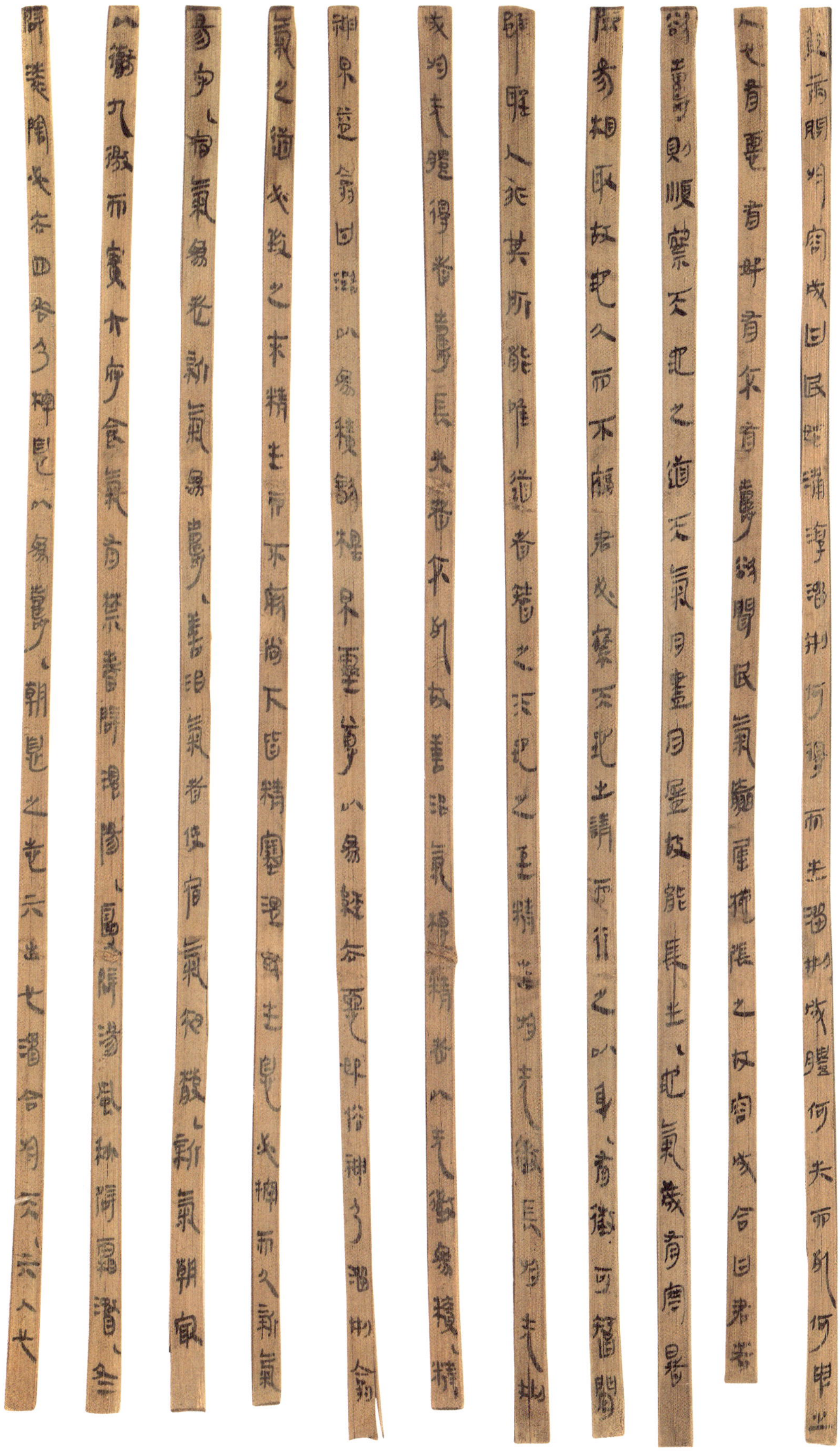

33 32 31 30 29 28 27 26 25 24 23

竹簡四（34—44）

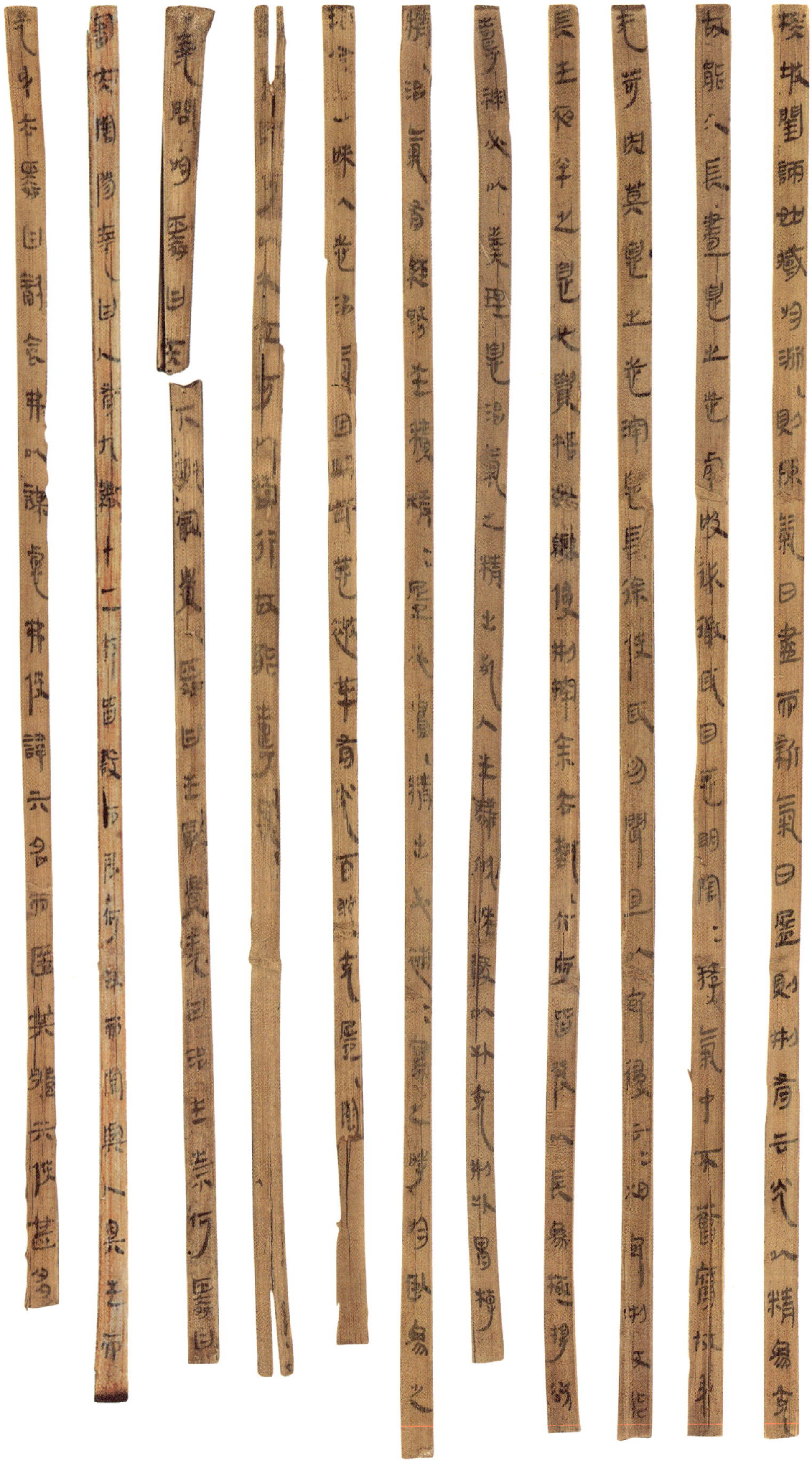

44 43 42 41 40 39 38 37 36 35 34

竹簡五（45—55）

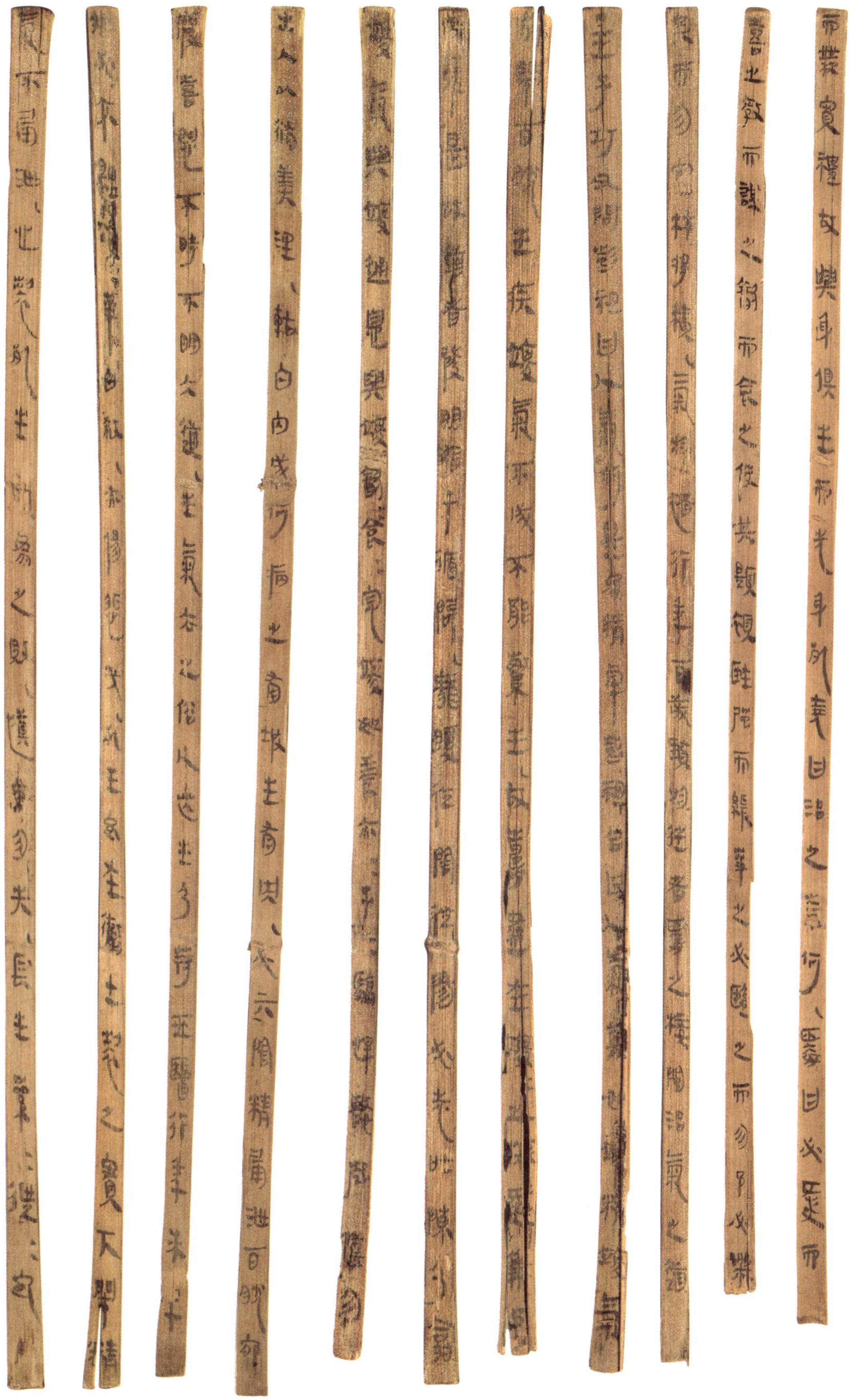

55 54 53 52 51 50 49 48 47 46 45

竹簡六（56—66）

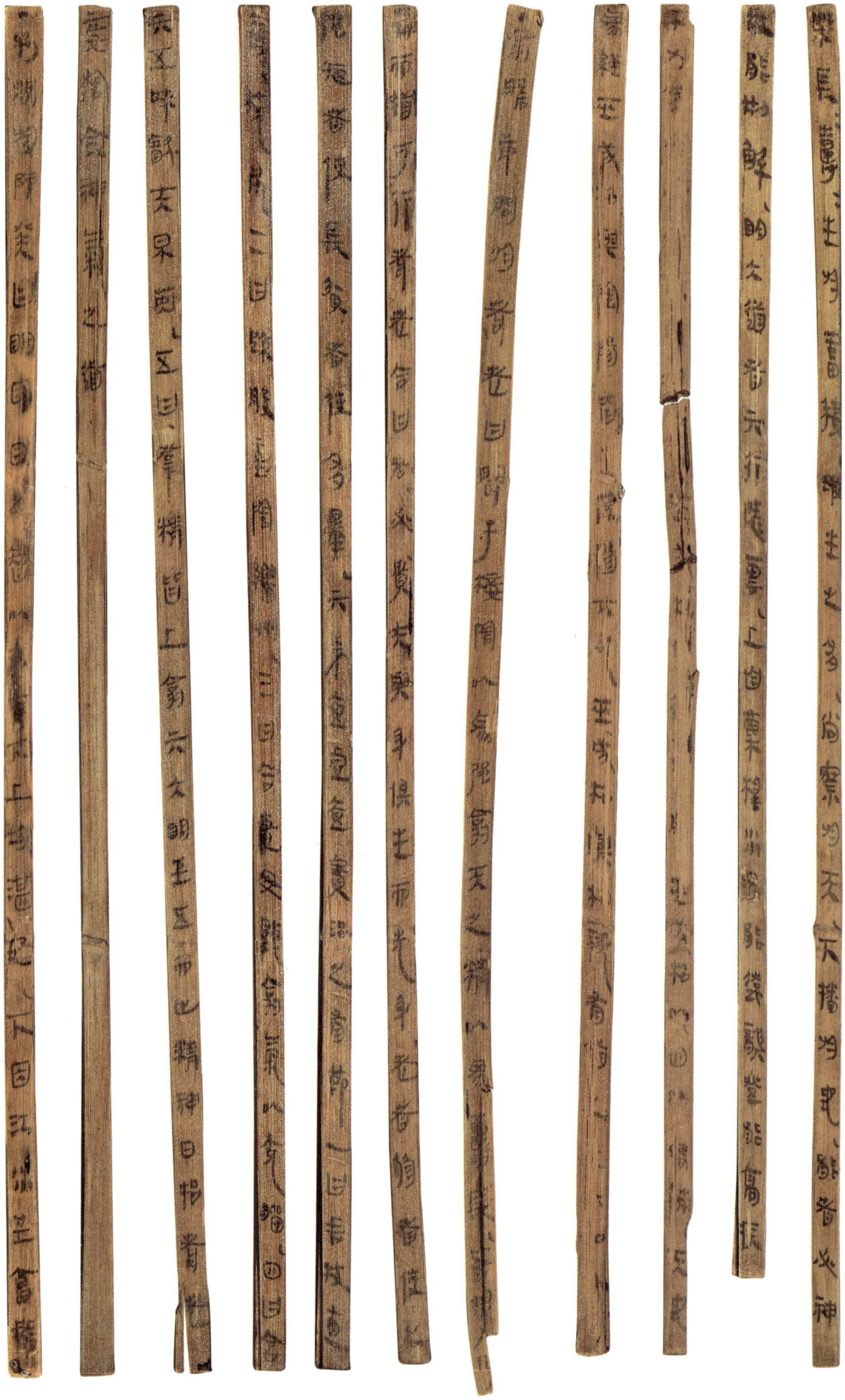

66 65 64 63 62 61 60 59 58 57 56

竹簡七（67—77）

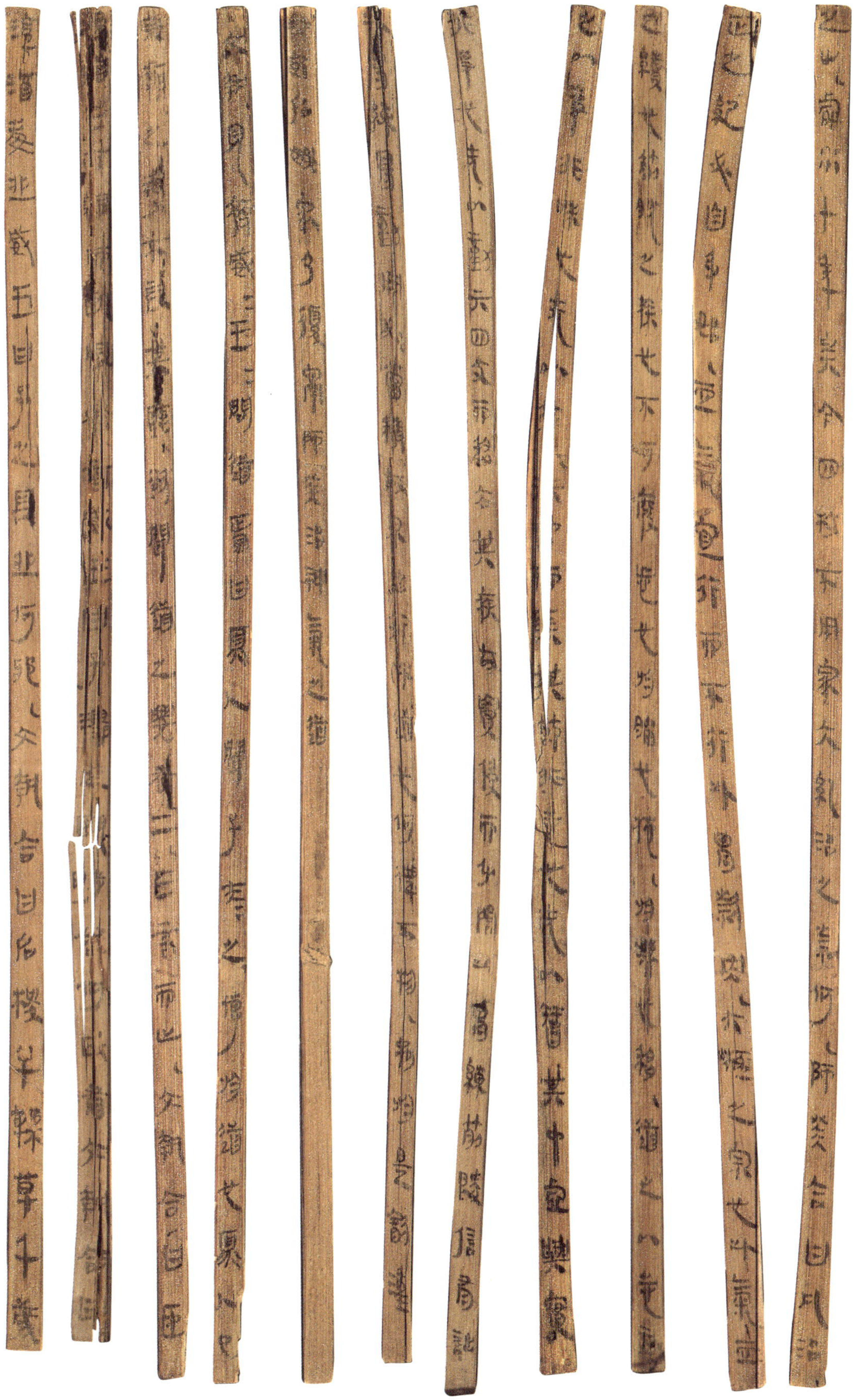

77 76 75 74 73 72 71 70 69 68 67

竹簡八（78—89）

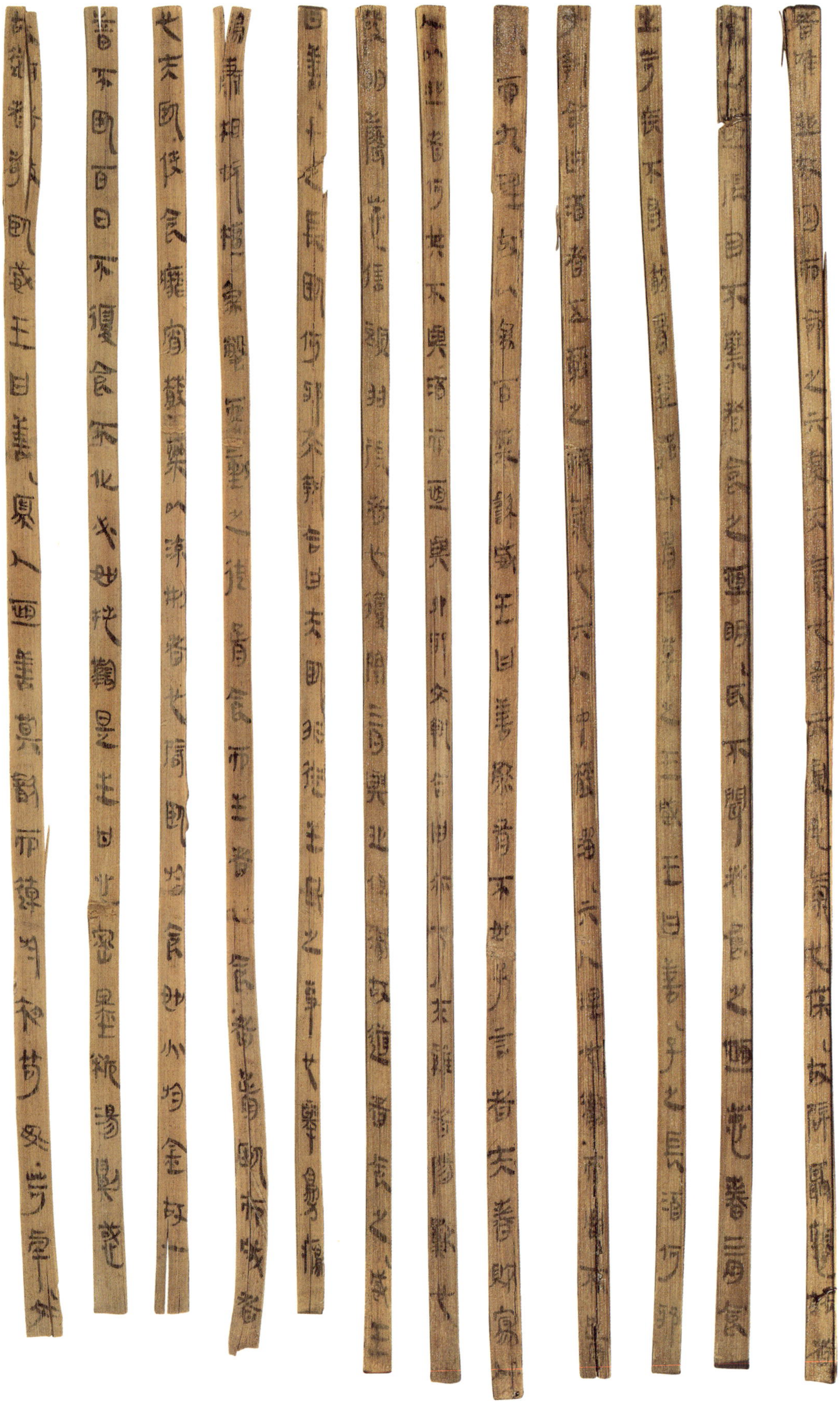

89 88 87 86 85 84 83 82 81 80 79 78

竹簡九（90—101）

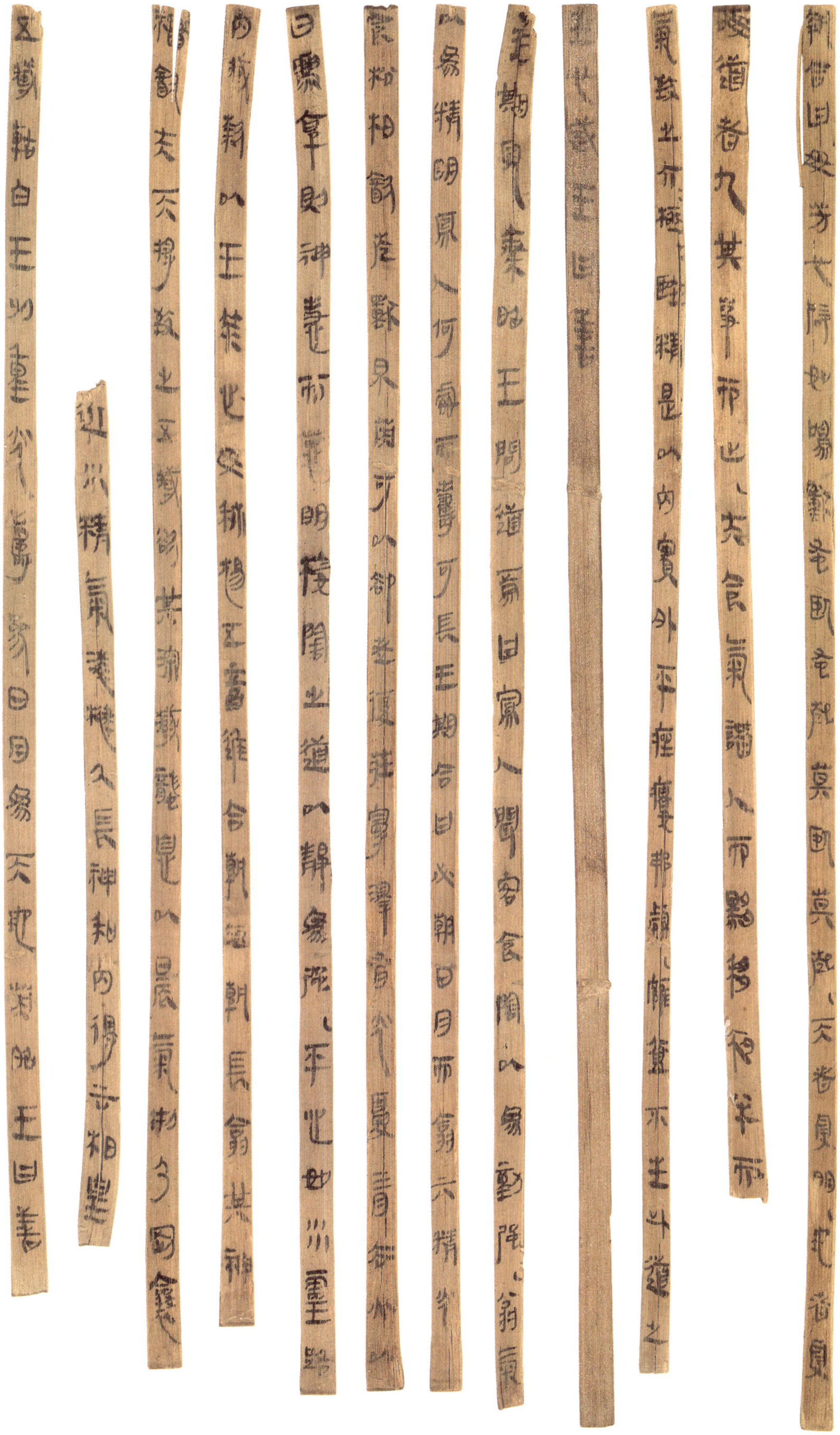

101　100　99　98　97　96　95　94　93　92　91　90

原　文

【原文】

●黃帝問於天師〔一〕曰：『萬勿（物）何得而行？草木何得而長？日月何得而明（明）？』天師曰：『璽（爾）1察天【地】之請（情）〔二〕，陰陽為正，萬勿（物）失之而不繼（繼），得之而贏。食陰榠（擬）陽〔三〕，稽（稽）於神明（明）〔四〕。』食2陰之道，虛而五臧（藏），廣而三咎〔五〕，若弗能出。榁（穀）食之貴〔六〕，靜而神風〔七〕，距而兩持〔八〕，3參築而毋遂〔九〕，神風乃生，五聲乃對〔一〇〕。翕〔一一〕毋過五，致之口，枚之心〔一二〕，四輔所4貴〔一三〕，玄尊乃至〔一四〕。歙（飲）毋過五，口必甘昧（味），至之五臧（藏），刑（形）乃極退〔一五〕。薄（搏）〔一六〕而肌膚，及5夫酞（髮）末〔一七〕，毛脈〔一八〕乃遂，陰水〔一九〕乃至，淺坡（彼）陽焫〔二〇〕，堅蹇不死〔二一〕，歙（飲）食賓體（體）〔二二〕，此胃（謂）復6奇之方〔二三〕，通於神明（明）。天師之食神氣之道7。

【注釋】

〔一〕黃帝問於天師：馬繼興（1992：868）：『黃帝』，相傳是中國古代氏族社會時期的君主，姓姬，名軒轅，有熊氏，為三皇之一；有製定文字、創始醫藥、發明舟車等傳說。『天師』，古籍中凡依托黃帝與岐伯問答，多尊稱岐伯為天師。

〔二〕璽（爾）察天【地】之請（情）：馬繼興（1992：868）：據《十問》簡26『君必察天地之情』，在『天』下補『地』字。爾字義為你，汝。

〔三〕食陰榠（擬）陽：馬王堆漢墓帛書整理小組：可能讀為『疑』，與『凝』字通。馬繼興（1992：869）：食陰，即服食地氣之義。所謂『食陰』之法主要是通過飲食某些營養類食品，進行呼吸養生法的練功活動，以及保蓄精氣的房事措施等三條途徑。周一謀、蕭佐桃（1988：366）：食陰，即服食滋陰之品，或指與女子交媾，言其能得房中補益。魏啓鵬、胡翔驊（1992：94）：食陰，指服食陰氣，亦即『夜氣』，使自己的陰精不衰，保持化生的能力。古代醫家、神仙家不外以氣功、服食藥餌、房中術三者為食陰之道。李零（2006：319）：食陰，指通過性交，采女子之氣還補己身。今按：『凝』常訓為『固』，整理者認為『凝陽』猶固陰，可備一說。

〔四〕稽（稽）於神明（明）：馬繼興（1992：871）：『稽』字義為符合，達到。『稽於神明』指按照食陰擬陽的方法去做，就能符合自然界的客觀規律。

〔五〕三咎：馬繼興（1992：871）：三咎之義欠詳。或疑『咎』假為『道』。『道』字義為道路。三道，乃指身體內部的上、中、下三條道路而言，與三焦一詞同義而字異。或以『咎』字徑釋為『焦』。但『咎』與『焦』上古音異，不能通假（咎為群母，幽部。焦為精母，宵部）。『廣』字義為寬闊，寬廣。周一謀、蕭佐桃（1988：367）：疑即三焦。魏啓鵬、胡翔驊（1992：95）：『咎』讀為『竅』。此處三竅殆為口、鼻共三竅。

〔六〕若弗能出。楃（穀）食之貴：原釋文斷讀作『若弗能出楃，食之貴靜而神風』。馬繼興（1992：871）：『穀』字義為人體內之穀氣，也即正氣。『若』字義為順。『貴』字義為重要。範常喜（2010：3）：『楃』當讀作『握』，意為掌握，控製。『貴』當為崇尚、重視之意。『食』，此處指的當是『食陰』。整句意思是說『把握食陰之道最重要的是……』，這樣斷讀與簡文的押韻（貴、遂、對）情況也更相一致。周一謀、蕭佐桃（1988：366）：『楃』疑當為『幄』，帷幄。若弗能出楃，猶言所食之其氣全保持在體內。

〔七〕靜而神風：馬繼興（1992：872）：『風』假為『豐』，字義為充實，豐滿。靜字義為安靜，安穩。周一謀、蕭佐桃（1988：367）：靜，安靜，鎮靜。神，《大戴禮記·曾子天圓》：陰之精氣曰神。風，牝牡相誘謂之風。魏啓鵬、胡翔驊（1992：95）：而，連詞。風，指牝牡相誘，陰陽交合。一說，『神風』指男女陰陽交合時所生發之精氣流轉。範常喜（2010：3）：『而』亦當讀作『爾』，這同前文『虛而五藏，廣而三咎』中的『而』相一致。『楃食之貴，靜而神風』當是指男子接陰時要平心靜氣，不要一開始就過於興奮而導致過早結束。

〔八〕距而兩持：馬繼興（1992：872）：『距』讀為『拒』，閉也。『持』讀為『持』，字義為守或堅持不放松。周一謀、蕭佐桃（1988：366）：距，拒也。持，當作峙或持。謂男方精氣旺盛，則交媾之時方能與女方抗衡、對峙而能持久。

〔九〕参築而毋遂：馬繼興（1992：873）：「参」讀為「三」。築，字義為持，刺。遂，字義為完成，到達。周一謀、蕭佐桃（1988：367）：参，三也。築，刺也。《醫心方》卷二十八有「上築金溝」之説，「金溝」乃陰道口，上築即上刺之意。遂，通也。

〔一〇〕五聲乃對：即竹簡《天下至道談》及《合陰陽》的五音。馬繼興（1992：873）：「五聲」又稱五音。系指五種樂音而言。同《天下至道談》所説的「五音」，即：喉息、喘息、累哀、吹及。魏啓鵬、胡翔驊（1992：96）、馬繼興（1992：873）：「對」，訓為應對、回應。

〔一一〕翕：馬繼興（1992：873）：翕，讀為「吸」。「翕」與「噏」「歙」均與「吸」字相通。《一切經音義》卷四：「吸，古文歙、噏二形。」周一謀、蕭佐桃（1988：367）：翕，斂也。

〔一二〕枚之心：《廣雅·釋詁三》注：「收也。」馬繼興（1992：874）：「枚」字義為收。「心」字義為心臟，或指體內。

〔一三〕四輔所貴：馬繼興（1992：874）：四輔指人體四肢。「貴」假為「歸」，字義為收藏，終止。

〔一四〕玄尊乃至：馬繼興（1992：875）：「至」字義為到來，又義為應當。周一謀、蕭佐桃（1988：368），魏啓鵬、胡翔驊（1992：96），馬繼興（1992：875）：均謂「玄尊」即明水，此處借指口中津液。

〔一五〕刑（形）乃極退：馬繼興（1992：876）：「形」指形體。極，字義為急速。「退」字義為變化。此句系指形體就會迅速發生變化。周一謀、蕭佐桃（1988：368）：刑，同形，形體；極，亟也，急也；退，止也。

〔一六〕蒪（搏）：裘錫圭（1992：535）：從圖版看似為從「手」從「簙」之字，疑即「搏」之異體。馬繼興（1992：876）：蒪，讀為「搏」，字義為集聚。周一謀、蕭佐桃（1988：368）：蒪，同「薄」，迫也。言精氣迫行而外充於皮膚。

〔一七〕及夫䯀（髮）末：馬繼興（1992：876）：「及夫髮末」，指直到毛髮末梢。

〔一八〕毛脈：馬繼興（1992：876）：指皮毛與血脈。周一謀、蕭佐桃（1988：368）：指皮毛與百脈。此處的毛脈當指微細之脈。全句意即周身微細之脈都很通暢。

〔一九〕陰水：馬繼興（1992：877）：指女性外陰部的分泌液。周一謀、蕭佐桃（1988：368）：指精液或陰液。魏啓鵬、胡翔驊（1992：97）：「陰水」當為食陰後形成的陰精、水精，其化生陽氣，與元陽之火互根，養生之寶，不可或缺。亦即後文第六問所稱防止漏泄的「陰精」，參看後文第十問云「□□近水，精氣淩健久長」。

〔二〇〕淺坡（彼）陽㳍：馬王堆漢墓帛書整理小組：淺，疑讀為『濺』。㳍，疑讀為『勃』。馬繼興（1992：877）：『濺』字義為水液的迸射。此句系形容陰水湧至後的情狀。周一謀、蕭佐桃（1988：368）：淺，疑讀為『濺』，迸射、濺起之狀。㳍，疑讀為『勃』，此處當是指陰莖勃起。

〔二一〕堅蹇不死：《呂氏春秋·別類》注：蹇，『強也。』馬繼興（1992：877）：『蹇』字義為強直，伸直不屈。『死』字義為精氣的敗退或頹廢。

〔二二〕賓體（體）：馬王堆漢墓帛書整理小組：賓，服。馬繼興（1992：877）：『體』假為『體』。『賓』字義為服。

〔二三〕此胃（謂）復奇之方：馬繼興（1992：877–878）：『復』字義為補充，補償。『奇』字義為異常，引申為病態。周一謀、蕭佐桃（1988：368）：復，補也。奇，虧也。復奇之方，即補償精氣虧損的方法。

【原文】

●黃帝問於大成曰：『民何失而𩑈（顏）色麄（鹿）貍（黎）〔一〕，黑而蒼？民何得而奏（腠）理靡曼〔二〕8，鮮白有光？』大成答曰：『君欲練〔三〕色鮮白，則察觀尺=汙=〔四〕（尺蠖。尺蠖）之食方〔五〕，通於陰陽9，食蒼則蒼，食黃則黃。唯君所食，以變五色。君必食陰以為當（常），助以柏10實盛良〔六〕，㱃（飲）走獸泉英〔七〕，可以卻老復壯，曼澤有光。椄（接）陰將眾〔八〕，𢇍（繼）以蜚虫〔九〕，春11爵（雀）員（圓）駘〔一〇〕，興坡（彼）鳴=雄=〔一一〕（鳴雄，鳴雄）有精，誠能服此，玉筴（策）復生〔一二〕。大（太）上埶（势）遇〔一三〕，廱坡（彼）玉12竇〔一四〕，盛乃從之〔一五〕，員（圓）子送之；若不埶（势）遇，置之以麷〔一六〕。誠能服此，可以起死。』大13成之起死食鳥精之道14。

【注釋】

〔一〕民何失而亶（顔）色麄（鹿）鋰（黎）：馬王堆漢墓帛書整理小組：鋰，讀為黎，《論語·雍也》皇疏：「犂音貍。」可為旁證。黎，黑，或作「黧」。馬繼興（1992：879-880）：「民」字義為人民，群眾。「失」字義為過，失，損失。「黧」字義為黑色，或黑黃色。

〔二〕奏（腠）理靡曼：《淮南子·原道訓》：「靡曼之色」。高誘注：「靡曼，美色也。」馬繼興（1992：880）：「腠理」系泛指人體內皮膚、肌肉、臟腑間的組織。「靡曼」之義為形容顔色美好，肌膚細致。

〔三〕練：馬繼興（1992：881）：練讀為「煉」，煉字本義為用火冶製，其引申義作「鍛煉」解。魏啓鵬、胡翔驊（1992：99）：練通「煉」，治、修煉。

〔四〕尺汙（蠖）：馬繼興（1992：881）：尺蠖為尺蠖科昆蟲幼蟲的統稱。蟲體細長，依靠屈伸軀體向前行步。

〔五〕方：《禮記·樂記》注：「道也。」馬繼興（1992：881）：「方」字義為方法，規律。

〔六〕柏實盛良：柏實：見《神農本草經》，云「久服令人悅澤美色，耳目聰明，不饑不老，輕身延年」。馬繼興（1992：882）：柏實為柏樹種實，又名柏子仁。「盛」字義為多。「良」字義為好。

〔七〕走獸泉英：指牛羊乳。《名醫別錄》載「羊乳，温，補寒冷虛乏」「牛乳，微寒，補虛羸，止渴」。馬繼興（1992：882）：走獸為獸類動物的別稱。泉英，本指美好的泉水。此處的「走獸泉英」，系指牛、羊類家畜所產乳汁的別稱。

〔八〕椄（接）陰將眾：馬繼興（1992：883）：接，字義為交，合。「將」字義為將要，或已經。「將眾」一詞指：如果次數過多的時候。周一謀、蕭佐桃（1988：370）：接陰，指與女子交接，即交合；接陰將眾者，言其能多次與女子交合，或者與多個女子交合而陽強不衰也。今按：「接」字右上「立」形訛作「亠」。

〔九〕畿（繼）以蜚虫：馬繼興（1992：883）：古書中凡鳥獸均稱為虫。此句系指補充吃一些雞、鴨之類的食品。

〔一〇〕春尌（雀）員（圓）駘：馬王堆漢墓帛書整理小組：《五十二病方》《養生方》兩帛書稱「蜂子」為「蜂駘」「黃蜂駘」，其「駘」字音義均與「子」相近。馬繼興（1992：883-884）：「尌」，乃「爵」字古異寫之省。「圓」「員」同音通假。陳劍（2012）：「雀駘」指「雀卵」似不見於傳世古書，前引馬王堆簡帛原整理者所謂「駘字音義均與子相近」，以及所引朱駿聲《說文通訓定聲》「子」字下「籀文字亦誤作崽」之說，又恐亦皆難信。按後世醫書所謂「蜂子」或「蜜蜂子」「大黃蜂子」等，實指初生之「蜂蛹」而非「蜂卵」。這類用法的「蜂駘」之「駘」字恐不能簡單地與「卵」字等同，直接用「卵」字替換理解；聯系「笣（簹）」字來看，「駘」應該跟「胎」在語源上有關系。蜂自「蜂蛹」「蜂子」化出，在古人的認識中「蜂蛹」之近於「胎」。根據《養生方》「麥卵」一節，所指的禽卵主要包括雞卵和雀卵在內，可知此處的雀（卵）字也同樣是屬於上面第一義，即包括雞、鴨及其他鳥類（卵）而言的。

〔一一〕興坡（彼）鳴雄：馬繼興（1992：884）：「興」字義為舉，舉例、舉證。「鳴雄」，即雄雞。周一謀、蕭佐桃（1988：368）：興，提倡。鳴雄，指公雞。魏啓鵬、胡翔驊（1992：100）：鳴雄，當指雄雞。疑「興」為「與」字之譌。今按：魏啓鵬、胡翔驊說似可從，簡59「與」字亦誤作「興」。帛書《養生方》「治」「便近內」題下均以「雄雞」入藥，「除中益氣」題下以「雄雞血」入藥，可與此處的「鳴雄」相參看。

〔一二〕誠能服此，玉筴（策）復生：馬繼興（1992：885）：「誠」字義為信，實。「策」字古與「鞭」字同義，均為驅趕馬的鞭子。「玉」字本義為玉石，其性屬陰。又，古人每多用「玉」字形容美好之詞。故「玉策」又稱為「玉鞭」，均指陰莖而言。而此稱後世仍多沿用之。如稱白馬（陰）莖為馬鞭。稱牡狗陰莖為狗鞭（見《中藥誌》第4冊76頁狗腎條）之類。

〔一三〕大（太）上埶（势）遇：馬王堆漢墓帛書整理小組：埶，讀為「蓺」，常。裘錫圭（1987：134）：蓺，簡12、簡13兩「埶」字當從易建純說，讀為「勢」。馬繼興（1992：885-886）：「太上」一詞原義本為至德，此處借譬為身體的最佳狀態（或條件）。「勢」字義為人及動物的睪丸。「遇」字義為會合。「勢遇」指交合。周一謀、蕭佐桃（1988：371）：「埶」同「勢」，指男子外生殖器。遇，合也。今按：「埶」為「勢」可從，釋文據之括注「勢」。

〔一四〕廱坡（彼）玉竇：馬王堆漢墓帛書整理小組：廱，疑讀為「壅」，塞。馬繼興（1992：886）：「壅」字義為閉塞。「竇」字義為空、穴。玉竇指陰道。周一謀、蕭佐桃（1988：371）：玉竇，指女子陰道，又稱玉戶或玉門。

〔一五〕盛乃從之：馬繼興（1992：886）：盛，充滿。從，隨，順。

〔一六〕置之以䵄：馬王堆漢墓帛書整理小組：䵄，《周禮·籩人》注：「熬麥曰䵄。」《荀子·富國》注：「麥之牙蘖也。」此處所說雀卵「置之以䵄」，與《養生方》中《麥卵》「□春日鳥卵一」條相似。馬繼興（1992：886）：「置」字義為措施。「䵄」字義為煮熟的麥。

【原文】

●黄帝問於曹熬曰：『民何失而死？何得而生？』曹【熬合（答）曰：『□□□□□】15而取其精。侍（待）坡（彼）合氣〔一〕，而微勭（動）其刑（形）〔二〕。能勭（動）其刑（形），以至（致）〔三〕五聲，乃入其精〔四〕16，虛者可使充盈，壯者可使久榮，老者可使長＝生＝（長生。長生）之稽（稽）〔五〕，慎用玉＝閉＝〔六〕（玉閉，玉閉）17時辟〔七〕，神明（明）來積＝（積，積）必見章（彰）〔八〕，玉閉堅〔九〕精，必使玉泉毋頃（傾）〔一〇〕，則百疾弗18嬰〔一一〕，故能長生。椄（接）陰之道〔一二〕，必心塞葆〔一三〕。刑（形）氣〔一四〕相葆，故曰：壹至勿星〔一五〕，耳目19蔥（聰）明（明）；再至勿星，音氣〔一六〕高陽（揚）；三至勿星，被（皮）革有光；四至勿星，脊胠20不陽（傷）；五至勿星，尻脾（髀）能方〔一七〕；六至勿星，百脈通行；七至勿星，冬（終）身失〈无〉21央（殃）；八至勿星，可以壽長；九至勿星，通於神明（明）。』〔一八〕

曹熬之椄（接）陰治神氣之道。22

【注釋】

〔一〕侍（待）坡（彼）合氣：馬繼興（1992：889）：『合氣』指陰陽兩性之氣。周一謀、蕭佐桃（1988：371）：合氣：指陰陽二氣，陰陽相交合，故曰合氣。魏啓鵬、胡翔驊（1992：102）：指男女交合，陰陽之氣和合。

〔二〕刑（形）：馬繼興（1992：889）：形，指形體，身軀。

〔三〕至（致）：黄文傑（2008：163）：釋文『以致五聲』中的『致』字，據圖版當是『至』字。今按：『至（致）』，原釋文作『致』。『致』，招致。

〔四〕乃入其精：馬繼興（1992：889）：指排泄精液。魏啓鵬、胡翔驊（1992：102）：入，納入。此句指納入精氣，即第一問之『食陰』。

〔五〕稽（稽）：《莊子・逍遥遊》釋文引司馬注：『至也。』馬繼興（1992：890）：『稽』字義為考慮，打算，計劃。又按，『稽』字或為『計』之音假。『計』字之義亦為考慮，打算，規劃。

〔六〕慎用玉閉：『慎』，原釋文作『傎』。馬繼興（1992：891）：慎，字義為謹慎。《長沙馬王堆二、三號漢墓》釋文（2004：75）作『慎』。『玉』字本義為美石，古籍中又多借用比喻為完善或美好之義。『閉』字義為密閉，藏精而不瀉。周一謀，蕭佐桃（1988：373）：『玉』乃生殖器官之雅稱，『閉』即閉精勿泄。魏啓鵬、胡翔驊（1992：102）：玉閉，猶言玉關。玉閉相當於後世醫家、道家所説的『關元』，在臍下三寸，為元陰元陽閉藏出入之所，道家亦以為『男子藏精之閣，女子藏胞之宫』。但帛書此文似專指男子藏精之關鎖。今按：『傎』當從《長沙馬王堆二、三號漢墓》釋文改釋為『慎』。

〔七〕玉閉時辟：馬繼興（1992：891）：『辟』讀為『避』，字義為躲避，回避。『玉閉時避』系指應當經常地做到玉閉的要求而避免泄精。魏啓鵬、胡翔驊（1992：102）：玉閉在合適之時開啓。辟，開啓、打開。

〔八〕章（彰）：馬繼興（1992：891）：『章』讀為『彰』，『彰』字義為顯著、彰明。積必見彰，指精神不斷儲積的結果必然具有明顯增強的效果。周一謀、蕭佐桃（1988：373）：章，同『彰』，明顯，顯著。今按：『章（彰）』原釋文作『章』。『章』同『彰』，均訓為顯、顯著。

〔九〕堅：馬繼興（1992：891）：堅字義為堅固，固定。

〔一〇〕玉泉毋頃（傾）：魏啓鵬、胡翔驊（1992：102）、馬繼興（1992：891-892）均謂『玉泉』指男子精液，『傾』即傾泄，可從。古人對『玉泉』一稱有多種解釋，如有作為泉名、山名或地名者，有作為泉水之代稱者，均非此條所指。道家則均指口中唾液。如：《備急千金要方》卷二十七『養性序』第一引魏皇甫隆上魏武帝書：『玉泉者，口中唾也。』宋黄休復《茅亭客話》卷十《杜大举》篇有『服玉泉法』云：『玉泉者，舌下兩脈津液是也。』《醫心方》卷二十七《導引第五》引《養生要集》：『（道人劉京云）玉泉者，口中唾也。』又按，據《黄庭内景經・第三十四章》：『三十六咽玉池裏』。梁丘子注：『口為玉池，亦曰華池。膽為中池。胞為玉泉、華池。』則『玉池』又有『胎胞』之別稱一説。但本書此處之『玉泉』，統攬全文之旨，乃指『男精』而言。『必使玉泉毋傾』仍指藏精無泄。

〔一一〕嬰：《漢書・賈誼傳》注：『加也。』馬繼興（1992：891）：『嬰』字義為侵犯。

〔一二〕椄（接）陰之道：接陰之道，即交接的法則。

〔一三〕必心塞葆：馬繼興（1992：892–893）：「塞」字義為充實。「保」字義為安定、保養。周一謀、蕭佐桃（1988：373）：塞，《方言》：「安也。」葆，《呂覽·盡數》高誘注：「安也。」

〔一四〕刑（形）氣：形指軀體，氣指精神。

〔一五〕壹至勿星：馬王堆漢墓帛書整理小組：星，《釋名》：「散也。」馬繼興（1992：893）注：「至」字義為到，來，極。「星」假為「瀉」，「瀉」字義為排出水液。

〔一六〕音氣：《長沙馬王堆一、三號漢墓》釋文（2004：75）作「音（意）氣」。馬繼興（1992：893）：「音氣」義同音聲或聲音。《靈樞·終始》：「補陰瀉陽，音氣益彰，耳目聰明。」裘錫圭（1987：136）：指人喉發出的聲音，睡虎地秦簡《封診式》「癘」條有「令號，其音氣敗」之語。今按：當從裘錫圭、馬繼興說。「音氣」即上引《靈樞·終始》的「音氣」，《合陰陽》《天下至道談》的「音聲」「聲音」。

〔一七〕尻脾（髀）能方：馬王堆漢墓帛書整理小組：方，《廣雅·釋詁一》：「正也。」今按：「睥（髀）」，原釋文作「脾（髀）」。馬繼興（1992：894）：髀，即大腿部。「方」假為「壯」，壯即健壯。尻，即臀部。

〔一八〕馬王堆漢墓帛書整理小組：以上參看竹簡《合陰陽》十動、《天下至道談》，及《醫心方》卷二十八《還精第十八》引《玉房秘決》。

【原文】

【●】黃帝問於容成曰：「民始蒲淳溜刑〔一〕，何得而生？溜刑成體（體），何失而死？何臾（猶）〔二〕之23人也，有惡有好，有夭有壽。欲聞民氣贏屈施（弛）張〔三〕之故。」容成合（答）曰：「君若24欲壽，則順察天地之道。天氣月盡月盈，故能長生。地氣歲有寒暑，25險易〈易〉相取〔四〕，而不腐。君必察天地之請（情）而行之以身。有徵可智（知）〔五〕，閒〔六〕26雖聖人，非其所能，唯道者智（知）之。天地之至精〔七〕，生於无徵，長於无刑（形），27成於无體（體），得者壽長，失者夭死。故善治氣槫（摶）精〔八〕者，以无徵為積，精28神泉益（溢），翕甘潞（露）以為積〔九〕，歙（飲）榣（瑤）泉靈尊〔一〇〕以為經，去惡好俗〔一一〕，神乃溜刑（形）。翕29氣之道，必致之末〔一二〕，精生而不厥〔一三〕。尚（上）下皆精，塞〈寒〉温〔一四〕安生？息必探（深）而久，新氣30易〈易〉守。宿氣為老〔一五〕，新氣為壽。善治氣者，使宿氣夜散，新氣朝冣（最）〔一六〕31，以勶（徹）九徼（竅）〔一七〕，而實六府〔一八〕。食氣有禁，春辟（避）濁陽〔一九〕，夏辟（避）湯風，秋辟（避）霜潛（霧），冬32辟（避）凌陰〔二〇〕，必去四咎，乃探（深）息以為壽。朝息之志〔二一〕，亓（其）出也湣（務）合於天，亓（其）入也33楑（揆）坡（彼）閨誦〔二二〕，如臧（藏）於淵，則陳氣日盡而新氣日盈，則刑（形）有云光〔二三〕。以精為充34，故能久長。晝〈晝〉息之志，虖（呼）吸祕（必）微〔二四〕，耳目蔥（聰）明（明），陰=（陰陰）孷（喜）氣〔二五〕，中不薈（潰）腐〔二六〕，故身35无苛（痾）央（殃）。莫（暮）息之志，深息長除，使耳勿聞，且以安寑（寢）。云=（魂）柏（魄）〔二七〕安刑（形），故能36長生。夜半之息也，覺啎（寤）毋變侵（寢）刑（形），探（深）余（徐）去埶（勢）〔二八〕，六府皆發，以長為極〔二九〕。將欲37壽神〔三〇〕，必以奏（腠）理息。治氣之精，出死入生，驩欣咪殼〔三一〕，以此充刑（形），此胃（謂）槫（摶）38精。治氣有經，務在積精=（精，精）盈必寫（瀉），精出必補=（補，補）寫（瀉）之時，於卧為之39。出入以脩奏（腠）浬（理），軲白內成〔三二〕，何病之有？坡（彼）生有央（殃）〔三三〕，必亓（其）陰精扇（漏）泄，百脉宛（菀）52廢，喜怒不時，不明（明）大道，生氣〔三四〕去之。俗人芒生〔三五〕，乃持（恃）巫醫，行年未半〔三六〕53，刑（形）

必夭貍（埋），頌事白殺〔三七〕，亦傷（傷）悲戈（哉）。死生安在，勶（徹）士製（制）之，實下閉精〔三八〕54，氣不屚（漏）泄。心製（制）死生，孰為之敗？慎守勿失，長生纍迣（纍世）安55樂長=壽=（長壽，長壽）生於蓄積。坡（彼）生之多，尚（上）察於天，下播於地，能者必神56，故能刑（形）解〔三九〕。明（明）大道者，亓（其）行陵雲，上自麋榣〔四〇〕，水溜（流）能遠，龏（龍）登能高，疾57不力倦，□□□□□□巫成柖□□死〔四一〕。巫成柖以四時為輔，天地58為經，巫成柖與陰陽皆生。陰陽不死，巫成柖興〈與〉相視〔四二〕，有道之士亦如此。』

【注釋】

〔一〕蒲淳溜刑：蒲，疑讀為『敷』，布。溜刑，見帛書《胎產書》。馬繼興（1992：897）：『民』字本泛指人類而言，此處可引申為體。『蒲』假為『賦』，『賦』字義為給予、授予，引申為禀賦。『淳』字義為濃厚，純粹不含雜質。『溜』通『流』，『刑』通『形』。『流形』的本義為物質形體，或鑄造器物的模具，在本書此處及帛書《胎產書》中均用作比喻開始形成人的胚胎。周一謀、蕭佐桃（1988：376）：『淳』通『醇』，和也。

〔二〕臾（猶）：馬王堆漢墓帛書整理小組：曳，讀為『世』。『洩』字或作『泄』，『拽』字或作『抴』，『絏』字或作『紲』，可證。今按：臾（猶），原釋文作『曳』。陳劍指出，此字當釋為『臾』。『臾』『曳』秦漢文字寫法類同，『臾』讀為『猶』，均也，同也。

〔三〕民氣贏屈施（弛）張：馬繼興（1992：899）：『施』通『弛』，同音通假。民氣，指人的精神、氣質，此處則系指人的體質狀態而言。贏屈即盛與衰，或有余與不足。弛張即放松與緊張，弛緩與收縮。『張』字本義為把持弓弦，因而又有強、大之義。

〔四〕險昜〈昜〉相取：馬王堆漢墓帛書整理小組：相取，《周易・系辭下》：『遠近相取。』注：『相取，猶相資也。』馬繼興

（1992：900）：險與易為相對之詞，古代又有數義。其一為善、惡；其二為危險與安逸；其三，謂地形、地勢之艱難與平坦。本條的險易系指第三說。「相取」一詞義同相資，即相互憑借，或依賴。此句即地勢的艱險與平易是相互依賴的。今按：「易〈易〉」，原釋文作「易」。

〔五〕有徵可智（知）：馬繼興（1992：902）：「智」通「知」。「徵」字義為預兆，證明。《尚書·洪範》：「八庶征。」孔穎達疏：「徵，驗也。」同上書「允征」。孔安國傳：「徵，證也。」孔穎達疏：「徵，是驗證之義。」

〔六〕閒：閒，《左傳》成公十六年注：「猶近也。」今按：「閒」，原釋文作「間」。

〔七〕至精：馬繼興（1992：902）：「至」字義為極。「精」字義為精華。

〔八〕治氣槫（摶）精：馬王堆漢墓帛書整理小組：《管子·內業》：「摶氣如神。」注：「摶，謂結聚也。」馬繼興（1992：903）：「治」字義為整理，治理。氣，指呼吸。「治氣」即調整呼吸。「摶」字義為凝集，集結。「摶精」即聚集精氣或精液。周一謀、蕭佐桃（1988：376）：治氣，指行呼吸吐納氣功導引之事。摶精，即凝聚精氣。李零（2006：317）：即行氣和積精。行氣講究深長徐久，吐故納新；積精講究精盈必瀉，精出必補。

〔九〕翕甘潞（露）以為積：「翕」字中間多寫一「口」形。馬繼興（1992：904）：「翕」通「吸」，有「吸」及「飲」二義，根據本條「吸甘露」之文，故應指第二義（即「飲」）而言。甘露，系指純淨質潔的露水。「積」字義為儲存，積聚。

〔一〇〕榣（瑤）泉靈尊：馬繼興（1992：904）：「瑤泉」為傳說中瑤池之泉水。「靈」字義為善。《尚書·呂刑》：「苗民弗用靈。」孔疏：「靈，善也。」「尊」為古代盛酒的器皿。《禮記·明堂位》：「尊用犧象山罍。」鄭注：「尊，酒器也。」故「靈尊」即上好的酒器。「瑤泉靈尊」一詞在此處疑用以比喻美酒之代稱。周一謀、蕭佐桃（1988：377）：瑤泉，本為瑤池（傳說西王母所居之處）之水，此處指上等泉水。靈尊，仙酒，這裏指美酒。魏啓鵬、胡翔驊（1992：106）：瑤泉靈尊，當指服氣時口中所生津液。李時珍說：「人舌下有四竅：兩竅通心氣，兩竅通腎液。心氣流入舌下為神水，腎液流入舌下為靈液。道家謂之金漿玉醴。」口中津液又名醴泉。參看《本草綱目》第五十二卷。靈尊，義同玄尊。今按：此從後說。

〔一一〕去惡好俗：馬繼興（1992：893）：去惡，指摒除不良。好俗，即維持良好的習俗。周一謀、蕭佐桃（1988：377）：《說文》：「俗，習也。」此句猶言去惡好善，培養好的習慣。魏啓鵬、胡翔驊（1992：106）：去惡好俗，即去惡俗。惡好，偏儀復詞，這裏指惡。今按：「惡」與「好」正相對，疑「惡好」即「好惡」，指喜惡。

〔一二〕末：馬繼興（1992：905）：末指四肢。周一謀、蕭佐桃（1988：377）：末，指四肢或外陰部位。魏啓鵬、胡翔驊（1992：106）：末當指六末，即四肢和前後陰，以及毛發末端。參看帛書《養生方》「治力」條第五方注。今按：謂「六末」也包括毛發末端，恐不可從。

〔一三〕厥：馬繼興（1992：905）：「厥」假為「缺」。周一謀、蕭佐桃（1988：377）：厥，《漢書·王莽傳》注：「短也。」此處作短缺講。

〔一四〕塞〈寒〉温：馬繼興（1992：905）：寒温指致病因素。《靈樞·師傳》注：「寒温中適，故氣將持，乃不致邪僻也。」

〔一五〕宿氣為老：馬繼興（1992：906）：宿氣即舊氣。為，字義為使。

〔一六〕新氣朝冣（最）：《公羊傳》隱公元年注：最：「聚也。」馬繼興（1992：906）：「最」字義為聚，集中。此句系指在早晨要將新鮮空氣集中地吸入人體。

〔一七〕勶（徹）九徼（竅）：周一謀、蕭佐桃（1988：377）、魏啓鵬、胡翔驊（1992：107）、馬繼興（1992：906）：徹，通。九竅，謂陽竅七，即兩目、兩耳、兩鼻孔、口；陰竅二，即前陰、後陰。今按：「勶（徹）」，原釋文作「徹」。

〔一八〕實六府：六府即六腑。馬繼興（1992：906）：「實」字義為充實，堅強。六府，即膽、胃、大腸、小腸、膀胱、三焦。

〔一九〕春辟（避）濁陽：馬繼興（1992：906）：「辟」假為「避」，字義為回避。春避濁陽，《卻穀食氣》作「春食一去濁陽」。與此同義，可參見該條。

〔二〇〕冬辟（避）淩陰：「淩」，原釋文作「凌」。馬繼興（1992：906）：冬避淩陰，《卻穀食氣》作「冬食一去淩陰」，與此同義，可參見該條。

〔二一〕志：馬繼興（1992：908）：「志」假為「治」，字義為應當遵循的原則。周一謀、蕭佐桃（1988：377）、魏啓鵬、胡翔驊（1992：107）指出，「志」即標準、準則。

〔二二〕楑（揆）坡（彼）閏⿰言兩：揆，度。閏，《荀子·解蔽》注：「小門也。」「⿰言兩」字從兩，疑是從「㒼」的訛變，與「樠」字或作「⿰木兩」相同，應讀為「滿」。這一句的意思是深吸氣，以肺部充滿為度。今按：其說可疑。馬繼興（1992：908）：「楑」假為「揆」，字義為衡量，度量。「閏」假為「潤」，字義為潤澤。「⿰言兩」假為滿，疑從「㒼」的訛變，與「樠」字或「⿰木兩」字相同，應讀為「滿」，字義為充滿，滿溢。「入」字義為納入，吸入，此處為其引申義，吸入。「坡」假為「彼」，為第三者的通稱。

〔一三〕云光：馬王堆漢墓帛書整理小組：云，疑讀為「雲」，《後漢書·竇憲傳》注：「稱雲，言多也。」周一謀、蕭佐桃（1988：378）、馬繼興（1992：909）均謂「云光」指身體潤澤有光，可從。

〔一四〕祕（必）微：「祕」，原釋文作「必」，《長沙馬王堆一、三號漢墓》釋文（2004：76）作「祕（秘）」。馬繼興（1992：910）：微即細小。今按：當讀為「必」。字從「彳」，疑涉下「微」字而衍。

〔一五〕陰⁼（陰陰）孷（喜）氣：陰陰，形容深藏。孷，常見於周代青銅銘文，通「釐」字，此處讀為「喜」。喜氣見《春秋繁露·王道通三》。馬繼興（1992：910）：「孷」假為「喜」。陰陰，有深藏、深邃之義。喜氣即暖和之氣。裘錫圭（1992：535）：35號簡「氣」上一字，釋文釋作「孷」，從圖版看似為從「子」從「敖」之字。魏啓鵬、胡翔驊（1992：107）：孷氣，猶言生生之氣。今按：陰陰：或即暗暗、暗自。此與上文「呼吸必微」之「微」相應。如秦印「嫠」作A（許雄志：《秦印文字彙編》21頁，河南美術出版社，2001年9月），上部與「敖」類同；睡虎地秦簡《為吏之道》簡5「勢」作B，上部訛作「枚」。張家山《奏讞書》簡187「勢」字寫作C，上部亦與「枚」類同。疑此字可能即「孷（孷）」字。《集韻·之韻》：「孷、孷，《方言》：陳楚之間，凡人獸乳而雙產，謂之孷孳。」「孷」或可讀為「理」，理氣指調理呼吸。

A 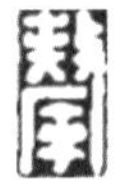 B 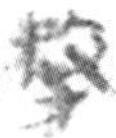 C 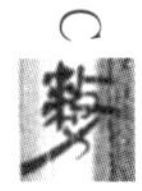

〔一六〕薈（潰）腐：馬王堆漢墓帛書整理小組：薈，讀為「潰」。《周禮·春官》篇末「以禬國之兇荒」，注云「此禬讀如潰癰之潰」，可為旁證。馬繼興（1992：910）注：「薈」假為「潰」，字義為壞。「腐」字義為敗。今按：其說可從，釋文據之括注「潰」字。

〔一七〕云⁼（魂）柏（魄）：馬王堆漢墓帛書整理小組：原衍一「云」字，是誤加了重文號。馬繼興（1992：911）：魂字前原有「云」字，衍文。「云」假為「魂」，「柏」假為「魄」。魂魄釋為精神。

〔一八〕埶（勢）：馬王堆漢墓帛書整理小組：勢，《淮南子·修務》注：「力也。」這一句意思是呼吸要深而徐緩，不要用力。今按：埶，原釋文作「埶」，此從裘錫圭（1992：535）說。

〔一九〕極：周一謀、蕭佐桃（1988：378）、馬繼興（1992：913）皆訓「極」為標準，可從。此句承上文仍強調呼吸應以深長為原則。

〔三〇〕將欲壽神：馬繼興（1992：913）：「壽」字義為久遠。《後漢書・趙岐列傳》注：「先自為壽藏。」

〔三一〕驪欣咪㝅：馬王堆漢墓帛書整理小組：「咪」疑讀為「美」。「㝅」讀為「穀」。《爾雅・釋詁》：「咪」，善也。馬繼興（1992：914）：「咪」讀為「美」，字義為良好。「㝅」讀為「穀」，穀即五穀，糧食的總稱。周一謀、蕭佐桃（1988：378）：驪欣咪㝅，此處是指輕松愉快地吸收新鮮空氣。魏啓鵬、胡翔驊（1992：108）：據《龍龕手鑒・口部》，「咪」同「咩」，羊鳴叫聲。㝅，哺乳。今按：「咪㝅」二字待考。

〔三二〕軲白內成：馬繼興（1992：927）：「軲」假為「固」，義為堅固。「白」假為「博」，字義為廣，大。內，即裏，這裏泛指身體之內的臟腑。「成」字義為良好。

〔三三〕坡（彼）生有央（殃）：馬繼興（1992：927）：「坡」假為「彼」。彼為第三人稱。「生」字泛指人類。「央」假為「殃」。殃即疾病。

〔三四〕生氣：馬繼興（1992：927–928）：生氣，即生命力，生機。

〔三五〕芒生：馬王堆漢墓帛書整理小組：芒，《方言》：「滅也。」生，此處疑讀為「性」。周一謀、蕭佐桃（1988：384）：芒，昧也。《莊子・齊物論》注：「人之生也，固若是芒乎！」魏啓鵬、胡翔驊（1992：114）：《莊子・齊物論》：「人之生也，固若是芒乎？其我獨芒，而人亦有不芒者乎？」成《疏》：「芒，暗昧也。」今按：當以後說為是。「芒」，昧也。「生」即人生。

〔三六〕未半：馬王堆漢墓帛書整理小組：「桼」，即今「柒」字，參考《金文續編》第六。過去有人根據居延漢簡，認為「柒」寫為「桼」始於王莽時，從本篇看，這一寫法漢初已經有了。今按：「未半」，原釋文作「桼十」，此從裘錫圭（1992：527）說。

〔三七〕頌事白殺：馬王堆漢墓帛書整理小組：頌，疑讀為「庸」，用法與「乃」字同。裘錫圭（1992：527）：「頌」即容貌之「容」的本字，《帛書》149頁〔注8〕頌讀為「庸」，似非。今按：裘說可供參考。又「白」，原釋文作「白〈自〉」。

〔三八〕㣧（徹）士製（制）之，實下閉精：馬王堆漢墓帛書整理小組：徹，通。馬繼興（1992：930）：「徹」字義為通達。「製」假為「制」，義為製定或法度。「實」字義為充實。「下」字義為身體下部，也即相當於下焦。

〔三九〕坡（彼）生之多，尚（上）察於天，下播於地，能者必神，故能刑（形）解：馬繼興（1992：931）：『坡』假為『彼』。『尚』假為『上』。『刑』假為『形』。『多』字有重大或優勝之義。『察』字義為考察。『播』字之義為揚，布。『神』字義為魂魄之氣。『形解』二字系古之方士所說的人的形體與精神相分離，而使精神靈魂超脫形體之外而登天界仙境。故又稱為『屍解』。

〔四〇〕麇榣：馬王堆漢墓帛書整理小組：麇應即『麇』字，疑讀為『群』。『榣』，讀為『瑤』。《穆天子傳》有群玉之山。裘錫圭（1987：134）：或疑『麇榣』二字當讀為『瓊瑤』，待考。周一謀、蕭佐桃（1988：378）：『麇榣』即群瑤，或瓊瑤，乃仙境之稱。

〔四一〕巫成柖□□死：馬王堆漢墓帛書整理小組：巫成柖，即務成昭，傳說為舜之師，見《荀子·大略》及其注所引《尸子》，《漢書·藝文誌》有《務成子陰道》三十六卷。馬繼興（1992：932）：『巫』字上原缺七字，不詳。『巫』假為『務』。『柖』假為『昭』。務成昭為古代傳說中的養生家。今按：原釋文『□□□□□□□巫成柖□□不死』『死』前一字釋為『不』可疑。

〔四二〕視：周一謀、蕭佐桃（1988：385）：《孟子·萬章》：『視，比也』。

【原文】

●堯問於舜曰〔一〕：『天下孰最貴〔二〕？』舜曰：『生最貴。』堯曰：『治生奈何？』舜曰42：『審〔三〕夫陰陽。』堯曰：『人有九繳（竅）十二節，皆設而居〔四〕，何故而陰與人具（俱）生而43先身去〔五〕？』舜曰：『歙（飲）食弗以，謀慮弗使，諱亓（其）名而匿其體（體）〔六〕，亓（其）使甚多44而無賓禮〔七〕，故興〈與〉身俱生而先身死。』堯曰：『治之奈何？』舜曰：『必愛而45喜之，教而謀（誨）之，歙（飲）而食之，使其題頯〔八〕堅強而緩事之，必鹽〔九〕之而勿予，必樂46矣而勿寫（瀉），材將積〔一〇〕，氣將褚（畜）〔一一〕，行年百歲，賢於往者〔一二〕。』舜之椄（接）陰治氣之道47。

【注釋】

〔一〕馬王堆漢墓帛書整理小組：《漢書・藝文志》有《堯舜陰道》二十三卷。

〔二〕貴：馬繼興（1992：918）：「貴」字義為貴重。《國語・晉語》：「貴貨而賤土。」韋注：「貴，重也。」

〔三〕審：馬繼興（1992：918）：「審」字義為仔細考察。《呂氏春秋・察微》：「公怒不察。」高注：「審，詳也。」《論語・堯曰》：「審法度。」皇疏：「審，猶諦也。」

〔四〕人有九繳（竅）十二節，皆設而居：馬繼興（1992：918）：九竅，即耳、目、口、鼻及前、後陰。十二節，即十二經脈。「設」字義為安排，位置。「居」字義為處所，位置。

〔五〕何故而陰與人具（俱）生而先身去：馬繼興（1992：918）：「陰」字在此處系指男性器官，具有隱、私之義，為房中之學的專詞。「具」假為「俱」，字義為同一、同時。「去」字義為排除、罷退，此處系其引申義衰退。

〔六〕諱亓（其）名而匿其體（體）：「亓」，原釋文作「其」，此從黃文傑（2008：164）說。馬繼興（1992：918）：「體」假為「體」，即形體。「諱」字義為忌，避。「匿」字義為隱藏。

〔七〕賓禮：原釋文作「寬禮」。「寬」當改釋為「賓」，禮敬。《漢書・晁錯傳》：「賓禮長老，愛恤少孤。」

〔八〕題頯：馬王堆漢墓帛書整理小組：題，《淮南子・本經》注：「頭也。」。頯，疑即「頯」字，讀為「崪」，《廣雅・釋詁四》注：「高也。」題頯應為一詞。馬繼興（1992：921）注：「題崪」應系男性前陰之專稱。周一謀、蕭佐桃（1988：381）：題，在此當指陰莖，俗稱龜頭。

〔九〕鹽：馬王堆漢墓帛書整理小組：鹽。《左傳》僖公二十八年注：「啑也。」意為啖食。馬繼興（1992：921）：「鹽」假為「銜」，本義為塞入馬口中的馬勒，其引申義為勒，或含。裘錫圭（1987：134）：「必」下一字可能不是「鹽」，而是「鹽」字的簡率寫法，疑當讀為「銜」。今按：「鹽」，原釋文作「鹽」，此從裘說改釋。

〔一〇〕材將積：馬繼興（1992：921）：「材」字義為資質，能力。「積」字義為累積，積蓄。

〔一一〕褚（畜）：褚，《左傳》襄公三十年注：「畜也。」馬繼興（1992：921）：「褚」假為「蓄」，字義為積聚。

〔一二〕行年百歲，賢於往者：馬繼興（1992：921）：行年，為其所經歷之年歲。「賢字」義為勝，超過。「往」者，指過去。

【原文】

●王子喬父〔一〕問彭祖曰：『人氣何是為精〔二〕虖（乎）？』彭祖合（答）曰：『人氣莫如竣（朘）精〔三〕。竣（朘）氣 48 宛（菀）〔四〕閉，百脈生疾；竣（朘）氣不成，不能繁生〔五〕，故壽盡在竣=（朘。朘）之葆愛，兼予 49 成駐（佐）〔六〕，是故道者發明（明）唾（垂）〔七〕手循辟（臂），靡（摩）腹從陰從陽。必先吐陳，乃翕 50 竣（朘）氣〔八〕，與竣（朘）通息，與竣（朘）歙=食=（飲食，飲食）完竣（朘），如養赤=子=（赤子。赤子）〔九〕驕悍數起，慎〔一〇〕勿 51 □使，則可以久立，可以遠行，故能壽長。』41

【注釋】

〔一〕王子喬父：馬王堆漢墓帛書整理小組：應即王子喬，《列仙傳》云王子喬即周太子晉。

〔二〕人氣何是為精：馬繼興（1992：923）：人氣，指人身中之氣。『精』字義為精萃。

〔三〕竣（朘）精：馬繼興（1992：923）：『朘』與『竣』為同源字，字義為男子外陰。『精』『清』音形相近而互通。

〔四〕宛（菀）：馬王堆漢墓帛書整理小組：菀，即鬱字。《素問・四氣調神大論》注：『菀，謂蘊積也。』

〔五〕竣（朘）氣不成，不能繁生：馬繼興（1992：924）：『成』字義為良好，成熟。『繁』字義為多，盛。

〔六〕竣（朘）之葆愛，兼予成駐（佐）：馬繼興（1992：924-925）：『葆』假為『保』，字義保養，保護。『愛』字義為愛惜，愛護。『兼』字義為同，並。『成』字義為良好，『佐』字義為協助。

〔七〕唾（垂）：原釋文作『唾』，此從周一謀、蕭佐桃（1988：383）、馬繼興（1992：926）說。

〔八〕乃翕竣（朘）氣：馬繼興（1992：926）：『翕』假為『吸』。朘氣，在此處當指吸入之空氣使之深深地抵達陰朘之部（象征性的）。

〔九〕赤子：周一謀、蕭佐桃（1988：383）：赤子指嬰兒，《尚書・康誥》疏：『子生赤色，故言赤子。』上句『如養赤子』是比喻，本句『赤子』則指男性生殖器。

〔一〇〕慎：馬王堆漢墓帛書整理小組：慎字右下作[罒八]，是戰國時期楚國『貝』字寫法的遺跡，與下第5簡寫法有别。

【原文】

●帝磐庚〔一〕問於耇老曰：『聞子椄（接）陰以為強〔二〕，翕天之精，以為壽長，吾將何60處〔三〕而道可行？』耇老合（答）〔四〕曰：『君必貴夫與身俱生而先身老者，弱者使之61強，短者使長，貧者使多暴〈量（糧）〉〔五〕。亓（其）事壹虛壹實，治之有節：一曰埀（垂）枝（肢），直62脊，橈（撓）尻；二曰疏股，勭（動）陰，䋦（縮）州〔六〕；三曰合疌（睫）毋聽，翕氣以充腦（腦）〔七〕；四曰含63亓（其）五味，㱃（飲）夫泉英〔八〕；五曰羣精皆上，翕亓（其）大朙（明）。至五而止，精神日抬（怡）〔九〕。』耇老64妾（接）陰食神氣之道65。

【注釋】

〔一〕帝磐庚：馬王堆漢墓帛書整理小組：《漢書·藝文志》有《湯盤庚陰道》二十卷。馬繼興（1992：934）：帝盤庚，指殷商君主。為成湯九世孫祖丁之子。

〔二〕聞子椄（接）陰以為強：馬繼興（1992：934）：『椄』假為『接』。『強』字義為健壯，有力。

〔三〕處：馬繼興（1992：935）：『處』字義為決斷，處理。

〔四〕合（答）：馬繼興（1992：935）：『答』『合』通假。

〔五〕暴〈量（糧）〉：原釋文作『量（糧）』，此從裘錫圭（1992：535）説。

〔六〕州：馬王堆漢墓帛書整理小組（1985：56）：州，《爾雅·釋畜》：『州，竅。』即肛門。周一謀、蕭佐桃（1988：163）：州，

《廣雅・釋親》：臀也，俗稱屁股，這裏是指肛門。魏啓鵬、胡翔驊（1992：112）：州，肛門的古名稱。嚴健民（2005：134）：《說文》：『水中可虎者曰州』。

〔七〕䐉（腦）：讀為『腦』。《春秋元命苞》：『人精在腦。』今按：其說可從，釋文據之括注『腦』字。

〔八〕泉英：周一謀、蕭佐桃（1988：387）、魏啓鵬、胡翔驊（1992：118）均謂『泉英』指口中津液，可從。

〔九〕至五而止，精神日抬（怡）：馬王堆漢墓帛書整理小組：以上參看《醫心方》卷二十八《還精第十八》引《玉房指要》。魏啓鵬、胡翔驊（1992：118）：以上參看《千金方》卷二十七《養性・房中補益第八》，又參見《醫心方》卷二十八《還精第十八》引《玉房指要》。

【原文】

●禹問於師癸〔一〕曰：『眀（明）耳目之智，以治天下〔二〕，上均（徇）湛地〔三〕，下因江水，至會稽（稽）66之山，處水十年矣。今四枝（肢）不用，家大糺（亂），治之奈何？』師癸合（答）曰：『凡治67正（政）之紀，必自身始。血氣宜行而不行，此胃（謂）款〔四〕央（殃），六極〔五〕之宗也。此氣血68之續也，筋脉之族〔六〕也，不可廢忘也。於䐉（腦）也施（弛）〔七〕，於味也移，道（導）之以志，勭（動）之以事。非69味也，无以充亓（其）中而長其節；非志也，无以智（知）其中虛興〈與〉實70；非事也，无以勭（動）亓（其）四支（肢）而移去其疢。故覺侵（寑）而引陰，此胃（謂）練筋；旣（既）信（伸）有（又）詘（屈）71，此胃（謂）練骨。勭（動）用必當，精故泉出。行此道也，何泄（世）不物〔八〕？』禹於是歙（飲）湩〔九〕72，酒食五味，以志治氣。目明耳蔥（聰），被（皮）革有光，百脈充盈，陰乃□生，以安后姚〔一〇〕，家乃復寧。師癸治神氣之道73。

【注釋】

〔一〕禹問於師癸：馬繼興（1992：940）：禹即夏禹，或大禹。繼承舜為國君，國號稱夏。本條下面所說的『治天下』及『處水十年』之說，即系本此而言。師癸，人名，但未見傳世古籍中。馬王堆漢墓帛書整理小組：從出土位置圖看，此條原在盤庚問耇老條後，與所託人物時代次序相反。

〔二〕明（明）耳目之智，以治天下：馬繼興（1992：940）：『明』字義為通。『智』字義為智慧。『治』字義為治理，整理。

〔三〕湛地：馬王堆漢墓帛書整理小組：湛，《說文》：『沒也。』與『沈』字通用。湛地，被洪水淹沒的土地。

〔四〕款：馬王堆漢墓帛書整理小組：款，讀為窾，《說文》『塞也』，意思是閉塞，參看王鳴盛《蛾術編》。血氣不行，故稱之為閉塞之殃。今按：《說文》訓為『塞也』之字作『窾』。

〔五〕六極：馬王堆漢墓帛書整理小組：《尚書·洪範》：『六極，一曰兇短折，二曰疾，三曰憂，四曰貧，五曰惡，六曰弱。』但下第九二簡六極的含義與此不同。《備急千金要方·補腎》注：『六極，六腑病。』又說：『六極者，一曰氣極，二曰血極，三曰筋極，四曰骨極，五曰髓極，六曰精極。』馬繼興（1992：944）：本條所說的『六極』含義是指六種疾病而言。周一謀、蕭佐桃（1988：388）：六極，六種災患。今按：此處『六極』當從周、蕭認為是『災患』。

〔六〕族：馬王堆漢墓帛書整理小組：𣐈，字在帛書中習見，通假為『俟』『市』等之部字，但此處當讀為『族』。《廣雅·釋言》：『湊也。』今按：『之』後一字當徑釋為『族』。

〔七〕於腦（腦）也施（弛）：『腦』讀為『腦』，『施』讀為『弛』，從周一謀、蕭佐桃（1988：388）、馬繼興（1992：945）說。

〔八〕物：馬王堆漢墓帛書整理小組：物，疑讀為『忽』，《爾雅·釋詁》注：『盡也。』盡世的意思是終其天年。

〔九〕湩：馬王堆漢墓帛書整理小組：湩，乳。

〔一〇〕后姚：據簡文系禹妻，姚姓。案《尚書·益稷》載禹『娶於塗山』，此處云『后姚』，與古書不合。今按：裘錫圭（1992：525）指出簡72當下接簡40，並據塗山氏女之名古書稱為『后趫』，認為『后姚』可能即『后趫』，說均可從。

【原文】

●文執（摯）〔一〕見齊威=王=（威王，威王）問道焉，曰：『寡（寡）〔二〕人聞子夫=（大夫）之博於道也，寡（寡）人已（已）74宗廟之祠，不叚（暇）其聽，欲聞道之要者，二、三言而止。』文執（摯）合（答）曰：『臣75為道三百編，而卧最為首。』威王曰：『子澤（繹）〔三〕之，卧時食何氏（是）有？』文執（摯）合（答）曰76：『淳酒毒韭〔四〕。』威王曰：『子之長韭何邪？』文執（摯）合（答）曰：『后稷（稷）半（播）耰（耰）〔五〕，草千歲77者唯韭〔六〕，故因而命之。亓（其）受天氣也蚤（早），亓（其）受地氣也葆，故辟聶（懾）慹胠（怯）〔七〕者78，食之恒張；目不蔡（察）者，食之恒明（明）；耳不聞者，食之恒蔥（聰）；春青（三月）食79之，苛（疴）疾不昌，筋骨益強，此胃（謂）百草之王。』威王曰：『善。子之長酒何邪？』80文執（摯）合（答）曰：『酒者，五穀之精氣也，亓（其）人〈入〉中散溜（流），亓（其）人〈入〉理也勶（徹）而周，不胥81卧而九（究）理〔八〕，故以為百藥繇（由）。』威王曰：『善。肰（然）有不如子言者，夫春跃（沃）寫（瀉）人〈入〉82{人〈入〉}以韭者〔九〕，何其不與酒而恒與卵〔一〇〕邪？』文執（摯）合（答）曰：『亦可。夫雞者，陽獸也83，發明（明）聲蔥（聰）〔一一〕，信（伸）頭羽張者也。復陰青（三月），與韭俱勶（徹），故道者食之。』威王曰84：『善。子之長卧何邪？』文執（摯）合（答）曰：『夫卧，非徒生民之事也。舉鳧（鳧）鴈〈雁〉85、鵠、蕭（鷫）相（鸛）、蚖檀（蟺）、魚鱉（鼈）、耎（蝡）動（動）之徒，胥食而生者也；食者，胥卧而成者86也。夫卧，使食靡（靡）〔一二〕宵（消），散藥（鑠）〔一三〕以流刑者也。辟（譬）卧於食，如火於金。故一87昔（夕）

不卧，百日不復。食不化，必如扽鞫（鞠）[一四]，是生甘心密墨[一五]，糀湯劓惑[一六]88，故道者敬卧。』威王曰：『善。㝥（寡）人恒善莫（暮）歓（飲）而連於夜，笱（苟）毋（無）苛（疴）虖（乎）？』文89執（摯）合（答）曰：『毋（無）芳（妨）也。辟（譬）如鳴〈鳥〉獸，蚤（早）卧蚤（早）起（起），莫（暮）卧莫（暮）起（起），天者受明（明），地者受90晦，道者九（究）其事而止。夫食氣譖（潛）人〈入〉而黟〈默〉移[一七]，夜半而□【□□□】91氣，致之六=極=[一八]（六極。六極）堅精，是以內實外平，痤瘻弗處，廱（癰）壹（噎）[一九]不生，此道之92至也。』威王曰：『善93。』

【注釋】

〔一〕文執（摯）：見《呂氏春秋·至忠》《論衡·道虛》，系宋國名醫，為齊閔王所殺。

〔二〕㝥（寡）：馬王堆漢墓帛書整理小組：『寡』字省作『㝥』，與河北平山中七汲戰國墓出土中山王方壺同。今按：類似寫法多見於楚簡，或以為『顧』字初文，亦可看成是『寡』字省體。

〔三〕澤（繹）：馬繼興（1992：952）：『澤』假為『繹』，字義為陳述。《爾雅·釋詁》注：『繹，陳也。』《儀禮·鄉射禮》鄭注：『繹已之志。』賈疏：『繹，謂陳已之志意也。』

〔四〕毒韭：馬王堆漢墓帛書整理小組：毒，《說文》：『厚也。』韭，見《名醫別錄》，云：『味辛微酸，溫，無毒，歸心，安五藏，除胃中熱，利病人，可久食。子主夢泄精溺白。根主養發。』

〔五〕半（播）糅（櫌）：半糅，疑讀為『播櫌』。今按：其說可信，釋文據之括注『播』『櫌』。

〔六〕韭：《齊民要術》引《聲類》：『韭者，久長也，一種永生。』

〔七〕辟聶（懾）聴胠（怯）：馬王堆漢墓帛書整理小組：辟聶，即聶辟，《素問·調經論》：『虛者聶辟，氣不足。』注：『聶謂聶皺，辟謂辟疊也。』『聴』讀為『懹』，《方言》：『憚也。』

〔八〕胥卧而九（究）理：胥：馬繼興（1992：957）：『胥』假為『須』，義為需要或等待。『究』字義為窮盡，極度。『理』字義為腠理，也即皮膚、肌肉、臟腑間的組織。

〔九〕夫春跃（沃）寫（瀉）人〈入〉{人〈入〉}以韭者：馬王堆漢墓帛書整理小組：此句疑應讀為『夫春沃瀉人入以韭者。』馬繼興（1992：959）：此句系指凡是在春天患有沃瀉（水瀉的一種）的人讓他服用韭菜治療。周一謀、蕭佐桃（1988：392）：跃，當作『飲』，《玉篇》『食也』，這裏指飲食。寫，同『瀉』。此句意即春天因飲食不適而引起腹瀉者，當加食辛温之韭以安臟腑。魏啓鵬、胡翔驊（1992：124）：『沃』讀為『飲』。『春飲』指春季中的祭祀和宴饗。韭為常用之物。《毛詩・豳風・七月》：『四之日其蚤，獻羔祭韭。』寫，放置、傳食。《禮記・曲禮上》：『器之溉者不寫，其余皆寫』。《注》：『寫者，傳己器中乃食之也』。此句意為，在春季宴饗中將韭菜放置食器中，傳送予人享用。今按：此處當作『夫春沃瀉入以韭者』。兩『人〈入〉』字分别為簡 82 末字和簡 83 首字，後一『人〈入〉』字當系重抄。『跃寫』，當從馬王堆漢墓帛書整理小組讀為『沃瀉』。沃，澆灌；瀉，傾倒；入，投入。

〔一〇〕卵：馬王堆漢墓帛書整理小組：《鹽鐵論・散不足》有韭卵，是當時在市場上出售的食物。馬繼興（1992：959）：『卵』字據此條的下文可知系指雞卵。但也可能是指『韭卵』而言。所謂韭卵，是在漢代前後的一種商品食物。桓寬氏的《鹽鐵論・散不足》一書在追溯食品業的發展時，曾有以下記述。即：『古者，不粥姙，不市食。及其後，則有屠沽，沽酒，市脯、魚、鹽而已。今則熟食偏列，殽施成市。作業墮怠，食必趨（趣）時，楊豚、韭卵、狗䐹、馬朘、煎魚、切肝、羊淹、雞寒……』這種韭卵的製法，在傳世古籍中尚無具體説明，但很可能就是現仍保留下來民間菜肴之一的雞蛋炒韭菜。

〔一一〕發明（明）聲蔥（聰）：馬王堆漢墓帛書整理小組：聲，《漢書・古今人表》：『或作啓。』發明聲聰，即發明啓聰。

〔一二〕癱（靡）：原釋文作『靡』。馬繼興（1992：963）：『糜』通『靡』，義為稠粥。

〔一三〕藥（鑠）：周一謀、蕭佐桃（1988：393）、馬繼興（1992：963）均如字讀，恐不可信。『藥』當讀為『鑠』，『靡』『消』『散』『鑠』皆意近連用，且『鑠』正與下文『如火於金』相應。

〔一四〕扽鞫（鞠）：馬王堆漢墓帛書整理小組：扽，讀為『純』，《詩・野有死麕》傳：『猶包之也。』鞠，古代的皮球，《史記・衛將軍列傳》索隱：『鞠戲以皮為之，中實以毛，蹴蹋為戲也。』帛書《老子》乙本卷前佚書《正亂》云黄帝擒蚩尤，『充其胃以為鞫（鞠）』。馬繼興（1992：964）：『扽』假為『純』，『純』字義為捆束，包裹。鞠，為古代用革製成的皮球。

〔一五〕是生甘心密墨：馬王堆漢墓帛書整理小組：密，《禮記·樂記》注：『密之言閉也。』墨，《荀子·解蔽》注：『謂蔽塞也。』『密墨』當為閉塞不通之意。馬繼興（1992：965）：『密默』一詞也見於《黃帝內經》一書。其中見於《靈樞·五亂》的記文是：『故氣亂於心，則煩心，密嘿，俯首靜伏。』此段文字也見於《太素》卷十二『榮衛氣行』篇。在《針灸甲乙經》卷六，第四所載此文中的『嘿』作『默』字。『嘿』為『默』的古異寫。『密默』的涵義，據楊上善注：『密嘿，煩心，不欲言也。』周一謀、蕭佐桃（1988：394）：甘心，《詩·伯兮》：『願言思伯，甘心疾首』。毛傳：『甘，厭也。』鄭箋注：『我念思伯心不能已，如人心嗜欲所貪口味不能絕也，我憂思以生疾首』。然則『甘心』亦可訓憂思。

〔一六〕⿰米危湯剸惑：馬王堆漢墓帛書整理小組：⿰米危，疑讀為『危』，《管子·禁藏》：『謂毀敗。』湯，疑讀為『傷』。『湯』當為毀傷之意。剸，讀為『痹』。惑，疑可讀為『蹶』，可為旁證。今按：整理者讀『剸惑』為『痹蹶』似可從。

〔一七〕黟〈默〉移：『黟〈默〉』受下『移』字影響而抄誤。

〔一八〕六極：馬繼興（1992：967）：此處的『六極』系《莊子》一書中所指的身體內的上、下、前、後、左、右六種方位而言，也即包括全身的每一處組織空隙之義。周一謀、蕭佐桃（1988：394）：此處的『六極』與上文所說的『六極』有所不同，這裏當是指六腑或人體的頭身及四肢。魏啓鵬、胡翔驊（1992：125）：六極即六末。

〔一九〕廱（癰）壹（噎）：應即癰喉。《釋名·釋疾病》注：『癰喉，氣著喉中不通，積成癰也。』

【原文】

●王期見，秦昭王問道焉，曰：『寡人聞客食陰以為動（動）強，翁〈翕〉氣94以為精明（明）〔一〕。寡（寡）人何處而壽可長？』王期合（答）曰：『必朝日月而翕亓（其）精光〔二〕95，食松柏，歓（飲）走獸泉英，可以卻老復莊（壯），曼澤有光。夏青（三月）去火，以96日爂（爨）享（烹）〔三〕，則神恚（慧）而蔥（聰）明（明）。椄（接）陰之道，以靜為強，平心如水，靊（靈）路（露）〔四〕97內臧（藏），款以玉筴（策）〔五〕，心毋秫（怵）愓〈蕩〉〔六〕，五言（音）進合（答），孰短孰長，翕其神98稽（霧）〔七〕，

歙（飲）夫天將（漿）〔八〕，致之五臧（藏），欲其深臧（藏）。龔〔九〕息以晨，氣刑（形）乃剛，襄 99
【□□□，□□】〔一〇〕近水，精氣淩楗（健）久長〔一一〕。神和內得，云（魂）柏（魄）皇【□】100，五臧
（藏）軲白，玉色重光，壽參日月，為天地英〔一二〕。』昭王曰：『善。』101

【注釋】

〔一〕精明（明）：馬繼興（1992：969）：『精明』則系指精華之物質。《管子·內業》說：『精也者，氣之精者也。』《春秋繁露·通國身》：『氣之清者為精。』《國語·周語》：『使至於爭明。』韋注：『明，精氣也。』

〔二〕必朝日月而翕亓（其）精光：馬繼興（1992：970）：『朝』字本義為見，會見比自己地位高的人，如君主、父母、長者等。《禮記·王製》：『耆老皆朝於庠。』鄭注：『朝，猶會也。』《白虎通·朝聘》：『朝者，見也。』此處系其引申義即面向某一方向。精光，指光線中的精華物質。

〔三〕夏肓（三月）去火，以日爂（爨）亨（烹）：馬王堆漢墓帛書整理小組：夏三月去火，以日爨亨，當指以陽燧取火。《周禮·司烜氏》：『掌以夫燧取明火於日。』注：『夫燧，陽遂也。』《淮南子·天文》：『陽燧見日則燃而為火。』注：『陽燧，金也。取金杯無緣者，熟摩令熱，日中時以當日下，以艾承之，則燃得火也。』

〔四〕霝（靈）路（露）：周一謀、蕭佐桃（1988：396）：靈露，在此當是指精液或津液。馬繼興（1992：973）：此處的『靈露』應為男精之別稱。

〔五〕款以玉筴（策）：馬繼興（1992：973）：『款』字義為叩敲。《史記·太史公自序》集解引應劭：『款，叩也。』《廣雅·釋言》同。玉策即陰莖。

〔六〕秫（怵）愓〈蕩〉：馬繼興（1992：973）：『怵』字義為恐懼。《廣雅·釋詁二》注：『怵，懼也。』《說文·心部》：『怵，恐也。』『蕩』字義為動搖，不能平靜，或心慌意亂，無所適從。《禮記·樂記》：『天地相蕩。』鄭注：『蕩，猶動也。』《論語·陽貨》：『其蔽也蕩。』《集解》引孔注：『蕩，無所適守也。』

〔七〕神稽（霧）：馬繼興（1992：974）：『神霧』一詞後人也被訛作『神露』。後者系指甘露之別名，如梁孫柔之《瑞應圖》云：『甘露者，神露之精也。王者和，風茂則降於草木，食之令人壽』。『四問』記有『吸甘露以為積，飲瑤泉靈尊以為經』之文，恰與此條『吸其神霧，飲夫天漿』相合，故神霧即甘露，而天漿即瑤泉靈尊。周一謀、蕭佐桃（1988：397）：翕其神霧，此為房中氣功導引動作，當指行深呼吸而吸引天之精氣。神霧，或當為神露。今按：周一謀、蕭佐桃、馬繼興謂『神霧』即神露、甘露，可供參考，馬繼興謂『神霧』後訛作『神露』則不可從。

〔八〕歙（飲）夫天將（漿）：周一謀、蕭佐桃（1988：397）：飲夫天漿，當是指吞服舌下津液。魏啓鵬、胡翔驊（1992：128）：天漿，口中所生津液。又名玉漿。《千金方》卷二十七注：『先與女戲，飲玉漿。玉漿，口中津也。』今按：其說可從。

〔九〕龔：疑讀為『龍』，《廣雅·釋詁三》：『和也。』

〔一〇〕【□□□，□□】：馬王堆漢墓帛書整理小組：『襄』字後有五字缺文，其義不詳。

〔一一〕淩楗（健）久長：『淩』讀為『稜』。周一謀、蕭佐桃（1988：397）：『淩』通『凌』，《集韻》注：『冰也。』因冰淩堅硬，所以『淩健』即堅實或剛強之意。魏啓鵬、胡翔驊（1992：128）：『淩』讀為『陵』，《釋名·釋山》：『陵，隆也。』此句意為精隆盛而健旺。

〔一二〕五臧（藏）軲白，玉色重光，壽參日月，為天地英：前文有『軲白內成』之說。即固薄，也就是固附。此處指五臟健康結實。玉色，色不變也；重光，重新煥發光彩；玉色重光，指養生者的容顏重新煥發光彩。參，高也；壽參日月，指壽命之長可比日月。此四句系指系指養生者的內臟堅固健壯，容顏煥發青春，並且可以長壽，成為具有很高身體素質的人。

參考文獻：

〔一〕馬王堆漢墓帛書整理小組．馬王堆漢墓帛書（肆）［M］．北京：文物出版社，1985．

〔二〕周一謀，蕭佐桃．馬王堆醫書考注［M］．天津：天津科學技術出版社，1988．

〔三〕裘錫圭．古文字論集［M］．北京：中華書局，1992．
〔四〕馬繼興．馬王堆古醫書考釋［M］．長沙：湖南科學技術出版社，1992．
〔五〕魏啓鵬，胡翔驊．馬王堆漢墓醫書校釋（貳）［M］．成都：成都出版社，1992．
〔六〕張顯成．先秦兩漢醫學用語研究［M］．成都：巴蜀書社，2000．
〔七〕湖南省博物館，湖南省文物考古研究所．長沙馬王堆二、三號漢墓［M］．北京：文物出版社，2004．
〔八〕李零．中國方術正考［M］．北京：中華書局，2006．
〔九〕裘錫圭．長沙馬王堆漢墓簡帛集成（陸）［M］．北京：中華書局，2014．
〔一〇〕裘錫圭．馬王堆醫書釋讀瑣議［J］．湖南中醫學院學報，1987（04）：42-44．

合陰陽

導論

竹簡《合陰陽》共32枚，出土於馬王堆三號漢墓東槨箱57號漆奩內。簡長23釐米，寬0.9釐米，每簡書寫20字左右，上下共有兩道編繩。本篇出土時是與《十問》合捆成一卷的，故原整理者將其簡號與《十問》合排。此篇屬資料彙編，原無篇題，因簡首有『凡將合陰陽之方』語，馬王堆漢墓帛書整理小組便以『合陰陽』作爲篇名。

《合陰陽》內容屬於房中術，內容可與馬王堆竹簡《十問》《天下至道談》，帛書《養生方》，《醫心方》卷二十八《五征》《十動》《九法》《還精》《七損》等相參看。《合陰陽》記載的內容主要是談男女交合的原則和方法，對交合之道的全過程進行了詳盡的描述，指出女方性興奮和性高潮主要表現爲『五聲』『十征』，並論述了男子性交合方式的『十勢』和女子性交合過程中的『八動』。

原圖

竹簡一（1—11）

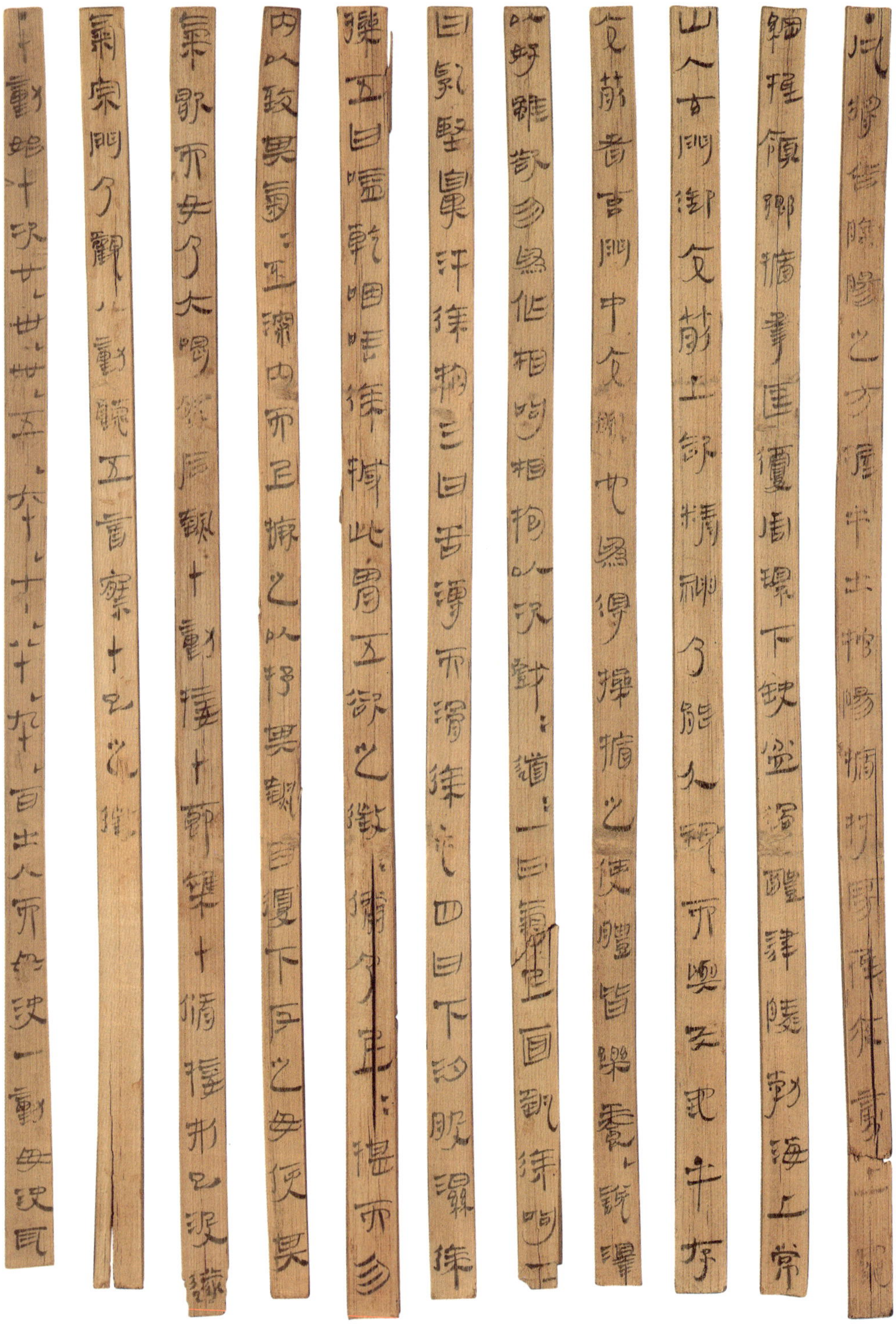

11 10 9 8 7 6 5 4 3 2 1

竹簡二（12—22）

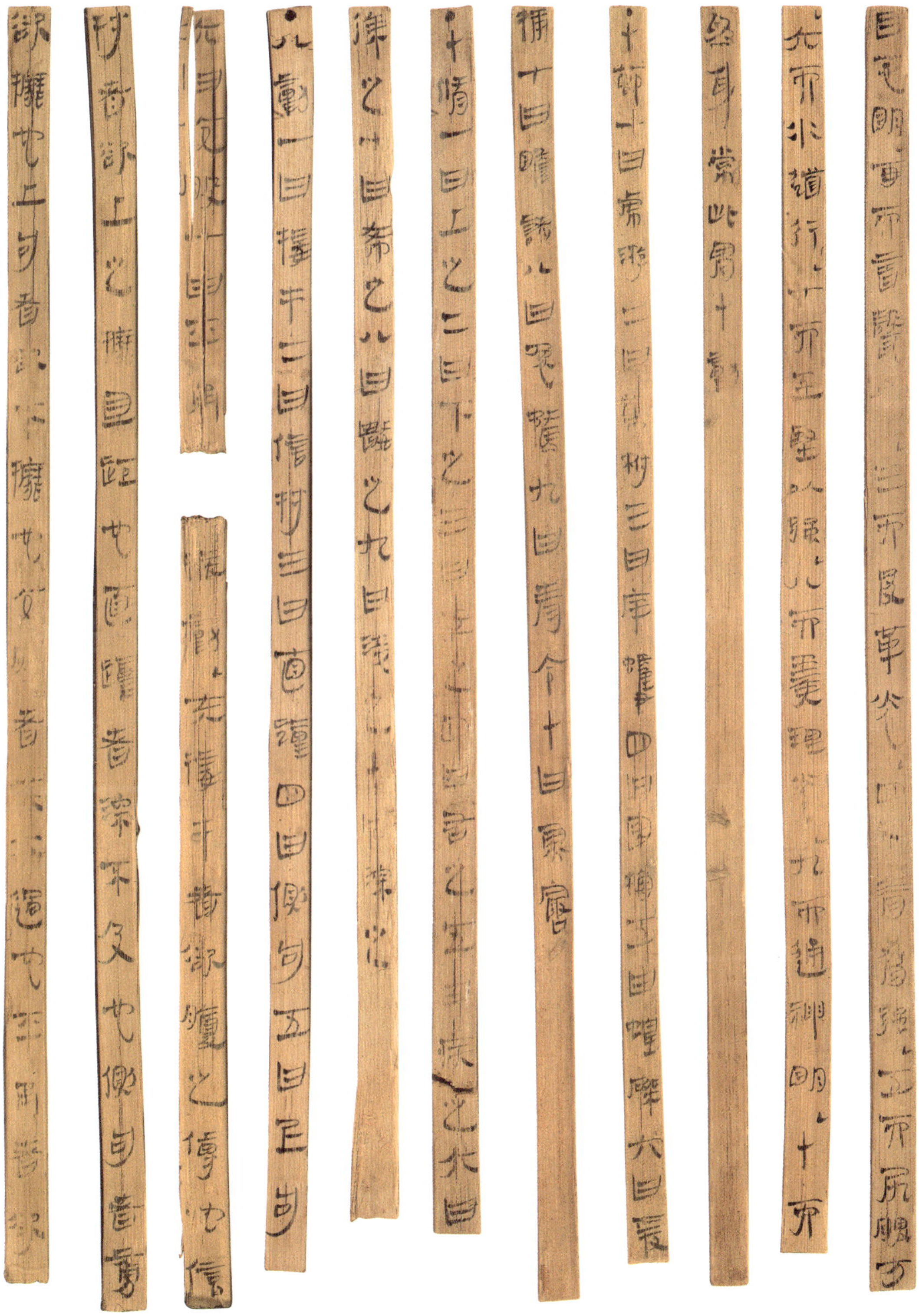

22 21 20 19 18 17 16 15 14 13 12

竹簡三（23—32）

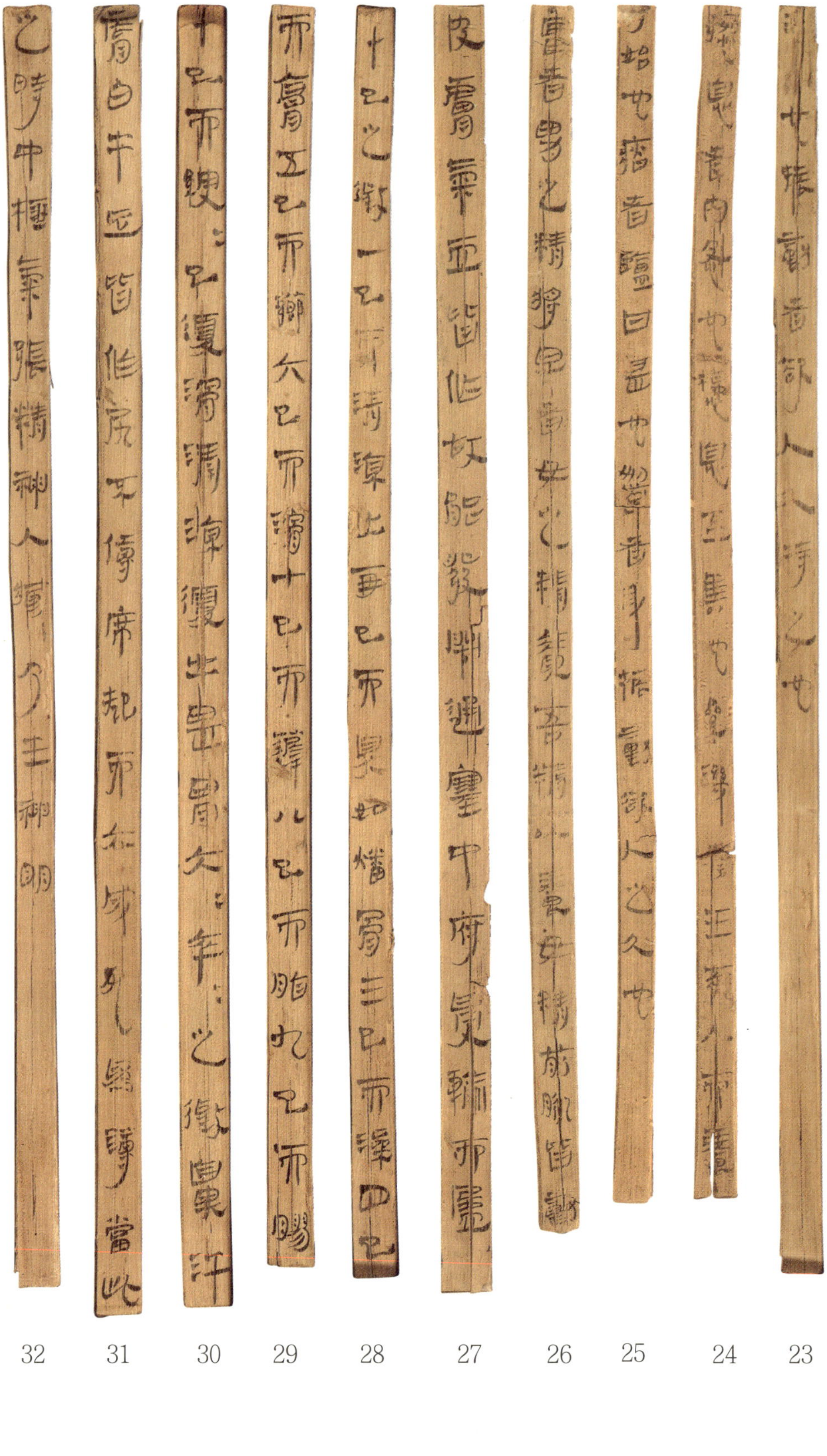

32 31 30 29 28 27 26 25 24 23

原　文

一、凡將合陰陽之方

【原文】

凡將〔一〕合陰陽之方〔二〕，握手〔三〕，出捾（腕）陽〔四〕，揗村（肘）房〔五〕，抵夜（腋）旁〔六〕，上竈1綱〔七〕，抵領鄉〔八〕，揗拯匡〔九〕，覆周環〔一〇〕，下缺盆〔一一〕，過醴津〔一二〕，陵勃海〔一三〕，上常2山〔一四〕，入玄門〔一五〕，御交筋〔一六〕，上欱精神〔一七〕，乃能久視而與天地牟（侔）存〔一八〕。3交筋者，玄門中交脈也，為得操揗之〔一九〕，使體（體）皆樂養（癢），說（悅）澤（懌）4以好〔二〇〕。雖欲勿為〔二一〕，作相呴相抱，以次（恣）戲=道=〔二二〕（戲道。戲道）：一曰氣上面執（熱），徐〔二三〕呴5；二曰乳堅鼻汗〔二四〕，徐抱；三曰舌溥（薄）而滑〔二五〕，徐屯〔二六〕；四曰下汐（液）股濕〔二七〕，徐6操〔二八〕；五曰嗌乾咽唾，徐揻（撼）〔二九〕，此胃（謂）五欲之徵=〔三〇〕（徵。徵）備乃上=（上，上）揕而勿7內，以致其氣〔三一〕=（氣。氣）至，深內而上撅之，以抒其熱〔三二〕，因復下反之，毋使其8氣歇〔三三〕，而女乃大喝（竭）〔三四〕。然后（後）熱十勭（動）〔三五〕，接十莭（節），雜十脩。接刑（形）巳（已）沒，遂9氣宗門〔三六〕，乃觀八勭（動）〔三七〕，聽五音，察十巳（已）〔三八〕之徵10。

【注釋】

〔一〕將：馬繼興（1992：977）：將要，準備。

〔二〕合陰陽之方：周一謀、蕭佐桃（1988：399）：合，交合。陰，在此指女子。陽，在此指男子。合陰陽之方，即男女交合的原則和方法。馬繼興（1992：978）：『合』字義為交，會，或匹配。《荀子·富國》：『男女之合』。陰陽：指男女而言。

〔三〕握手：馬繼興（1992：978）：『握』字意為把持，或曲手指握拳。《廣雅·釋詁三》：握，持也。』此句系指以手按摩。

〔四〕出揗（腕）陽：馬王堆漢墓帛書整理小組（1985：155）：揗，讀為『腕』。腕陽指人體部位。周一謀、蕭佐桃（1988：399）：腕陽，當是指手腕部位。馬繼興（1992：978）：出，原釋文為『土』，形近而訛，義為開始，或去、行。揗，假為『腕』。『陽』字與『陰』為相對之詞，在此處有『表裏』的『表』字之義。腕陽指背側（伸側）。此句指自手背部開始，然後依下列順序循行按摩。李零（2006：325）：『腕陽』指腕背。

〔五〕揗村（肘）房：周一謀、蕭佐桃（1988：399）、馬繼興（1992：979）、夏德安（Donald Harper）（1998：412）：均讀『房』為『旁』。此句系指沿著肘部側旁的順序按摩。

〔六〕抵夜（腋）旁：馬繼興（1992：979）：『抵』字義為到。此句系指循按到腋部之旁。

〔七〕上竈綱：周一謀、蕭佐桃（1988：399）：『上竈綱』即上經竈綱。竈綱乃人體部位，具體所指不詳。依上下文，應位於腋窩之上。魏啓鵬、胡翔驊（1992：131）：竈綱，『綱』讀為『岡』，當喻肩梁，即肩頭至頸底如橫樑者。馬繼興（1992：979）：此句系指循按向上至眼部外側。夏德安（Donald Harper）（1998：413）：竈綱指上胸部位，介於頸部和兩乳之間。李零（2006：325）：『竈綱』應是頭、口的隱語。

〔八〕抵領鄉：周一謀、蕭佐桃（1988：399）：領鄉也是人體部位，指頭項部與衣領相接的地方。夏德安（Donald Harper）（1998：413）：『領鄉』指頸部。馬繼興（1992：979）：此句系指循按至頭頂前部的百會穴之兩旁。李零（2006：325）：『領鄉』指頸背。

〔九〕拯匡：周一謀、蕭佐桃（1988：400）、馬繼興（1992：979）：均指承光穴，承光穴位於頭部，髮跡正中直上2.5寸，旁開1.5寸，屬足太陽膀胱經的經穴。夏德安（Donald Harper）（1998：413）：『拯匡』即『承筐』，指骨盆區域。李零

（2006：325–326）：『承筐』應是雙肩的隱語。

〔一〇〕覆周環：馬繼興（1992：979）：複字義為返還、歸。此句指循摩由下向上行到達頭頂部之後開始折回，再由上向下方繼續循摩。周一謀、蕭佐桃（1988：400）：覆，複也，又也。周環，即繞脖項一周進行按摩之意。夏德安（Donald Harper）（1998：413）：『周環』指腰部。李零（2006：326）：『周環』應是雙乳的隱語。

〔一一〕下缺盆：馬繼興（1992：980）：『下』字義為下行。此句系指向下按摩至缺盆穴處。魏啓鵬、胡翔驊（1992：131）、馬繼興（1992：980）、夏德安（Donald Harper）（1998：413）、李零（2006：325）均謂指缺盆穴。

〔一二〕過醴津：周一謀、蕭佐桃（1988：400）：醴津，疑指乳暈。馬繼興（1992：980）：『過』字義為越過，經過。『醴』字義為臍。本句系指按摩循經越過肚臍之旁，繼續向下。魏啓鵬、胡翔驊（1992：131）：醴津，當喻乳房。夏德安（Donald Harper）（1998：414）：『醴津』或位於肚臍，也可能是指乳腺。李零（2006：326）：『醴津』應是乳溝的隱語。

〔一三〕陵勃海：周一謀、蕭佐桃（1988：400）：勃海，疑即胸窩或今之氣海。馬繼興（1992：980）：『淩』通『陵』，義為越過。勃海，此處用作人體體表部位的隱語。此句系指按摩循行至小腹部的氣海穴處並由此超越而過。魏啓鵬、胡翔驊（1992：131）：勃海，即渤海，當喻腹部。夏德安（Donald Harper）（1998：414）：『勃海』疑位於臍下近外陰處。李零（2006：326）：『勃海』應是肚臍的隱語。

〔一四〕上常山：馬王堆漢墓帛書整理小組（1985：155）：常山，即恒山，避漢文帝諱。周一謀、蕭佐桃（1988：400）：常山，疑指今之曲骨與橫骨部位。馬繼興（1992：981）：常山，為恒山，避漢文帝諱。此處用為隱語。似指小腹部下方中央的曲骨穴附近。魏啓鵬、胡翔驊（1992：131）：常山，推其位置為橫骨（即解剖學上的恥骨）和位於橫骨中央部的曲骨。夏德安（Donald Harper）（1998：414）、李零（2006：325）均認為『常山』指女性的陰阜。

〔一五〕入玄門：周一謀、蕭佐桃（1988：400）：玄門，疑即玉門，指女子外陰。魏啓鵬、胡翔驊（1992：131）：即玄牝之門，指陰戶，又名產門。馬繼興（1992：981）：『玄』字義為隱掩、幽深。玄門，指女陰。夏德安（Donald Harper）（1998：414）、李零（2006：325）均認為『玄門』指女性的陰門（陰戶）。

〔一六〕御交筋：周一謀、蕭佐桃1988：400）：御，進也，與女子交合亦曰御。交筋，依下文釋為『玄門中交脈』，則可能指陰蒂。馬繼興（1992：981）：御字義為進或接。御交筋，指房事而言。

〔一七〕上欱精神：周一謀、蕭佐桃（1988：399）：欱，《說文》：啜也。段注：『欱』與吸義近，此處指導氣運行，謂吸引天氣以強壯精神。馬繼興（1992：981）：『欱』假為『合』。合字在此處義為相應，配合。

〔一八〕乃能久視而與天地牟（侔）存：周一謀、蕭佐桃（1988：399）：侔，《說文》：齊等也，即相同、相等之意。此句指與天地共同長存。馬繼興（1992：981）：『久視』是先秦時代養生家為求達到健身長壽目的而用的一種由來已久的古老練功方法。『侔』字義為相同。本句系指可以達到長生的要求並且可以和天地共同永存。

〔一九〕為得操循之：馬王堆漢墓帛書整理小組（1985：155）：為，如。馬繼興（1992：982）：『為』字有若、如之義。『操』字義為從事。『循』字義為撫摩。此句系指如能按以上之順序按摩。

〔二〇〕使體（體）皆樂養（癢），說（悅）澤（懌）以好：馬繼興（1992：982）：『悅』與『懌』二字均義為喜悅。此二句系指通過按摩過程即可產生的舒適感覺。

〔二一〕雖欲勿為：馬繼興（1992：982）：『欲』字義為情欲。此句系指雖情欲興奮，但仍應有所克制。

〔二二〕作相呴相抱，以次（恣）戲道：周一謀、蕭佐桃（1988：399）：呴，《漢書・王褒傳》注：張口出氣也。此處的『相呴』指互相親吻。相抱，互相擁抱。馬繼興（1992：982-983）：『呴』字義為吹氣，或呼氣。『恣』字義為任意、隨意、充分。『戲』字義為娛樂。此二句系指為作到『玉閉堅精』，可以利用深呼氣等方法充分娛戲。

〔二三〕徐：馬繼興（1992：984）：緩慢的。

〔二四〕乳堅鼻汗：周一謀、蕭佐桃（1988：399）：這是女子性衝動的表現，乳頭堅起是女性興奮期的另一特徵。

〔二五〕舌溥（薄）而滑：周一謀、蕭佐桃（1988：399）：溥，當作『薄』，味淡也。此處言舌苔淡薄而舌面滑利。

〔二六〕徐屯：馬王堆漢墓帛書整理小組（1985：155）：屯，竹簡《天下至道談》作『傳』。周一謀、蕭佐桃（1988：399）：即徐徐地相依從。魏啓鵬、胡翔驊（1992：132）：徐屯，意為徐徐聚合。馬繼興（1992：984）：指逐漸蓄積能量。

〔二七〕下汐（液）股濕：馬王堆漢墓帛書整理小組（1985：155）：汐，假為『液』。周一謀、蕭佐桃（1988：399）：汐，當為『液』。此謂因性衝動而使陰液流濕大腿。

〔二八〕徐操：周一謀、蕭佐桃（1988：399）：此處指性交動作，徐徐操動之意。

〔二九〕摵（撼）：馬繼興（1992：984）：撼，意為搖動。

〔三〇〕五欲之徵：周一謀、蕭佐桃（1988：399）：指女子性衝動的五種徵候。馬繼興（1992：985）：「徵」字義為徵兆，驗信。五徵，即五種驗證（或迹象）。

〔三一〕徵備乃上〓（上，上）揕而勿內，以致其氣：周一謀、蕭佐桃（1988：399）：此處指交合時挺刺而不深入。馬繼興（1992：985）：「備」字義為具備。「上」字在此處義為昇。「揕」字義為衝刺或衝擊。「內」字義為進入。勿內，即不進入。「致」字義為招致，到來。

〔三二〕氣至，深內而上撅之，以抒其熱：周一謀、蕭佐桃（1988：399）：蹶，原作撅，指上撬或上翹。馬繼興（1992：986）：氣，是指人體的精氣或正氣而言。氣至，有精氣儲積充足之義。「撅」假為「蹶」，蹶字有動搖之義。「抒」字義為解除，發洩。此數句指：當精氣充溢之時，即可向內深入，並向上方搖動，使熱氣得以散發。

〔三三〕因複下反之，毋使其氣歇：馬繼興（1992：986）：「複」字義為又，反復，重複。「反」字義為改變，或違背。「歇」假為「泄」。「泄」字義為洩漏，溢出。「毋使其氣泄」，指勿令精氣洩漏之義。

〔三四〕而女乃大喝（竭）：馬繼興（1992：986）：「竭」字義為枯竭，或完、盡。「大竭」指疲憊無力。

〔三五〕熱十勭（動）：周一謀、蕭佐桃（1988：399）：熱，當為「埶」。十動，與下文的「十節」「十脩」等，皆為交合的系列動作，多系氣功與交媾相結合的動作。馬繼興（1992：986）：熱，通「埶」。形近而訛。「埶」字義為操作。

〔三六〕遂氣宗門：周一謀、蕭佐桃（1988：399）：《天下至道談》作「遂氣血門」。遂，《淮南·精神訓》注：通也。宗門，當指陰部，陰部為宗筋之所會。此句指氣血流注於陰部。

〔三七〕乃觀八勭（動）：馬繼興（1992：988）：「觀」字義為觀察。「八動」，與上文的「十動」為兩組不同的動作。

〔三八〕十巳（已）：周一謀、蕭佐桃（1988：399）：指交媾十個回合而不瀉精，參看《天下至道談》中的「十已」。

二、十動

【原文】

十動（動）〔一〕：始十，次廿、卅、卌、五十、六十、七十、八十、九十、百，出入而毋決〔二〕。一動（動）毋決，耳 11 目蔥（聰）明（明），再而音聲【章（彰）】〔三〕，三而皮革光，四而脊脅強〔四〕，五而尻脾（髀）方 12〔五〕，六而水道行，七而至堅以強，八而奏（腠）理光，九而通神明（明），十而 13 為身常〔六〕，此胃（謂）十動（動）14。

【注釋】

〔一〕動（動）：馬繼興（1992：989）：『動』字義為沖動。《素問·六元正紀大論》：『故風勝則動。』王注：『動，不寧也。』按《十問》有九『至』之文與此大同。

〔二〕始十，次廿、卅、卌……出入而毋決：周一謀、蕭佐桃（1988：402）：此處的『決』當讀本字，《淮南子·天文訓》注『決，溢也』，這裏可理解為瀉精。古人認為交合而不瀉精則可滋補身體。馬繼興（1992：989）：房事開始為十次（十下）往複，然後循序為二十次、三十次、四十次、五十次、六十次、七十次、八十次、九十次和一百次，但每次往複都不能傾瀉。

〔三〕再而音聲【章（彰）】：周一謀、蕭佐桃（1988：402）：『章』字依《天下至道談》而補。謂兩次交合而不瀉精則令人聲音洪亮。馬繼興（1992：990）：『彰』『章』同音通假。

〔四〕脊脅強：周一謀、蕭佐桃（1988：402）：在《天下至道談》作『脊骨強』。

〔五〕尻脾（髀）方：周一謀、蕭佐桃（1988：402）：髀，股也。指臀部和大腿粗壯而結實。

〔六〕十而為身常：周一謀、蕭佐桃（1988：402）：常者，守也，恒也。言十動而不瀉精則可常保身體健康。

三、十節（節）

【原文】

十節（節）〔一〕：一曰虎游〔二〕，二曰蟬柎（附）〔三〕，三曰斥（尺）蠖〔四〕，四曰困（麕）桷（角）〔五〕，五曰蝗磔〔六〕，六曰 15 爰（猨）捕（搏）〔七〕，七曰瞻（詹/蟾）諸〔八〕，八曰兔鶩〔九〕，九曰青（蜻）令（蛉）〔一〇〕，十曰魚嘬〔一一〕。16

【注釋】

〔一〕十節（節）：周一謀、蕭佐桃（1988：402）：此處的『十節』指的是一組仿生的房中氣功導引術式。

〔二〕虎游：周一謀、蕭佐桃（1988：402）：《天下至道談》作『虎流』。指模仿老虎的動作姿態來操練房中氣功引導，或作為性交動作。馬繼興（1992：991）：此處的『虎游』即模仿虎游於水上之狀。

〔三〕蟬柎（附）：周一謀、蕭佐桃（1988：403）：像蟬一般的附著，乃房中氣功導引動作之比擬。馬繼興（1992：991）：『伏』字義為覆，以面下。此處的『蟬伏』即模仿蟬蟲俯伏之狀。

〔四〕斥（尺）蠖：周一謀、蕭佐桃（1988：403）：『斥』『尺』的同音錯借，即尺蠖。此處指模仿尺蠖緣木的一種房中導引術式。馬繼興（1992：991）：『尺』『斥』同音通假。《天下至道談》作『三曰尺蠖』。尺蠖為尺蠖蛾的幼蟲。尺蠖為軟體昆蟲，其行動先屈軀體，後又伸展前進。此處系模仿尺蠖動作之義。

〔五〕困（麕）桷（角）：周一謀、蕭佐桃（1988：403）：麕，同『麇』，《說文》：麞也作為獐。桷，疑讀為『角』，角觸之意。此言模仿獐鹿角觸的動作。馬繼興（1992：991）：『困』假為『麕』。『桷』假為『踣』。『麕』字《說文・鹿部》為『麇』之繁文，又稱之為獐或者麞，哺乳動物，小型鹿類。雌雄都沒有角。『踣』字義為向前方倒下。即模仿麕類俯地之狀。

〔六〕蝗磔：周一謀、蕭佐桃（1988：403）：蝗，蝗蟲；或當為『凰』，《玉女經》中有『凰翔』，鳳與凰可互用。『磔』假為

『蹶』。『蹶』字義為僕倒。《春秋左傳・昭公二十三年》：『乃推而蹶之。』即模仿蝗蟲撲倒之狀。

〔七〕爰（猨）捕（搏）：周一謀、蕭佐桃（1988：403）：爰，猨也。捕，《文選・楊雄賦》注：引取也。此處指模仿猨猴引取物品的動作。馬繼興（1992：992）：『猿』『爰』同音通假。『捕』同『踞』。猿即猿猴類，或單指猩猩而言。『踞』字義為蹲，或者坐。《說文・足部》：『踞，蹲也。』《春秋左傳》：『皆踞轉而鼓琴。』孔疏：『踞，謂坐其上也。』即模仿猿猴蹲坐之狀。

〔八〕瞻（詹/蟾）諸：周一謀、蕭佐桃（1988：403）：瞻諸，即蟾蜍，這裏是指模仿蟾蜍吸氣或跳躍的動作。馬繼興（1992：992）：『詹』假為『蟾』。『諸』假為『蜍』。蟾蜍之名古亦作『蟾諸』（見《爾雅・釋魚》），為兩棲動物，形似蛙。此處的『蟾蜍』，系模仿其匍匐之狀。

〔九〕兔鶩：周一謀、蕭佐桃（1988：403）：此指模仿兔子奔跑的動作。馬繼興（1992：992）：鶩（務）字義為快跑。此處的『兔鶩』系模仿野兔奔跑之狀。

〔一〇〕青（蜻）令（蛉）：周一謀、蕭佐桃（1988：403）：此處指模仿蜻蛉飛翔的動作。馬繼興（1992：992）：『蜻』『青』同音通假。『蛉』『令』通音通假。此處的『蜻蛉』系模仿蜻蜓展翅飛翔之狀。

〔一一〕魚嘬：周一謀、蕭佐桃（1988：403）：此處是模仿魚吞食魚餌的動作。馬繼興（1992：993）：『嘬』字義為吮吸，或大口吞食。此處的『魚嘬』系模仿魚類的嘬取食物之狀。

四、十脩

【原文】

十脩〔一〕：一曰上之〔二〕，二曰下之，三曰左之〔三〕，四曰右之，五曰疾之，六曰17徐之〔四〕，七曰希之〔五〕，八曰數之〔六〕，九曰淺之，十曰深之18。

【注釋】

〔一〕十脩：周一謀、蕭佐桃（1988：405）：指交合動作的上下、左右、快慢、深淺等十種情況。馬繼興（1992：994）：十脩即十種方法。

〔二〕上之：馬繼興（1992：994）：義為向上。《玉篇·上部》：「上，登也，升也。」

〔三〕左之：馬繼興（1992：994）：義為向左。

〔四〕徐之：馬繼興（1992：994）：「徐」字義為緩慢。《素問·三部九侯論》：「手徐徐然者病。」王注：「徐徐，緩也。」

〔五〕希之：周一某、蕭佐桃（1988：405）：同「稀」，指交合動作稀少，即頻率很低。《醫心方》卷二十八有「滑內徐動，出入欲稀」之說。

〔六〕數之：馬繼興（1992：995）：「數」字義為多。《史記·遊俠列傳》：「每至踐更數過。」索隱：「數，頻也。」《漢書·賈山列傳》顏注：「數，屢也。」

五、八勭

【原文】

八勭（動）〔一〕：一曰接手〔二〕，二曰信（伸）村（肘）〔三〕，三曰直蹱（踵）〔四〕，四曰側句（鉤），五曰上句（鉤）19，六曰交股〔五〕，七曰平甬（踊），八【曰】振勭（動）〔六〕。夫接手者，欲腹之傅也〔七〕；信（伸）20村（肘）者，欲上之攠（摩）且距也〔八〕；直蹱（踵）者，深不及也〔九〕；側句（鉤）者，旁21欲攠（摩）也〔一〇〕；上句（鉤）者，欲下攠（摩）也〔一一〕；交股者，笶（笶/策-刺）大（太）過也〔一二〕；平甬（踊）者，欲22淺也〔一三〕；振動（動）者，欲人久持之也。23
瘛息者，内急也〔一四〕；檍（喘）息，至善也〔一五〕；絫（纍）濺者，玉筴（筴/策）入而養（癢）24
乃始也〔一六〕；痞（吙）者，鹽（銜）甘甚也〔一七〕；齧者，身振動（動），欲人之久也25〔一八〕。

【注釋】

〔一〕八動（動）：周一謀、蕭佐桃（1988：405）：皆指交合動作姿勢，但次序有異。

〔二〕接手：馬繼興（1992：995）：《素女經》作「一曰兩手抱人」。

〔三〕信（伸）柎（肘）：馬繼興（1992：995）：「伸」「信」通假。參見《陰陽十一脈灸經》注。

〔四〕直踵（踵）：周一謀、蕭佐桃（1988：405）：伸直兩腿腳。「踵」本為後腳跟，這裏就是指腿腳。

〔五〕交股：馬繼興（1992：996）：《玄女經》作「六曰交其兩股」。

〔六〕八【曰】振動（動）：馬繼興（1992：995）：「八曰」二字原缺。

〔七〕夫接手者，欲腹之傅也：周一謀、蕭佐桃（1988：405）：傅，附也。馬繼興（1992：996）：「接」字義為會和。「傅」假為「敷」。「敷」字義為貼靠。此二句系之在見有兩手相合的動作時，是為了使腹部相貼靠。

〔八〕信（伸）柎（肘）者，欲上之攠（摩）且距也：周一謀、蕭佐桃（1988：405）：攠，當作「摩」，研也，切也，即摩擦之意。距，通「拒」，抵拒，抵觸。此處謂相磨擦而深觸之。馬繼興（1992：996）：此二句系指在見有將伸展前臂的動作時，是想要有一定阻力向上摩擦。

〔九〕直踵（踵）者，深不及也：馬繼興（1992：996）：「踵」即足後跟。《素問·痹論》：「尻以代踵。」王注：「踵，足跟也」。此二句系指在見有伸直足後跟的動作時，是由於深度不夠的原因。

〔一〇〕側句（鉤）者，旁欲攠（摩）也：周一謀、蕭佐桃（1988：405）：句，同「鉤」。攠，當做「摩」，摩擦之意。馬繼興（1992：996）：此二句系指在見有用腳向側方鉤動時，是想要對側旁邊摩擦。

〔一一〕上句（鉤）者，欲下揣（摩）也：周一謀、蕭佐桃（1988：405）：『下摩』即深摩之意。馬繼興（1992：996）：此二句系指在見有用腳向上鉤動時，是想要向下方摩擦。

〔一二〕交股者，筴（筴/策-刺）大（太）過也：周一謀、蕭佐桃（1988：405）：謂交合時兩股相交者，是因挺刺太深之故。馬繼興（1992：997）：此二句系指在見有將兩側大腿合並時，是由於探入太過的原因。

〔一三〕平甬（踊）者，欲淺也：周一謀、蕭佐桃（1988：406）：平甬，即平踊，指身體平展而躍動。淺，淺刺，《醫心方》卷二十八引《素女經》曰：『張腹者，欲其淺也。』馬繼興（1992：997）：此二句系指在見有安靜的跳動時，是想要在淺部探入。

〔一四〕瘛息者，內急也：周一謀、蕭佐桃（1988：406）：當指急促的呼息。馬繼興（1992：998）：此二句系指在見有正常的呼吸節律有所控制時，是由於體內所阻滯的原因。

〔一五〕椯（喘）息，至善也：馬繼興（1992：998）：此二句系指在見有呼吸節律急促時，是由於感覺特別良好的原因。

〔一六〕絫（纍）濺者，玉筴（筴/策）入而養（癢）乃始也：周一謀、蕭佐桃（1988：406）：指女子在交合過程中所發出歎息聲或感歎聲。馬繼興（1992：998）：此二句系指出現多次情感沖動的原因。

〔一七〕痞（吙）者，鹽（銜）甘甚也：周一謀、蕭佐桃（1988：406）：亦指女子交合時所發出的呼吸聲或歎息聲，是對性交快感的形容。馬繼興（1992：999）：此二句系指在見有深度吐氣時，是由於產生特別良好滿溢感的原因。

〔一八〕齧者，身振勭（動），欲人之久也：周一謀、蕭佐桃（1988：406）：『人』當作『入』，蓋謂要求交合能夠持久。馬繼興（1992：999）：『身振動，欲人之久也』與『八動』之末二句『振動者，欲人久持之也』之義相近。此三句系指見有口咬現象時，是由於身體振動，想要長時間的保持。

六、十巳

【原文】

昬（昏）者，男之精〔一〕。將旦者，女之精〔二〕。責（積）吾精以養女精，肋（筋）脈皆勭26（動），皮膚氣血皆作〔三〕，故能發閉通塞，中府受輸而盈〔四〕。27

十巳（已）之徵〔五〕：一巳（已）而清涼出〔六〕，再巳（已）而臭如燔骨〔七〕，三巳（已）而澡（燥）〔八〕，四巳28（已）而膏〔九〕，五巳（已）而薌〔一〇〕，六巳（已）而滑〔一一〕，七巳（已）而遟（遲）〔一二〕，八巳（已）而脂〔一三〕，九巳（已）而膠29〔一四〕，十巳（已）而𦃇=〔一五〕（𦃇，𦃇）巳（已）復滑，清涼復出，是胃（謂）大=卒=〔一六〕（大卒。大卒）之徵，鼻汗30脣白，手足皆作，尻不傅席〔一七〕，起而去，成死為薄〔一八〕。當此31之時，中極氣張，精神入臧（藏），乃生神明（明）〔一九〕。32

【注釋】

〔一〕昬（昏）者，男之精：馬繼興（1992：1004）：『昏』字本意為太陽落山後。《說文·日部》：『昏，日冥也。』此處泛指夜晚。『精』字義為精氣。《素問·金匱真言論》：『藏精於肝。』王注：『精，謂精氣也。』

〔二〕將旦者，女之精：周一謀、蕭佐桃（1988：407）：將，壯也，見《詩經·北山》：『鮮我方將。』『將』字義為壯大，或生長。馬繼興（1992：1004）：此二句系指女子的精氣均在每天清晨時間得到積累增多。

〔三〕責（積）吾精以養女精，肋（筋）脈皆勭（動），皮膚氣血皆作：周一謀、蕭佐桃（1988：407）：因陰器乃宗筋之所會，交合時處於高度興奮狀態，故言前脈皆動。馬繼興（1992：1005）：此三句系指以男精滋養女精，陰部的血脈均得以通暢流通，而皮膚和氣血也得到順利運行。

〔四〕故能發閉通塞，中府受輸而盈：周一謀、蕭佐桃（1988：407）：指陰陽交合得宜，使淤滯得以通暢，故臟腑皆可受其補益。馬繼興（1992：1005）：中府有兩義，其一，《針灸甲乙經》卷三第十七「中府，肺之募也」。其二，泛指體內臟腑而言。如《素問·離合真邪論》：「調之中府，以定三部」。此處應指第二義。盈，《廣雅·釋詁一》：「盈，滿也。」同《釋詁四》：「盈，充也。」此二句系指在滋養精氣的基礎上，才可將體內異常的阻塞因素予以開啓疏通，從而使臟腑機能更加充實。

〔五〕十已（已）之徵：周一謀、蕭佐桃（1988：408）：十已，當指交歡十個回合而不瀉精。徵，指兩性交合時產生快感的徵候。馬繼興（1992：1000）：「已」字義為停止，或完成。徵：字義為征兆，跡象，驗證。「十已」即完成十次（十個回合）。「十已之徵」即完成十次的標志。

〔六〕一已（已）而清涼出：周一謀、蕭佐桃（1988：408）：即出現清新涼爽的感覺，當是對性交快感的形容。馬繼興（1992：1000）：此句系指第一次完成的標志是有涼爽出現的感覺。

〔七〕再已（已）而臭如燔骨：周一謀、蕭佐桃（1988：408）：臭，氣也。此處是說在交合時能聞到有如燔烤骨頭而發出的那種焦香氣味。此句亦當為對性交快感的形容。馬繼興（1992：1000）：此句系指第二次完成的標志是有類似被烤燒的骨頭氣味。

〔八〕三已（已）而澡（燥）：周一謀、蕭佐桃（1988：408）：澡，《天下至道談》作「燥」，甚是。《釋名·釋言語》：「燥，焦也。」同樣以焦香氣味形容性交快感。馬繼興（1992：1000）：《釋名·釋言語》：「燥，焦也。」此句系指第三次完成的標志是有類似干焦的氣味。

〔九〕四已（已）而膏：周一謀、蕭佐桃（1988：408）：當指交合時分泌物多而且稠，有如膏脂滑膩之狀。馬繼興（1992：1000）：與下文的「脂」字均指油類而言。由於油類有凝固與稀釋之別，故也用以區別「膏」與「脂」字。此句系指第四次完成的標志為產生稀釋的油潤樣感覺。

〔一〇〕五已（已）而薌：周一謀、蕭佐桃（1988：408）：薌，即米穀之香氣。亦當為對交合快感之形容。馬繼興（1992：1001）：「薌」同「香」，穀類的香氣。《玉篇·草部》：「薌，穀氣。亦作香。」《說文新附·草部》：「薌，穀氣也。」此句系指第五次完成的標志為出現米穀樣的香氣。

〔一一〕六巳（已）而滑：馬繼興（1992：1001）：『滑』字義為光滑，潤滑。此句系指第六次完成的標志為產生光滑樣感覺。

〔一二〕七巳（已）而遟（遲）：周一謀、蕭佐桃（1988：408）：此處作持久講。馬繼興（1992：1001）：『遟』字本義為緩慢。此句系指第七次完成的標志為產生遲鈍緩慢的感覺。

〔一三〕八巳（已）而脂：周一謀、蕭佐桃（1988：408）：與『膏』義相近。《禮記・內則》注：『肥凝者為脂，釋者為膏。』然則比膏更為濃稠。馬繼興（1992：1001）：此句系指第八次完成的標志為產生類似已凝結的脂肪狀感覺。

〔一四〕九巳（已）而膠：周一謀、蕭佐桃（1988：408）：膠，亦與膏、脂義近，有膠著凝持之意。馬繼興（1992：1001）：『膠』字義為黏固。《爾雅・釋詁》：『膠，固也。』此句系指第九次完成時，出現膠黏狀感覺。

〔一五〕十巳（已）而縷：馬繼興（1992：1001）：『縷』同『腴』字，本義為下腹部肥肉。此句系指第十次完成時，產生如肥肉壅滯之狀。

〔一六〕縷巳（已）復滑，清涼復出，是胃（謂）大卒：周一謀、蕭佐桃（1988：408）：卒，終也，竟也，畢也。此謂處於性交快感的高潮，有大功告成之意，指房事將要告終。馬繼興（1992：1002）：『卒』字義為終結。《爾雅・釋詁》：『卒，終也。』此三句系指在出現壅滯的感覺後又再度出現潤滑感覺，並繼續出現涼爽感覺。在這種情況下也就是全部終結。

〔一七〕大卒之徵，鼻汗脣白，手足皆作，尻不傅席：馬繼興（1992：1002）：『作』字義為動搖或感動。『尻』字義為臀部。『傅』字義為附著，或接近。席，即鋪在床上用蘆葦或竹類編成的用具。此句系指房事全部結束後的標志是：鼻子上出汗，口脣發白，手腳都有所動作，臀部自床席處向上高抬等。

〔一八〕起而去，成死為薄：周一謀、蕭佐桃（1988：408）：成，畢也。死，指莖痿。成死，猶言已死。薄，損也。此句是說，不待莖痿就要結束房事。當生還，不能死返，死返有損害。現代性醫學研究證明，男性瀉精以後即進入不應期，當及時停止性交。馬繼興（1992：1002）：『薄』字義為損失，又義為輕率、輕易。此二句系指全部結束後就要拔出離開。如果出現陽痿現象，（再離開時）則將使身體受到損害。

〔一九〕當此之時，中極氣張，精神入臧（藏），乃生神明（明）：周一謀、蕭佐桃（1988：409）：《素問・骨空論》：『任脈者，起於中極之下。』中極，穴名，在前列腺上。又指陰道口。氣張，即氣漲。此句當指氣血匯集於陰部，使陰部張大而得補益。馬繼興（1992：1002）：『臧』假為『藏』。『中極』作為人體部位名稱，古文有二義。其一，為任脈穴名。《素問・骨空論》：『任脈者，起於中極之下。』王注：『中極者，謂臍下同身寸之四寸也。』其二，見於古房書的女陰代稱。此處當屬第一義。『張』字義強大。『神明』一詞古有多義，參見《十問》『稽於神明』注。此處系指人的精神。此四句指在通過以上要求而最後結束時，就可以促使人體下焦元氣充實，精神收斂內藏，並且進一步健壯強盛。

參考文獻：

〔一〕馬王堆漢墓帛書整理小組．馬王堆漢基帛書（肆）［M］．北京：文物出版杜，1985．

〔二〕周一謀，蕭佐桃．馬王堆醫書考注［M］．天津：天津科技出版社，1988．

〔三〕魏啓鵬，胡翔驊．馬王堆漢墓醫書校釋［M］．成都：成都出版社，1992．

〔四〕馬繼興．馬王堆古醫書考釋［M］．長沙：湖南科學技術出版社，1992．

〔五〕Donald Harper．Early Chinese Medical Literature：The Mawangdui Medical Manuscripts，Kegan Paul International，1998．

〔六〕李零．中國方術正考［M］．北京：中華書局，2006．

〔七〕裘錫圭．長沙馬王堆漢墓簡帛集成（陸）［M］．北京：中華書局，2014．

雜禁方

導論

木簡《雜禁方》為共有十一枚，保存完好，長22~23釐米，寬1.1~1.2釐米，每簡約13~15字。此篇原無篇體，整理者根據其內容屬於一些咒禁方術，故命名為《雜禁方》。《雜禁方》與其他三種醫簡《十問》《合陰陽》《天下至道談》於1973年底出土於馬王堆三號漢墓東槨箱57號漆奩內，《十問》《合陰陽》為一捆，《雜禁方》《天下至道談》為一捆，《天下至道談》在內，《雜禁方》在外。《十問》《合陰陽》《天下至道談》為竹簡，《雜禁方》為木簡。《雜禁方》應是秦漢之際的作品，對研究秦漢前的醫學是很珍貴的文獻資料。

本書為古方技書之一，全書共11條，僅百餘字，主要論述用符禁法調解夫妻不和、婦姑相鬥，治療嬰兒啼哭不已、多惡夢等，屬古代祝由術範疇。有部分內容可與《淮南萬畢術》、《醫心方》卷廿六《相愛方第五》等相參看。其內容與巫術相關，具有一定的封建迷信色彩，應當揚棄，但對中國醫學的形成與發展具有重要影響，屬古方書的一部分，所以宜將其歸屬於經方家。由於內容較少，討論的學者不多。

本書原文以裘錫圭《長沙馬王堆漢墓簡帛集成》版本中的《雜禁方》為底本，主要參考了馬繼興《馬王堆古醫書考釋》、周一謀《馬王堆醫書考注》、魏啓鵬《馬王堆漢墓醫書校釋》等研究著作。

原圖

竹簡一（1—11）

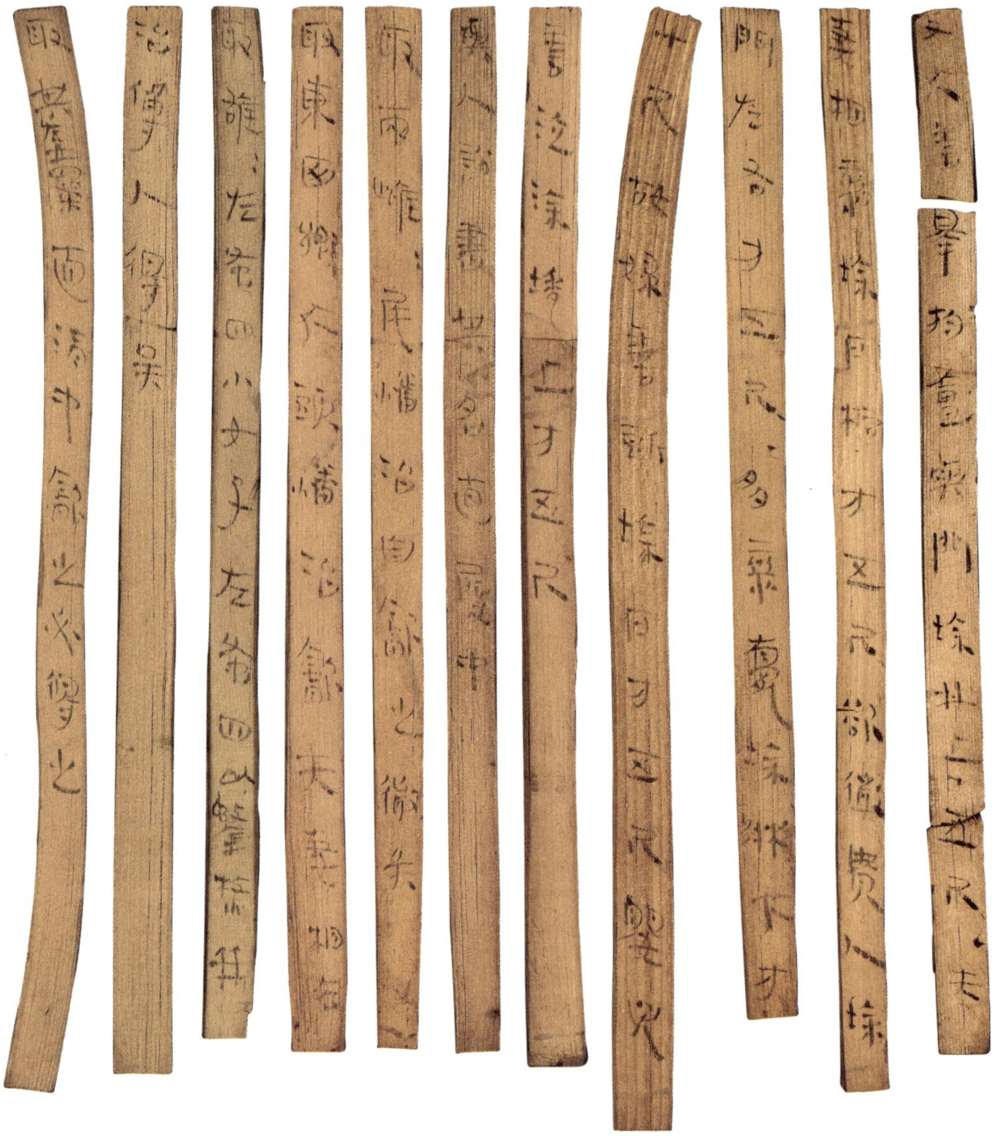

11 10 9 8 7 6 5 4 3 2 1

原　文

一、犬善皋

【原文】

又（有）〔一〕犬善〔二〕皋（嗥）〔三〕於亶（壇）〔四〕與門，𡊄（塗）〔五〕井上方〔六〕五尺〔七〕。

【注釋】

〔一〕又（有）：馬繼興（1992：1006）：「有」「又」同音通假。周一謀、蕭佐桃（1988：411）：又，通「有」。

〔二〕善：馬繼興（1992：1007）：「善」字義為喜，好。

〔三〕皋（嗥）：周一謀、蕭佐桃（1988：411）：皋，通「嗥」。馬繼興（1992：1006）：嗥，為狗類的叫聲。

〔四〕亶（壇）：周一謀、蕭佐桃（1988：411）：亶，即「壇」，《淮南子·說林》注：「楚人謂中庭爲壇。」馬繼興（1992：1006–1007）：壇，義為庭院。周祖亮、方懿林（2014：321）：壇即中庭。此句系指有狗喜歡常在庭院裏或大門口吠叫。

〔五〕𡊄（塗）：周一謀、蕭佐桃（1988：411）：𡊄，同「塗」，即在井的上方塗抹五尺以示戒束，這是早期的符禁法。陳偉（2016）：「𡊄」讀為「除」，訓為清掃。胡娟（2016）：表示粉刷義的本字寫作「𡊄」，「涂」「塗」在「粉刷」義上與「𡊄」同義。「𡊄」「涂」「塗」是一組同源字。本方寫的是本字，故不當釋為「𡊄（塗）」。

〔六〕方：馬繼興（1992：1007）：「方」字義為土地。

〔七〕𡊄（塗）井上方五尺：馬繼興（1992：1007）：此句系指可以在井的上方塗抹土地五尺。魏啓鵬、胡翔驊（1992：139）：疑本方系殺犬取血塗之，意在免災除患。

二、夫妻相惡

【原文】

夫₌妻相惡〔一〕，垛（塗）戶□〔二〕方五尺。

【注釋】

〔一〕夫妻相惡：周一謀、蕭佐桃（1988：411）：相惡：不睦，互相怨恨。此處指夫妻反目，互相嫌棄。馬繼興（1992：1007）：「惡」字義為憎惡，討厭。夫妻相惡系指夫妻不睦。

〔二〕垛（塗）戶□：馬王堆漢墓帛書整理小組：「戶」下一字右半不清，疑為「楣」字。《長沙馬王堆一、二、三號漢墓》（2004：83）釋文將「戶」下一字隸定為「祐」，讀為「右」。今按：此字據殘筆來看，釋為「楣」「祐」恐均不可信。馬繼興（1992：1007）：「戶」字義為門。「戶」下原缺一字，當指上、下、左、右之方位。周祖亮、方懿林（2014：321）：殘字左半為「木」，右半不清，疑「楣」字。「楣」與「媚」諧音。戶楣，指門框上的橫木。李零認為，這種巫術在古代叫「媚道」，本書中「門楣」「左眉」似取與「媚」谐音，「门」「户」可能也有象徵陰户之含義。其內容與《醫心方》卷二十六《相愛方》最相近。本書數次講道媚人之術，如欲取媚於貴人，在門楣上方塗泥五尺見方，取兩雌隹尾、雄隹左爪、小女子左爪、左眉制藥飲服，均可以取媚於人等。

三、媚貴人

【原文】

欲微（媚）〔一〕貴人，垛（塗）2門左右方五尺〔二〕。

【注釋】

〔一〕微（媚）：馬王堆漢墓帛書整理小組：微，讀為『媚』，取悅。今按：其說可從，釋文據之括注『媚』字。周一謀、蕭佐桃（1988：411）：『微』字可作兩種理解，一是作使動詞用，有使人微賤之意，因爲痛恨某貴人，企圖以符咒使之衰敗卑微；二是把『微』讀成『媚』（因古無輕唇音，『微』本與『媚』同聲），作取悅講，也就是想通過符咒來媚住貴人。馬繼興（1992：1008）：『媚』字義為取悅於他人（讓別人重視自己）。魏啓鵬、胡翔驊（1992：139）：微，損、虧。

〔二〕欲微（媚）貴人，垛（塗）門左右方五尺：馬繼興（1992：1008）：此二句系指要讓貴族重視自己。

四、多惡夢

【原文】

多惡薨（夢），垛（塗）牀下方3七尺〔一〕。

【注釋】

〔一〕多惡薨（夢），垛（塗）牀下方七尺：馬繼興（1992：1008）：此二句系指容易在睡眠中作惡夢者，可以把地上的土七尺塗抹在床下。周祖亮、方懿林（2014：321）：多惡夢，睡眠時容易做噩夢。

五、婦姑善斲

【原文】

姑〔一〕婦〔二〕善斲（鬭）〔三〕，𡋿（塗）戶方五尺。

【注釋】

〔一〕姑：周一謀、蕭佐桃（1988：411）：姑，《說文》：夫母也。今稱婆婆。此句言婆媳不和，互相罵詈。

〔二〕婦：周一謀、蕭佐桃（1988：411）：婦，《爾雅·釋親》：子之妻爲婦。今稱媳婦。

〔三〕斲（鬭）：馬繼興（1992：1008）：『斲』字從斤，豆聲。『豆』與『鬥』上古音均侯部韻。故『斲』假為『鬥』。『鬥』字，義為爭執。

六、嬰兒善泣

【原文】

嬰兒 4 善泣，涂（塗）琇（牖）〔一〕上方五尺 5。

【注釋】

〔一〕[土秀]（牖）：馬王堆漢墓帛書整理小組：讀為『牖』。帛書《篆書陰陽五行》『牖』字作『房』。今按：其說可從，釋文據之括注『牖』字。周一謀、蕭佐桃（1988：411）：作屏障用的土牆或磚牆。馬繼興（1992：1009）：牖字義為窗子。胡娟（2016）：帛書原文本寫作『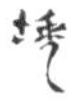（[土秀]）』。我們認為，『[土秀]』既不是『牖』的假借字，亦不是『埰』的形誤，而是『牖』的異體字。本方之『[土秀]』，當為『牖』在漢代民間的俗書體，釋『[土秀]』即可，不必釋為『[土秀]（牖）』。

七、與人訟

【原文】

與人訟〔一〕，書其名直（置）〔二〕履〔三〕中6。

【注釋】

〔一〕訟：馬繼興（1992：1009）：『訟』字義為訴訟。周祖亮、方懿林（2014：322）：訟，打官司。

〔二〕直（置）：周一謀、蕭佐桃（1988：412）：直，同『置』。裘錫圭（2014：160）：『直（置）』，原釋文作『直』。今按：其說可從，釋文據之括注『置』字。

〔三〕履：馬繼興（1992：1009）：履，即鞋。魏啓鵬、胡翔驊（1992：140）：直履中，置於鞋中。

八、夫妻相去

【原文】

取兩雌=（雌隹）〔一〕尾，燔治，自歓（飲）之，微（媚）〔二〕矣7。

【注釋】

〔一〕雌=（雌隹）：馬王堆漢墓帛書整理小組：雌隹，合文，下『雄隹』同。隹，與『騅』字通，《説文》：『騅，祝鳩也。』裘錫圭（1987：133）：『隹』『鳥』同義，『雄隹』當指雄雞之類的東西。今按：裘説可從。《説文》：『隹，鳥之短尾總名也。』這裏的『隹』可能是泛指鳥類而言。馬繼興（1992：1009）：『隹』字義為短尾鳥。魏啓鵬、胡翔驊（1992：140）：隹，即斑鳩。周祖亮、方懿林（2014：322）：雌隹，雌騅。

〔二〕微（媚）：馬王堆漢墓帛書整理小組：微，指訟事消除。今按：裘錫圭（1992：528）指出簡7至簡11講的都是跟媚道有關的事，並讀『微』為『媚』，可從。周一謀、蕭佐桃（1988：412）：此處指服食經過加工修治的雌騅尾以後，訟事可以消除。馬繼興（1992：1009）：『微』字義為無，消失。此四句系指將兩支雌性祝鳩的尾巴用火烤焙後，研末，由訟事（打官司）的當事人自行用水送服，則訟事即可消除。魏啓鵬、胡翔驊（1992：140）：微，無。

【原文】

取東西鄉（嚮）犬頭〔一〕，燔治，歓（飲），夫妻相去〔二〕8。

【注釋】

〔一〕取東西鄉（嚮）犬頭：周一謀、蕭佐桃（1988：412）：鄉，同『嚮』，方向。意即從東西方向取回狗頭。馬繼興（1992：

1010）：「東西向犬頭」可有二說。其一，指從東方，或西方拿回來的狗頭。其二，據今人裘錫圭氏意見，系指「取東、西方生長」的一種名為「犬頭」（狗頭）的植物。此條系繼上條為消除訟事的另一種禁術。裘錫圭（2014：160）：「取東西向犬頭」大概是採取順東西方向生長的犬頭的意思。犬頭似應是植物名。藥材中有狗脊、犬牙等，命名方法與此相類。周祖亮、方懿林（2014：322）：從東方或西方取回狗頭。

〔二〕夫妻相去：馬王堆漢墓帛書整理小組：《戰國策·齊策》：「不能相去。」注：「去，離也。」整理者於「飲」下絕句，簡8末尾的「夫妻相去」四字屬下讀，且另為一段。周一謀、蕭佐桃（1988：413）：去，指夫妻相離棄。馬繼興（1992：1010）：「去」字在此處有二義皆可釋通。其一，為離開，「相去」即雙方分在異地。其二，指排除，離棄。此處的「夫妻相去」當以第二說夫妻不睦之義為長。魏啓鵬、胡翔驊（1992：140）：夫妻離開，不在一起。裘錫圭（1992：528）認為「夫妻相去」當與上文連讀，斷讀作「燔冶，飲，夫妻相去」。《雜禁方》簡7云「取兩雌隹尾，燔冶，自飲之，媚矣」，簡8云「取東西向犬頭，燔冶，飲，夫妻相去」，二者文例也很接近。周祖亮、方懿林（2014：322）：夫妻相互離棄。與上文「夫妻相惡」同義。陳偉（2016）：8號簡原釋為「夫妻相去」，可讀作「夫妻相隙」。

【原文】

取雄=（雄隹）左蚤（爪）〔一〕四，小女子〔二〕左蚤（爪）四〔三〕，以鍪〔四〕熬〔五〕，並 9 治，傅人，得矣〔六〕。10

【注釋】

〔一〕蚤（爪）：周一謀、蕭佐桃（1988：413）：蚤，「爪」的同音假借。馬繼興（1992：1010）：爪為鳥獸的腳趾，或人的手、足指甲。意指取雄性短尾鳥左側爪子4個。

〔二〕小女子：馬王堆漢墓帛書整理小組（1985：159）：小女子，未成年女子。

〔三〕左蚤（爪）四：周一謀、蕭佐桃（1988：413）：即取來未出嫁女子左手指甲四個。馬繼興（1992：1011）：指取年幼女孩左手的指甲4個。魏啓鵬、胡翔驊（1992：140）：幼女左手指甲屑四塊。

〔四〕鍪：周一謀、蕭佐桃（1988：413）：鍪，今之鍋。魏啓鵬、胡翔驊（1992：140）：鍪：邊沿下卷的小鍋。馬繼興（1992：1011）：「鍪」即古代的一種鍋。

〔五〕熬：葛曉舒（2022）認為馬王堆醫書以楚方言特色為主，部分具有秦方言特色。「熬」為楚國方言。

〔六〕傅人，得矣：裘錫圭（2014：160）：「傅人，得矣」，原釋文作「傅，人得矣」。裘錫圭（1992：528）：「得」應即得人歡心之意。周一謀、蕭佐桃（1988：413）：傅，人得矣：意即經過敷治之後，夫婦感情得以恢復。馬繼興（1992：1011）：「傅」字義為附著或隨從。「得」字在此處與上文的「去」字相對應，也可有二種解釋。其一，為得到，或遇到。其二，為相知，相親。此數句系指將上記各物共同放在鍋內，加水熬煮，（並晾乾）再研末後，隨身攜帶。這樣就可使夫妻和好。

【原文】

取其左麋（眉）〔一〕直（置）〔二〕酒中，歙（飲）之，必得〔三〕之〔四〕。11

【注釋】

〔一〕麋（眉）：周一謀、蕭佐桃（1988：413）：麋，「眉」的同音假借。馬繼興（1992：1011）：「眉」「麋」同音通假。周祖亮、方懿林（2014：322）：左眉：左邊眉毛。「眉」與「媚」諧音。李零（1992）指出，以上巫術，古代叫做「媚道」，《金瓶梅》稱為「回背術」，都是女人所用。裘錫圭（1992：528）：7號簡原來位置似應在10號簡之後，或9號簡之前。11號簡可能應該排在8號簡之後，「取其左眉」可能指取夫之左眉。周一謀、蕭佐桃（1988：413）、馬繼興（1992：1011）均指出，《醫心方·相愛方第五》「欲令女人愛，取女人髮廿枚燒作灰，酒中服之，甚愛人」，可與簡文相參看。今按：《醫心方》卷廿六《相愛方第五》「《延齡經》云：取未嫁女髮十四枚為繩帶之，見者，腸斷。又方：取雄雞左足爪，未嫁女右手中指爪，燒作灰，敷彼人衣上。又方：取己爪、髮燒作灰，與彼人飲食中，一日不見如三月。』又《雜禁方》簡11云：『取其左眉置酒中，飲之，必得之。』眉亦毛髮，可見簡11亦與《相愛方第五》後一『又方』類同。簡11與簡9–10的關係顯然是十分密切的。上引《延齡經》『敷彼人衣上』『取己爪』『與彼人飲食中』之『彼』『己』，通指男、女而言。以此為參照，《雜禁方》簡10『傅人』之『人』『取其左眉』之『其』也可能指代的是男子或女子。

〔二〕直（置）：周一謀、蕭佐桃（1988：413）：直，同置。即取女子左眉毛燒灰放置於酒中。馬繼興（1992：1011）：置，原作直。

〔三〕得：裘錫圭（1992：528–529）：『得』的意思顯然跟10號簡相同。簡10云『得矣』，簡11說『必得之』，兩簡文例也很接近。從上面的分析來看，這兩個『得』的意思相同，可能均指男子或女子得對方之歡心。聯繫《醫心方》相關文字、簡文文例以及出土時竹簡位置圖（簡7、8、9，簡10、11皆緊鄰），我們認為原整理者將《雜禁方》簡11次於簡9–10這一意見似更合理。

〔四〕必得之：周一謀、蕭佐桃（1988：413）：即取女子左眉毛燒灰放置於酒中。《醫心方·相愛方第五》：『欲令女人愛，取女人發廿枚燒作灰【入】酒中，服之甚愛。』馬繼興（1992：1011）：此條指夫妻不睦時，可取（對方）的左側眉毛（数根）放在酒裏喝下去，一定可使夫妻和好。

參考文獻：

〔一〕馬王堆漢墓帛書整理小組.馬王堆漢墓帛書（肆）[M].北京：文物出版社，1985.

〔二〕周一謀，蕭佐桃.馬王堆醫書考注[M].天津：天津科學技術出版社，1988.

〔三〕裘錫圭.古文字論集[M].北京：中華書局，1992.

〔四〕馬繼興.馬王堆古醫書考釋[M].長沙：湖南科學技術出版社，1992.

〔五〕魏啓鵬，胡翔驊.馬王堆醫書校釋（貳）[M].成都：成都出版社，1992.

［六］湖南省博物館，湖南省文物考古研究所．長沙馬王堆二、三號漢墓［M］．北京：文物出版社，2004．

［七］裘錫圭．裘錫圭學術文集：簡牘帛書卷［M］．上海：復旦大學出版社，2012．

［八］周祖亮，方懿林．簡帛醫藥文獻校釋［M］．北京：學苑出版社，2014．

［九］裘錫圭．長沙馬王堆漢墓簡帛集成（陸）［M］．北京：中華書局，2014．

［一〇］馬王堆三號漢墓『養生方』簡文釋讀瑣議［J］．湖南考古輯刊，1987（1）：132-136．

［一一］周波．馬王堆簡帛《養生方》《雜禁方》校讀［J］．文史，2012（2）：85-102．

［一二］胡娟．漢簡帛醫書五種字詞集釋［D］．重慶：西南大學，2016．

［一三］陳偉．《雜禁方》校讀（三則）［C］//紀念馬王堆漢墓發掘四十周年國際學術研討會論文集，2016：234-237．

［一四］葛曉舒，魏一葦，周曦，等．馬王堆醫書中的地域文化特色［J］．中醫藥導報，2022，28（2）：219-222．

天下至道談

導論

竹簡《天下至道談》共56枚，簡長約29釐米，寬約0.5釐米，每簡書寫31~34字，與其他三種醫簡《十問》《合陰陽》《雜禁方》於1973年底出土於馬王堆三號漢墓東槨箱57號漆奩內。竹簡上下端約1釐米處和竹簡中腰各用兩道細繩編聯。提取時，專家們想了很多辦法，最終由中國科學院考古研究所的王振江先生採取提吊方法，即先用絲線把竹簡固定住，再把它吊出來，吊出來後馬上固定。醫簡運回湖南省博物館後，由周世榮、白榮金先生逐枚畫圖編號，由於保護得當，順序沒有被打亂。關於成書年代，竹簡《天下至道談》所論述的爲具體的房中內容，從其體例也和《十問》很相似，因此推測兩者應出於同一時代。馬王堆漢墓帛書整理小組以本篇簡6『天下至道談』作爲篇名。

《天下至道談》全書共分27條，所謂天下至道，談的是高深的養生道理，實質是討論了有關性保健的問題，即寓於房中術的養生之道。其中有些內容和同墓出土的《十問》近似，但也有不少新的內容。例如，書中強調男女性交要掌握規律，謹慎房事，男子要閉精守關；還重點指出了房事養生的注意事項，這就是著名的『七損八益說』，即在性生活中有八種做法對人的健康有補益，七種做法對人的健康有損害；還論述了一些性功能障礙，如分析了陽痿的原因。從現代科學看來，《天下至道談》中有關性保健的認識既有科學的成分，也有糟粕之處，必須辯證地看待。其內容都是以男子爲中心看問題的，對男性的關注更多一些，這反映出當時男權社會中男尊女卑的社會特徵。

醫簡的整理由周世榮先生負責，1981年周先生以《長沙馬王堆三號漢墓竹簡『養生方』釋文》爲題，首先在《馬王堆醫書研究專刊》上刊登，該文的發表在國內外學術界引起強烈反響。對馬王堆醫簡房中術研究着力最多應爲周一謀，他撰寫的著作《馬王堆漢墓出土房中養生》《馬王堆醫學文化》《馬王堆簡帛與古代房事養生》中有大量有關房事方面的內容。周一謀認爲，醫簡《天下至道談》最有價值的是關於房事生活中的『七損八益』，它是《黃帝內經·素問》中『七損八益』的根據和正確答案，對房中補益、優生等都有幫助。朱越利在《馬王堆帛簡書房中術產生的背景》中分析了馬王堆房中術產生的歷史原因。李零在《馬王堆房中書研究》《高羅佩與馬王堆房中書》中討論了馬王堆房中術與後世房中術的歷史聯繫，從兩千多年以前到明代很少有改變，說明中國古代的房中術傳統是連貫一致的。此外，他還在文中介紹了荷蘭漢學家高羅佩在中國傳統房中術研究方面的貢獻，開拓了馬王堆醫書研究的新視野。從整個馬王堆漢墓出土的有關性的資料看來，兩千多年前古人觀察與研究性問題細緻、縝密，提出了不少符合現代性科學理論的道理，是十分令人驚訝的，值得後人深入挖掘和考究。

原圖

竹簡一（1—11）

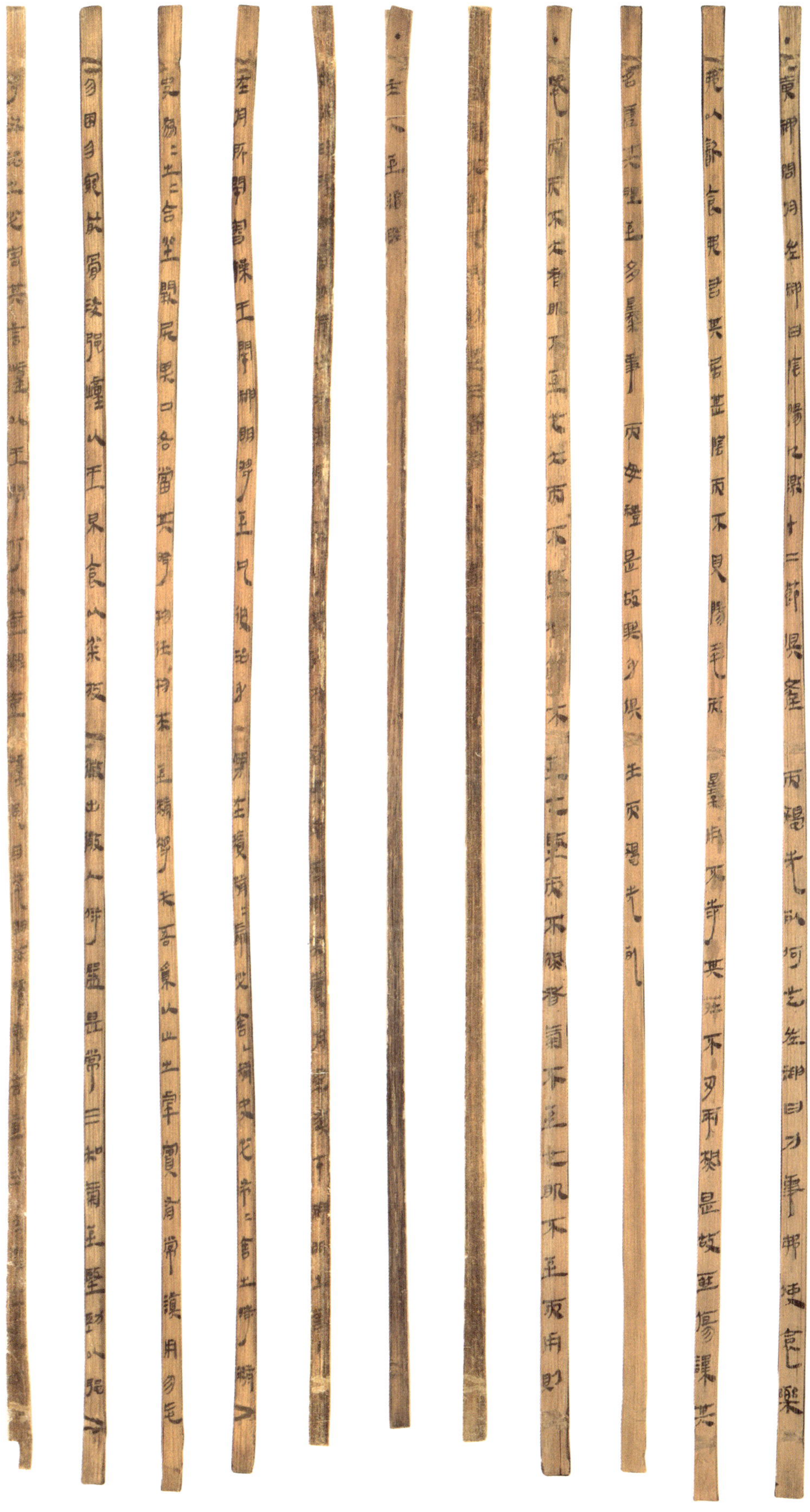

11 10 9 8 7 6 5 4 3 2 1

竹簡二（12—22）

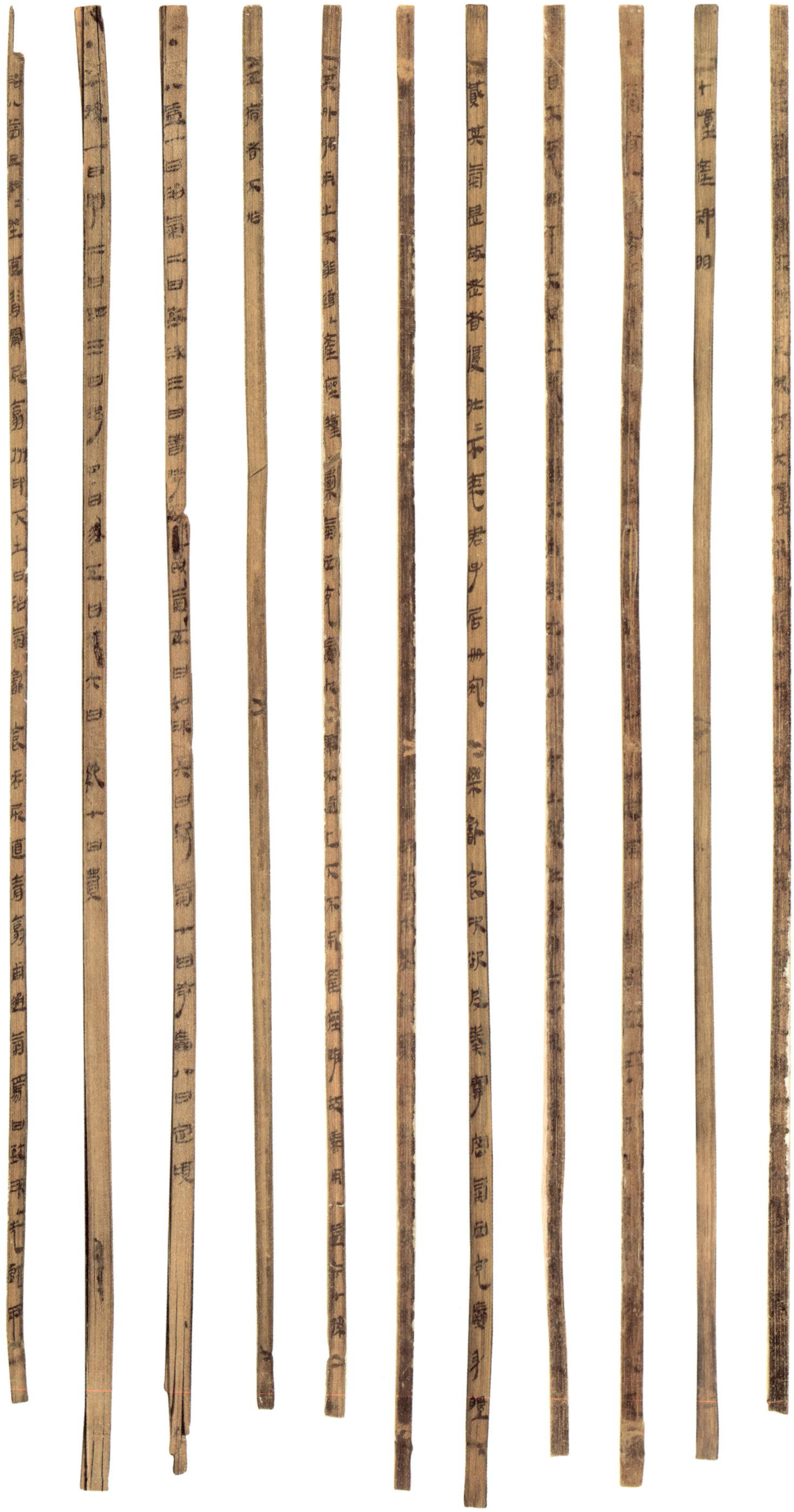

22　21　20　19　18　17　16　15　14　13　12

竹簡三（23—33）

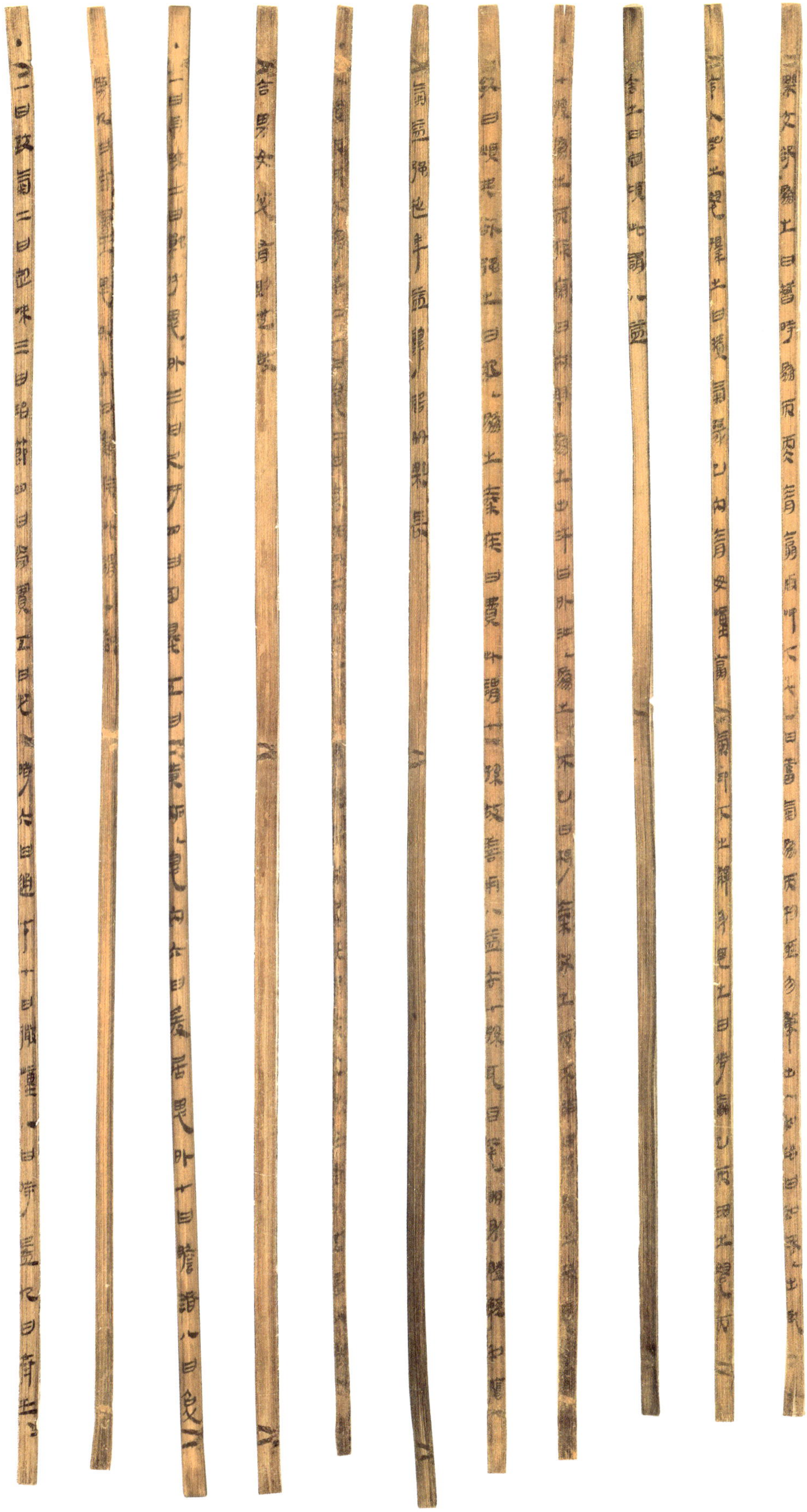

33 32 31 30 29 28 27 26 25 24 23

竹簡四（34—44）

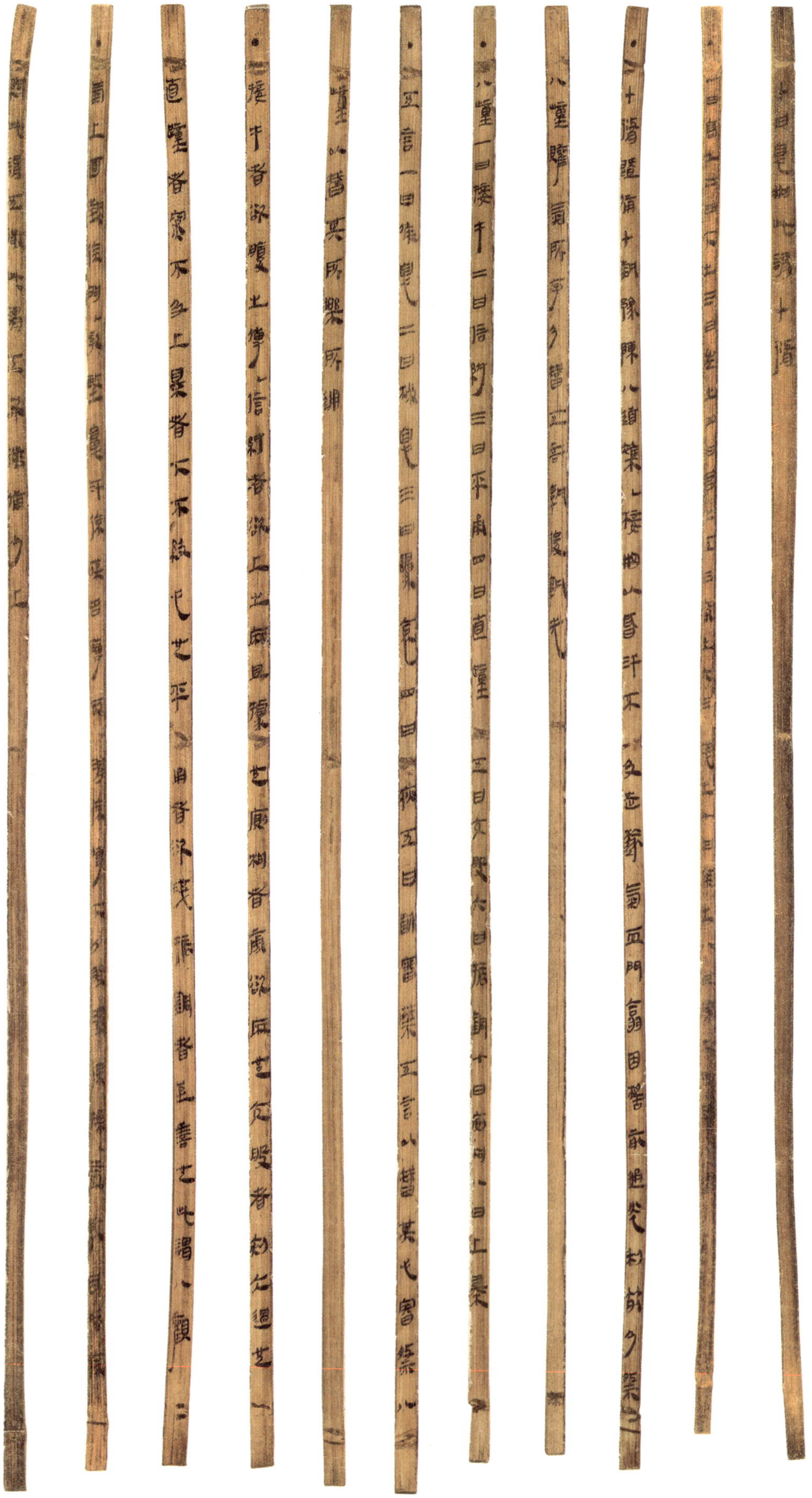

44　43　42　41　40　39　38　37　36　35　34

竹簡五（45—56）

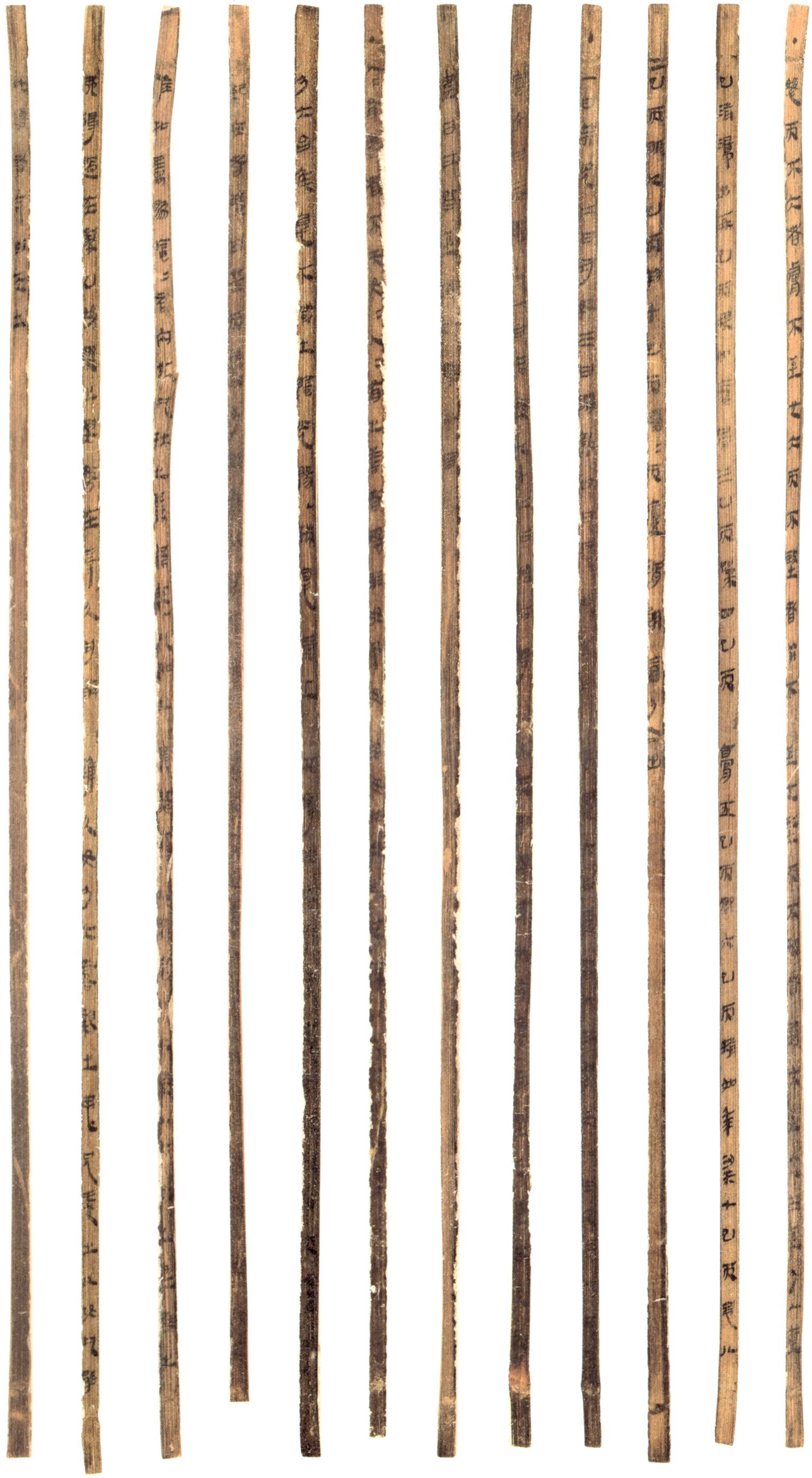

56 55 54 53 52 51 50 49 48 47 46 45

原 文

【原文】

●黃神問於左神〔一〕曰：『陰陽〈與〉〔二〕九譤（竅）十二節俱產而獨先死〔三〕，何也？』左神曰：『力事弗使，哀樂1弗以，歙（飲）食弗右〔四〕，其居〔五〕甚陰而不見陽，萃（猝）而暴用〔六〕，不寺（待）其莊（壯），不刃（忍）〔七〕兩熱，是故亟傷〔八〕。諱其2名，匿其體（體），至多暴事而毋（無）禮〔九〕，是故與身俱生而獨先死。』3

【注釋】

〔一〕黃神問於左神：周一謀、蕭佐桃（1988：415）、魏啓鵬、胡翔驊（1992：141）：『黃神』均作『黃帝』，指出『左神』即道教神名。史常永（1993：182）：『黃神』爲黃帝，『左神』爲句芒氏。馬繼興（1992：1012）：贊同史常永『左神』即句芒氏之說，『黃神』即灶神。喻燕姣、周波（2014：163）：『黃神』，周一謀、蕭佐桃（1988：415）、魏啓鵬、胡翔驊（1992：141）：釋文引作『黃帝』，誤。史常永、馬繼興以《墨子·明鬼下》的『句芒』爲『左神』，恐不可信。

〔二〕陽〈與〉：馬王堆漢墓帛書整理小組（1985：163）：『陽』字系『與』字之誤。喻燕姣、周波（2014：163）：其說可從。《十問》簡43：『人有九竅十二節，皆設而居，何故而陰與人具俱生而先身去？』正用『與』字。

〔三〕獨先死：周一謀、蕭佐桃（1988：416）：獨先死，指陰器早衰，即生殖功能首先喪失。又陰痿曰死。

〔四〕右：馬繼興（1992：1013）：『右』與『囿』通假。其引申義爲局限。周一謀、蕭佐桃（1988：416）：《說文》：右，助也，意即進飲食用不需陰器來相助。

〔五〕居：馬繼興（1992：1013）：『居』字義爲位置、所在。

〔六〕萃（猝）而暴用：馬繼興（1992：1014）：「猝」字義爲急速、突然。「暴」字義爲亂或粗暴。周一謀、蕭佐桃（1988：416）：暴，《孟子·告子》：妄行也，此處有濫用之意。

〔七〕刃（忍）：馬王堆漢墓帛書整理小組（1985：163）：忍，《說文》：「能也。」

〔八〕亟傷：馬繼興（1992：1014）：「亟」字義爲急速。周一謀、蕭佐桃（1988：416）：「亟」通「極」，極傷，即受到嚴重的損傷。

〔九〕暴事而毋（無）禮：周一謀、蕭佐桃（1988：416）：暴事，猶言暴用。禮，《禮記·坊記》：「禮者因人之情而爲之節文，以爲民坊者也」。因而「禮」可以理解爲節制或約束的意思。

【原文】

●怒而{而}不大者，肌不至也〔一〕；大而不堅者，筋〔二〕不至也；堅而不熱者，氣〔三〕不至也。肌不至而用則4遀（惰）〔四〕，氣不至而用則避〔五〕，三者皆至，此胃（謂）三脂（詣）〔六〕。5

【注釋】

〔一〕怒而{而}不大者，肌不至也：馬王堆漢墓帛書整理小組（1985：163）：衍一「而」字。馬繼興（1992：1015）：「怒」字義爲氣的衝動，「大」字義爲長或巨、挺，「肌」字義爲肌肉，「至」字義爲到達或通順。

〔二〕筋：周一謀、蕭佐桃（1988：417）：筋，筋氣，指氣血流注於陰部筋脈。筋氣又作骨氣。

〔三〕氣：周一謀、蕭佐桃（1988：417）：氣，當指神氣，言氣血流注於陰部，則陰莖勃起，堅而且熱，很有神氣。

〔四〕遀（惰）：馬王堆漢墓帛書整理小組（1985：163）：原釋爲「⿺辶胃」，當從胃聲，讀爲「痿」。裘錫圭（1992：535）：此字當釋「遀」。《集韻》謂「隨」古作「遀」，「隨」與「垂」古音極近，故《養生方》用「腄」字，簡文用「隨」字。魏啓鵬、胡翔驊（1992：142）：「腄」「⿺辶胃」通假，讀爲「垂」。夏德安（Donald Harper）（1998：426）：「遀」相當於《養生方》之『隋』。李零（2006：331）：『隋』或作『遀』。喻燕姣、周波（2014：164）：『遀』字釋讀可信，此處當從《養生方》整理者讀爲『惰』。

〔五〕避：周一謀、蕭佐桃（1988：417）：避，《說文》：回也。『回』即回轉、回避、曲繞之意。此處亦指陽痿而不能交合。

〔六〕脂（詣）：馬王堆漢墓帛書整理小組（1985：163）：詣，《漢書·楊王孫傳》注：『至也。』

【原文】

●天下至道談〔一〕6

【注釋】

〔一〕天下至道談：馬王堆漢墓帛書整理小組（1985：163）：『天』字上誤加一點。此五字應爲下文的標題。李銳（2010：469）：相關簡文當讀作『天下至道談（淡）如水，沫淫如春秋氣』，從其他章節來看，此部分可能本沒有標題。喻燕姣、周波（2014：164）：李說可供參考。

【原文】

如水沫淫〔一〕，如春秋氣〔二〕，往者弗見，不得其功〔三〕；來者弗堵（睹）〔四〕，吾鄉（饗）其賞〔五〕。於（嗚）虖（呼）讂（慎）才（哉），神明（明）之事〔六〕7，在於所閉。審操玉閉〔七〕，神明（明）將至。凡彼治身〔八〕，務在積精=（精。精）贏（贏）必舍（捨）「，精夬（缺）必布=（補，補）舍（捨）之時，精8夬（缺）〔九〕爲=之=（爲之。爲之）合坐，闕（橛）尻畀（鼻）〔一〇〕口，各當其時，物（忽）往物（忽）來，至精將失〔一一〕，吾奚以止之？虖（虛）實有常，讂（慎）用勿忘9，勿困勿窮（窮/窮），筋骨浚強〔一二〕，墥（踵）以玉泉〔一三〕，食以粉（芬）放（芳）〔一四〕，微出微入，侍盈〔一五〕是常，三和氣至〔一六〕，堅勁以強10。將欲治之，必害〔一七〕其言，墥（踵）以玉閉，可以壹遷（仙）〔一八〕。壹墥（動）〔一九〕耳目蔥（聰）明（明），再墥（動）聲言〈音〉〔二〇〕章（彰），三墥（動）皮革光，四11墥（動）脊骨強，五墥（動）尻脾（髀）方，六墥（動）水道行，七墥（動）致（至）堅以強，八墥（動）志驕〔二一〕以陽（揚），九墥（動）順彼天𦿅（英）〔二二〕12，十墥（動）產神明（明）13。

【注釋】

〔一〕沬淫：馬王堆漢墓帛書整理小組（1985：163）：沬，通『昧』字，沬淫，猶云暗昧。陳劍（2013：530）：『沬』當釋為『沫』。喻燕姣、周波（2014：165）：『沬』，馬王堆漢墓帛書整理小組作『沬』，此從陳劍說。馬繼興（1992：1018）：『淫』字義爲浸潤，水液逐漸滲透。魏啓鵬、胡翔驊（1992：144）：淫，遊走、飄移。

〔二〕春秋氣：馬繼興（1992：1018）：春秋義爲一年四季。周一謀、蕭佐桃（1988：419）：春秋氣系指不寒不熱的中和之氣。古人以太陰、太陽、中和爲三元之氣，太陰爲冬氣，太陽爲夏氣，中和即春秋之氣。

〔三〕功：馬繼興（1992：1018）：『功』字義爲效益。

〔四〕堵（睹）：馬繼興（1992：1018）：『睹』與『堵』通假，字義爲看見。

〔五〕吾鄉（饗）其賞：周一謀、蕭佐桃（1988：419）：『鄉』作『饗』，這裏作享講。喻燕姣、周波（2014：165）：賞，意即享受著大自然的賞賜。

〔六〕神明（明）之事：周一謀、蕭佐桃（1988：419）：神明之事，猶言神聖之事，或神奇之事。此處的神明之事猶是指房事，含有在房事生活中如何保養精神的意思。

〔七〕審操玉閉：周一謀、蕭佐桃（1988：420）：審，審慎、信實。操，操守；玉，乃古代對生殖器官的文雅稱呼，如玉莖、玉戶之類；閉，即閉精勿泄。玉閉，意即謹守閉精之道，不濫施泄瀉。

〔八〕凡彼治身：馬繼興（1992：1020）：「彼」爲指示事物代名詞，「治身」即養身之義。

〔九〕精夬（缺）：魏啓鵬、胡翔驊（1992：144）：「精缺」當爲「贏缺」，蓋承上文「精缺必布」而誤。「贏缺」與「布舍」對文。

〔一〇〕爲之合坐，闕（䯚）尻畀（鼻）：馬繼興（1992：1021）：合坐，即並坐。「䯚」與「闕」通假，字義即尾閭骨；「鼻」與「畀」通假；尻即臀部。

〔一一〕物（忽）往物（忽）來，至精將失：馬繼興（1992：1021）：「物」與「忽」通假，字義爲急速。「忽往忽來」指進退快速，無所節制。「至」字義爲來到，「精」指精液或精華。

〔一二〕浚強：馬王堆漢墓帛書整理小組（1985：164）：原釋爲「淩強」，與竹簡《十問》秦昭王問王期條「淩健」同義。裘錫圭（1992：535）：「強」應釋爲「洚」，讀爲「隆」，隆強，言體隆而強也。喻燕姣、周波（2014：165）：「淩」改釋爲「浚」，浚強：強健之義。

〔一三〕𨂂（踵）以玉泉：馬繼興（1992：1023）：「踵」字義爲繼續。「玉泉」一詞古有多義，此處系指唾液而言。

〔一四〕粉（芬）放（芳）：馬繼興（1992：1023）：「芬芳」一詞義爲香氣。此處「芬芳」指新鮮空氣。

〔一五〕侍盈：周一謀、蕭佐桃（1988：420）：侍盈，可理解爲持盈。

〔一六〕三和氣至：周一謀、蕭佐桃（1988：421）：所謂三和氣，承上文當是指「勿困勿窮（勿縱欲），𨂂以玉泉（吞服津液），微出微入（細吐深納）」三者結合。魏啓鵬、胡翔驊（1992：144）：「三和氣至」，即前文「怒而不大者」章所說的「三詣」。

〔一七〕害：馬王堆漢墓帛書整理小組（1985：164）：害，疑爲「審」字之誤。

〔一八〕壹遷（仙）：周一謀、蕭佐桃（1988：421）：遷，當爲「仙」，即古「僊」字。壹，通「一」。

〔一九〕壹𨂂（動）：周一謀、蕭佐桃（1988：421）：壹動，即「一動」，當是指性交一個回合而不瀉精，則令人耳聰目明。

〔二〇〕言〈音〉：馬王堆漢墓帛書整理小組（1985：163）作「音」。

〔二一〕志驕：馬繼興（1992：1026）：「至」與「志」通假，「驕」字義爲馬的健狀之貌。

〔二二〕天𦳋（英）：馬繼興（1992：1026）：「𦳋」乃「英」之形近而訛寫。「天」字義爲陽氣。《素問·陰陽應象大論》：「積陽爲天』。『英』字義爲精華。《管子・禁藏》：『英，謂草木之初生也』。故『天英』應指自然界中陽氣之精華而言。周一謀、蕭佐桃（1988：421）：天葢，當爲天壤，即天地。因天地長存，故以天地比喻事物的經久不朽。

【原文】

●氣有八益，有〓（又有）七孫（損）〔一〕。不能用八益、去七孫（損），則行年卌而陰氣自半也〔二〕，五十而起居衰〔三〕，六十而耳14目不蔥（聰）明（明），七十下枯上涚（脫），陰氣不用，湶泣留（流）出〔四〕。令之復壯有道，去七孫（損）以振〔五〕其病，用八益以15貳其氣〔六〕，是故老者復壯〓（壯，壯）【者】〔七〕不衰。君子居処（處）安樂，歓（飲）食次（恣）欲〔八〕，皮奏（腠）曼〔九〕密，氣血充贏，身體（體）16輕利。疾使內，不能道〔一〇〕，產〔一一〕病出汗椯（喘）息，中煩氣亂〔一二〕；弗能治，產內熱；歓（飲）藥約（灼）灸以致其氣，服司〔一三〕以輔17其外。強用之，不能道「，產痤穜（腫）橐（睾）〔一四〕；氣血充贏，九激（竅）不道（導），上下不用〔一五〕，產痤雎（疽），故善用八益、去七孫（損）18，五病者不作19。

【注釋】

〔一〕氣有八益，有〓（又有）七孫（損）：馬王堆漢墓帛書整理小組（1985：164）：參看《醫心方》卷二十八《八益第十六》《七損第十七》，但八益完全不同。《素問・陰陽應象大論》注亦有『八可益，七可損』之語，但似無涉。

〔二〕行年卌而陰氣自半也：周一謀、蕭佐桃（1988：423）：行年，歷年。卌，即四十。陰氣，在此是指人體機能不斷減退的衰暮之氣。

〔三〕五十而起居衰：馬繼興（1992：1028）：《素問・陰陽應象大論》作『年五十，體重，耳目不聰明矣』。『起居』指日常生活的舉止。

〔四〕渫泣留（流）出：馬王堆漢墓帛書整理小組（1985：164）：渫，疑讀爲『灌』，形容涕淚不斷流出。周一謀、蕭佐桃（1988：423）、魏啓鵬、胡翔驊（1992：148）、馬繼興（1992：1028）：以上文字參見《素問・陰陽應象大論》：『年四十而陰氣自半也，起居衰矣；年五十，體重，耳目不聰明矣；年六十，陰痿，氣大衰，九竅不利，下虛上實，涕泣俱出矣。』

〔五〕振：馬繼興（1992：1030）：『振』字義爲拯救。

〔六〕貳其氣：馬繼興（1992：1031）：『貳』字義爲增益，此處作增益或補益講。『貳其氣』者，補益其精氣也。

〔七〕【者】：馬王堆漢墓帛書整理小組（1985：164）：『者』字原脫，據文例補。

〔八〕君子居処（處）安樂，歙（飲）食次（恣）欲：馬繼興（1992：1031）：『君子』，古代多用以指賢德之士，此處系指善於養生者而言；『恣』與『次』通假，字義爲隨意。

〔九〕奏（腠）曼：馬繼興（1992：1031）：『奏』通『腠』，『腠』字義爲皮膚間的紋理；『曼』字義爲膚理細緻。

〔一〇〕疾使內，不能道：馬繼興（1992：1032）：『疾』字義爲急速，使字義爲從，『內』即『房內』。馬王堆漢墓帛書整理小組（1985：164）：道，通導。周一謀、蕭佐桃（1988：423）：『道』又可釋爲原則和法度。

〔一一〕產：通『生』。

〔一二〕中煩氣亂：馬繼興（1992：1032）：『中煩』指心煩，『氣亂』指氣機失調。

〔一三〕服司：馬王堆漢墓帛書整理小組（1985：164）：司，疑讀爲『餌』。周一謀、蕭佐桃（1988：424）：『司』爲『食』。魏啓鵬、胡翔驊（1992：148）：『司』爲『飼（飤）』。馬繼興（1992：1033）：『餌』與『司』通假。『服餌』義同『服食』或『餌術』。

〔一四〕穜（腫）橐（睾）：馬王堆漢墓帛書整理小組（1985：164）：作『腫橐』。裘錫圭（1992：536）：『腫』下一字似應釋『橐』。『橐』『睾』古通。喻燕姣、周波（2014：166）：『橐（睾）』，馬王堆漢墓帛書整理小組作『橐』，此從裘錫圭說。

〔一五〕不用：馬繼興（1992：1033）：『不用』即失去作用。

【原文】

●八益：一曰治氣〔一〕，二曰致沫〔二〕，三曰智（知）時〔三〕，四曰畜（蓄）氣〔四〕，五曰和沫〔五〕，六曰竊（積）氣〔六〕，七曰寺贏〔七〕，八曰定頃（傾）〔八〕20。

【注釋】

〔一〕治氣：馬繼興（1992：1034）：『治氣』此處是指調整呼吸。周一謀、蕭佐桃（1988：425）：治氣，導氣運行，調治精氣，系指操練房中氣功導引。

〔二〕致沫：馬繼興（1992：1034）：『致』字義爲集聚，『沫』即唾液，也稱『涎沫』。周一謀、蕭佐桃（1988：425）：致沫，致其津液，當指服食舌下津液。李零（2006：329）：致沫，疑指積精。喻燕姣、周波（2014：166）：『致沫』，簡34作『定味』，帛書《養生方》204行作『致味』，『沫』『味』音近可通。

〔三〕智（知）時：馬繼興（1992：1034）：『知時』是要正確地掌握時機。周一謀、蕭佐桃（1988：425）：『知時』，指知道最適宜的交合時機。

〔四〕畜（蓄）氣：馬繼興（1992：1035）：『畜』字義爲養，《廣雅·釋詁一》：『畜，養也』。『畜氣』指要保養元氣，或精氣。

〔五〕和沫：馬繼興（1992：1035）：『和』字義爲會合，『沫』字系指唾液。『和沫』亦即混合唾液之義。周一謀、蕭佐桃（1988：425）：和沫，當指男女雙方互相親吻而吸其津液。

〔六〕竊（積）氣：馬王堆漢墓帛書整理小組（1985：164）：下文作積氣。馬繼興（1992：1035）：『積』字義爲累積、積聚，『積氣』指要不斷地累積元氣或精氣。

〔七〕寺贏：周一謀、蕭佐桃（1988：425）：寺，當作『待』或『持』講。贏，盈也，即等待盈滿或保持盈滿之意。王志平（1998：131）：簡文的『寺贏』『侍贏』『侍盈』均當讀爲『持盈』。喻燕姣、周波（2014：166）：上下文又作『侍盈』『侍贏』，皆同。

〔八〕定頃（傾）：周一謀、蕭佐桃（1988：425）：定頃，同「定傾」，即使傾倒者能夠得到安定，此處當借指爲防止陽痿之意。王志平（1998：132）：爲「決於頃刻」之意。李零（2006：329）：與《十問》「必使玉泉毋頃（傾）」之「頃」義相同。喻燕姣、周波（2014：166）：謂「定傾」爲「決於頃刻」之意，恐不可從，似與《鹽鐵論·備胡》「古者，明王討暴衛弱，定傾扶危，則小國之君悅，討暴定傾，則無罪之人附」中的「扶危」意思相關。

【原文】

●七孫（損）〔一〕：一曰閉〔二〕，二曰泄〔三〕，三曰渴（竭）〔四〕，四曰勿〔五〕，五曰煩〔六〕，六曰絕〔七〕，七曰費〔八〕。21

【注釋】

〔一〕七孫（損）：喻燕姣、周波（2014：166）：《醫心方》卷二十八《七損第十七》引《玉房秘決》「七損」分別爲「絕氣」「溢精」「奪脈」「氣泄」「機關厥傷」「百閉」「血竭」，可供參考。

〔二〕閉：馬繼興（1992：1037）：閉，義爲壅閉不通，此處指精道閉塞。

〔三〕泄：馬繼興（1992：1037）：泄，義爲洩漏，此處指精華漏泄。周一謀、蕭佐桃（1988：426）：指男精早洩。

〔四〕渴（竭）：馬繼興（1992：1037）：「竭」字義爲竭盡、終結，此處義即精力枯竭。

〔五〕勿：馬繼興（1992：1037）：勿，義爲不可、不能，或沒有，此處「勿」義即所用不能。周一謀、蕭佐桃（1988：426）：勿，後文作「弗」，藉以形容陽痿不舉。

〔六〕煩：馬繼興（1992：1037）：煩，義爲煩躁或紊亂，此處指精神煩亂。周一謀、蕭佐桃（1988：426）：煩，指交媾時心慌意亂，煩躁不安。

〔七〕絕：馬繼興（1992：1038）：絕，義爲截斷，此處意爲截斷失諧。周一謀、蕭佐桃（1988：426）：絕，依後文所述，是指當女方根本沒有性欲時，男方強行交合，因而有損身心健康，如同陷入絕境。

〔八〕費：馬繼興（1992：1038）：費，義爲消耗、浪費，此處指疾速耗費。周一謀、蕭佐桃（1988：426）：費，意謂交合時過於急速圖快，徒然耗費精力而已。

【原文】

●治八益〔一〕：旦起₌（起起）坐，直脊，閞（撓）尻〔二〕，翕州〔三〕，印（抑）〔四〕下之，曰治氣；歙（飲）食〔五〕，埀（垂）〔六〕尻，直脊，翕周（州），通氣焉，曰致沫〔七〕⌞；先戲兩22樂〔八〕，交欲爲之〔九〕，曰智（知）時。爲而耎脊〔一〇〕，翕周（州），卬（抑）下之，曰蓄氣；爲而物（勿）亟勿數〔一一〕，出入和治〔一二〕，曰和沫⌞；出臥23，令人起之，怒〔一三〕擇（釋）之，曰積氣；幾巳（已），內脊〔一四〕，毋瞳（動），翕氣，印（抑）下之，靜身須〔一五〕之，曰侍〔一六〕贏；巳（已）而洒（洗）之〔一七〕，怒而24舍（捨）之〔一八〕，曰定頃（傾），此胃（謂）八益25。

【注釋】

〔一〕治八益：馬繼興（1992：1039）：『治』字義爲治理，『治八益』即採用八益的方法。

〔二〕閞（撓）尻：馬繼興（1992：1039）：『尻』爲臀部。李家浩（1996：3）：馬王堆漢墓帛書整理小組（1985：164）的『開』當釋爲『閞』，『直脊，閞尻』之『閞』與馬王堆竹簡《十問》的『直脊，橈尻』之『橈』是同一個詞的不同寫法。今按：其說可從。

〔三〕翕州：周一謀、蕭佐桃（1988：427）：翕，斂也。州，竅也。此處指肛門。

〔四〕印（抑）：馬王堆漢墓帛書整理小組（1985：164）：『抑』字，《說文》從『印』字之反。

〔五〕歙（飲）食：周一謀、蕭佐桃（1988：427）：飲食，此處當是指吞服舌下津液。

〔六〕嵷（垂）：馬繼興（1992：1040）：『垂』字義爲懸垂。

〔七〕沬：喻燕姣、周波（2014：166）：『沬』，馬王堆漢墓帛書整理小組（1985：164）作『沫』，此從陳劍（2013：530）説。

〔八〕先戲兩樂：周一謀、蕭佐桃（1988：428）：『先戲兩樂』，參見《醫心方》卷二十八《和志第四》引《玉房指要》：『凡御女之道，務欲先徐徐嬉戲，使神和氣感，良久乃可交接。』

〔九〕交欲爲之：馬王堆漢墓帛書整理小組（1985：165）：交，皆。馬繼興（1992：1040）：『交』字義爲共同；『爲之』或『爲』指房事活動而言。

〔一〇〕耎脊：馬繼興（1992：1040）：『耎』字義爲柔耎，『耎脊』與上文的挺直脊背（即『直脊』）相反，指使脊背部弛緩而放鬆。

〔一一〕物（勿）亟勿數：馬繼興（1992：1040）：『亟』字義爲急劇，數字義爲快速、促迫。

〔一二〕和治：馬繼興（1992：1041）：『和』字義爲和諧、調和，『治』字義爲合理、有秩序。

〔一三〕怒：馬繼興（1992：1041）：『怒』字義爲強健。

〔一四〕内脊：馬繼興（1992：1042）：『内』字義爲入内，向内方收斂，『内脊』即向前方彎曲脊背部。周一謀、蕭佐桃（1988：428）：内脊，即納脊，指交合時行深呼吸，納氣運行於脊背。

〔一五〕須：馬繼興（1992：1042）：『須』字義爲等候、等待。

〔一六〕侍：喻燕姣、周波（2014：167）：『侍』，馬王堆漢墓帛書整理小組讀爲『待』。

〔一七〕巳（已）而洒（洗）之：周一謀、蕭佐桃（1988：428）：已，指房事結束。灑，落也，滌也。喻燕姣、周波（2014：167）：『洒（洗）』，馬王堆漢墓帛書整理小組作『灑』。

〔一八〕怒而舍（捨）之：周一謀、蕭佐桃（1988：428）：怒而舍之，與『怒釋之』義近，意即在玉莖尚能勃起之時就舍去。

【原文】

●七孫（損）：爲之而疾〔一〕痛，曰內閉；爲之出汗，曰外泄「；爲之不巳（已），曰楬（竭）；秦（臻）〔二〕欲之而不能，曰𢂁〔三〕；爲之椯（喘）息中 26 亂〔四〕，曰煩；弗欲強之，曰絕「；爲之秦（臻）疾〔五〕，曰費，此謂七孫（損）。故善用八益，去七孫（損），耳目蔥（聰）明（明），身體（體）輕利，陰 27 氣〔六〕益強，延年益壽，居処（處）樂長 28。

【注釋】

〔一〕疾：馬繼興（1992：1044）：疾，義爲劇烈、急迫。

〔二〕秦（臻）：馬王堆漢墓帛書整理小組（1985：165）：臻，《說文》：「至也。」

〔三〕𢂁，馬王堆漢墓帛書整理小組（1985：165）：𢂁，上文作「勿」，故此字當讀爲「弗」；周一謀、蕭佐桃（1988：430）：𢂁，本作「帗」，音弗，「帗」乃頭巾或束發的網套之類，多系絲織品所爲，質地很柔軟，此處用來形容陽痿不舉。

〔四〕中亂：馬繼興（1992：1045）：「中」字在此處指人的精神。

〔五〕秦（臻）疾：馬王堆漢墓帛書整理小組（1985：165）：「秦」爲「臻」；周一謀、蕭佐桃（1988：430）：此處的「秦」當爲「泰」，泰疾，即太疾，指交合過於急速。馬繼興（1992：1046）：「秦」當「盡」，「盡」與「秦」同音通假，字義爲極度，竭盡。

〔六〕陰氣：馬繼興（1992：1046）：陰氣，指人體內的精氣。周一謀、蕭佐桃（1988：430）：陰氣指性器官。

【原文】

●人產而所不學者二「，一曰息〔一〕，二曰食。非此二者，無非學與服〔二〕。故貳〔三〕生者食也，孫

（損）生者色也，是以聖人29合男女必有則也。故30。

【注釋】

〔一〕息：馬繼興（1992：1047）：息，義爲呼吸。

〔二〕服：馬王堆漢墓帛書整理小組（1985：165）：服，《禮記・孔子閒居》注『猶習也』。馬繼興（1992：1047）：服，義爲應用或實踐。魏啓鵬、胡翔驊（1992：153）：服，練習。

〔三〕貳：周一謀、蕭佐桃（1988：431）：貳，《說文》『副益也』，此處作增益講。

【原文】

●一曰虎流（遊），二曰蟬付（附），思外〔一〕，三曰尺扜（蠖），四曰囷（麕）暴（角）〔二〕，五曰黄（蝗）柘（磔）〔三〕「，息內，六曰爰（猨）居〔四〕，思外，七曰瞻（詹/蟾）諸，八曰兔31務（鶩），九曰青（蜻）靈（蛉），思外，十曰魚族（嘬）〔五〕，此謂十埶（勢）32。

【注釋】

〔一〕思外：馬繼興（1992：1048）：『息』與『思』通假，字義爲呼吸，『息外』指吸引外氣，與本篇後文的『息內』相對而言，外氣系指日常生活中的空氣，而內氣則系指體內之氣。魏啓鵬、胡翔驊（1992：153）：思，疑借爲『司』。司外，殆爲性交體位中的男面對女背位，下文的『息內』是面對面位。

〔二〕暴（角）：喻燕姣、周波（2014：168）：『暴（角）』，《合陰陽》簡116作『桷』，《養生方》202行作『觓』，三字均讀爲『角』，即角觸、角觝。

〔三〕黃（蝗）柘（磔）：馬繼興（1992：1048）：「柘」在《合陰陽》中作「磔」，「磔」爲「蹶」之假字，而「磔」與「柘」又爲同源字，故「柘」假爲「蹶」。「蝗蹶」爲蝗蟲僕倒之狀。

〔四〕爰（猨）居：周一謀、蕭佐桃（1988：433）：爰居，此處當爲猿踞，系指模仿猿猴攀樹或引取果物的動作。馬繼興（1992：1049）：「爰居」讀爲「猿踞」，猿踞即猿猴蹲坐之狀。喻燕姣、周波（2014：168）：「居」當讀爲「據」或「攫」。

〔五〕魚族（嘬）：馬繼興（1992：1049）：《合陰陽》「族」作「嘬」，但此二字上古音不通假。「族」字義爲聚集，「魚族」爲魚類追逐食餌時聚集之狀。

【原文】

●一曰致氣〔一〕，二曰定味〔二〕，三曰治節〔三〕，四曰旁（勞）實〔四〕，五曰必時〔五〕，六曰通才〔六〕，七曰微㠉（動）〔七〕，八曰侍盈〔八〕，九曰齊生〔九〕[33]，十曰息刑（形）〔一〇〕，此謂十脩[34]。

【注釋】

〔一〕致氣：馬繼興（1992：1050）：「致」字義爲引導、來到。「致氣」，有導引氣的到來之義。

〔二〕定味：馬繼興（1992：1050）：「味」通「脈」。「定脈」，有控制、鎮定全身經脈之義。周一謀、蕭佐桃注：定味，當指口含津液。

〔三〕治節：喻燕姣、周波（2014：168）：「治」「侍」音近可通。馬繼興（1992：1050）：「治」字義爲治理整頓，「節」字義爲關節，「治節」有疏通全身關節之義。周一謀、蕭佐桃（1988：434）：治節，活動關節，調和周身血氣。又「節」或指陰莖，「治節」即導氣運行於陰莖。

〔四〕旁（勞）實：周一謀、蕭佐桃（1988：434）：勞實，當爲穀實，即陰蒂。

〔五〕必時：馬繼興（1992：1050）：『必』字義爲必須。『必時』，有一定要掌握恰當的時機之義。

〔六〕通才：馬繼興（1992：1050）：『通』字義爲通達、通順，『才』字古義爲草木初生時莖幹枝葉之狀，『通才』，有溝通促進身體各部之義。周一謀、蕭佐桃（1988：434）：『才』又通『哉』，作初始講，此處當是指開始交合。

〔七〕微瞳（動）：馬繼興（1992：1050）：微動，指有進行輕微動作，毋使過份之義。

〔八〕待盈：馬繼興（1992：1050）：待盈，其義爲累積身體元氣使之健壯充盈。

〔九〕齊生：馬繼興（1992：1050）：『齊』字義爲增益。『齊生』，有增益體內生理功能之義。

〔一〇〕息刑（形）：周一謀、蕭佐桃（1988：434）：息形，即停止交合，行深呼吸而靜息形體。刑，通『形』。

【原文】

●一曰高之〔一〕，二曰下之，三曰左之，四曰右之，五曰罙（深）之，六曰淺之，七曰疾之，八曰徐之，此謂八道35。

【注釋】

〔一〕高之：周一謀、蕭佐桃（1988：434）：高之，《合陰陽》作『上之』。以下『左之，右之，深之，淺之，疾之，徐之』等，都是對交合動作的方位、深淺、快慢等所作的具體形容。

【原文】

●十脩暨（既）備，十埶（勢）豫陳，八道雜〔一〕，椄（接）刑（形）以昏。汗不及走，旞（遂）氣血門，翕因（咽）榣（搖）前，通辰（脈）利筋。乃祭（察）36八瞳（動），觀氣所存，乃智（知）五言〈音〉〔二〕，孰後孰先37。

【注釋】

〔一〕八道雜：馬王堆漢墓帛書整理小組（1985：165）：此處疑脫一字。周一謀、蕭佐桃（1988：434）：『雜』後疑脫一字，當爲『八道雜列』或『八道雜之』。

〔二〕言〈音〉：喻燕姣、周波（2014：168）：『言』，馬王堆漢墓帛書整理小組作『音』。

【原文】

●八㠉（動）：一曰接手，二曰信（伸）紨（肘），三曰平甬（踴），四曰直蹱（踵），五曰交股，六曰振銅（動），七曰廁（側）枸（鉤），八曰上暴（鉤）〔一〕38。

【注釋】

〔一〕上暴（鉤）：周一謀、蕭佐桃（1988：436）：上暴，謂以腳向上勾之。

【原文】

●五言〈音〉：一曰候（喉）息，二曰椯（喘）息，三曰纍哀〔一〕，四曰疢〈吹〉〔二〕，五曰齘（齧）。審蔡（察）五言〈音〉，以智（知）其心；審祭（察）八㠉（動）39，以智（知）其所樂所通40。

【注釋】

〔一〕纍哀：馬繼興（1992：1056）：『纍』爲『累』之古異寫。周一謀、蕭佐桃（1988：436）：累哀，指性交時女子對快感所發出的歎息聲。

〔二〕疢〈吷〉：馬繼興（1992：1056）：『疢』乃以『吷』之形近而訛寫。指女子在交合時發出的呼吸聲。

【原文】

●接手者，欲腹之傅「；信（伸）紂（肘）者，欲上之麻（摩）且據〔一〕也；廁（側）枸（鉤）者，旁欲麻（摩）也；交股者，刺大（太）過也41；直蹱（踵）者，罙（深）不及；上暴（鉤）者，下不級（及）心也；平甬（踴）者，欲淺；振銅（動）者，至善也，此謂八觀42。

【注釋】

〔一〕麻（摩）且據：周一謀、蕭佐桃（1988：437）：『麻』當作『摩』。據，持也，此處謂交合時想要摩擦而能持久。喻燕姣、周波（2014：169）：『據』，馬王堆漢墓帛書整理小組作『據（距）』。

【原文】

●氣上面熱，徐昫（呴）「；乳堅鼻汗，徐葆（抱）；舌薄而滑，徐傅；下夕（液）股濕，徐操「；益（嗌）乾因（咽）唾，徐43緘（撼），此謂五微〈徵〉〔一〕，此謂五欲，微〈徵〉備乃上44。

【注釋】

〔一〕五微〈徵〉：馬繼興（1992：1059）：『微』乃『徵』之形近而訛。周一謀、蕭佐桃（1988：437）：五徵，指女子產生性衝動的五種徵兆。

【原文】

●怒而不大者，膚不至也；大而不堅者，筋不至也；堅而不熱者，氣不至也；三至乃入。壹45巳（已）清滜（涼）出，再巳（已）而臰（臭）如靡骨〔一〕，三巳（已）而躁（燥）〔二〕，四巳（已）而膏，五巳（已）而鄉（薌），六巳（已）而精如黍粱，七巳（已）而苐（澀）〔三〕，八46巳（已）而肌（脂），九巳（已）而黎（膩），十巳（已）而溦=（迄，迄）而復滑，朝氣乃出〔四〕47。

【注釋】

〔一〕臰（臭）如靡骨：馬繼興（1992：1061）：『臭』與『臰』通假，字義爲氣味；『靡』字義爲破碎或腐爛；又『靡』字可假爲『糜』，義爲爛。故『靡骨』即爛熟之骨。

〔二〕躁（燥）：喻燕姣、周波（2014：169）：『燥』當作『躁』。

〔三〕苐（澀）：馬王堆漢墓帛書整理小組（1985：166）：把『澀』當作『苐』。周一謀、蕭佐桃（1988：437）：澀，當作『滯』，《合陰陽》作『遲』，這裏有膠著持久之意。

〔四〕朝氣乃出：馬繼興（1992：1062）：『朝氣』指新鮮生髮之氣。周一謀、蕭佐桃（1988：438）：指早晨空氣清新，能醒腦提神，此處形容適度的房事生活能收補益之功。

【原文】

●一曰笄光〔一〕，二曰封紀〔二〕，三曰調瓠〔三〕，四曰鼠婦〔四〕，五曰穀實〔五〕，六曰麥齒〔六〕，七曰嬰女〔七〕，八曰反去〔八〕，九曰何48□〔九〕，十曰赤繳〔一〇〕，十一曰赤豉{九}〔一一〕，十二曰礫石〔一二〕。得之而物（勿）擇（釋），成死有薄〔一三〕，走里（理）毛〔一四〕，置枎（腰）心，脣〔一五〕49盡白，汗留（流）至國（膕）〔一六〕，巳（已）數以百〔一七〕50。

【注釋】

〔一〕笄光：馬王堆漢墓帛書整理小組（1985：166）：簡文『光』字與『辰』字混淆無別，此處『光』字也可能是『辰（脈）』字。周一謀、蕭佐桃（1988：438）：笄光，疑即金溝，當指陰道口或陰道前庭。李零（2006：324）：『笄光』即《醫心方》卷二十八《房內》引文的『俞鼠』，指陰道深三寸。

〔二〕封紀：周一謀、蕭佐桃（1988：438）：封紀，當即《醫心方》卷二十八所說的『玉門』，即陰戶，也就是大小陰唇。魏啓鵬、胡翔驊（1992：154）：疑爲大陰唇。李零（2006：324）：『封紀』，據《天下至道談》20：『纍滾（哀）者，尻彼疾而墥（動）封紀。』似乎也是指陰唇。

〔三〕調瓠：周一謀、蕭佐桃（1988：438）：調瓠，疑即玄圃，指陰阜或陰道前庭。《醫心方》卷二十八：『或以玄圃天庭而相磨搏』。馬繼興（1992：1063）、李零（2006：324）均指出『調瓠』即帛書《養生方》之『括瓠』。

〔四〕鼠婦：周一謀、蕭佐桃（1988：438）：鼠婦，疑即臭鼠，指陰道口或陰蒂。馬繼興（1992：1063）：《養生方》女陰圖有『×鼠』，亦即據《玄女經》佚文當作『臭鼠』者。此二名雖均有『鼠』字，但其上下位置不同，且『鼠婦』與『臭鼠』古音不能通假，故應非指一處。李零（2006：324）：『鼠婦』可能同於帛書《養生方》《醫心方》卷二十八《房內》之『臭鼠』，指陰道深六寸。喻燕姣、周波（2014：170）：李零以『鼠婦』爲表陰道深度的術語，可從。

〔五〕穀實：周一謀、蕭佐桃（1988：438）：穀實，當指陰蒂。李零（2006：324）：「穀實」，見《房內》引文，指陰道深五寸。喻燕姣、周波（2014：170）：當從李零說。

〔六〕麥齒：周一謀、蕭佐桃（1988：438）：麥齒，當指陰道口之處女膜處。《醫心方》卷二十八：「內玉莖，刺麥齒，務中其實」。李零（2006：324）：「麥齒」，見《房內》引文，指陰道深五寸處。喻燕姣、周波（2014：170）：當從李零說。

〔七〕嬰女：周一謀、蕭佐桃（1988：438）：嬰女，當指陰道後穹窿。李零（2006：324）：「嬰女」，見《房內》引文，指陰道深四寸。喻燕姣、周波（2014：170）：李零以「嬰女」爲表陰道深度的術語，可從。

〔八〕反去：周一謀、蕭佐桃（1988：438）：反去，「去」通「阹」，此處當指陰道內左右穹窿。

〔九〕何□：馬王堆漢墓帛書整理小組（1985：166）：何字下一字字形詭變，暫讀爲「寓」。喻燕姣、周波（2014：170）：馬王堆漢墓帛書整理小組作「寓」，恐有問題。周一謀、蕭佐桃（1988：438）：何寓，疑即《醫心方》卷二十八所說的「幽谷」之類，當指陰道穹窿。

〔一〇〕赤繳：周一謀、蕭佐桃（1988：439）：赤繳，疑即《醫心方》卷二十八所說的「丹穴」，當指陰道口或陰道穹窿。

〔一一〕赤豉{九}：馬王堆漢墓帛書整理小組（1985：166）：豉，據《醫心方》應讀爲「珠」，「九」字系衍文。周一謀、蕭佐桃（1988：439）：赤豉，疑即《醫心方》卷二十八所說的「赤珠」，當指陰道穹窿內子宫頸口。魏啓鵬、胡翔驊（1992：154）：據帛書《養生方》卷末圖識，赤珠爲一對小圓球，疑爲前庭球，是一對富有血管的海綿體組織，位於陰道口兩側及大小陰唇的深部。李零（2006：324）：「赤豉」即《房內》引文之「赤珠」（陰蒂）。喻燕姣、周波（2014：170）：馬王堆漢墓帛書整理小組認爲「九」爲衍文，可從。

〔一二〕磲石：周一謀、蕭佐桃（1988：439）：磲石，疑即《醫心方》卷二十八所說的「昆石」，當指陰道後穹窿與直腸子宫的陷窩相接處。魏啓鵬、胡翔驊（1992：154）：磲石，當即昆石。爲陰道內最深處，疑爲緊靠骶骨處。李零（2006：324）：「磲石」即《房內》引文之「昆石」（陰道深七寸）。

〔一三〕成死有薄：周一謀、蕭佐桃（1988：439）、魏啓鵬、胡翔驊（1992：153）、馬繼興（1992：1065）：均指出「成死有薄」可與《合陰陽》「成死爲薄」相參看。

〔一四〕里（理）毛：李零（2006：332）：「理毛」，應即《十問》1（即第一節）所説的「毛脈」，即細小的枝脈。

〔一五〕脣：馬繼興（1992：1066）：「脣」乃「唇」之古異寫。

〔一六〕國（膕）：馬繼興（1992：1066）：「膕」與「國」同音通假。周一謀、蕭佐桃（1988：439）：膝後曲腳之中曰膕。

〔一七〕百：馬王堆漢墓帛書整理小組（1985：166）：「百」字原作「百」，與《說文》古文同。喻燕姣、周波（2014：170）：此與楚文字寫法相合。

【原文】

●人＝（人人）有善者，不失女＝人＝（女人，女人）有之〔一〕，善者獨能，毋予毋治〔二〕，毋作毋疑〔三〕，必徐以久，必微以持，如巳（已）不巳（已），女51乃大台（怡）。侯（喉）息，下咸土（吐）陰光陽〔四〕「；揣（喘）息，氣上相薄，自字（舒）〔五〕張；絫（纍）滾（哀）〔六〕者，尻彼疾而㠉（動）封52紀〔七〕；疢（吙）者，鹽（銜）甘甚而養（癢）乃始；齘（齧）者，身振寒〔八〕，置巳（已）而久。是以雄杜（牡）屬爲陽＝（陽，陽）者外也53；雌（雌）牝屬爲陰＝（陰，陰）者內也。凡牡之屬靡（摩）表，凡牝之屬靡（摩）裏，此謂陰陽之數「，牝牡之里（理），爲之54弗得，過在數巳（已）。娚（嬲）〔九〕樂之要，務在屖（遲）〔一〇〕久。句（苟）能遲久，女乃大喜，親之弟兄，愛之父母。凡能55此道者，命曰天士〔一一〕56。

【注釋】

〔一〕人＝（人人）有善者，不失女＝人＝（女人，女人）有之：馬王堆漢墓帛書整理小組（1985：167）：以上三句疑有脱誤。周一謀、蕭佐桃（1988：440）：疑衍一『人』字。『失』當爲『先』。喻燕姣、周波（2014：171）：『人』字下重文符號疑因下文『人〓』而衍。

〔二〕毋予毋治：周一謀、蕭佐桃（1988：440）：予當爲『豫』，猶豫。治，猶『作』也。魏啓鵬、胡翔驊（1992：155）：予，指施瀉、瀉精。治，讀爲『怠』，倦怠。喻燕姣、周波（2014：171）：讀『予』爲『豫』，讀『治』爲『怠』，均可供參考。

〔三〕毋作毋疑：周一謀、蕭佐桃（1988：440）：作，興起。疑，遲疑。

〔四〕土（吐）陰光陽：馬王堆漢墓帛書整理小組（1985：167）：土，疑讀爲『吐』。光，『充』。周一謀、蕭佐桃（1988：441）：土陰光陽，此處是說排出陰氣，充實陽氣。

〔五〕字（舒）：喻燕姣、周波（2014：171）：馬王堆漢墓帛書整理小組（1985：166）作『宫』，此從劉釗（2003：87）說，舒字義。周一謀、蕭佐桃（1988：441）：宫，當爲『容』字或『宫』字，此處當是指女子因性衝動而陰戶自動張開。

〔六〕滾（哀）：喻燕姣、周波（2014：171）：馬王堆漢墓帛書整理小組（1985：166）作『哀』，此從裘錫圭（1987：44）說，作『滾』。

〔七〕尻彼疾而蹱（動）封紀：馬王堆漢墓帛書整理小組（1985：167）：彼，疑讀爲『疲』。喻燕姣、周波（2014：171）：周一謀、蕭佐桃（1988：441）讀『彼』爲『頗』，讀『蹱』爲『沖』，可供參考。

〔八〕振寒：馬王堆漢墓帛書整理小組（1985：167）：應爲『振動』之誤。

〔九〕娚（嬲）：馬王堆漢墓帛書整理小組（1985：167）：娚，即『嬲』字。周一謀、蕭佐桃（1988：441）：娚，同『嬲』字，戲弄之意。

〔一〇〕屖（遲）：馬王堆漢墓帛書整理小組（1985：166）隸定作『屖』，實爲一字。馬繼興（1992：1072）：『屖』乃『遲』之形近而訛寫。周一謀、蕭佐桃（1988：441），遲久，即持久，指交合時能做到忍精不瀉，堅持長久。

〔一一〕天士：馬繼興（1992：1072）：『天士』系古代稱謂掌握天地陰陽術數者的尊稱，此處用以指懂得房中術的養生學家。

參考文獻：

〔一〕馬王堆漢墓帛書整理小組．馬王堆漢墓帛書（肆）［M］．北京：文物出版社，1985．
〔二〕周一謀，蕭佐桃．馬王堆醫書考註［M］．天津：天津科學技術出版社，1988．
〔三〕周一謀．馬王堆漢墓出土．房中養生著作釋譯［M］．香港：海峰出版社，1990．
〔四〕中華書局編輯部輯．文史第35輯［M］．北京：中華書局，1992．
〔五〕裘錫圭．古文字論集［M］．北京：中華書局，1992．
〔六〕魏啓鵬，胡翔驊．馬王堆漢墓醫書校釋（貳）［M］．成都：成都出版社，1992．
〔七〕馬繼興．馬王堆古醫書考釋［M］．長沙：湖南科學技術出版社，1992．
〔八〕周一謀，等．馬王堆醫學文化［M］．上海：文匯出版社，1994．
〔九〕中國社會科學院簡帛研究中心．簡帛研究（第3輯）［M］．南寧：廣西教育出版社，1998．
〔一〇〕周貽謀．馬王堆簡帛與古代房事養生［M］．長沙：岳麓書社，2006．
〔一一〕張顯成．簡帛文獻論集［M］．成都：巴蜀書社，2008．
〔一二〕裘錫圭．裘錫圭學術文集：簡牘帛書卷［M］．上海：復旦大學出版社，2012．
〔一三〕復旦大學出土文獻與古文字研究中心．出土文獻與古文字研究（第5輯）［M］．上海：上海古籍出版社，2013．
〔一四〕陳建明．湖南省博物館館刊（第10輯）［M］．長沙：岳麓書社，2014．
〔一五〕裘錫圭．長沙馬王堆漢墓簡帛集成（陸）［M］．北京：中華書局，2014．
〔一六〕裘錫圭．馬王堆醫書釋讀瑣議［J］．湖南中醫學院學報，1987（4）：42-44．
〔一七〕周言文．『七損八益』的涵義、作用及機理［C］//中華全國首屆馬王堆醫書學術討論會論文專集．長沙：中華全國首屆馬王堆醫書學術討論會，1990．
〔一八〕趙璞珊．馬王堆三號漢墓出土竹簡《十問》著作時代初議［J］．上海中醫藥雜誌，1991（11）：37-39．
〔一九〕李零．高羅佩與馬王堆房中書［C］//馬王堆漢墓研究文集——1992年馬王堆漢墓國際學術討論會論文選．長沙：湖南出版社，

1994.
〔二〇〕夏德安.早期中國的醫學文獻：馬王堆醫學手稿［M］.倫敦：克根保羅國際出版社，1998.
〔二一〕朱越利.馬王堆帛簡書房中術產生的背景［J］.中華醫史雜誌，1998（1）：3-8.
〔二二〕連劭名.馬王堆漢墓房中書與古代道論［J］.湖南省博物館館刊，2004：（120-123）.
〔二三〕蕭旭.馬王堆漢簡《天下至道談》校補［J］.湖南省博物館館刊，2014：15-22.

跋

馬王堆醫書是1973年長沙馬王堆三號漢墓出土的文物，是我國中醫史現存最早的重要醫學經驗總結。包括《足臂十一脈灸經》《陰陽十一脈灸經》（甲本、乙本）、《脈法》《陰陽脈死候》《五十二病方》《去穀食氣》《導引圖》《養生方》《房內記》《療射工毒方》《胎產書》。另有出土醫書竹木簡200支，分為《十問》《合陰陽》《雜禁方》《天下至道談》四種，其中《雜禁方》為木簡，其餘全部是竹簡。這批簡帛醫書統稱為馬王堆漢墓醫書，目前可辨識的文字約有23 000字，沒有書名，沒有序、跋及作者姓名，但都有獨立的體例與完整的內容，書名是考古工作者根據簡帛的內容補加。這批醫書大多屬於先秦著作，在時代上比《黃帝內經》成書更早，某些部分又與《內經》的論述互有聯繫，因此對探討我國醫藥學源流和發展規律有着很高的價值。

20世紀70年代，在黨和國家的大力支持下，馬王堆研究小組對出土的簡帛進行了重要的發掘整理工作。經過考古專家復原、醫學專家的實地考證和醫史專家的文獻研究，已取得了豐碩的研究成果。

為了貫徹落實習近平總書記關於中醫藥工作的重要論述，堅持傳承精華、守正創新，重啓對馬王堆醫書的研究，系統、全面地對馬王堆醫書進行梳理和總結，整理成冊，這是馬王堆醫書出土五十年科研成就的展現。人民衛生出版社對本書非常重視，將其列入『十四五』重點圖書規劃項目。除了紙質圖書形式外，本書還通過數字技術將馬王堆醫書內容進行深度提取和『活化』，將古醫書以最真實的形態重塑呈現。例如，運用3D技術還原竹簡醫書《十問》原貌，製作導引圖、足臂經脈的動態圖譜及相關視頻，配套馬王堆醫書知識庫，等等。這些成果對推動馬王堆文化和湖湘文化有機融合，促進馬王堆醫學數字化、國際化，推動馬王堆醫學創造性轉化、創新性發展具有十分重要的意義。

在這本書的編寫過程中，得到了人民衛生出版社、湖南省衛生健康委員會、湖南省中醫藥研究院、湖南省文化和旅遊廳、湖南省中醫藥管理局、湖南省文物局、湖南博物院各單位的高度重視，並提出了許多寶貴的意見和建議，由於時間倉促、水準有限，錯誤在所難免，尚希讀者批評指正。本書適宜於從事中醫古代文獻、馬王堆醫書研究等學者學習閱讀，並適合馬王堆醫學愛好者、湖湘中醫源流研究者及馬王堆醫學新產品開發、儀器研製、養生保健研究者等參考，也可供中醫藥愛好者或中醫文化研究者參考。